中国抗癌协会环境肿瘤学专业委员会组织撰写

现代健康管理学丛书　　总主编　李玉民

类风湿关节炎
健康管理学

Health Management of
Rheumatoid Arthritis

主编　沈海丽　李兴杰

蘭州大學出版社
LANZHOU UNIVERSITY PRESS

图书在版编目（CIP）数据

类风湿关节炎健康管理学 / 沈海丽，李兴杰主编．兰州 ：兰州大学出版社，2024．12．--（现代健康管理学丛书 / 李玉民总主编）．-- ISBN 978-7-311-06742-7

Ⅰ．R593.22

中国国家版本馆 CIP 数据核字第 20241F737Y 号

责任编辑 米宝琴
封面设计 陈 欣

丛 书 名 现代健康管理学丛书
总 主 编 李玉民
本册书名 类风湿关节炎健康管理学
LEIFENGSHI GUANJIEYAN JIANKANG GUANLIXUE
作 者 沈海丽 李兴杰 主编
出版发行 兰州大学出版社 （地址：兰州市天水南路222号 730000）
电 话 0931-8912613（总编办公室） 0931-8617156（营销中心）
网 址 http://press.lzu.edu.cn
电子信箱 press@lzu.edu.cn
印 刷 兰州银声印务有限公司
开 本 880 mm×1230 mm 1/16
成品尺寸 210 mm×285 mm
印 张 24
字 数 682千
版 次 2024年12月第1版
印 次 2024年12月第1次印刷
书 号 ISBN 978-7-311-06742-7
定 价 145.00元

丛书编委会

李玉民　李宁荫　李则宣　李伟东　李兴杰　李红利　李志勇　李丽斐　李秀丽　李明鸣
李建雄　李俊峰　李彦妮　李桂香　李晓玲　李笑然　李海元　李雪梅　李彩娥　李福平
李嘉正　杨　飞　杨　立　杨　丽　杨　杰　杨　波　杨　柳　杨　菁　杨　晶　杨　斌
杨　婷　杨　静　杨　磊　杨　燕　杨一蕃　杨冬梓　杨永秀　杨旭龙　杨汝阳　杨利娟
杨含腾　杨忠霞　杨金伟　杨景茹　杨璐西　杨鑫娜　豆欣蔓　肖　楠　肖晓辉　吴　雪
吴　强　吴向阳　吴多明　吴庭恺　吴恭瑾　吴银瓶　吴锦涛　何　莉　何　晓　何亚娟
何佳静　何荣霞　何綦琪　余　静　余阳阳　谷有全　狄天宁　闵光涛　汪　维　汪小亚
汪五全　汪玉红　汪苑苑　沈海丽　宋飞雪　宋天亮　宋克薇　宋晓静　宋爱琳　宋润泽
张　兰　张　红　张丽(肾病)　张丽(精神)　张　洁　张　洲　张　莉　张　涛
张　朗　张　娟　张　通　张　辉　张　鹏　张　静　张　豪　张　磊　张燕(风湿)
张燕(健康管理中心)　张小卫　张小珍　张文君　张玉怀　张甲翠　张立婷　张亚敏
张成俊　张旭东　张亦舒　张军红　张军强　张红丽　张芮浩　张苍宇　张欣宗　张学红
张学良　张珊珊　张树泽　张思功　张耕源　张振昶　张莉莉　张晓芳　张爱萍　张海鸿
张海滨　张婉婉　张雅兰　张雅丽　张瑞芳　张翠莲　张德刚　张德奎　陈　刚　陈　军
陈　昊　陈　敏　陈　琳　陈　慧　陈江君　陈秀娟　陈思雨　陈雁飞　武　力　武　君
武国德　苟文婕　苟亚妮　范阿娇　范晟煊　林　欣　尚攀峰　呼永华　罗　晖　罗小峰
罗长江　罗志强　罗瑞英　岳　平　岳　鹏　岳秀宁　金　晶　周　栋　周小春　周文策
周心怡　周建平　周俊林　周晓伟　周海宇　周辉年　庞云清　郑　婷　郑鹏飞　屈　鹏
孟文勃　封昱辰　赵　龙　赵　达　赵　旭　赵　军　赵　艳　赵　桐　赵　敏　赵　琴
赵　锋　赵　斌　赵　媛　赵　磊　赵大成　赵月生　赵文君　赵兰婷　赵成基　赵宇昊
赵学文　赵思华　赵海燕　赵翀翀　赵瑜梨　郝晋雍　胡旭昌　胡丽娜　胡茂荣　胡建明
胡晓斌　胡钰敏　胡继科　胡雪剑　胡微薇　南　伟　柳　进　柳江燕　郜丽娜　侯博儒
俞泽元　姜　金　姜　程　宫玉哲　贺东强　贺志云　骆晓荣　秦立军　袁　月　袁　东
袁　新　袁　薇　袁若雯　热勒肯　耿　彬　桂惠明　夏　茸　夏亚一　原铂尧　顾　冰
柴尔青　党欣欣　党建中　党跃修　徐　献　徐义先　徐百成　徐学超　徐嘉宁　高　敏
高明霞　高莉萍　郭　梁　郭元成　郭少华　郭发才　郭柳青　郭莉莉　郭钰珍　郭凌云
郭继武　郭琎祎　席大勇　唐依苗　唐荣冰　姬　瑞　黄　昊　黄　莉　黄　越　黄卫东
黄泽平　黄晓俊　黄晖蓉　乾栋梁　曹宏泰　曹雨芬　曹菊玲　龚　霞　盛晓赟　常　鹏
常　鑫　崔　祥　崔鸿斌　康学文　商俊芳　阎丹峰　阎立新　梁　成　梁　伟　梁晓磊
梁海萍　梁耀军　彭正奎　彭雪彬　葛朝明　董　静　董治龙　董海涛　董强利　蒋　妮
蒋常莲　韩　清　韩　婕　韩兴文　韩彦明　景玉宏　景海雪　程志斌　傅松波　焦作义
舒　娟　鲁锦玥　曾　双　曾　嵘　曾晓丽　曾祥挺　谢小冬　谢广妹　谢亚东　谢泽慧
谢寒冰　靳佳欣　蒲建中　甄东户　路　锦　满江位　蔡宏斌　裴锡波　裴霞霞　廖　梅
谭季春　谭恩丽　谭继英　熊　彬　熊金涛　滕晓明　颜耀华　潘　青　潘晓婧　操慧颖
薛莉花　魏　宁　魏　丽　魏孔孔　魏丽娜　魏育才　魏晓瑞　魏海东　濮家源

本册编委会

主　编　沈海丽　李兴杰

编　委

（以姓氏笔画排序）

王　虹	兰州大学第二医院
王　雅	兰州大学第二医院
王　媛	兰州大学第二医院
王春燕	兰州大学第二医院
王晓元	兰州大学第二医院
王鹏飞	兰州大学第二医院
孔　晶	兰州大学第二医院
白　俊	兰州大学第二医院
达明莲	兰州大学第二医院
朱　蓉	兰州大学第二医院
朱燕萍	兰州大学第二医院
朵瑞雪	兰州大学第二医院
齐国卿	兰州大学第二医院
李兴杰	兰州大学第二医院
杨　晶	兰州大学第二医院
何　莉	兰州大学第二医院
沈海丽	兰州大学第二医院
张　燕	兰州大学第二医院
陈雁飞	兰州大学第二医院
郑　婷	兰州大学第二医院
封昱辰	兰州大学第二医院
赵海燕	兰州大学第二医院
姜　程	兰州大学第二医院
鲁锦玥	兰州大学第二医院

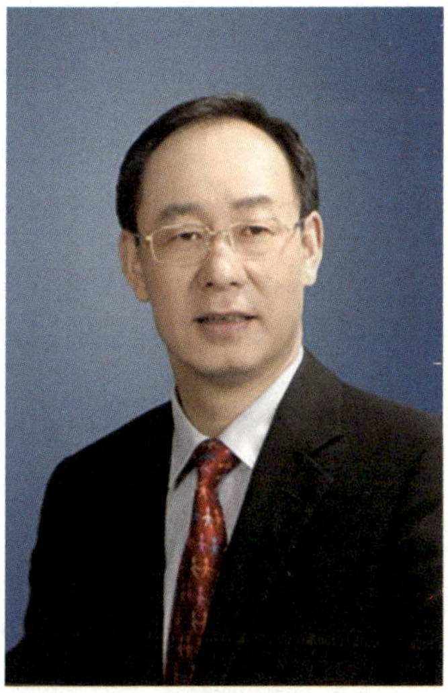

李玉民

李玉民，1962年12月出生，医学博士，兰州大学教授、博士生导师，兰州大学第二医院普通外科主任医师，英国剑桥大学访问学者，澳大利亚昆士兰科技大学客座教授。从事肝胆胰外科、微创外科和消化系肿瘤的研究。发表学术论文360余篇，其中SCI论文140余篇。参编全国高等学校“十三五”教育医学规划教材《外科学》，主编、参编专著20余部。承担“国家863计划”“国际科技合作项目”和“科技部惠民计划”等科研项目31个。获“甘肃省科技进步一等奖”等奖项27个；担任国内外学术期刊主编及编委30余个，其中担任SCI杂志副主编及编委7个；担任中国抗癌协会环境肿瘤学专委会主任委员等学术职务70余个。被授予“国务院政府特殊津贴专家”“卫生部突出贡献中青年专家”“甘肃省优秀领军人才”等多项荣誉称号。

主编简介

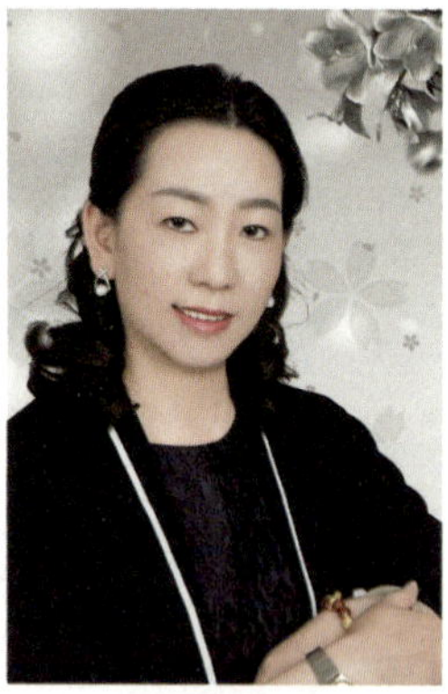

沈海丽

沈海丽，1972年5月出生，中共党员，兰州大学第二医院主任医师，教授，博士生导师。主要从事风湿免疫专业临床及科研工作。已发表论文“Neutrophil extracellular traps in rheumatoid arthritis: Activating fibroblast-like synoviocytes via ATP citrate lyase”《血清人类白细胞分化抗原36水平对类风湿关节炎患者心血管风险预测价值的研究》等百余篇，主持“NETs通过MST1激酶调控Hippo信号通路在RA中的发病机制研究”等国家自然科学基金及省部级科研项目十余项。

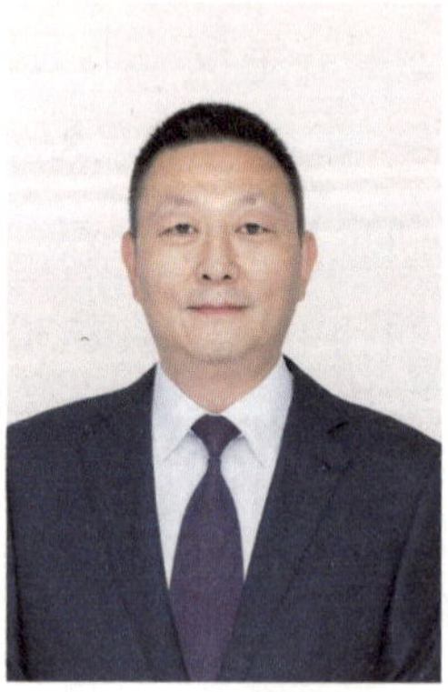

李兴杰

李兴杰，1973年5月出生，中共党员，兰州大学第二医院副院长，兰州大学校医院副院长、主任医师。主要从事超声影像、健康管理工作。以第一作者发表中文核心论文《超声弹性成像ROIA值联合弹性评分诊断腋窝淋巴结的价值》和SCI论文“Neuroprotective effects of curdione against focal cerebral ischemia reperfusion injury in rats”，以通讯作者发表SCI论文“The value of ultrasound for detecting hand fractures: a meta-analysis”和“Analysis of high-risk factors associated with the progression of subaneurysmal aorta to abdominal aortic aneurysm in rural area in China”。主持“健康体检与健康管理在心脑血管病防治中的作用研究”等项目多项。

序　一

随着现代经济社会飞速发展，人们的生活方式发生了变化，加之生态环境恶化、工业污染等诸多因素，全球多种疾病的发病率大幅增加，我国面临着巨大的健康压力和挑战。因此，不断创新现代健康管理的新理念，注重全生命周期的健康维护，建立现代健康管理的新体系，对于提升广大人民群众的健康水平意义深远。

兰州大学李玉民教授作为总主编，组织国内数百位具有丰富经验的临床专家撰写了“现代健康管理学丛书”，全面系统地介绍了常见多发疾病现代健康管理的新进展。丛书聚焦常见疾病诊疗和预防的热点问题，详细论述了饮食、生活习惯、心理精神等因素与疾病发生发展的关系；深入阐述了常见疾病发生的机制；重点突出了常见疾病现代健康管理的新方法和新策略。丛书强调多学科交叉融合，推动实行疾病的“早筛、早诊、早治、早康复”。

丛书还注重常见疾病全过程的健康管理，积极促进和创新现代健康管理体系，以常见疾病的诊疗为基础，向“上游”关注疾病病因，向“下游”关注疾病治疗后患者的康复与管理，高度重视影响健康的致病因素，强调防治并重，以预防为主，可有效指导健康生活方式并优化创新疾病防控模式。

丛书内容丰富、信息量大，兼具专业性和实用性，可为临床医生、预防医学医生、公共卫生工作者、健康管理工作者、科普工作者及医学生提供学术参考，也可为社会民众提供有益的健康指导，对提高广大人民群众的健康意识、促进建立现代健康管理新模式、维护全生命周期健康、服务健康中国战略具有重要意义。

我谨向广大读者推荐此丛书，以期有所裨益。

中国工程院院士
原国家卫生部副部长
中华预防医学会第四、五届会长

2024年3月

序 二

研究创新现代健康管理的新理论和实践是人类健康事业发展的必然需要，对提高人类的健康水平具有重要意义。

新时代的医学健康理念从以治病为中心，转向以健康为中心，维护全生命周期健康。此外，诞生了“群医学”的新理念，群医学是为恢复、维护、增强众生、生态的整体与长远健康而发展出的知识、技术、艺术和学术体系，提倡以人类为中心，实现“健康大同”。为顺应新时代健康理念的需要，推动群医学快速发展，“现代健康管理学丛书”应运而生，本丛书系统阐述了临床常见疾病的诊断、治疗、预防和康复的最新发展动态；同时，详细介绍了环境、饮食、生活习惯和心理精神等因素与疾病发生的关系，阐述了常见疾病发生的机制，重点突出了常见疾病健康管理的新技术、新方法和新理念，强调了群医学的“六域”，即促、防、诊、控、治、康（促进、预防、诊断、控制、治疗、康复）和“六宝”即语、药、械、食、居、环（语言、药材、器械、饮食、起居、环境），凸显了大健康的理念。

丛书对指导广大民众的健康生活方式、探索现代健康管理新方法、提高人民群众疾病预防意识、提升常见疾病诊疗能力、维护生命健康具有积极作用，希望能为临床医学、基础医学、公共卫生、预防保健、健康管理及科普等专业人员和医学生提供有益参考。

我特为此丛书作序。

中国工程院院士
中国工程院副院长
中国医学科学院院长
北京协和医学院校长

2024年7月

序 三

进入21世纪，健康已成为全球关注的重大课题，提升常见疾病的诊治和预防能力，推进健康管理的新技术、新方法和新理念，对维护全过程全生命周期的健康至关重要，对实施健康中国战略意义非凡。

为反映常见疾病的诊疗和现代健康管理发展的新动态和新进展，提高广大人民群众的健康水平，兰州大学李玉民教授携手数百位专家学者共同编写了“现代健康管理学丛书”。丛书详细阐述了临床常见多发疾病的病因学和发病机制，系统介绍了常见疾病的诊断、治疗、预防、康复及健康管理的最新成果；重点突出了常见疾病健康管理的新理念，强调疾病预防策略，详细介绍了常见疾病的诊疗新技术，倡导健康生活方式，既适用于专业人员，又能指导社会民众。阅读此丛书，对提高民众的健康意识、探索疾病的健康管理新模式、提升常见疾病的诊疗水平、维护广大人民群众全生命周期健康具有十分积极的作用。

丛书汇集了数百位临床专家的智慧，具有先进性、科学性和实用性，是临床医生、健康管理工作者以及医学生的良师益友。

我谨为此丛书作序，并向广大读者推荐此丛书。

中国工程院院士 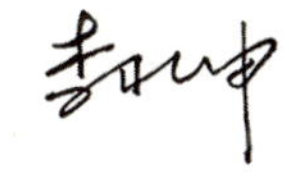

2024年7月

序　四

维护全生命周期健康是21世纪医学发展的重大使命。促进临床医学、基础医学、预防医学和公共卫生多学科交叉融合，推广常见疾病诊疗和预防新技术、创新全过程全周期的健康管理新理念，对推动实施健康中国战略具有重要意义。

由兰州大学李玉民教授作为总主编、数百位优秀专家共同参与编写的“现代健康管理学丛书”，荟萃了最前沿的健康管理理论与实践；结合专家团队多年丰富的临床经验和研究成果，全面系统地阐述了常见疾病的病因学，生理病理学，诊断、治疗、康复及预防的现状和新进展；涵盖了健康管理、健康促进、健康评估以及健康教育等多个方面的内容；系统介绍了现代健康管理学的发展趋势和临床研究动态，强调防治并重，突出了现代健康管理的新技术和新理念。

丛书的知识传递方式较为科学，既适合专业人士深入学习，又适合普通读者获取健康管理知识，这符合现代人对于全民健康管理的迫切需要，这也正是丛书的重要价值所在。

丛书立意新颖、系统全面、图文并茂，具有实用性、专业性和指导性，可使临床医学、基础医学、全科医学、健康管理、公共卫生和预防医学的相关工作者及医学生等全面系统地了解健康管理的新理念。同时，也可使民众提高自身的健康管理意识和防病治病能力。

人民的终极福祉就是健康。我很荣幸为此丛书作序，谨向读者推荐此丛书，以期广大读者从中有所受益。

中国工程院院士
中国医师协会常务副会长
清华大学临床医学院院长
清华长庚医院院长

2024年7月

序 五

为推进实施健康中国战略，维护全生命周期健康，充分反映常见疾病健康管理的最新发展动态和研究成果，“现代健康管理学丛书”全面系统地阐述了临床常见多发病的流行病学、病因学、发病机制、病理生理学、诊断、治疗、预防和康复等的新进展；详细论述了饮食、生活习惯和心理精神及环境因素与疾病发生的关系；重点突出了常见疾病现代诊疗的新方法和新策略，着重强调了常见疾病预防和康复的新理念。

丛书针对常见疾病诊断治疗和预防的关键问题，强调疾病全过程全生命周期的健康管理，重点突出疾病预防，关注影响健康的现代危险因素，注重疾病的预防、诊断、治疗和康复有机衔接；丛书涵盖了各系统常见疾病的健康管理理念，信息量大，图文并茂，实用性和指导性强，对于推广常见疾病早筛、早诊、早治的新理念、新技术，普及广大民众防病治病的知识，改善民众的生活方式，建立健康管理的新模式具有指导作用。

丛书面向人民生命健康，对于提高广大人民群众的健康水平具有重要意义，是从事临床医学专业、健康管理专业、公共卫生和预防医学专业、基础医学专业的工作者及医学生的良好参考用书。

是为序！

中国工程院院士
北京大学心血管研究所所长
北京大学博雅讲习教授
血管稳态与重构全国重点实验室主任
中国康复大学校长

2024年3月

序　六

21世纪的医学理念发生了重大变化，从以治病为目的对高科技的无限追求，逐渐转向以疾病治疗和预防并重；从以治病为中心，转向以健康为中心，重视全生命周期的健康管理。

“现代健康管理学丛书”聚焦常见疾病的现代诊疗和健康管理发展的前沿问题，总结归纳了最新的研究进展，结合专家团队丰富的临床经验，全面系统地阐述了临床常见多发病的流行病学、病因学、发病机制、病理学、诊断、治疗、预防及康复的现状和新进展，反映了常见疾病现代健康管理和诊疗技术的新动态。

丛书主要突出了现代健康管理的多学科交叉融合特征，关注影响健康的危险因素，强调预防为主，注重现代康复管理的新技术，以期促进常见疾病的诊治、预防和健康管理能力的提升。

丛书面向临床医学、全科医学、健康管理、公共卫生、预防医学、基础医学等专业工作者及医学生，使读者能全面系统地了解常见病的现代健康管理理念，掌握常见疾病诊疗和现代健康管理的新技术和新方法，提高对疾病防治的整体认识，树立健康管理新理念和新模式，这对提高全民的健康管理水平和防病治病能力具有重要意义。

我特为此丛书作序，希望为其出版能够起到一定的积极作用。

中国科学院院士

2024年3月

序 七

随着经济的飞速发展，生态环境和生活方式的不断变化，人类健康面临着巨大挑战，常见多发疾病的发病率越来越高，健康问题也越来越受到全球的高度重视。加速推进现代健康管理的理论和实践，提高广大人民群众的健康水平，是促进健康事业发展和实施健康中国战略的必然需要。

为顺应生命健康维护的时代需求，“现代健康管理学丛书”阐述了临床常见多发病的流行病特征、病因、发病机制、诊断、治疗、预防和康复的最新发展动态，重点突出了常见疾病诊疗和健康管理的新技术、新方法和新理念。

从书对提高医生对常见疾病的诊疗能力，推广普及常见疾病的现代健康管理新技术、新方法，提高广大人民群众的健康水平，维护全生命周期健康，具有积极作用。

丛书系统全面，兼具实用性、专业性和指导性，是广大医生和医学生的有益参考书。

谨以此作序！

中国工程院院士 陈香美

2024年3月

序 八

现代健康管理学是关于健康管理的学科理论体系，它已经成为当代医学中非常重要的一部分。

世界卫生组织发布的《2020年全球卫生统计报告》指出，全球十大死因中，心血管疾病、癌症、糖尿病和慢性呼吸道疾病均在榜中。2021年，我国65岁及以上的老年人口达2亿人，占总人口的14.2%，按照联合国的标准，中国正式进入“老龄社会”。

慢性病的高发、老龄化社会的到来、亚健康人群比例的增高等都凸显了发展健康管理学的紧迫性、必要性。开展健康管理，用现代健康管理理念和新的医学模式作为指导，通过现代医学和现代健康管理学的技术手段，对个体和群体健康状况及影响健康的危险因素进行评估，并给予有效医学干预，可以此来预防和控制疾病的发生与发展，提高生命质量，降低全社会的疾病治疗费用。因此，健康管理学在疾病的预防和诊疗研究中的重要意义日益受到学者关注。

为此，由兰州大学李玉民教授作为丛书总主编，近百位临床专家作为分册主编共同编写的“现代健康管理学丛书”，涉及心血管、呼吸、普外、骨科、妇产科、儿科、口腔、生殖等多个临床学科，是国内首套对健康管理进行系统阐述的丛书，从基础到临床、从管理体系到大数据应用，为提高健康管理水平、助力健康中国战略具有重要的价值和意义。

我谨推荐此套丛书，希望相关读者能有所收获。

中国科学院院士

2024年夏

总　序

随着经济社会飞速发展，人们的生活方式发生了重大变化；同时，生态环境恶化、工业污染、人口老龄化、不良生活习惯以及心理精神等诸多因素引发的健康问题越来越多。常见疾病多发和重大疾病发病低龄化情况日趋严重，使人类面临巨大的健康压力和挑战。全球范围内对健康问题也越来越重视，从医学教育到临床实践，从疾病预防到诊疗，从卫生健康到国家安全，健康理念均发生了深刻变化，疾病诊疗方式也随之改变，为此，创新现代健康管理模式是人类社会发展的必然要求。

世界卫生组织在《迎接21世纪的挑战》的报告中指出，21世纪的医学不应该以疾病为主要研究对象，应该以人类健康为研究的主要方向。由治病医学转向预防保健医学，由关注人的疾病转向关注人的健康；在重视科技的同时，更加重视人文关怀，推动现代健康管理新理念是医学发展的必由之路。

一人之健康是立身之本，人民之健康是立国之基。“十四五”规划和2035年远景目标纲要提出，全面推进健康中国建设，坚持预防为主的方针，为人民提供全方位全生命周期健康服务。增进人民健康福祉，事关人的全面发展和社会全面进步，事关“两个一百年”奋斗目标的实现。党的二十大报告也提出，推进健康中国建设，把保障人民健康放在优先发展的战略位置，完善人民健康促进政策。

坚持预防为主，减少疾病发生。从以“疾病”为中心转为以“健康”为中心，关键是加强对疾病预防的重视，这是健康中国战略发展的必然选择。科学证明，大部分慢性病都可以通过改变饮食和生活方式进行早期预防，做好疾病预防工作，要从普及健康知识做起，从环境安全开始落实；要重视重大疾病防控，倡导健康文明的生活方式；建立健全健康教育体系，提升全民健康素养；强化慢性病筛查和早期发现；坚持防治并重，以防为主，全生命周期的健康管理，建立和发展健康管理新理念是实施健康中国战略的必然要求。

20世纪70年代末，美国提出了“健康管理”的概念，主要是医疗保险机构通过对其医疗保险客户（包括疾病患者或高危人群）开展系统的健康管理，达到有效控制疾病的发生或发展、减少医疗保险赔付损失的目的。经过数十年的发展，健康管理学已发展成为一门学科，它通过信息和医疗技术对个人的健康状况以及影响健康的风险因素进行全面检查监测，分析评估影响健康的生理、心理及行为风险因素，提供咨询、干预和指导健康生活方式等，建立科学的健康服务流程，实施慢病综合防治策略，充分发挥个体和社会群体的健康潜能，以期提高个体的健康意识和防病治病能力，目的是恢复健康、维护健康、促进健康。

随着科技进步和社会发展、人类疾病谱和死亡谱转变、人口老龄化加速、医疗费用支出快速增长、生活水平提高以及健康意识增强，人们对健康服务的需求已经发生重大变化，从过去被动式、应对性的就医诊疗逐渐转变为主动性、常态化追求健康、预防疾病，有力促进了健康管理学的快速发展。但是，常见多发病的防治能力和健康管理水平距离健康中国战略的要求还有较大差距。就目前来讲，无论从学科、人才、技术以及投入方面，还是在理念、资源分配方面，重视疾病的诊治都远大于重视疾病的预防。因此，包括疾病诊断、治疗、预防和康复体系化的现代健康管理理念亟待加强。

“群医学”理念的诞生，即疾病的“促、防、诊、控、治、康（促进、预防、诊断、控制、治疗、康复）”，创新了医学思维，是临床医学、基础医学、预防医学和公共卫生等多学科交叉融合形成的一个创新体系，为发展现代健康管理学新理念提供了有力支撑，以期适应新时代医学健康观的重要变化，扩展健康服务的内涵，提高健康管理的效能。现代健康管理学是将疾病诊疗与预防康复有机结合起来，以疾病诊疗为基础，既向“上游”关注病因和预防，又向“下游”关注疾病治疗后的康复和管理，突出疾病的预防、诊断、治疗、康复和管理的有机衔接，强调防治并重，以防为主，促进疾病全过程全生命周期的健康管理和健康维护。

基于现代健康管理学的理念，我们从2021年3月启动，邀请了临床医学、基础医学、预防医学和健康管理学等多学科的数百位知名专家学者，编写了“现代健康管理学丛书”，旨在全面反映现代健康管理学发展的最新动态，深入阐述常见疾病从预防到康复全过程的关键问题，推广常见疾病现代健康管理学的理念和新技术，促进多学科交叉融合，以期提高常见疾病“促、防、诊、控、治、康”的能力，服务健康中国战略。

本丛书聚焦常见疾病现代健康管理学的前沿问题，分析归纳海量信息数据和研究成果，结合专家团队丰富的临床实践经验，全面系统地阐述了生殖系统、心血管系统、呼吸系统、神经系统、血液系统、内分泌系统、风湿免疫系统、消化系统、骨骼系统、泌尿系统、宫颈疾病、乳腺疾病、口腔疾病及精神心理等常见多发病的流行病学、病因学、发病机制、诊断、治疗、三级预防、康复及健康管理的发展动态。从流行病学、预防医学、临床医学、康复医学、社会学以及管理学等多学科概述了常见疾病的病因及其临床特征；从细胞生物学、分子生物学、病理学、免疫学及生物信息学等多维度解析了疾病发生发展的分子机制；重点突出了疾病的现代诊疗、预防康复和健康管理的新方法和新策略。

丛书立意新颖、学科全面、内容丰富、信息量大、图文并茂，具有创新性、专业性、系统性、完整性和实用性，面向临床专业医生、全科医生、健康管理医生，以及从事基础研究、公共卫生和预防医学、科普、公共管理等的工作者和医学生。通过阅读本丛书，希望广大读者更加全面地了解现代健康管理学的新理念，了解常见疾病现代诊疗的新技术、新方法，掌握现代健康管理学的研究方向，促进常见疾病早筛早诊早治新技术的推广应用，提高广大群众治“未病”的预防意识。

丛书编写过程中得到了王陇德院士、王辰院士、董家鸿院士、李兆申院士、窦科峰院士、董尔丹院士、陈子江院士、陈香美院士、尚永丰院士、王坤正教授等著名专家的亲切指导和帮助，在此向他们表示由衷的感谢！丛书的指导专家和各分册主编都是长期工作在临床一线的专家，他们既有扎实的理论知识又有丰富的临床经验，反复讨论丛书的目录确定、章节结构、逻辑关系、重点问题、研究进展以及创新点等关键环节，能够把握常见疾病诊疗和健康管理的热点和难点，充分展示了现代健康管理学的新进展和新理念。

由于丛书涵盖了近年来多学科多领域有关健康管理学的最新研究成果，分册较多，信息量大，工作任务重，时间紧，加之编者水平有限，错误和不足在所难免，恳请各位同道批评指正。

李玉民

2024年8月

目录

第一章　概　论 / 1
第一节　类风湿关节炎的认识进展 / 1
第二节　中医及西医对类风湿关节炎的认识 / 4
第三节　类风湿关节炎的新理念及新技术进展 / 6
第四节　类风湿关节炎的预防及健康管理进展 / 15

第二章　类风湿关节炎的流行病学 / 18
第一节　类风湿关节炎的全球流行病学 / 18
第二节　类风湿关节炎的国内流行病学 / 21
第三节　类风湿关节炎的高危人群和易感基因 / 24

第三章　类风湿关节炎的病因学 / 34
第一节　遗传因素 / 34
第二节　非人类主要组织相容性复合体基因与类风湿关节炎 / 36
第三节　感染因素 / 39
第四节　自身免疫细胞因子 / 43
第五节　内分泌因素 / 46
第六节　饮食及肥胖 / 47
第七节　环境因素 / 48
第八节　其他因素 / 50

第四章　类风湿关节炎的发病机制 / 53
第一节　类风湿关节炎滑膜组织异常增生的机制 / 53

第二节　软骨和骨质破坏的发生机制 / 60
第三节　类风湿关节炎可能的发病机制学说 / 64

第五章　类风湿关节炎的发生和发展过程 / 75
第一节　无关节炎症状期 / 75
第二节　未分化关节炎期 / 78
第三节　类风湿关节炎期 / 82

第六章　类风湿关节炎的诊断标准 / 89
第一节　美国风湿病协会的诊断标准 / 89
第二节　美国风湿病学会与欧洲抗风湿联盟的类风湿关节炎诊断标准 / 92
第三节　各国风湿病学专家类风湿关节炎共识 / 96
第四节　类风湿关节炎的诊断要点 / 98
第五节　类风湿关节炎诊断的进展 / 100

第七章　类风湿关节炎的关节外表现及并发症 / 106
第一节　类风湿结节 / 106
第二节　心血管表现 / 107
第三节　肺部表现 / 108
第四节　胃肠道表现 / 114
第五节　神经系统表现 / 116
第六节　类风湿关节炎肾损害 / 120
第七节　造血系统 / 123
第八节　继发其他结缔组织病及血管炎 / 124
第九节　其他系统并发症 / 125

第八章　类风湿关节炎的实验室检查及疾病活动度检测 / 129
第一节　常规血清学指标 / 129
第二节　炎性标志物的检测 / 130
第三节　自身抗体的检测 / 131
第四节　免疫复合物和补体的检测 / 135
第五节　关节积液的成分检测 / 139
第六节　关节影像学的检测 / 140

第七节　类风湿结节的活检 / 144

第九章　现代新型检测方法 / 149

第一节　血清学生物标志物 / 149
第二节　影像学生物标志物 / 155
第三节　类风湿关节炎与HLA-DRB1 / 163

第十章　类风湿关节炎的鉴别诊断 / 172

第一节　与骨性关节炎的鉴别 / 172
第二节　与强直性脊柱炎的鉴别 / 175
第三节　与银屑病关节炎的鉴别 / 177
第四节　与系统性红斑狼疮的鉴别 / 179
第五节　与干燥综合征的鉴别 / 180
第六节　与白塞病的鉴别 / 180
第七节　与反应性关节炎的鉴别 / 181
第八节　与痛风性关节炎的鉴别 / 182
第九节　与风湿性关节炎的鉴别 / 183
第十节　与感染性关节炎的鉴别 / 183
第十一节　与肿瘤相关性关节炎的鉴别 / 184
第十二节　与进行性假性类风湿性发育不良的鉴别 / 185
第十三节　与近端指间关节周围胶原沉积症的鉴别 / 186
第十四节　与糖尿病关节病的鉴别 / 187

第十一章　类风湿关节炎的常规治疗 / 189

第一节　一般治疗 / 189
第二节　药物治疗 / 194

第十二章　类风湿关节炎的生物治疗 / 214

第一节　生物合成药物概述 / 214
第二节　生物制剂的分类及作用机制 / 215
第三节　靶向合成药物(Janus激酶抑制剂)分类及作用机制 / 221
第四节　生物靶向药物在治疗类风湿关节炎中的研究进展 / 225
第五节　类风湿关节炎临床前期药物的治疗进展 / 229
第六节　类风湿关节炎的新型治疗 / 233

第十三章　类风湿关节炎的外科治疗 / 237
第一节　滑膜切除术 / 237
第二节　人工关节置换术 / 242
第三节　关节融合手术 / 247

第十四章　类风湿关节炎预后相关因素 / 251
第一节　一般因素 / 251
第二节　疾病因素 / 253
第三节　治疗因素 / 260
第四节　生物标志物 / 262

第十五章　类风湿关节炎的三级预防 / 267
第一节　类风湿关节炎的一级预防 / 267
第二节　类风湿关节炎的二级预防 / 271
第三节　类风湿关节炎的三级预防 / 283

第十六章　类风湿关节炎的康复治疗 / 291
第一节　类风湿关节炎的物理因子治疗 / 291
第二节　类风湿关节炎的运动治疗 / 298
第三节　类风湿关节炎的中医康复治疗 / 302

第十七章　类风湿关节炎的健康管理 / 304
第一节　类风湿关节炎的健康管理模式 / 304
第二节　类风湿关节炎健康管理内容 / 305
第三节　类风湿关节炎慢病管理的相关问题 / 323

第十八章　全球类风湿关节炎健康管理框架 / 326
第一节　全球风湿免疫学学科发展变化 / 326
第二节　国内外类风湿关节炎健康管理框架 / 335
第三节　展　望 / 342

附 录 缩略词简表 / 351

第一章 概论

第一节 类风湿关节炎的认识进展

一、关于古代起源与近代起源的争论

类风湿关节炎（rheumatoid arthritis，RA）的历史是漫长且复杂的。关于对类风湿关节炎的认识，风湿病学史上存在争论。第一种理论认为类风湿关节炎是现代的一种疾病，其发病机制是环境和（或）基因相互作用的结果，在古代是不存在的。第二种理论认为类风湿关节炎存在于我们的远古祖先中，但从未被明确描述。最近，出现了一种混合理论，它认为类风湿关节炎最初是在北美的土著居民中发展起来的，并通过人员和/或货物的旅行传播到欧洲的居民中。Pouya Entezami等学者认为大多数关于历史的文献可以根据其支持的理论归属于三个类别，并将这些类别分别命名为“最近起源”“古代起源”和“新世界到旧世界”。有证据表明，《埃伯斯纸莎草》中描述过风湿病，这是一本重要的医学文献。《埃伯斯纸莎草》中描述了类风湿关节炎的表现，对埃及木乃伊的检查结果表明了类风湿关节炎在古埃及的存在。公元前400年，希波克拉底（医学之父）也描述了关节炎，尽管当时没有区分各种形式的关节炎。有人提出，风湿性疾病是四种体液失衡的结果，这些体液会流入关节，引起风湿性疾病的发生。1800年，奥古斯丁·雅各布·兰德尔·博韦的论文首次描述了类风湿关节炎。兰德尔·博韦是法国萨尔佩特里耶精神病院的住院医生，在当时研究人员检查并治疗少数有严重关节疼痛的患者时，他第一次注意到我们现在所知的症状和体征，而这些患者当时无法用其他已知疾病（如风湿或骨关节炎）来解释。与痛风不同的是，这种疾病主要影响穷人，女性比男性更容易累及，而且以前被其他医生忽视，所以通常是更为富裕的患者接受了治疗。兰德尔·博韦假设这些患者患有一种以前没有特征的疾病，他把这种疾病称为“原始性”或“原发性虚弱性痛风”。尽管兰德尔·博韦将其归类为与痛风相关的疾病，认为其与痛风是一种相似疾病是不准确的，他的论文鼓励骨关节疾病的研究人员进一步研究该疾病。另外，一位对此研究有重要贡献的学者是19世纪中后期的一位英国医生——阿尔弗雷德·加罗德，他是第一个将痛风与其他关节炎区分开来的学者，他发现痛风患者的血液中尿酸过多，而其他类型的关节炎患者的血液中尿酸并没有过多升高。因此，在1859年，他撰写了《痛风和风湿性痛风的本质》一书，在书中描述了这些观察结果，区分了关节炎和痛风，并将类风湿关节炎归类为一种独特的疾病，他称之为“风湿性痛风”。阿尔弗雷德·加罗德的发现为“风湿性痛风”的病因研究奠定了基础，如果可以将痛风和其他形式的关节炎区分开来，那么一

定存在一种不同的病因。阿尔弗雷德·加罗德的儿子阿奇博尔德·加罗德也对此进行了研究。1890年，他撰写了《关于风湿病和类风湿关节炎的广泛研究》。在这本书中，他提到了“类风湿关节炎”一词，且书中提到的骨骼是来自世界各地的古代骨骼，他讨论了庞贝古城废墟中出土的骨骼、波美拉尼亚（波兰和德国边境附近）墓地中发现的骨骼、古埃及的骨骼，以及在他的战舰中发现的一具北欧维京人的遗骸，他声称这些骨骼和遗骸都显示出了骨骼损伤。遗憾的是，阿奇博尔德·加罗德的书中只提到了这些主张，并没有详细阐述具体的支持证据。基于他的古病理学理论，阿奇博尔德·加罗德提出类风湿关节炎不是现代的一种疾病，而是一种从我们的祖先就已存在的疾病。

20世纪，美国医生查尔斯·肖特挑战了阿奇博尔德·加罗德的古病理学理论，并试图推翻阿奇博尔德·加罗德提出的古代起源假说。在查阅阿奇博尔德·加罗德引用的原始古生物学报告时，肖特注意到，强直性脊柱炎、骨关节炎和痛风的诊断都已在骨骼样本中得到证实。另一方面，研究人员无法找到明确诊断，他认为这是不可信的。肖特称阿奇博尔德·加罗德的想法是虚假的，由于缺乏其他证据，他认为类风湿关节炎实际上是一种现代起源的疾病。尽管其他研究人员在过去也做过类似的推测，但肖特的观点通常被认为是近代起源观点的基础。古代起源与近代起源的争论一直持续到今天，因为争论双方都在不断发展证据来支持他们的观点。

二、文学及艺术对类风湿关节炎疾病的描述及证实

尽管兰德尔·博韦的论文被认为是第一份公认的医学报告，但一些研究人员认为，古代文献中有更早的描述。公元前400年，希腊哲学家、医学家希波克拉底曾写道：“关节炎通常出现在35岁左右，主要影响手和脚之间，且两者没有很大的先后顺序，在本质上相似，关节炎大多从脚传到手，其次是肘部和膝关节，然后是髋关节，这种疾病传播得如此之快，令人难以置信。”这可能就是希波克拉底对这一疾病最早的描述。类似的描述在希腊拜占庭医生君士坦丁九世皇帝的顾问迈克尔·普赛卢斯以及其他许多人的著作中均有出现。这些描述是对这一疾病古代起源的有力证据。艺术创作也是对古代起源的有力证实，其中最能说明问题的一幅画是彼得·保罗·鲁本斯的《三恩》，画中可以看到最左边人物手近端关节梭形肿胀，这幅画的创作在兰德尔·博韦的论文之前，是目前存在的显著的艺术证据之一。文艺复兴时期最令人信服的案例是佛兰芒荷兰学派的一位匿名画家（15世纪中期至16世纪初）对圣安托尼诱惑的描绘，画中可以看到乞丐右手有畸形，表现为手腕脱臼、尺骨偏斜和手指挛缩。

三、考古学对类风湿关节炎的病理证实

在19世纪末和20世纪初，Flinders Petrie教授和Armand Ruffer爵士独立进行了两项研究，从古代病理学角度初步展示了埃及的人类遗骸有类似现代的骨骼损伤。Ruffer获得了埃及7个不同埋葬地点的骨骼样本，在检查骨骼时，研究人员注意到有严重的骨损伤和关节侵蚀，他认为这些损伤和侵蚀提示其可能存在关节炎。幸运的是，这些开创性的研究是在现代古病理学方法发展之前完成的。有研究运用现代古病理学方法对Ruffer工作仔细检查后发现了许多潜在的强直性脊柱炎（ankylosing spondylitis，AS）病例，但没有一例确诊的病例，因此，Ruffer和Petrie的研究结果不能被认为是有力证据。然而，他们的工作证实了在古代人类遗骸中已经存在风湿性疾病。在早期的研究中，研究人员将他们在经受了数百年风雨的古生物样本中看到的情况与他们在新鲜尸体中看到的损坏情况进行了比较，这意味着在其研究工作时没有考虑骨骼的状况或保存情况，因此，这一研究结果被证明是有问题的，因为在这些最初的研究中描述的一些迹象可能是由于死后骨质侵蚀，这一情况导致了许多早期研究结果的不准确性。在20世纪中期，研究人员开始使用放射照相作为比较骨骼、遗骸和在世的患者的常用方法。然而，这种比较也意味着他们的观察结

果取决于患者中发现的软组织的性质（即软组织对用于放射成像的射线照片的影响），而不是单一的骨骼标本。

四、类风湿关节炎的新世界认识

不同的专家对这种疾病出现及可能的病因进行了不同的解释，从而形成了关于病因的第三个学派，即新世界到旧世界的概念转移。这一观点的支持者认为，由于一些显示类风湿关节炎的最古老的古病理标本是在美洲发现的，因此在哥伦布首次发现美洲后，类风湿关节炎一定是通过某种未知的媒介传播到了旧世界。然而，1492年哥伦布出航前发现旧大陆已经存在类风湿关节炎的研究可能会打破这一理论。尽管这一理论没有被推翻，从新世界到旧世界转移的思想最近得到了发展，尤其是新世界和旧世界之间的接触比哥伦布的航行早了几个世纪。

随着医学事业的进步和发展，关于类风湿关节炎起源和病因的研究已经开始从分子角度来探讨这个问题。长期以来，人们一直假设某些遗传因素在发病中起作用。过去的研究表明，其与一组主要组织相容性复合体（major histocompatibility complex，MHC）Ⅱ类细胞表面受体之间存在关联，这些受体由人类6号染色体上白细胞DR抗原（human leukocyte antigen-DR，HLA-DR）位点的等位基因编码。*MHC*基因座高度多态，不同群体的等位基因频率不同，个体携带的一组特定等位基因可以高度预测其发展可能性，在个体中都可以发现此类易感等位基因。尽管还有许多其他基因对易感性有贡献，但最重要的贡献来自*MHC*位点。另有研究表明，遗传学并不是唯一的决定因素，包括细菌在内的5053种病原体以及各种病毒（逆转录病毒、细小病毒B19、风疹、爱泼斯坦巴尔和其他疱疹病毒）被认为是潜在的诱因。这些事件的作用机制尚不清楚，感染似乎不是致病因素。因此，病原体被认为只是间接地起到了触发作用。在发现独立病原体之前，将发病与感染触发因素联系起来的假设仍是推测性的，能否确定细菌和病毒感染在发病中的作用仍然是一个发展中的研究领域。吸烟被认为是另一个潜在的环境诱因，这是因为吸烟与具有*HLA*易感性等位基因（称为共享表位）的个体发病率有关。此外，尽管二手烟或类似环境毒素的影响可能对不吸烟的患者有影响，但是并非所有患者都吸烟。因此，吸烟不一定是统一病因，而是发生过程中涉及的几种环境因素的诱因之一。吸烟对类风湿关节炎影响的一个可能机制是通过诱导瓜氨酸化自身抗原的形成，瓜氨酸化自身抗原是类风湿关节炎自身免疫反应的最特异靶点。目前，这一概念仍在发展中。为了得出更准确的结论，需要更有力的证据来充实一条连接吸烟和自身免疫反应的免疫致病途径。有学者认为，上述原因（吸烟、感染诱因）实际上不是原因，而是风险因素。这一建议意味着类风湿关节炎可能存在于新世界和旧世界的人群中，尽管这在没有重要环境触发因素的旧大陆非常罕见。在两个半球之间的贸易路线开通后，某些风险因素（尤其是烟草）可能被引入欧洲，从而导致其在旧世界成为一种更为常见的疾病。

随着社会经济的发展，在20世纪后期，类风湿关节炎的严重程度和发病率都在下降，但对包括美洲原住民在内的某类人群的研究发现，20世纪后半叶的发病率下降了约50%。这也许是工业化的原因，人们的卫生状况得以改善，生活方式也发生了很大的改变。此外，在这样进化的社会环境中，病原微生物的感染也随之减少，感染性疾病的发病率也降低，类风湿关节炎的发病率同样下降。随着现代免疫学的发展，目前认为类风湿关节炎不单纯是一种关节的炎症，而是一种累及全身多系统的自身免疫性疾病。

第二节　中医及西医对类风湿关节炎的认识

中医将类风湿关节炎纳入痹证范畴。《素问・痹论》篇提到："风、寒、湿三气杂至，合而为痹也。其风气胜者为行痹，寒气胜者为痛痹，湿气胜者为着痹。"意思是痹证都是由外感风寒和湿邪侵袭筋骨关节而造成的。以风邪为主的行痹，其临床特点是关节游走性的疼痛。以寒邪为主的痛痹，其临床特点主要以疼痛固定不移、关节遇寒加重、得温痛减为主。以湿邪为主的痛痹，其临床特点是关节麻木不仁、关节疼痛症状随天气变化而加重，关节重浊乏力、酸痛等。

中医理论认为导致其发病的三个主要因素为"风""湿"和"寒"（图1-1）。"风"是指疾病的突然发作、受损部位的活动性、症状表现的可变性以及对环境变化的敏感性。以风为主的关节痛大多发生在早期，并影响患者上半身。"湿"主要与天气有关，由于潮湿的环境、涉水或在潮湿的地面上睡觉可能引发并加重症状。"寒"是指暴露在寒冷环境中的症状恶化，可通过加热加以改善。以寒冷为主的关节炎显著损害四肢，如手和脚。在这些部位，血液循环很差，很容易产生感冒综合征。根据现代风湿病学关于类风湿关节炎起源的观点，这三个因素都与天气有关。

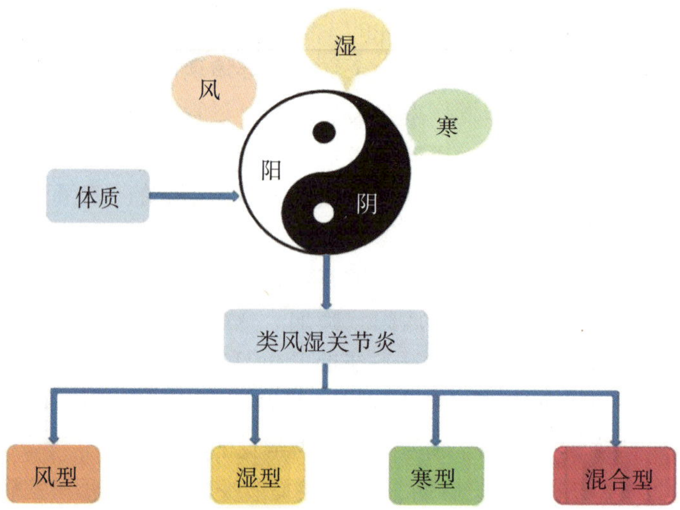

图1-1　类风湿关节炎发病的主要因素

中医对类风湿关节炎的治疗是根据每位患者独特的证候和体征组合，采用个性化方法。中医的模式诊断是一种考虑广泛症状和体征的方法，在诊断和治疗选择中也考虑了体质、行为和社会方面。在中医临床实践中，相同疾病的患者可根据其症状分为不同的组。一些研究表明，中医模式分化可能有助于识别患者的不同亚群，这些亚群对生物标记物的生物医学治疗反应不同。根据中医描述的患者亚型，其可能属于痹证，该综合征的特征是导管（经络）和侧支血管（血液）阻塞。在未服用皮质类固醇药物的患者中，冷、热型模式也有很好地被描述。这些综合征可以单独出现，但患者往往表现出混合特征。冷感模式被描述为来自外部病原体"冷"的攻击，患者表现出四肢和关节发冷，关节或肌肉僵硬或疼痛等症状，通过加热可缓解，并随着患者暴露于寒冷而增加，局部微循环减少，薄白舌苔，脉细而紧，面色苍白，大便不畅，排出大量尿液，并且没有口渴。热或热型与红、肿和发炎的关节有关，患者表现为舌红苔黄，脉搏可能很快，脸红、便秘、尿色深、口渴和易怒等，疼痛严重时通常需要对关节冰敷来缓解。因此，在中医治疗中具有关键作用的新生物标记物的识别可能能代表疾病的不同阶段，并且是治疗的一个关注点。

冷、热和虚证模式是患者发生类风湿关节炎的关键，可单独或同时发生，如虚寒、虚热或混合冷热模式。冷感模式可被描述为患者不耐寒、四肢和关节感觉寒冷和/或关节或肌肉严重固定疼痛，运动范围受限制，通过对受影响区域进行加热，疼痛得到缓解，并随着寒冷的暴露而增加。寒战、怕冷、脸色苍白、舌头苍白、舌苔白色油腻、脉搏缓慢或停滞、大便松弛、尿清而多和口不渴可能是其中一部分症状。热型的特征是患者剧烈疼痛、关节发热、发红、肿胀和发炎，通过对受影响区域进行冷敷可缓解疼痛。患者舌质可能是红色的，舌苔发黄，脉搏可能很快。其他症状包括发烧、口渴、脸红、易怒、烦躁不安、便秘和尿液深色，肢体畸形、弯曲和伸展受限，在患者情绪化和麻木期间发生或加重的疼痛被归类为虚证模式。

目前，中医研究发现冷型和热型患者共有6个显著表达的基因：*MMGT1*、*TDRD7*、*GTF3C6*、*BCL2A1*、*CTLA4*、*PSMD8*，并与以下途径相关，即细胞黏附分子（cell adhesion molecule，CAM）、T细胞受体信号、嘌呤代谢和蛋白酶体途径。蛋白质泛素化、RNA剪接、核转录因子-κB（nuclear factor-kappa B，NF-κB）调节的基因转录是受冷或受热模式的常见生物学过程，然而，它们似乎有不同的信号通路。与冷型患者相比，热型患者的T细胞增殖、侵袭和促炎细胞因子分泌可能增加。中医治疗可以针对3个热模式簇：I-κB激酶、NF-κB和mRNA剪接。生物医学治疗仅针对两个热模式簇的一部分：I-κB激酶、NF-κB和mRNA剪接的靶向目标——甲氨喋呤（methotrexate，MTX）和柳氮磺吡啶（sulfasalazine，SSZ），脂肪酸代谢属于热模式类风湿关节炎，但没有靶向MTX及SSZ。

改善病情抗风湿病药（disease modifying antirheumatic drugs，DMARDs）在预防疾病发展方面的成功率有限，并且存在感染、恶性肿瘤和自身抗体产生的潜在风险，因此，迫切需要探索具有高疗效和低毒性的新型抗风湿药物。此外，替代疗法和补充疗法的辅助作用已得到证实。目前，其已成为药物治疗与辅助治疗相结合的方法。关于这一点，中医认为其是治疗的另一种新方法，主要包括中药、针灸和按摩。

在古代，中草药是治疗疾病最常用的方法。目前，研究已对许多治疗类风湿关节炎的中药进行了分析，并进一步探讨了其相关机制，下面以雷公藤（tripterygium wilfordii hook F，TWHF）为例说明中药的抗风湿作用。雷公藤可以对以下炎症因子的表达起到抑制作用，如肿瘤坏死因子（tumor necrosis factor-α，TNF-α）、白细胞介素-1（interleukin-1，IL-1）、白细胞介素-17（interleukin-17，IL-17）、环氧合酶-2（cyclooxygenase-2，COX-2）、基质金属蛋白酶-3（matrix metalloproteinase-3，MMP-3）、基质金属蛋白酶-13（matrix metalloproteinase-13，MMP-13）。此外，研究还证实了其他途径的存在可能有利于TWHF的抗炎功能。例如，TWHF经甲素处理后，发现NF-κB DNA结合活性和JNK通路下调会导致iNOS表达，除此还发现E-选择素、细胞间黏附分子-1（intercellular adhesion molecule-1，ICAM-1）和血管细胞黏附分子-1（vascular cell adhesion molecule-1，VCAM-1）等表达下调。总的来说，由于TWHF或其活性成分的多靶点功能，类风湿关节炎病理发展的大部分功能都得到了改善。然而，TWHF在临床应用中也存在并发症，主要表现为皮疹、唇裂、腹泻、闭经和骨髓抑制。除白花蛇舌草外，临床上常用的还有其他中草药，如防己、猫爪等。中药新药的开发可能会丰富改善病情抗风湿病药家族。

西医认为类风湿关节炎是一种慢性炎症性自身免疫性疾病，其主要的特点是滑膜炎症、血管翳形成和骨侵蚀。除了累及关节外也可累及到全身其他系统，病因不明，认为其与环境、遗传、免疫等因素有关。

第三节　类风湿关节炎的新理念及新技术进展

一、现代医学对类风湿关节炎的新见解

随着现代医学的发展，关于类风湿关节炎的概念又有了新见解。研究结果认为，类风湿关节炎是一种累及全身小关节的对称性、多发性关节炎，并累及全身各个系统的自身免疫性疾病，而且它是最常见的炎性关节炎。尽管类风湿关节炎的发病机制尚不完全清楚，但在过去十年中，人们对其细胞和分子机制有了更多的了解，认为它的发病与神经免疫系统失调、神经内分泌免疫异常和个体遗传背景之间有关，这可能使一些患者容易产生过度的细胞因子反应。

类风湿关节炎影响约1%的人群，男女比例约为1:3。该病可在任何年龄发生，但最常见于35～55岁的人群，发病率随年龄增长而增加。类风湿关节炎的地理分布是世界性的，其在非洲农村地区发病率较低，在美洲土著的特定部落（皮马和齐佩瓦）发病率较高。类风湿关节炎的临床表现明显，但在大多数情况下发病是隐匿的，在确诊之前可能需要几个月的时间。其主要症状为周围关节疼痛、僵硬和肿胀（表1-1）。该疾病的临床进程极为多变，从轻度、自限性关节炎到快速进展的多系统炎症，发病率和死亡率都很高（表1-2）。研究对其临床过程、实验室和放射学异常的分析确定了进行性关节破坏的负面预后因素（表1-3），目前，疾病活动和治疗反应的规律评估对于类风湿关节炎的成功治疗至关重要。

表1-1　类风湿关节炎的临床特征

类风湿关节炎的临床特征
(1)关节肿胀
(2)疲劳、发烧、体重减轻、关节触痛
(3)滑膜增厚、渗出液、红肿、活动范围减小
(4)疼痛/僵硬(通常在早晨,持续时间>1 h)
(5)关节强直/半脱位
(6)对称性
(7)PIP、MCP/MTP、腕/踝关节比肘/膝、肩/髋更常见
(8)近侧比远侧更常见

注：PIP代表近端指间关节，MCP代表掌指关节，MTP代表跖趾关节。

表1-2　类风湿关节炎的关节外受累表现

系统	受累表现
皮肤	类风湿结节、血管炎
眼角	结膜炎干燥、虹膜炎、巩膜炎
口腔	唾液炎（干燥症状）
呼吸	肺纤维化、胸腔积液
心脏	环杓状炎心包炎、瓣膜结节形成、心肌炎
神经系统	单神经炎、神经卡压、颈椎不稳
消化	肝转氨酶升高
血液学	贫血、血小板增多、白细胞增多、淋巴结病
Felty综合征	脾肿大、血小板减少
血管	血管炎

表1-3　类风湿关节炎的预后不良因素

预后不良因素
（1）早期出现关节侵蚀
（2）受累关节数
（3）早期残疾
（4）发病年龄较大
（5）正规教育年限减少
（6）存在关节外表现
（7）类风湿因子阳性
（8）*HLA-DR4*等位基因阳性

尽管类风湿关节炎的发病机制尚不清楚，但是现代医学研究认为其与遗传有很高的相关性。几项关于遗传研究的数据结果表明，单卵双胞胎的疾病一致性（12%～15%）高于双卵双胞胎（4%），这意味着有遗传因素的影响。这些研究的遗传分析结果表明，大约60%的人群易患类风湿关节炎，且与遗传因素有关，在对类风湿关节炎双生子的一致性分析中发现疾病严重程度有显著差异。对遗传标记的分析结果揭示了类风湿关节炎的发生与发展之间的关联。这些分析还表明某些*HLA*等位基因与更严重疾病的特征相关，如类风湿因子、结节和骨侵蚀等；遗传学的迅速发展也为非*HLA*疾病相关基因的鉴定带来了希望。

病理学的发展也为类风湿关节炎的认识带来了新的见解，认为滑膜炎是类风湿关节炎病理及生理学的核心。组织病理学显示，类风湿关节炎患者有明显的血管生成、细胞增生、炎性白细胞的大量涌入，以及细胞表面黏附分子、蛋白酶、蛋白酶抑制剂和许多细胞因子表达的变化。类风湿关节炎的滑膜改变随疾病进展而变化。在疾病发生的最初几周，患者组织水肿和纤维蛋白沉积明显，临床表现为关节肿胀和疼痛。在短时间内，滑膜衬里增生，通常形成10个或更多的细胞，由A型（巨噬细胞样）和B型（成纤维细胞样）滑膜细胞组成。亚衬里在细胞数量和含量上也发生了显著的变化，单核细胞（包括T细胞、B细胞、巨噬细胞和浆细胞）明显浸润。滑膜血管内皮细胞在疾病早期转化为高内皮微静脉。高内皮微静脉是在次级淋巴组织或炎症非淋巴组织中发现的特殊毛细血管后微静脉，它们促进白细胞从血流进入组织。局部浸润性滑膜组织血管翳的形成是类风湿关节炎的特征，该组织参与类风湿关节炎的关节侵蚀。血管翳在组织学上不同于滑膜的其他区域，可提示病情处于进展的阶段。最初，由单核细胞和成纤维细胞组成的滑膜血管翳穿透软骨，滑膜衬里细胞高水平表达基质金属蛋白酶。在疾病发展的后期，细胞性血管翳可被纤维性血管翳所取代，纤维性血管翳由血管翳细胞和软骨上的胶原组成，血管翳细胞和胶原层的血管最小。血管翳细胞的组织来源尚未完全阐明，尽管它们被认为起源于成纤维细胞样细胞（B型滑膜细胞）。体外研究结果表明，这些成纤维细胞样细胞具有锚定非依赖性增殖和接触抑制丧失的特点，这是转化细胞所表现的表型。然而，驱动血管翳形成的分子致病机制仍知之甚少。

随着细胞分子学的发展，风湿病学专家对类风湿关节炎的发病机制有了更进一步的认识，认为T细胞及细胞因子参与了类风湿关节炎的发病。滑膜亚层中的部分单核浸润是由T细胞引起的，这些淋巴细胞可以组成与淋巴结和派尔斑中的淋巴细胞相似的聚集体，但差别不大。与*HLA-DR*（*MHC* Ⅱ类）等位基因相关的遗传证据也表明了T淋巴细胞的作用。CD4 T细胞特异性是通过特定T细胞受体与*MHC* Ⅱ类分子呈现的肽相互作用介导的。因此，类风湿关节炎患者对*HLA-DR*等位基因的偏好提示其具有致病性，在MHC的抗原呈递水平或CD4 T细胞的MHC抗原识别水平进行处理。为了进一步阐明潜在自身反应性T细胞克隆的限制因素，我们在滑膜和外周T细胞中定义了T细胞受体链在类风湿关节炎中的精确作用。尽管这些研究表明，某些受体链存在过度表达，但它们也记录了发炎滑膜中的异质受体群，反对单一致病性T细胞受体等位基因。进一步分析类风湿关节炎患者群体中的外周血T细胞同源性结果显示，T细胞受体使用的总体多样性降低，受体选择的特异性变化，以及CD4细胞亚群的克隆性生长。因此，类风湿关节炎发病机制的一个假说是通过*MHC* Ⅱ类等位基因与多种多样性有限的T细胞受体相互作用，对T细胞进行异常的系统选择或激活。滑膜对疾病活动性偏好的分子机制尚不清楚，尽管有证据表明T细胞参与类风湿关节炎的发病机制，但其他证据表明T细胞不会直接导致关节微环境中的滑膜炎发生。滑膜浸润性T细胞的分析结果并没有显示在该人群中有大量增殖。此外，将滑膜T细胞中的CD 45亚型与外周血T细胞进行比较，发现表达CD 45亚型的细胞丰富，这是类风湿关节炎滑膜中记忆T细胞的特征。最后，与已知的T细胞依赖性炎症过程相比，对滑膜T细胞产生的淋巴因子分析结果表明，T细胞对细胞因子谱的贡献很小。因此，尽管T细胞可能在类风湿关节炎系统性启动中发挥作用，但它们在滑膜炎和关节破坏中的直接作用尚不清楚。

细胞因子介导参与免疫反应的细胞间通信的可溶性小蛋白影响细胞分裂、分化和趋化性，以及促炎或抗炎过程。定量分析结果表明，炎症滑膜组织中几乎没有T细胞衍生的细胞因子，如白细胞介素2（interleukin-2，IL-2）和白细胞介素-17（interleukin-17，IL-17）以及干扰素γ（interferon-γ，IFN-γ）。然而，许多其他细胞因子在类风湿关节炎中以中高浓度存在。肿瘤坏死因子（tumor necrosis factor-α，TNF-α）和IL-1在受累滑液和滑膜组织中大量存在。免疫组织化学和mRNA原位杂交分析结果表明，滑膜衬里和亚衬里细胞中存在这些细胞因子，包括A型滑膜细胞和其他巨噬细胞样细胞群。TNF-α、IL-1是滑膜组织效应器功能的有效体外刺激因子，包括增殖、金属蛋白酶表达、黏附分子表达、其他细胞因子分泌和前列腺素生成（图1-2）。TNF和IL-1似乎在诱导效应器功能方面起协同作用。

为了提供一种稳定和下调炎症反应的方法，一类细胞因子和细胞因子受体被认为在滑膜中发挥抗炎作用。如两种TNF受体（p55和p75），它们都以可溶性形式自然存在于滑液中，抑制TNF-α与细胞表面受体竞争结合的活性。同样，两种IL-1受体（IL-1R1和IL-1R2）也以可溶性形式存在于滑液中；这些受体能够结合IL-1，从而形成对细胞表面受体的竞争。此外，类风湿关节炎滑液中也存在一种IL-1受体的天然竞争性抑制剂，如IL-1受体拮抗剂（IL-1R1），IL-1家族的这一成员与IL-1R1结合而不转导信号，从而阻断IL-1的受体结合。在关节炎的实验模型中加入外源IL-1或TNF可诱发或加重滑膜炎。此外，TNF转基因的小鼠及TNF调节失调的小鼠会发生关节炎。用抗TNF或IL-1抗体或可溶性TNF受体治疗小鼠关节炎模型，结果发现它们可改善或治疗疾病。尽管这不是人类类风湿关节炎的完美模型，但此类数据提供了有力的证据，并为人类治疗类风湿关节炎提供了理论基础。

趋化因子是一种小的趋化蛋白，在炎症部位的白细胞募集和激活中起着重要作用。它是白细胞表面G蛋白偶联受体的配体。趋化因子和受体表达的分布是可变的，这意味着可以募集特定的白细胞亚群。许多趋化因子在类风湿关节炎患者的滑膜中具有活性，但它们在白细胞亚群募集和激活方面的功能尚不清楚。金属蛋白酶是细胞外基质重塑和破坏所需的一类酶，在类风湿关节炎中，高浓度的基质金属蛋白酶由B型滑膜细胞产生。基质金属蛋白酶的活性受金属蛋白酶组织抑制剂（tissue inhibitor of matrix metalloproteinases，TIMPs）、丝氨酸蛋白酶抑制剂（serine protease inhibitor，SERPIN）和巨球蛋白调控。在类风湿关节炎中，高水平的金属蛋白酶活性有助于软骨和骨的降解。类风湿关节炎中存在的炎性细胞因子上调金属蛋白酶的产生，在培养的滑膜细胞中，TNF-α、IL-1是金属蛋白酶产生的有效诱导剂。类风湿关节炎患者滑液中的基质金属蛋白酶组合能够降解关节中几乎所有的结构蛋白。此外，对类风湿关节炎滑膜组织的分析结果显示，内膜衬里层和骨质破坏炎症活动界面部位的金属蛋白酶染色特别强烈。黏附分子在类风湿关节炎的关节炎细胞募集中起着一定的作用。黏附分子的存在使细胞具有相互黏附和黏附细胞外基质的能力，是各种生物过程的核心，包括同源性、血管和上皮完整性、免疫反应的发生。对类风湿关节炎滑膜组织的分析结果表明，许多黏附分子家族的表达模式调节类风湿关节炎滑膜中的细胞滞留。在体外，通过阻断这些黏附分子，T细胞与B型滑膜细胞结合的能力可被显著抑制，表明这些分子相互作用的相关性。因此，滑膜组织中黏附分子的表达可能代表了白细胞募集和滞留的调节机制，白细胞的失调可能有助于类风湿关节炎的发病。

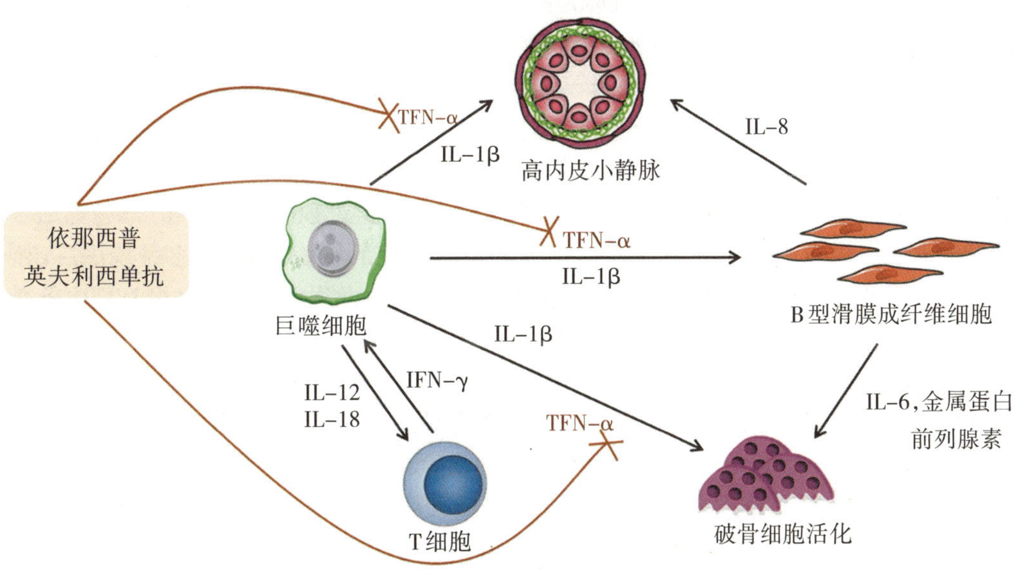

图1-2　炎症因子在类风湿关节炎中的作用（原创）

早期类风湿关节炎中，新血管形成的过程非常活跃。新形成的血管为增殖的滑膜提供氧气和营养，并募集炎症细胞到关节腔内。一般来说，血管生成受到许多诱导剂和抑制剂的严格调控。在一般情况下，血管内皮处于静止状态，只有不到0.01%的内皮细胞分裂。在伤口修复或女性生殖周期等生理过程，以及肿瘤生长和类风湿关节炎等病理过程中，这种静止的组织可以被迅速刺激增殖，在类风湿关节炎患者的滑膜和滑液中有越来越多的血管生成因子，包括细胞因子、生长因子、结肠刺激因子和可溶性黏附分子。然而，这些组织也含有许多血管生成抑制剂，例如其他细胞因子、趋化因子和较大蛋白质的隐性裂解产物，因此，类风湿关节炎患者关节中血管体积的净增加是由于血管生成因子过多还是血管抑制因子（或两者）不足尚不清楚。

其他炎症介质家族在类风湿关节炎滑膜炎中也表现活跃，炎症性滑膜炎中环氧化酶、一氧化氮合酶和中性蛋白酶的合成增加，这些酶可能介导部分疾病过程；然而，它们在本病发病机制中的作用尚不清楚。

吸烟是主要的环境风险因素，使患类风湿关节炎的风险加倍，尤其在抗环瓜氨酸肽抗体（anti-cyclic citrullinated peptide antibody，ACPA）阳性患者中表现尤为显著。其他潜在的环境风险因素包括酒精摄入量、咖啡摄入量、维生素D状况、口服避孕药的使用和社会经济地位低下，但这些因素的支持证据尚不充分。

总之，现代医学认为类风湿关节炎是一种累及关节和全身多系统的自身免疫性疾病，其发病与遗传、环境、自身免疫高度相关。

二、类风湿关节炎发病机制的研究进展

在过去的几十年里，类风湿关节炎异常信号通路是类风湿关节炎诊断和治疗中一个非常重要的研究领域，为认识这一复杂疾病和开发新的药物靶点提供了重要证据。随着现代医学诊疗技术的发展以及对类风湿关节炎病理机制的深入探索，目前，类风湿关节炎的发生涉及多种信号转导通路，主要包括：JAK信号通路、Notch信号通路、MAPK信号通路、Wnt信号通路、PI3K信号通路和SYK信号通路，而这些信号通路往往是药物发现的潜在靶点。

（一）JAK-STAT信号通路

JAK-STAT信号通路是细胞因子信号转导重要的信号通路之一，众所周知，TNF-α能快速诱导靶基因的表达，如干扰素家族、gp130家族、普通γ链家族、受体酪氨酸激酶和一些G蛋白偶联受体，这些靶基因通过JAK-STAT通路诱导转导。该信号通路在细胞分化、增殖、凋亡和免疫功能中起着至关重要的作用，在调节炎症和免疫功能中尤为重要。近年来大量研究发现，在类风湿关节炎发病过程中，JAK-STAT信号通路被异常激活。JAK家族有4个成员：JAK1、JAK2、JAK3和酪氨酸激酶2（TyK2），这4个成员分子量不同，在进化过程中高度保守。虽然JAK3仅在血液、血管平滑肌和内皮细胞中表达，但JAK1、JAK2和TyK2均在多组织、多系统中广泛表达。近年来，类风湿关节炎的发生和发展被认为与JAK-STAT通路的异常激活高度相关。这条通路参与了许多病理情况，在类风湿关节炎滑膜成纤维细胞异常增生、滑膜炎症和骨破坏中发挥了重要的作用。针对此信号通路在类风湿关节炎发病机制中的研究，目前有JAK酶抑制剂，如托法替布、巴瑞替尼、乌达帕尼等，已经在临床上广泛应用，对部分难治性及复发性的类风湿关节炎都取得了良好的效果。

（二）MAPK信号通路

丝裂原活化蛋白激酶（mitogen-activated protein kinase，MAPK）信号通路参与调节各种细胞活动，包括基因表达、代谢、迁移、存活、凋亡和分化等，在类风湿关节炎的病理过程中起关键作用。它的过度激活与关节软骨破坏和滑膜组织炎症增生密切相关。MAPK调节多个基因的表达，被认为是治疗类风湿性关节炎或其他免疫介导的慢性炎症性疾病的潜在靶点。它可以将细胞外信号，如生长因子、神经递质、激素、应激条件、病毒和炎症因子等转导到细胞内，并在细胞外刺激的转导下驱动细胞内反应中发挥关键作用。其中P38 MAPK、细胞外信号调节激酶（extracellular signal-regulated kinasd，ERK）和c-Jun N-末端激酶（c-Jun N-terminal kinase，JNK）是MAPK途径的3个主要亚家族。ERK1和ERK2是调控细胞分化、增殖和存活的关键，JNK MAPK在类风湿关节炎中的主要作用是由基质金属蛋白酶介导的软骨破坏，同样p38是MAPK家

族中与类风湿关节炎炎症反应相关的最重要的成员。在类风湿关节炎的滑膜组织中，p38被丝裂酶原-MKK3和MKK6激活并高表达。p38 MAPK激活并进入细胞核，磷酸化转录因子如ATF2、MEF2C等启动级联反应，诱导炎症因子如IL-8和单核细胞趋化蛋白-1的大量增加，导致滑膜增厚。p38 MAPK还能抑制细胞凋亡，研究发现，整合素激活诱导的p38 MAPK磷酸化抑制Fas蛋白介导的细胞凋亡，导致滑膜组织中大量T细胞浸润，加快类风湿关节炎患者的病情进程。p38 MAPK抑制剂可减少中性粒细胞、巨噬细胞、单核细胞和T淋巴细胞中促炎细胞因子的产生，因此，p38被认为是治疗类风湿关节炎的候选靶点。

（三）PI3K-AKT信号通路

PI3K-AKT通路是细胞内的通路，响应细胞外信号调节增殖、代谢、血管生成和细胞存活。关键参与基因是*PI3K*和蛋白激酶B（protein kinase B，PKB）。目前，已证实PI3K-AKT信号通路与类风湿关节炎的发生及发展相关。它可以通过刺激IL-1β、IL-6、IL-17、IL-21、IL-22、TNF-α等炎性分子的表达，参与FLS细胞的异常增殖和滑膜炎症，构成类风湿关节炎病理改变的最重要发病机制。IL-17、TNF-α和其他细胞因子参与破骨细胞的生成，破骨细胞破坏关节软骨和骨骼，导致关节僵硬和变形。PI3K-AKT信号通路异常激活也会刺激血管内皮生长因子和缺血诱导因子-1α的表达，促进血管生成，不仅使骨骼无法通过滑膜获取营养物质，还会参与多种炎症介质的释放，加重类风湿关节炎的病情。有证据表明，PI3K-AKT-mTOR信号通路参与类风湿关节炎的发生过程，哺乳动物西罗莫司靶点抑制FLS的自噬，并促进滑膜细胞的持续异常增殖，对破骨细胞的存活和分化也至关重要，从而加重类风湿关节炎。因此，mTOR可能成为类风湿关节炎或其他自身免疫性疾病的治疗靶点。

（四）SYK信号通路

脾酪氨酸激酶（spleen tyrosine kinase，SYK）是B细胞受体信号传导的中心分子。类风湿关节炎患者外周血B细胞磷酸化SYK水平显著升高，并且在这些患者中还显示出瓜氨酸化肽强阳性的自身抗体。B细胞和自身抗体在类风湿关节炎的发病过程中起着至关重要的作用。众所周知，类风湿关节炎是一种涉及T细胞和B淋巴细胞增殖失调的全身性自身免疫性疾病，B细胞通过B细胞受体信号失调驱动自身抗体和炎症细胞因子的产生，从而促进类风湿关节炎的发生。磷酸化布鲁顿酪氨酸蛋白激酶是连接B细胞受体信号通路、趋化因子受体信号通路和toll样受体信号通路的关键分子，参与B细胞的调控。有研究在类风湿关节炎患者的外周B细胞中发现，布鲁顿酪氨酸蛋白激酶水平升高。同时，类风湿因子阳性的类风湿关节炎患者，磷酸化布鲁顿酪氨酸蛋白激酶水平与类风湿因子滴度相关。布鲁顿酪氨酸蛋白激酶通过核因子κB受体激活因子介导骨吸收，调控破骨细胞增殖和分化，是类风湿关节炎患者外周血B细胞磷酸化布鲁顿酪氨酸蛋白激酶病理生理水平的主要因素。因此，布鲁顿酪氨酸蛋白激酶是治疗包括类风湿关节炎在内的自身免疫性疾病最具吸引力的靶点。

（五）Wnt信号通路

Wnt信号通路是一个复杂的蛋白质网络，通常在癌症和胚胎发育中起作用。在类风湿关节炎中，Wnt/β-catenins信号通路被激活，参与滑膜细胞的维持、分化、增殖、自我更新等多种病理症状。同时，Wnt通路在类风湿关节炎的滑膜炎症和骨代谢调节中也起关键作用。

（六）Notch信号通路

Notch信号传导的表达和激活刺激滑膜细胞、巨噬细胞和滑膜成纤维细胞样细胞分泌促炎细胞因子，加重类风湿关节炎。当Notch信号传导受阻时，Th17细胞分化受损。Notch-1直接与IL-17和ROR-γT启动子结合，调节Th17分化。Notch-3在抗原特异性T细胞分化中起关键作用，Notch-3阻断剂可抑制CIA小鼠的Th17和Th1细胞活化。在滑膜成纤维样细胞中，Notch-3也被发现显著上调，在小鼠模型中，阻断Notch-3信号可减少炎症并预防关节损伤。因此，靶向Notch可在减少炎症的同时最大限度地减少相关组织损伤。

（七）NF-κB和其他转录因子在类风湿关节炎中的表达

类风湿关节炎患者滑膜中NF-κB的表达显著增加。活化的NF-κB诱导多种促炎细胞因子的产生，如IL-1β、IL-6和TNF-α，从而加速类风湿关节炎的发展。促炎细胞因子的上调也可以通过正反馈调节NF-κB的激活，从而形成恶性循环，加速类风湿关节炎的发展。同时，过度的NF-κB激活也诱导类风湿关节炎中FLS细胞的异常凋亡。在类风湿关节炎滑膜炎症微环境中，FLS异常凋亡是类风湿关节炎滑膜增生的主要因素。在FLS中，异常细胞凋亡进一步积聚在关节组织中，碎片黏附在软骨和骨上，加速关节软骨和骨破坏。NF-κB依赖性基因的表达进一步激活NF-κB，将其转移至细胞核，并诱导靶基因的表达。HIF对激活类风湿关节炎中的炎症细胞和血管生成至关重要。激活蛋白转录因子AP-1调节MMP、细胞因子产生和滑膜增生，这也是类风湿关节炎发展的一个重要过程。转录因子Fra-1通过靶向精氨酸酶增强巨噬细胞介导的关节炎症。核因子相关蛋白Nrf2与软骨生成、前列腺素分泌、成骨细胞形成，以及类风湿关节炎中活性氧的产生有关。因此，靶向转录因子信号传导是类风湿关节炎的一种有用的治疗策略。据报道，抑制NF-κB可抑制炎症、血管生成、血管翳形成、白细胞成熟和活化以及破骨细胞分化，靶向HIF-1α可诱导MMP产生、炎症细胞募集和血管生成失调，抑制AP-1可抑制MMP-1、MMP-3、MMP-9、MMP-13和IL-1β的表达。因此，调节转录因子途径的新药物将成为治疗类风湿关节炎的潜在新靶点。

（八）类风湿关节炎信号通路的表观遗传学调控

1.蛋白修饰与类风湿关节炎

组蛋白是帮助DNA包装形成核小体的蛋白质，这些结构在细胞核中进一步组装成染色体。N-末端尾部的组蛋白修饰包括泛素化、乙酰化、甲基化、磷酸化、脱酰胺和ADP核糖基化，关键的修饰位点是赖氨酸和精氨酸。组蛋白修饰可以抑制或激活基因表达。目前，许多研究已经将组蛋白修饰应用于多种疾病，特别是在癌症研究领域，为治疗这些疾病提供了新的思路。几项研究比较了骨关节滑膜成纤维细胞和类风湿关节炎滑膜成纤维细胞之间组蛋白赖氨酸甲基化模式的差异。这些研究已经检测到数十种组蛋白赖氨酸甲基转移酶和组蛋白赖氨酸去甲基酶，结果表明，组蛋白赖氨酸甲基转移酶和组蛋白赖氨酸去甲基酶在骨关节病滑膜成纤维细胞和类风湿关节炎滑膜成纤维细胞中的表达在mRNA水平上不同，这表明组蛋白赖氨酸甲基化可能影响类风湿关节炎滑膜成纤维细胞基因的表达。NAD依赖性脱乙酰酶是核定位Ⅲ型组蛋白脱乙酰酶家族中最常被探索的成员。NAD依赖性脱乙酰酶参与了类风湿关节炎的几个阶段，在这些阶段，其过度表达导致类风湿关节滑膜中炎性细胞因子的产生和细胞凋亡抵抗。组蛋白脱乙酰酶是另一个被广泛研究的新兴家族。研究证明，组蛋白脱乙酰酶1参与产生促炎因子，T细胞中组蛋白脱乙酰酶1的消除对患有胶原关节炎的小鼠具有保护作用。组蛋白脱乙酰酶抑制剂可以抑制FLS的激活，类风湿关节炎滑膜成纤维样细胞中组蛋白脱乙酰酶1和组蛋白脱乙酰酶2的表达高于骨关节滑膜成纤维样细胞。

2.DNA甲基化与类风湿关节炎

DNA甲基化在DNA甲基转移酶的催化作用下，将甲基从S-腺苷甲硫氨酸转移到DNA序列中。DNA甲基化发生在胞嘧啶磷酸鸟嘌呤岛的胞嘧啶上，产生5MC，其中大多数位于启动子区。

胞嘧啶磷酸鸟嘌呤岛的异常高甲基化将阻止转录因子与启动子结合，并导致基因沉默。DNA甲基化是由于其可逆性，具有潜在的治疗靶点。事实上，类风湿关节炎和骨关节患者滑膜组织中的DNA甲基化水平没有显著差异。此外，其下游基因趋化因子CxCL12的启动子区在RA-FLS中也显示出高的低甲基化率。Cribbs等人揭示，与对照相比，类风湿关节炎患者Treg功能受损与细胞毒性T淋巴细胞相关蛋白4-658 CpG启动子中特定区域的高甲基化有关。DNA高甲基化阻止活化T细胞核因子与细胞毒性T淋巴细胞相关蛋白4的结合并降低细胞毒性T淋巴细胞相关蛋白4的表达。因此，Treg细胞失去了促进色氨酸降解酶吲哚胺2,3-双加氧酶激活和表达的功能。反过来，这些细胞不能激活免疫调节途径。这些结果表明，甲基化的微小变化可以影响类风湿关节炎的不同细胞类型。

3.microRNAs 与类风湿关节炎

微小RNA（miRNA）在修饰非编码RNA中占有重要地位，miRNA是一种非编码RNA分子。最初，miRNA基因被转录在细胞核中形成初级miRNA，被drosha酶切割形成前体miRNA。通过核输出蛋白（exportin）-5，miRNA被输出到细胞质并被dicer酶切割以形成成熟的miRNA双链体，然后将其展开，并将miRNA链添加到RNA诱导的沉默复合物中。miRNA及其靶mRNA的结合导致转录抑制或mRNA衰退。miRNA与许多疾病的发生和发展有关，尤其是癌症，但现在的研究重点集中在它们在免疫疾病中的作用上。在类风湿关节炎的发展过程中，各种miRNA的表达发生了变化，包括miR-146a、miR-155、miR-222、miR-223、miR-329和miR-132，miR-155和miR-146a可能是类风湿关节炎患者对甲氨蝶呤治疗反应的潜在生物标志物。一些miRNA可以通过调节FLS的功能来影响类风湿关节炎，例如，miR-203在RA-FLS中上调，并通过促进MMP-1和IL6.331的产生诱导类风湿关节炎。miR-19在TNF-α刺激的FLS中表达上调，炎症反应通过调节TLR2、IL-6和MMP-3介导。许多miRNA在类风湿关节炎中也下调，例如，RA-FLS的miR-10a，并可通过NF-κB信号通路调节炎症因子的产生。在脂多糖刺激的RA-FLS中，miR-19的表达减少，其抗炎作用由IL-1β、IL-6和其他炎症因子的调节诱导。在动物模型中，miR-124a可以通过减少滑膜细胞增殖和减轻软骨或骨骼破坏来抑制大鼠AIA模型中的类风湿关节炎症状。抗TNF-α联合治疗前后的miRNA水平是监测和预测干预结果的潜在新生物标志物。例如，在抗TNF-α治疗后，发现miRNA-23-3p、miRNA-16-5p、miRNA 125b-5p、miRNA-146A-5p、miRNA-126-3p和miRNA-223-3p显著上调，同时伴随有炎症指标及细胞因子水平如CRP、RF、TNF-α、IL-6和IL-17的减少。

三、类风湿关节炎靶向治疗技术新进展

（一）生物性的改善病情的抗风湿药物

除了传统的DMARDs药物对类风湿关节炎的治疗外，目前，随着对类风湿关节炎疾病的深入研究，出现了各种靶向药物。其中生物性的改善病情的抗风湿药物（biological disease modifying anti-rheumatic drugs，bDMARDs）actemra和kevzara是IL-6受体拮抗剂，IL-1受体拮抗剂kineret已被美国食品药品监督管理局批准用于中度至重度活动性类风湿关节炎成年患者。依那西普通过结合TNF受体缓解类风湿关节炎患者的炎症。阿达木单抗及英夫利西单抗也是TNF阻断剂，阻断TNF-α的活性。此外，戈利木单抗（golimumab）与TNF-α的跨膜和可溶性生物活性形式结合，从而在治疗类风湿关节炎的情况下阻止TNF-α与其受体结合。阿巴西普（abatacept）是一种选择性共刺激调节因子，通过与CD86和CD80结合来抑制T细胞（T淋巴细胞）的激活，从而阻断与CD28的相互作用。这种相互作用提供了充分激活T淋巴细胞所需的共刺激信号，参与类风湿关节炎的发病机制。利妥昔单抗是一种靶向前B细胞和成熟B淋巴细胞表面CD20抗原的单克隆抗

体，在与CD20结合后，利妥昔单抗导致抗体依赖性细胞介导的细胞毒性和B细胞的补体依赖性细胞毒性裂解。这些靶向药物在类风湿关节炎的治疗中占据了重要的地位。

（二）小分子靶向药物（tsDMARDs）

靶向合成改变病情抗风湿药（targeted synthetic disease modifying anti - rheumatic drug，tsDMARD）是治疗类风湿关节炎的最新药物，美国食品药品监督管理局批准了一些JAK抑制剂用于临床。这些小分子有助于防止个人免疫系统产生某些刺激炎症的酶。托法替布（tofacitinib）是一种2012年开发的JAK途径抑制剂，已获得美国食品药品监督管理局批准，并已上市。柠檬酸托法替尼被批准用于治疗对甲氨蝶呤反应不足或不耐受的中度至重度活动性类风湿关节炎成年患者。巴瑞替尼（baricitinib）作为JAK1和JAK2抑制剂，2018年5月，美国食品药品监督管理局批准巴瑞替尼用于治疗对一种或多种TNF拮抗剂治疗没有充分反应的中、重度活动性类风湿关节炎患者。乌帕替尼（upadacitinib）是一种JAK抑制剂药物，美国食品和药物管理局专门用于治疗成人银屑病关节炎和对甲氨蝶呤没有反应或可能没有反应的中度至重度活动性类风湿关节炎患者。JAK1抑制剂菲戈替尼（filgotinib）已在欧盟和日本被批准用于治疗类风湿关节炎。peficitinib是日本最近批准的一种用于治疗类风湿关节炎的JAK3抑制剂，可减轻对MTX反应不足的类风湿关节炎患者的症状并抑制关节破坏。已经有越来越多tsDMARD治疗类风湿关节炎的临床数据，尤其在难治性类风湿关节炎治疗中地位有所上升。

（三）前沿技术治疗

1.靶蛋白降解疗法

一些前沿技术正出现在类风湿关节炎治疗中，例如：靶向蛋白降解是一种新的治疗方法，通过使用蛋白水解靶向嵌合体技术来解决由致病蛋白异常表达引起的疾病。蛋白水解靶向嵌合体分子可以结合E3泛素连接酶和靶蛋白，从而导致靶蛋白泛素化和降解。然而，蛋白水解靶向嵌合体的递送和生物利用度仍然是临床的最大障碍，解决这些问题将是许多实验室未来几年的重点。蛋白水解靶向嵌合体介导的JAK降解已被认为是治疗类风湿关节炎的一种新的、有前景的治疗策略。

2.纳米药物传送技术

纳米粒子是一种新的、有前途的药物递送系统，旨在将特定剂量的所需药物递送到身体的特定部位。随着时间的推移，它们允许药物控制释放，从而可以安全地提高药物化合物的生物利用度。用于类风湿关节炎治疗的靶向药物递送纳米材料专注于通过局部递送活性成分在病变部位的疗效，同时保护正常细胞和组织免受脱靶毒性的影响。聚乳酸-羟基乙酸由于其生物相容性是目前应用最广泛的纳米颗粒，并且美国食品药品监督管理局已经批准聚乳酸-羟基乙酸作为药物载体，一些临床研究表明，与MTX单次给药相比，负载MTX的聚乳酸-羟基乙酸纳米颗粒和近红外辐射的联合治疗在抑制关节炎方面显示出持久的治疗效果。

3.基因工程编码技术

美国圣路易斯的一个研究团队使用CRISPR-Cas9基因组编辑技术转化诱导多能干细胞，并构建了名为“SMART”（自主再生治疗修饰干细胞）的软骨干细胞，在该细胞中植入受IL-1调节的合成基因回路，以产生IL-1受体拮抗剂（IL-1Ra）。IL-1通过激活关节中的炎症细胞来促进关节炎的炎症产生，当炎症发生时，感知内源性IL-1细胞因子水平变化的细胞内基因回路被激活，以分泌治疗水平的IL-1Ra，从而起到治疗的作用。

随着医学的深入研究和发展，这些新型的治疗手段的研发，也为类风湿关节炎的治疗提供了新的思路。

第四节 类风湿关节炎的预防及健康管理进展

一、类风湿关节炎的预防

类风湿关节炎是一种慢性自身免疫性疾病，它不仅仅是关节炎症，还是全身多系统受累的自身免疫性疾病。对该疾病的早期预防极为重要，尤其对一些有关节症状或者虽然无关节症状但是RF+CCP阳性的患者，尽可能避免潮湿、寒冷环境，注意保暖，适度运动。对于微生物感染的触发因素，尽量避免感染的发生。吸烟也是类风湿关节炎的诱发因素之一，患者需要戒烟。

二、类风湿关节炎的健康管理进展

类风湿关节炎是一种慢性的疾病，其管理也是基于慢病的管理来进行的。慢性病管理是指对非传染性疾病及其风险因素进行定期检测，连续监测，评估与综合干预管理的医学行为及过程，主要包括慢病早期筛查、慢病风险预测、预警与综合干预，以及慢病患者群的综合管理和慢病管理效果评估。这项工作需要患者与医护人员一起来完成。

（一）患者教育与自我管理

患者教育包括对疾病的认识，以及对疾病风险的认识，使患者了解到类风湿关节炎疾病的本质，进行患者教育会加强患者对疾病的了解。其次，疾病的监护除了要靠医护人员外，还需要患者的自我管理、药物的及时服用、定期的指标监测、饮食的管理等。

（二）体育活动和锻炼

类风湿关节炎的主要症状是关节疼痛、肿胀和僵硬，而肌肉骨骼系统最重要的后果是炎症引起的关节损伤，这会严重损害患者的关节功能，从而影响日常生活。因此，增加体育活动和锻炼可以与药物和物理治疗一起进行，通过控制炎症、减少结构损伤和改善身体功能，有效缓解类风湿关节炎症状。运动的作用对患者的临床表现有重大影响，甚至可能减少住院人数。一项多方位的全面研究表明，即使是高强度的运动，类风湿关节炎患者的心肺、平衡和力量测试等客观指标也会因运动而显著改善。来自Cochrane图书馆的两项系统综述和分析证实，运动（有氧和阻力）在提高类风湿关节炎患者的功能方面是有效的。值得一提的是，目前，没有一项研究表明，运动会导致疾病严重程度的恶化。

（三）心理和社会干预

类风湿关节炎的一个重要特征是患者心理健康的显著恶化，这种情况特别是当患者没有完善的应对机制时更容易出现。类风湿关节炎最常见的心理问题是抑郁。最近一项包括13189名类风湿关节炎患者的分析显示，抑郁症的患病率为38.8%，远高于最初的假设。抑郁症患者也更有可能出现高度焦虑，甚至有自杀念头。尽管这些现象似乎是由疾病相关特征驱动的，但研究表明，类风湿关节炎的心理影响超出了这一范围。超过80%的患者比较关心他们的治疗以及治疗带来的潜在副作用，甚至会要求改变治疗策略而失去对疾病的控制。然而，要强调的是，类风湿关节炎中抑郁和/或焦虑的数据均是基于自我报告的方式，而没有专门针对类风湿关节炎患者的临床评估，这可能会对这些心理现象普遍性及有效性产生影响，需要进一步调查验证。英国国家健康与护理卓越研究所指南建议使用认知行为疗法来管理类风湿关节炎的心理困扰。事实上，随机对照试验的结果表明，量身定制的认知行为疗法在减少患者治疗后的抑郁和疲劳方面是有效的，而且是具有长期疗效的。再者，运动也被认为是缓解类风湿关节炎心理困扰症状的一种替代策略，低强度有氧运动可通过减少疼痛、疲劳和抑郁来促进类风湿关节炎患者幸福感的提升。尽管这项类风湿关节炎研究并非旨在将抑郁症作为主要结果进行研究，因此，在解释其研究结果时应谨慎。最近的一项分析表明，运动对治疗被诊断患有类风湿关节炎的抑郁症是有效的，但目前尚缺乏相关研究能阐明运动可缓解抑郁症状的生物学机制。

（四）体重管理和睡眠干预

体重对疾病的影响基于负重，超重的患者其关节负荷较重，容易出现负重关节的磨损导致关节疼痛，对这部分患者尽可能要求患者减重，减少关节负重。有研究表明，长期睡眠差的患者，其类风湿关节炎疼痛症状也较睡眠良好的患者重。在一项研究中观察到，改善睡眠可以改善患者的关节疼痛。

（五）非药物疗法对类风湿关节炎相关疲劳的研究进展

疲劳是类风湿关节炎患者的一个重要而常见的问题，但其确切机制和因果关系尚不清楚。非药物干预可能有益于类风湿关节炎相关疲劳的治疗。有人对过去六年发表的研究进行了分类，确定了七项研究指标，其中四项侧重于体育活动，两项侧重于心理社会干预，一项研究芳香疗法和反射疗法。研究结果支持了先前的证据，即体育活动和心理干预有可能使类风湿关节炎相关的疲劳程度小到中度减轻。反射疗法和芳香疗法的干预似乎也很有希望。本研究结果的局限性包括疲劳测量缺乏一致性，缺乏对疲劳机制和干预设计的考虑，以及关于长期结果和成本效益的数据很少。对于心理干预，最有力的证据是基于群体的认知行为方法。由于疲劳的复杂性，未来探索个性化方法的研究是有必要的。

（六）类风湿关节炎的管理进展

目前，对于类风湿关节炎管理策略通常基于以下一些重要的原则：①早期诊断有助于早期开始抗风湿治疗；②尽早治疗可降低侵蚀性损伤和功能下降的风险；③应使用复合疾病活动性测量来量化全球类风湿关节炎疾病活动性；④应加强达标-T2T治疗，直到达到预定的疾病控制目标。

因此，类风湿关节炎的管理是一个多方面、复杂性的过程，这需要医患共同努力。

（张燕、沈海丽）

参考文献

[1] ENTEZAMI P, HISTORICA L. Perspective on the etiology of rheumatoid arthritis[J]. Hand Clinics, 2011, 27(1): 1-10.

[2] HYNDMAN I J. Rheumatoid arthritis past present and future approaches to treating the disease[J]. International Journal of Rheumatic Diseases, 2017, 20(4): 417-419.

[3] ZHANG L Y, CAO Z Y, YANG Y Y, et al. Traditional Chinese medicine on treating active rheumatoid arthritis: a protocol for systematic review and meta-analysis[J]. Medicine, 2020, 99(24): 20642.

[4] SECA S, FRANCONI S. Understanding Chinese medicine patterns of rheumatoid arthritis and related biomarkers[J]. Medicines, 2018, 5(1): 17.

[5] MOUDGIL K D. Traditional Chinese medicine: potential for clinical treatment of rheumatoid arthritis[J]. Expert Review of Clinicalogy and Immunology, 2014, 10(7): 819-822.

[6] ZHANG C J, PING L A. Evidence-based Chinese medicine for rheumatoid arthritis[J]. Journal of Traditional Chinese Medicine, 2011, 31(2): 152-157.

[7] 高凡珠.类风湿关节炎中医诊治体会[J].国际中医中药杂志, 2017, 39(10): 943-944.

[9] JAY E, PERSSELIN M D. Diagnosis of rheumatoid arthritis[J]. Clinical Orthopaedics and Related Research, 1991, 265: 73-82.

[10] PERTSINIDOU E, MANIVEL V A, WESTERLIND H, et al. Rheumatoid arthritis autoantibodies and their association with age and sex[J]. Clinical and Experimental Rheumatology, 2021, 39(4): 879-882.

[11] IAIN B, MCINNES F R C P, GEORG S. The Pathogenesis of Rheumatoid Arthritis[J]. The New England Journal of Medicine, 2011, 365(23): 2205-2219.

[12] DERKSEN V F, AJEGANOVA S, TROUW L A, et al. Rheumatoid arthritis phenotype at presentation differs depending on the number of autoantibodies present[J]. Annals of the Rheumatic Diseases, 2017, 76(4): 716-720.

第二章
类风湿关节炎的流行病学

第一节　类风湿关节炎的全球流行病学

类风湿关节炎是一种分布在世界各地的全球性疾病，受累人群不分种族、性别、民族、国籍、年龄等。然而，其患病率和发病率却因人口特征而异，并且随着时间的推移而发生变化。

一、类风湿关节炎的患病率

目前，类风湿关节炎的全球患病率约为1%，以女性为多见，持续波动小，且从南到北、从农村到大都市都有明显增长。在美国人群中，类风湿关节炎的患病率约为1%。相比之下，北非、中东和亚洲的患病率相对较低，为0.16%；北美和西欧为0.44%；大洋洲最高，为0.46%。在美国，已确定特定人群（主要指美国原住民）的类风湿关节炎发病率较高，包括美洲印第安人口中的皮马和帕加戈印第安人，他们的患病率为5.3%，齐佩瓦人的患病率为6.8%，库姆人的患病率为2.4%。尽管类风湿关节炎患者中白种人占大多数，但更重要的是要考虑患有类风湿关节炎的个体在每个种族/族裔群体中所占的比例。根据2019年美国人口普查局的数据可知，美国总人口为328,239,523人，其中高加索人（白种人）占76.3%，非洲裔美国人（美国黑人）占13.4%，西班牙裔或拉丁裔占18.5%，亚裔占5.9%，被列为两个或多个种族的占2.8%，美国原住居民和其他太平洋岛居民占0.2%。同属北美的另一大国家，加拿大的类风湿关节炎患病率为0.9%。

在欧洲国家，虽然所用方法略有不同，但患病率已经非常确定。例如，西班牙最近的一次电话健康调查显示，类风湿关节炎的患病率为0.9%（95%置信区间：0.7～1.3），而在2000年，一项基于人口普查的研究发现，该人群的患病率为0.5%（95%置信区间：0.3～0.9）。Batko等人研究发现，波兰的患病率为0.9%（95%置信区间：0.6～1.2）。法国的一项研究发现，全国类风湿关节炎的患病率为0.31%，南部地区的患病率更高。意大利公布的类风湿关节炎患病率为0.41%（85%置信区间：0.38～0.44）。塞尔维亚的一项流行病学研究给出的类风湿关节炎患病率为0.35%，立陶宛的一项研究显示的类风湿关节炎患病率为0.55%。

在非洲国家，阿尔及利亚报道的患病率为0.13%，刚果为0.9%，埃及为0.2%，南非为0.9%，而尼日利亚不到0.5%。总体而言，在非洲，关节炎相关的人群的患病率数据仍然很少，现有的研究产生了完全不同的结果，其原因可能是方法学差异，以及地理或区域差异造成的。2006年，来自尼日利亚、利比里亚的几项小型研究被用来评估非洲类风湿关节炎疾病负担，结果表明，女性患病率较高。这可能是因为这些地区的妇女获得医疗保健的机会较少。

在亚洲，据研究表明，印度的类风湿关节炎患病率为0.75%，巴基斯坦为0.14%，韩国为0.26%，日本为0.6%～1%。中国和日本的患病率（分别为0.2%和0.3%）差异引起了人们对类风湿关节炎有不同遗传风险的怀疑。

在大洋洲，类风湿关节炎的平均患病率很高，据报道，在澳大利亚土著居民中为2.7%（95%置信区间：1.7～3.7），在非土著人群中为1.9%（95%置信区间：1.6～2.1）。来自新西兰毛利人的两项早期研究报道称，图霍族（Tuhoe）毛利人的类风湿关节炎患病率为3.3%，罗托鲁阿（Rotorua）毛利人为1.1%；相比之下，非毛利人的患病率为6.7%。

值得指出的是，早期的研究可能会存在方法上的偏差，导致类风湿关节炎患病率的差异，因为所进行的研究类型不同，如横断面研究、随机选择、电话调查、邮寄问卷、初始队列、门诊和住院医疗记录等。此外，研究还观察到类风湿关节炎患病率存在性别差异。大多数的研究都表明，女性类风湿关节炎的患病率是男性的三到五倍。来自阿根廷的研究报道了最显著的差异，女性为3.2%，男性为0.6%；而塞尔维亚报道了最接近的值，女性为0.29%，男性为0.09%。

类风湿关节炎患病率的差异可以由遗传和环境因素引起，例如有吸烟背景或患有肥胖，以及其他的未知因素；然而，需要注意的是，一些研究可能没有完全可靠的数据来反映真正具有代表性的人群样本。此外，对于类风湿关节炎，还应考虑疾病本身的病程，例如，早期类风湿关节炎、未分化性关节炎、其他可能与类风湿关节炎症状相似并可能被误诊的风湿性疾病。

类风湿关节炎患病率随时间而变化，自1990年至今，类风湿关节炎的患病率大部分呈现上升趋势。西班牙人群的增长幅度最大，由2002年0.5%的患病率增长到2017年的0.82%。但是，日本（1996年患病率为1.7%，而2016年患病率为0.75%）和阿根廷（1998年患病率为1.97%，而2010年患病率为0.94%）的患病率多年来有所下降。

二、类风湿关节炎的发病率

从流行病学角度来看，类风湿关节炎的发病率因年龄和人口而异。多年来，相关机构已经进行了一些研究，以测量某些地域的发病率，并确定导致不同结果的因素。所使用的数据收集方法为观察性研究，包括起始队列研究、基于人群的纵向研究、病例回顾和前瞻性病例对照研究，这些研究在1985年至2002年间进行。据报道，日本（每10万居民中有8例）和法国（每10万居民中有8.8例）的发病率较低，美国有研究报道了最高的发病率（每10万居民中有44.6例）。据报道，女性的发病率明显高于男性。然而，最近的研究报道称，在过去30年中，发病率总体呈波动性。例如，美国的发病率从1994年的每10万居民中有40例到2004年的每10万居民中有43例不等，如今类风湿关节炎的患病率为每10万居民中有41例。

现有的研究报道了年龄对类风湿关节炎患病率的影响，这些研究表明，随着年龄的增长，类风湿关节炎患病率开始下降，直至80岁。此外，过去60年的研究结果显示，患病率随年龄的增长逐渐下降，在女性中更为显著。

几项研究报道了同一国家内部区域的患病率差异，对此差异的一个可能解释是化学品、气候变化、传染病和食物等的影响。此外，据报道，社会经济背景低的人，以及童年时期生活在农村地区的人，成年后患类风湿关节炎的风险更高。最新研究报道称，英国的患病率最高（每10万居民中有27.5例），而加拿大的患病率在过去30年中上升幅度最大。患病率上升的原因没有明确的报道，但风险因素可能起着重要作用。

三、性别和年龄

尽管类风湿关节炎可以发生在任何年龄的男女中，但流行病学数据显示，类风湿关节炎在女性中比男性更常见，比例为1:2至1:3。对于女性来说，患病率随着年龄的增长而逐渐上升，而男性的患病率在30岁到50岁期间保持稳定，之后会上升。有证据表明，尽管女性发病较早，病程比男性更为严重，但女性在看专科医生上却更易出现延误，尤其是在血清阴性的情况下。开始治疗所需的时间越长，长期预后就越差。

除了患病率之外，男性和女性的疾病特征在疾病活动和功能水平、并发症和关节外表现方面也存在差异；此外，治疗选择和反应也可能不同。类风湿关节炎与其他疾病的相互作用，例如纤维肌痛、抑郁症、甲状腺疾病和骨质疏松症在女性中更常见，而心血管疾病在男性中更常见，可能导致不同的预后和疾病演变结果。所有这些差异可能会对治疗决策产生后续影响，进而决定长期治疗结果。

类风湿关节炎的发病年龄通常为35～60岁，有缓解和加重期。它甚至可以影响16岁之前的幼儿，称为青少年类风湿关节炎，与类风湿关节炎相似，只是类风湿因子检测呈阴性。在全球范围内，女性的年龄标准化患病率较高，并随着年龄的增长而增加，2017年女性和男性的年龄标准化患病率分别在70～74岁和75～79岁达到峰值。此外，患病的例数随着年龄的增长而增加，并且男性和女性均在60～64岁时达到高峰；在这个年龄之后，趋势下降。2017年，有研究表明，全球年龄标准化发病率在女性中较高，并随着人口老龄化而增加，但70岁以上的男性和女性之间没有统计学上的显著差异。

四、类风湿关节炎的死亡率

类风湿关节炎患者的死亡率高于普通人群。尽管在治疗策略得到明显改善和对疾病过程有了更深入的了解后，死亡率有所下降，但过去50年的研究持续观察到类风湿关节炎患者的死亡风险是普通人群的1.5倍。根据研究的类型和特征，标准化死亡率值会有所不同，平均发病死亡率估计为2.7/100人每年（95%置信区间：2.1～2.6）。观察到的死亡率随着时间和年龄的增长而增加。

类风湿关节炎患者最常见的死亡原因是心血管疾病、呼吸道疾病和感染。心血管疾病在类风湿关节炎的死亡原因中占主导地位（见表2-1），略高于非类风湿关节炎人群，部分原因与传统危险因素的增加有关，但也与持续炎症有关。尽管有学者已经注意到，早期类风湿关节炎患者确实存在心血管事件发生的风险，甚至在关节炎发作之前出现，但心血管的发生率和相关死亡率主要发生在后期，发生在不受控制的病例中，因此，可以通过治疗来改变。1980年至2007年间，在梅奥诊所类风湿关节炎研究中观察到的因心血管疾病导致的超额死亡率下降，直到达到预期的死亡率，可以说明这一点。

另一方面，尽管不是类风湿关节炎死亡的主要原因，但与普通人群相比，感染对死亡率的影响最大。与心血管疾病一样，感染与持续的全身炎症密切相关，其标志是关节外类风湿关节炎的发生，主要是肺部疾病，但有些也与治疗有关，如糖皮质激素、改善病情的抗风湿药物和生物制剂等。

表2-1　类风湿关节炎并发症的患病率及对预后的影响

并发症	患病率	预后
骨质疏松症	30%	骨质疏松症可能降低患者生活质量，增加死亡率
胃肠道疾病	1%～22%	对预后的影响不清楚，这取决于胃肠道疾病的类型
癌症	0.3%～12.5%	取决于癌症类型、组织学和扩散
感染	2.8%～9%	取决于患者的病情和抗感染药物的可用性
肺病	1.4%～8.0%	类风湿关节炎相关的肺部疾病可能直接影响预后，或间接导致并发症，如感染或癌症
抑郁症	2%～33%	根据综合评分，抑郁症可能会降低
心血管疾病	2.4%～18.6%	心血管疾病是类风湿关节炎患者过早死亡和猝死的主要原因

第二节　类风湿关节炎的国内流行病学

一、我国类风湿关节炎的临床特点

面对类风湿关节炎这一慢性、高致残性自身免疫病，世界多国都开展了类风湿关节炎监测，并通过规范化治疗，使类风湿关节炎的缓解/治疗达标率得到明显提升。在此背景下，为提高我国类风湿关节炎患者的缓解率，通过收集我国类风湿关节炎患者的流行病学数据，促进患者教育，培训风湿科医生遵循标准化治疗，改善类风湿关节炎患者的长期预后，我国于2016年11月27日由国家风湿病数据中心牵头，在全国开展中国类风湿关节炎直报项目，该项目涵盖了23个省393家医院的千余名风湿科医生，前瞻性的收集类风湿关节炎患者的临床、实验室检查、诊治与预后资料，为揭示我国类风湿关节炎患者的特点与特征提供了基本数据，为深入了解我国类风湿关节炎的流行病学、临床特点、治疗模式、预后与转归奠定了基础。

类风湿关节炎影响着全世界不同的种族和人群，病程呈慢性进行性，会导致关节和关节周围的结构破坏，造成残疾；此外，类风湿关节炎引起的全身性炎症反应，使其除关节病变外，也可累及全身多个器官和系统。类风湿关节炎并不会直接产生死亡，例如冠心病或侵袭性癌症，但会显著影响患者的日常生活，产生多种不愉快体验，如关节活动受限、持续性疼痛、抑郁症、多种药物长期副作用和预期寿命下降，故而有“不死的癌症”之称。《中国类风湿关节炎发展报告2020》的数据显示，我国目前约有500万类风湿关节炎患者，且久治不愈，病情反复发作，关节肿胀疼痛，以及长期患病和用药引发的并发症，令患者饱受身体、精神的双重煎熬。

（一）我国类风湿关节炎的发病率不断升高且趋于年轻化

我国类风湿关节炎的发病率呈不断升高趋势。从1983年报道的类风湿关节炎患病率为0.30%到2013年的0.42%，均高于全球同期水平。随着我国经济实力和综合国力的提升，以及健康中国行动的稳步实施，可以预见，早期类风湿关节炎的诊断率将显著提升，这也意味着我国类风湿关节炎的患病率会进一步升高。同时，随着早期类风湿关节炎诊断率的提升，除了患病率的增加外，还有发病年龄更加趋于年轻化。2019年我国类风湿关节炎的平均发病年龄为45.47岁，现在类风湿关节炎患者平均年龄为51岁；而全球同期类风湿关节炎患者的平均发病年龄为55.4岁，现在类风湿关节炎患者平均年龄为62.5岁，这近乎10岁的差距，也使得面对这一全球流行的自身免疫性疾病，我国的经济、社会及个人负担更重。

（二）我国类风湿关节炎预后更差

类风湿关节炎是一种全身性炎症性疾病，可导致慢性滑膜炎和关节破坏，致使患者劳动力丧失甚至致残，严重影响人类健康和生活质量。除关节外，类风湿关节炎亦可表现为严重的关节外受累，包括心血管疾病（cardiovascular disease，CVD）、骨质疏松症（osteoporosis，OP）（或脆性骨折）、间质性肺病（interstitial lung disease，ILD）和恶性肿瘤等。尽管生物类改善病情抗风湿药物和靶向合成改善病情抗风湿药物疗法有效且耐受性良好，但长期慢性炎症及药物造成的不良反应，使类风湿关节炎患者发生并发症的危险明显增加，这些并发症仍然是类风湿关节炎患者面临的严峻挑战。据统计，高达80%的类风湿关节炎患者存在有一种或多种并发症导致的寿命缩短。

在我国，类风湿关节炎患者合并ILD的人数高达10.32%（2019年），远超同期全球的3.34%。而类风湿关节炎患者合并ILD的病死率远高于单纯类风湿关节炎患者。我国类风湿关节炎患者合并冠心病者由2017年的1.88%上升至2019年的2.05%，发生卒中者由2017年的0.92%上升至2019年的0.99%，发生脆性骨折者由2017年的1.7%上升至2019年的1.97%，发生恶性肿瘤者由2017年的0.6%上升至2019年的0.83%。这些并发症影响类风湿关节炎的治疗，并导致患者健康生活质量受损。目前，我国类风湿关节炎患者相关并发症的识别和管理并不理想，长期预后更差。可以预测，随着早期诊断、治疗及疾病管理水平的整体提升，类风湿关节炎患者的存活时间将有所延长。

（三）我国类风湿关节炎疾病负担重

类风湿关节炎是一种自身免疫性疾病，病因尚未确定，发病机制复杂，现阶段类风湿关节炎治疗的最终目标仍是以阻止或减缓疾病进展为主。类风湿关节炎会导致患者严重的关节炎症和滑膜炎，使其具有高致残性。在我国，类风湿关节炎是关节病致残的首位因素。随着病程的增加，致残率明显升高，我国病程为5～10年的类风湿关节炎患者的致残率为43.48%，而病程超过15年的致残率高达61.25%。据统计显示，我国类风湿关节炎患者病程超过10年且出现完全残疾者占30%～40%，而全球类风湿关节炎人群中仅16%的患者出现完全残疾。

类风湿关节炎患者的残疾带来的劳动力的丧失、家属陪护成本的增加、长期治疗和康复费用以及并发症增加的成本，给个体、家庭及社会带来巨大的经济负担。2019年全球疾病负担倡议显示，类风湿关节炎占世界残疾校正寿命年（disability-adjusted life-years，DALYs）的0.13%。类风湿关节炎已成为全球所有风湿病中经济负担最重的疾病。美国的医疗保险按服务收费索赔数据库的数据显示，美国类风湿关节炎患者每年的总医疗保健费用比非类风湿关节炎患者高出近3倍（分别为20,919美元vs 7197美元）。而在我国台湾地区，类风湿关节炎稳定患者的年平均直接总成本也高达16,136美元。我国类风湿关节炎患者年经济负担高达0.72亿元，若考虑人均DALYs损失造成的经济负担，则总年经济负担和人均年经济负担分别增至9.02亿元和15,717.91元。

二、我国类风湿关节炎疾病管理中存在的问题

（一）我国类风湿关节炎疾病认知度低

随着健康中国行动政策的落地实施，全民健康不仅仅是医学研究者和医务工作者努力奋斗的目标，也成为广大民众为之奋斗的健康事业。然而，在现阶段，我国疾病相关知识的科普宣教仍然不足，民众获取科学的疾病知识的渠道匮乏，对疾病与健康的整体认知度很低。而对于风湿免疫病，专业知识的普及程度则更低，无论是专科医务工作者，还是公众或患者对类风湿关节炎疾病的认知度都非常低，这使类风湿关节炎的早期诊治面临着巨大挑战。有研究显示，类风湿关节炎患者获取类风湿关节炎疾病知识的渠道主要来自亲朋好友、药物广告与互联网媒体，分别占35.8%、25.3%与18.8%；而1/2以上的民众并不了解类风湿关节炎和风湿性关节炎之间的差别，甚至在出现类风湿关节炎相关症状后，近90%的民众不知道就诊于风湿免疫专科。而医疗机构内的专业从业人员，对类风湿关节炎的认知度也很低。

另外，患者对类风湿关节炎的规范化诊疗的认知不足。疾病早期，部分患者盲目地相信“偏方”“秘方”“除根”治疗，错过了最佳治疗时机，导致治疗延缓，病情进一步发展，甚至于在出现残疾时才开始不得不去医院接受正规治疗，这也是我国类风湿关节炎患者高残疾率的原因之

一。大多数患者因对疾病认知不足，心理承受能力不高，不了解且难以接受类风湿关节炎需要长期规范治疗这一事实，而对长期规范治疗带来的疾病进展控制和长远预后改善、避免残疾的重要性知之甚少，一旦症状缓解就自行停药，常常使疾病循环往复，病程延长，病情波动，甚至出现并发症，预后不良。

风湿科虽同属内科学中的二级学科，但其学科建设起步晚，许多医院，尤其是基层医疗机构尚未设立风湿免疫病专科。其次，从事风湿免疫病专科的从业人员人数不多，专业队伍也偏年轻化，对类风湿关节炎病因、发病机制、临床特点、诊疗及长期管理、预防等认知不足且相对滞后；区域间发展的不均衡，医疗资料有限，使得临床上漏诊和误诊现象严重，对类风湿关节炎达标治疗的理念认识也不足，这也导致我国类风湿关节炎早期诊断不及时、不充分，用药不合理、不规范，疾病的长期监测与管理不佳；患者对类风湿关节炎认知度低，治疗依从性差，不能规律随访，易中断治疗，使病情反复且长时间处于活动状态，这些因素综合起来，造成我国现阶段类风湿关节炎治疗达标率远低于国际水平。

（二）我国类风湿关节炎早期诊断率低

针对类风湿关节炎的治疗，发病后6个月至1年为其治疗的最佳时间，而我国类风湿关节炎患者从出现症状到确诊的平均时间长达2.5年，早期诊断率低，尤其是在基层医疗机构，专科起步晚，对类风湿关节炎疾病认知不足，漏诊和误诊现象较为普遍。这使得部分类风湿关节炎患者在确诊时已错过最佳治疗时间，这也是导致我国类风湿关节炎患者呈现病程长、疾病活动度高、疾病管理不佳、缓解或治疗达标率不高的重要原因。

（三）我国类风湿关节炎诊治欠规范

现阶段，我国类风湿关节炎规范化诊疗服务水平还很有限。在科研方面，我国尚缺乏大样本的类风湿关节炎临床数据研究，类风湿关节炎疾病数据库建设尚不够完善，现有的诊疗方案多参照国外大样本的临床研究及相应的指南而制订，很难符合本国国情。在诊疗方面，风湿免疫专科建设在部分地区相对薄弱，疾病认知程度低，类风湿关节炎患者对规范治疗的重要性认知不足、依从性差，导致疾病循环往复，甚至出现不良预后。此外，目前我国类风湿关节炎的诊治表现出“两高两低”的药物不规范使用特点。非甾体抗炎药和糖皮质激素使用率高，而作为治疗类风湿关节炎的药物甲氨蝶呤使用率却低，针对类风湿关节炎精准治疗的大分子单抗、小分子靶向药物JAK酶抑制剂（如托法替布）等的使用更是少之又少。按照国际类风湿关节炎治疗指南的推荐，对于无禁忌或不能耐受的类风湿关节炎患者，首选甲氨蝶呤进行初步治疗，但我国甲氨蝶呤的使用率仅为50%，远低于欧美国家（83%）。其他一线治疗推荐药物如柳氮磺吡啶和羟氯喹在我国的使用率仅为4%和25.92%，远低于国际水平；而小分子靶向药物和单抗的应用更是显著低于国际平均水平（分别为0.7%和8.24%）。受经济因素及多种条件的限制，药物选择和使用疗程的不规范，使得我国类风湿关节炎患者疾病缓解、治疗达标率与国际水平仍有较大差距。

（四）我国类风湿关节炎缺乏有效的疾病管理体系

数据显示，我国类风湿关节炎患者治疗达标率不足三成。我国类风湿关节炎患者对疾病相关知识了解不足，治疗依从性较差，未养成长期规律随访的习惯，且国内各区域之间医疗资源不均衡，使得现有的疾病管理模式仍欠缺一定的科学性和有效性。随着风湿病慢病管理指导标准和规范化的慢病管理模式的不断建设，集数据采集、数据共享和临床诊疗于一体的模块化的数据管理等，将有助于改善上述不足。

（五）我国风湿科医师数量严重短缺

我国风湿免疫病学科建设时间尚短，建设相对滞后，从事风湿免疫病专科的医务人员数量严重不足，且地区间学科发展不一，存在一定短板。在我国，仅40%的医院拥有独立的风湿免疫科，从风湿免疫病专科从业人员现状来看，风湿免疫病专科医师仅占当年执业（助理）医师总人数的0.064%（2007年）。在数量上，我国每千万人中拥有风湿免疫病专科医师16.7人，远低于美国2005年的166.7人。而在质量上，我国风湿免疫科专科医师队伍整体趋于年轻化，专科从业时间不足10年者多，专科医师学位为博士者人数偏少。此外，各地区风湿专科人才明显不均，多集中在一线城市。不难看出，我国风湿免疫病专科，专业从业人员无论从数量上还是质量上均无法满足患者的需求，风湿免疫专科医师队伍的建设仍有待进一步推进。

三、我国在类风湿关节炎领域取得的成果

在基础研究领域，类风湿关节炎治疗的潜在机制及治疗靶点有所突破。研究发现：CD109在促进类风湿关节炎发展中起作用，并揭示了其作为治疗靶点的潜在可能；揭示*PARP9*基因甲基化在类风湿关节炎发病中的作用；开发的针对次氯酸的荧光探针Probe-2可以预测甲氨蝶呤治疗类风湿关节炎的有效率，未来有可能成为多种炎症性疾病诊断及疗效检测的有力工具；此外，在类风湿关节炎-ILD、类风湿关节炎肠道微生态紊乱及治疗类风湿关节炎的新型纳米药物等方面也取得一定的研究成果。在临床研究上，建立了覆盖全国的类风湿关节炎注册数据库，为更好地获取我国类风湿关节炎疾病的流行病学资料、临床特征、监测患者治疗反应、预后及相关危险因素等奠定了基础，也为开展高质量的真实研究提供了重要数据。CREDIT项目旨在促进类风湿关节炎的规范达标治疗，集类风湿关节炎患者线上注册、随访、患者教育及医师培训于一体，提高类风湿关节炎患者长期随访率，改善患者长期预后。同时，风湿免疫专科建设及专业医师队伍建设进入快速、高质量发展。有了真实数据作为支撑，充分考虑国内类风湿关节炎诊治的现状及实际国情，融合国际先进的类风湿关节炎规范诊疗理念，兼顾区域发展与医疗资源的可及性，制定了我国类风湿关节炎诊疗指南。通过多举措并行，做到早期诊断、早期治疗、规范治疗、快速达标、严密监测和定期随访，树立早诊早治、规范治疗的理念，改善患者整体预后。

第三节　类风湿关节炎的高危人群和易感基因

一、类风湿关节炎的病因及高危人群

类风湿关节炎是一种由遗传、环境和其他因素引起的疾病。类风湿关节炎已经被描述了数千年，但其病因仍然难以捉摸，宿主和环境之间的相互作用决定了疾病易感性、持续性和严重性。20世纪50年代，Caplan等人描述了第一个强风险因素：煤炭暴露。30年后的1983年，Thomas等人发表了关于可能的遗传关联的第一个观察结果，结果显示22%的类风湿关节炎患者的一级亲属患有类风湿关节炎。现已知，如果一级亲属患有类风湿关节炎，则其本人患类风湿关节炎的风险会增加近3倍。1987年，另一种呼吸道接触因子二氧化硅，也被发现是类风湿关节炎的一个风险因素，最近的一项研究证实，它使患类风湿关节炎的概率增加2倍以上。同年，研究首次发现吸烟会增加患类风湿关节炎的风险。随后的多项研究表明，吸烟会使类风湿关节炎的发生概率增

加2倍以上，特别是对于吸烟持续时间与强度增加的个体。与20世纪在了解类风湿关节炎病因学方面进展相对缓慢相比，近年来类风湿关节炎病因学的研究出现了增长趋势。

（一）呼吸系统暴露

多种环境、生活方式和行为风险因素已被研究发现与类风湿关节炎的发展相关；然而，吸烟是被确定的最强且最一致的因素，具有明显的剂量反应。据报道，吸烟影响类风湿因子（rheumatoid factor，RF）或抗瓜氨酸蛋白抗体（anti-citrullinated protein antibodies，ACPA）阳性的类风湿关节炎，对ACPA阴性类风湿关节炎几乎没有影响。此外，当前重度吸烟者比过去轻度吸烟者的患病风险更高，并且风险随吸烟包年数（吸烟量×吸烟年数）呈线性增加。相对地，戒烟结果显示出类风湿关节炎进展风险逐渐降低，在20～30年后可恢复到从不吸烟者的水平。另有研究表明，携带*HLA-DRβ1*共享表位（shared epitope，SE）等位基因的吸烟者患ACPA阳性类风湿关节炎的风险更高。已有的一项研究观察到儿童时期的被动吸烟与类风湿关节炎相关。因此，对那些患类风湿关节炎的高危人群，除戒烟外，还应避免被动吸烟。

接触硅尘是一种与类风湿关节炎相关的常见职业暴露（例如采矿、建筑或陶瓷行业）。与吸烟类似，它与ACPA阳性类风湿关节炎相关，并且两种暴露都具有累加效应，随着吸烟包年数的增加而增加。长期接触二氧化硅可导致类风湿性尘肺，也称为卡普兰综合征（Caplan's syndrome），这是患有硅肺的类风湿关节炎患者的一种罕见疾病。此外，纺织粉尘和无机粉尘（例如石棉、水泥）也与患类风湿关节炎有关。

此外，越来越多的研究还发现了类风湿关节炎的其他呼吸触发因素。例如，最近的一项分析证实，哮喘与类风湿关节炎发病之间存在关联。对同一组研究人员的过敏性鼻炎进行了分析，发现与类风湿关节炎事件有轻微关联。支原体肺炎也与类风湿关节炎事件有关，尤其是在老年人感染后的两年内。事实上，瑞典类风湿关节炎流行病学调查中的一项大型研究表明，所有类型的呼吸系统疾病（急性和慢性，上呼吸道和下呼吸道）都与类风湿关节炎事件相关。

研究发现，不仅呼吸道疾病，其他类型的呼吸道刺激物也越来越多地被证明与类风湿关节炎相关。一项针对7600名加拿大人的研究表明，工业细颗粒物与ACPA阳性之间存在关联，而在我国进行的另一项研究表明，交通相关空气污染物与类风湿关节炎再入院之间存在显著关联。一项大型研究表明，化肥暴露也与类风湿关节炎有关。事实上，在成年人中，吸入性呼吸道因素不仅包括化肥，还包括溶剂和油漆，均与类风湿关节炎相关。此外，有吸入性暴露的职业，如瓦工、混凝土工人和电气工人也与类风湿关节炎相关。

（二）微生物组和传染源

微生物组是一个正在进行深入研究的领域，也被认为是类风湿关节炎的环境风险因素。口腔或肠道微生态失调和慢性感染与类风湿关节炎的病因和发病机制密切相关，这些病毒、细菌和其他微生物制剂可能通过非特异性免疫激活、分子模拟或其他机制导致类风湿关节炎的发生。

早发型类风湿关节炎患者牙周病患病率的增加和口腔微生物群分布的改变已为人所知多年。然而，最近的一项研究表明，这种改变发生在类风湿关节炎发病之前，与健康对照和早期类风湿关节炎患者相比，ACPA阳性的高危人群牙周炎和牙龈卟啉单胞菌的患病率更高。牙周炎由口腔微生物群失调引起，并与类风湿关节炎风险增加有关。这两种疾病之间的关系是双向的（即类风湿关节炎患者也有更高的患牙周炎的可能性）和紧密的，因为它们具有相似的遗传（例如人类白细胞抗原共享表位等位基因）和环境（例如吸烟、营养）风险因素，并且都可导致慢性炎症、骨侵蚀和组织破坏。牙龈卟啉单胞菌是牙周炎发生的主要原因，也是与类风湿关节炎特异性相关的最重要的病原体。事实上，牙龈卟啉单胞菌的独特之处在于它有自己的肽基精氨酸脱亚胺酶

(peptidyl-arginine deiminase，PAD)，一种肽瓜氨酸化酶，它会导致细菌和宿主蛋白的慢性瓜氨酸化，从而导致免疫耐受的破坏和ACPA的产生，并通过分子模拟和/或表位传播，最终导致类风湿关节炎。这一理论得到了几项研究的支持，这些研究证明了发炎的牙周组织中的PAD活性、蛋白质瓜氨酸化和ACPA的生成，牙周炎中的牙龈瓜氨酸化模式与类风湿关节中所见的相似，牙周炎患者的ACPA滴度增加，类风湿关节炎特异性抗体α-烯醇化酶ACPAs与牙龈卟啉单胞菌之间的交叉反应性，在高危受试者和牙周炎、前类风湿关节炎、类风湿关节炎和ACPA阳性类风湿关节炎患者中，与吸烟和HLA-DRB1相互作用的针对牙龈卟啉单胞菌的抗体增加。值得注意的是，最近的一项研究进一步表明，富含牙龈卟啉单胞菌的口腔生态失调，这一现象在ACPA阳性高危个体的牙周健康部位也存在。

肠道菌群失调与许多炎症性风湿疾病有关，包括类风湿关节炎。人体研究报道了类风湿关节炎患者肠道微生物群组成的变化，微生物多样性降低，普氏菌属、乳酸杆菌属和梭菌属增加，拟杆菌属和嗜血杆菌属减少。在一项具有里程碑意义的研究中，Alpizar-Rodriguez及其同事将这些发现扩展到临床前类风湿关节炎组，证明其与对照组相比，肠道微生物组发生了变化，特别是普氏菌属的富集，暗示生态失调早于关节炎的发作。在类风湿关节炎发病前观察这些微生物的变化结果表明，口腔和肠道菌群失调与类风湿关节炎的发生病因有关。在中国开展的基于鸟枪测序的研究表明，类风湿关节炎患者肠道、牙齿和唾液中的乳酸杆菌数量增加。有研究证明，与健康对照组相比，我国类风湿关节炎患者粪便中的乳酸杆菌种类更为丰富。另有研究指出，与健康对照组相比，类风湿关节炎患者肠道内的微生物变异减少，这与自身抗体滴度和疾病持续时间相关。此外，新发未经治疗的类风湿关节炎患者的口腔和肠道微生物群失调模式与疾病活动相关，通过传统合成甲氨蝶呤治疗并得到改善，这一事实也提供了其致病性的间接证据。

一个重要的问题是微生物组何时以及为什么发生变化？饮食可能是一个原因，而抗生素可能是另一个原因。研究已发现，拟杆菌属与含有大量蛋白质和动物脂肪的饮食有关，高碳水化合物饮食与普氏菌的流行相关。研究表明，地中海式或素食式的饮食可以减少炎症，增强身体机能和能量。最近的两项病例对照研究表明，先前的抗生素使用以剂量反应的方式增加了患类风湿关节炎的风险，对于在类风湿关节炎发病前曾有10种或更多抗生素使用的个体，类风湿关节炎的患病率提高了2到3倍。重要的是，这种联系并不是由感染本身介导的，因为没有使用抗生素的呼吸道感染被证明没有那么强的联系。最近，E3N-EPIC的一项大型研究显示，慢性腹泻会增加患类风湿关节炎的风险，尤其是在吸烟者中。总之，这些发现支持了微生物组的改变可能在类风湿关节炎发病机制中发挥作用的观点。

几十年来，外部感染因子一直被认为是类风湿关节炎的危险因素。感染与类风湿关节炎相关的机制包括分子模拟、表位扩散、B细胞扩增或增殖、非特异性炎症激活和超抗原。几项研究通过证明类风湿关节炎患者血清中微生物特异性抗体的流行率增加以及在类风湿滑液和/或组织中鉴定细菌/病毒蛋白或遗传物质来寻找支持的证据。常见的病原体包括EB病毒（epstein-barr virus，EBV）、巨细胞病毒（cytomegalovirus，CMV）、细小病毒B19、风疹病毒、支原体、奇异变形杆菌、大肠杆菌、乙型和丙型肝炎病毒、伯氏疏螺旋体（莱姆病）、基孔肯雅病毒等。然而，流行病学关联并不一致，整体研究质量较差。最近对48项研究的分析得出的结论是，只有细小病毒B19、丙型肝炎病毒和可能的EBV（抗VCA和抗EA，而不是抗EBNA抗体）与类风湿关节炎有关，而乙型肝炎病毒、CMV或其他病毒则与类风湿关节炎无关。先前对23项EBV血清阳性研究的分析未能证明类风湿关节炎风险增加。这些发现与实验研究不一致，实验研究通过有效的B细胞刺激、分子模拟（包括与瓜氨酸化宿主抗原的交叉反应和HLA-DR对抗EB病毒抗体的识别）、血液和滑膜组织病毒载量增加及病毒特异性T细胞反应受损，将EBV与类风湿关节炎联系在一起。因此，对于大多数传染源来说，这种关联仍然是模棱两可的。这些感染本身可在急性期引起类风湿关节炎样多关节炎（如细小病毒B19和风疹）、疾病后的慢性多关节痛或多关节炎（例如基孔肯雅病、莱姆病），甚至产生ACPA或RF（如丙型肝炎病毒），因此更难确定其病理意义。令人惊讶的是，一项大规模的基于人群的病例对照研究发现，自我报告的泌尿生殖道和胃肠道的细菌性感染（而非呼吸道感染）与类风湿关节炎发病风险降低相关。假设这种影响是抗生素和/或感染引起的微生物组变化，在这种情况下，这种变化可能具有保护作用。

（三）肥胖

另一个研究的热点是人们越来越意识到肥胖会增加罹患类风湿关节炎的风险。最近的研究已证实，肥胖与类风湿关节炎呈正相关，以及体重指数（body mass index，BMI）对类风湿关节炎风险的剂量反应效应。BMI升高不仅会增加患类风湿关节炎的风险，还会缩短患类风湿关节炎的时间。事实上，在BMI升高和至少有两种ACPA的个体中，类风湿关节炎的发生概率比对照组增加了23倍。另一项研究还表明，超重（BMI>25）也会增加患类风湿关节炎的风险，尤其是在50岁以下的成年人中。其他研究则认为，BMI增加与类风湿关节炎之间关联性最高的为女性或吸烟者。

与肥胖相关的因素也可能增加患类风湿关节炎的风险。最近的一项研究分析显示，不仅BMI增加了患类风湿关节炎的风险，体重和腰围也增加了患类风湿关节炎的风险。与此类似，护士健康研究中的一项大型研究表明，身体活动能够显著降低后期发展为类风湿关节炎的风险，而BMI仅介导了这种影响的14%。尽管没有研究表明体重减轻会降低患类风湿关节炎的风险，但最近一项针对114000人的队列研究表明，坚持使用二甲双胍与患类风湿关节炎风险降低相关。总之，这些发现提示我们，超重可能会促进类风湿关节炎的发展。因此，除了吸烟之外，体重可能是类风湿关节炎的另一个可改变的危险因素。

（四）饮食

由于观察到一些类风湿关节炎患者似乎因某些食物而发作，过去几十年的研究开始调查饮食是否会影响患类风湿关节炎的风险。事实上，早期的一些研究表明，鱼类、omega-3和omega-6脂肪酸、橄榄油可以降低患类风湿关节炎的风险。此外，随机对照试验表明，鱼油可改善疼痛以及对传统合成DMARDs有帮助，证实其可能在类风湿关节炎发病机制中发挥作用。一项研究分析报告显示，低到中度饮酒使患类风湿关节炎的风险降低了14%。其效果取决于剂量（J形非线性趋势，9 g/d与3或12 g/d相比获益更大）、时间（如果持续摄入≥10年则减少17%）和性别（在女性中减少19%），并且与饮酒类型无关。有研究观察到，酒精诱导的免疫反应和促炎细胞因子产生下调，或许可对这一结果做出解释。健康的饮食行为也与患类风湿关节炎风险降低有关。来自护士健康研究中的一项大型研究表明，女性长期坚持更健康的饮食（通过标准饮食质量评分评估）对年轻患者（≤55岁）血清阳性类风湿关节炎的发展具有保护作用；相反，炎症性饮食则与55岁以下女性血清阳性类风湿关节炎风险增加有关。另一个前瞻性研究显示，较低的红肉/加工肉摄入量与患类风湿关节炎风险显著降低相关。钠摄入量也与类风湿关节炎风险相关，可与吸烟相互作用，仅在吸烟者中增加类风湿关节炎发病率，尤其是对ACPA阳性者。研究还发现，每天饮用含糖软饮料与血清阳性类风湿关节炎风险增加63%相关，在55岁以后发病的类风湿关节炎患者中风险则更高。水果和蔬菜作为纤维和抗氧化元素（如维生素C）的主要来源，也与降低类风湿关节炎风险有关。地中海饮食，通常富含水果、蔬菜、橄榄油和鱼，作为一种干预措施，已被证明可降低吸烟者患类风湿关节炎的风险，可以改善类风湿关节炎炎症和疼痛，而西方饮食则增加了患类风湿关节炎的风险。然而，到目前为止，无法证明坚持地中海饮食的积极影响，这可能是统计学和流行病学的问题。未来尚需更多的研究来确定这些饮食模式的哪些成分介导了与类风湿关节炎的关联，以及饮食在何种程度上可以调节肥胖与类风湿关节炎之间的关联。

值得注意的是，最近的研究削弱了早期特定食物可能能增强或预防类风湿关节炎的说法，研究显示，类风湿关节炎的发生与鱼类、酒精、咖啡、肉类或乳制品摄入关联不大。类风湿关节炎病因学研究发现了结果不一致的一个潜在原因，就是omega-3脂肪酸与RF和ACPA阳性类风湿关节炎呈负相关，但仅在具有人类白细胞抗原（human leukocyte antigen，HLA）*SE*等位基因的患者中起作用。因此，饮食和遗传可能以某种方式相互作用以激发类风湿关节炎。

（五）社会经济和其他环境因素

较低的社会经济地位似乎会增加患类风湿关节炎的风险，尽管它可能与较差的疾病结果有更强的联系。几项研究表明，较低的教育水平与类风湿关节炎独立相关，尤其是与血清反应阳性类风湿关节炎有关。儿童家庭教育（即父母）水平低和其他不良的早期社会经济状况（粮食短缺、母亲年龄小）也与成人类风湿关节炎的发展有关。这些研究表明，经济贫困可能是类风湿关节炎的一个可识别的风险因素如感染、低质量饮食。此外，社会经济地位低的人多从事体力劳动和蓝领工作，这同样与患类风湿关节炎发病率增加有关。例如，许多蓝领工作与接触二氧化硅、无机粉尘、纺织粉尘和其他呼吸道有害物质有关，而这些是重要的类风湿关节炎风险因素。汽车机械师和农民等专业人士经常处理矿物油和杀虫剂，这两者都与类风湿关节炎相关。而长时间重复性体力劳动被发现与ACPA阳性和ACPA阴性类风湿关节炎的风险增加有关。在寒冷环境中工作会使患类风湿关节炎的概率增加50%，且存在剂量-反应关系，与另一种环境工作相关因素（重复的手或手指运动）具有叠加作用。最后，其他与工作相关的因素，例如工作压力、工作冲突和轮班工作，也被证明会增加患类风湿关节炎的风险。

最近两项大型独立的前瞻性研究表明，较高水平的休闲体育活动可将类风湿关节炎事件的发生风险显著降低多达33%～35%。同时，研究还发现这种效应在整个生命中是累积的，并且仅部分地通过BMI的降低来解释，这可能与运动的抗炎特性有关。

长期以来，激素和性别因素一直被认为是该疾病的易感因素。性别失衡原因通常归因于雌激素在男性和女性类风湿关节炎患者中降低。而产次、母乳喂养、流产、初潮早、首次怀孕年龄、口服类固醇避孕药和激素替代疗法都与类风湿关节炎患病率有关。然而，这些方面的真正影响目前尚不完全清楚，因为其他因素，如不同的雌激素剂量、血清阳性/血清阴性类风湿关节炎的不同影响或与其他生殖或环境因素的相互作用可能导致异质性。另一方面，与整体雌激素负荷突然下降有关的情况，如绝经早期、绝经后阶段、产褥期和抗雌激素药物（选择性雌激素受体调节剂和芳香化酶抑制剂），被确定为类风湿关节炎的危险因素。此外，妊娠本身与妊娠期类风湿关节炎发病率的降低有关，这一现象至今仍然存在，并归因于荷尔蒙（雌激素和孕酮的急剧上升）和免疫学母体变化（Th1向Th2转变）。

神经内分泌系统的紊乱及其与免疫系统的关系涉及类风湿关节炎。在全身性炎症期间，下丘脑-垂体-肾上腺轴和自主神经系统都在生理上被激活，以试图抑制外周炎症。这分别通过抗炎激素（皮质醇、肾上腺雄激素）、神经递质（去甲肾上腺素β受体、腺苷A2受体）和内源性阿片类药物μ受体来实现。几项研究表明，这些途径在类风湿关节炎中失调，导致关节水平的促炎环境，从而导致滑膜炎。总体而言，生理神经内分泌机制的缺陷使得免疫系统失调，并导致类风湿关节炎的建立和持续存在。心理应激，包括儿童创伤应激和创伤后应激障碍，在诱发或加重类风湿关节炎中的作用就是最好的例证。

维生素D是具有免疫调节特性的重要内分泌介质之一。目前，已知维生素D通过直接作用于表达维生素D受体的多种免疫细胞（巨噬细胞、树突状细胞、淋巴细胞、滑膜成纤维细胞）而发挥多效抗炎作用。在类风湿关节炎患者中重复观察到维生素D水平降低和维生素D缺乏，这引发对维生素D作为类风湿关节炎潜在保护因素的研究。大型前瞻性研究的分析发现，高维生素D摄入较低维生素D摄入，患类风湿关节炎风险降低了24%。然而，维生素D作为类风湿关节炎保护因素的真正作用仍不清楚，一项随机对照试验未能证明每日补充钙和维生素D对类风湿关节炎风险有何预防作用。

其他明显不相关的并发疾病也与未来发展为类风湿关节炎的风险增加存在流行病学关联。精神疾病似乎与类风湿关节炎有着一定联系。三项纵向研究结果表明，抑郁症会使患类风湿关节炎的风险增加28%～65%。而其中的一项研究还表明，在抑郁症患者中使用抗抑郁药可以抑制类风湿关节炎的发展。令人费解的是，研究证实了精神分裂症对类风湿关节炎发展有显著保护作用。尽管文献报道存在争议，但大多数基于人群的研究都指向特应性和过敏性疾病（例如哮喘、过敏性鼻炎、特应性皮炎）与患类风湿关节炎的风险呈负相关。此外还发现，急性和慢性呼吸道疾病以及上呼吸道和下呼吸道疾病与血清阳性和血清阴性类风湿关节炎的风险增加有关。然而，这种关联仅限于非吸烟者，这表明吸烟和呼吸系统疾病可能存在独立或互补的致病途径。其他研究也证实了慢性阻塞性肺疾病与之后患类风湿关节炎具有相关性。

此外，几种疾病已被确定为类风湿关节炎事件的危险因素，最值得注意的是，其他非风湿免疫介导疾病，如自身免疫性甲状腺疾病（即桥本甲状腺炎和Graves’病）、1型糖尿病、斑秃、白癜风、炎症性肠病和可能的多发性硬化症。一项基于人群的病例对照研究表明，2型糖尿病与类风湿关节炎发病风险增加有关。研究表明，睡眠障碍，包括阻塞性睡眠呼吸暂停和非呼吸暂停睡眠障碍，可能是患类风湿关节炎的其他危险因素。睡眠障碍对免疫失调的影响也被认为是偏头痛患者类风湿关节炎风险增加91%的可能原因，这突出了该疾病具有复杂多因素性质。

二、类风湿关节炎的遗传因素（易感基因）

遗传因素在类风湿关节炎易感性中很重要，有类风湿关节炎家族史会使患类风湿关节炎的风险增加3倍至9倍。来自双胞胎的研究表明，类风湿关节炎患者的单卵双胞胎患类风湿关节炎的风险为9%～15%，是双卵双胞胎的4倍，远高于一般人群。同样地，一级亲属患类风湿关节炎的相对风险为2～5倍，男性和女性相似。此外，父母患有其他免疫介导炎症性疾病（如系统性红斑狼疮、干燥综合征、强直性脊柱炎或桥本甲状腺炎）的后代患类风湿关节炎的风险也增加了1.5～3倍。有趣的是，与ACPA阴性类风湿关节炎（20%）相比，ACPA阳性类风湿关节炎（50%）的发病率显示出更高的遗传性。

目前，超过100个位点与跨种族人群的患类风湿关节炎风险增加有关。由于其对免疫系统的重要性，主要组织相容性复合体（major histocompatibility complex，MHC）基因座是第一个被确定的并且是研究最多的区域，约占类风湿关节炎遗传易感性的30%。已发现某些*HLA*基因座，在大多数人群中与类风湿关节炎密切相关，例如*HLA-DRB*1，在人类MHC6号染色体上，构成类风湿关节炎的单一最强遗传关联，尤其是在ACPA阳性的类风湿关节炎患者中。患类风湿关节炎风险因特定等位基因和血统而异，如高加索人的*HLA-DRB*1*0101/*0401/*0404、亚洲人的*HLA-DRB*1*0405/*0901和美洲印第安人的*HLA-DRB*1*1402更高。一项重大突破是鉴定了*HLA-DRB*1基因编码的DRß1链的第三个高变区中由70～74（QKRA、QRRAA、RRRAA）5个氨基酸残基组成的序列，该序列在类风湿关节炎的风险等位基因中高度保守，因此被命名为共享表位（shared epitope，SE）。SE假说提出，这个给定的序列使特定肽能够与抗原呈递细胞的HLA分子结合，后者被T细胞识别，最终导致自身免疫反应。然而，该理论无法解释SE等位基因赋予的不同风险，这表明可能涉及其他遗传因素。此外，与ACPA阴性类风湿关节炎相比，

SE的存在与ACPA阳性相关性更强，并且与更严重的疾病、关节外表现和放射损伤相关。这些等位基因似乎显示出基因剂量效应，类风湿关节炎易感性和严重程度与存在的等位基因数量成比例增加。

随后的研究补充了SE假说，并确定MHC区域赋予的几乎所有类风湿关节炎风险都可以通过4种HLA分子中的6个氨基酸来解释：HLA-DRB1（位置11/13、71和74）、HLA-B（位置9）、HLA-DPB1（位置9）和HLA-A（位置77）。应该注意的是，尽管这些氨基酸大部分位于SE区域之外，但都存在于HLA的肽结合凹槽中，这增强了抗原呈递给T细胞（$CD4^+$和$CD8^+$）的重要性，从而参与类风湿关节炎发病机制。重要的是，这些以及其他的研究也证实了HLA的关联基因，包括*HLA-DRB1SE*等位基因，与血清阴性类风湿关节炎关联，尽管效应量较小且与ACPA阳性类风湿关节炎的模式不同。

类风湿关节炎是一种多基因疾病，类风湿关节炎遗传风险仅30%由MHC区域解释，因此人们致力于研究非*HLA*基因。这是通过候选基因关联研究或大规模全基因组关联研究完成的。到目前为止，已在多个人群中验证了100多个风险位点，并得出了一些重要的结论：①每个等位基因都会带来小的风险增加，并且多个易感基因相互作用导致疾病的发生；②已鉴定的基因有助于更好地理解疾病机制，因为大多数基因与免疫系统直接相关；③只有20%的风险位点包含编码变体，其余80%与其他过程相关，例如基因表达调控、非编码核糖核酸（ribonucleic acids，RNAs）或转录后变化；④尽管取得了这些进展，但非*HLA*等位基因仅解释了5%～6%的遗传变异。

研究最多的非*HLA*基因变体与免疫细胞功能有关，其中与类风湿关节炎遗传因素的强相关位点，还涉及酪氨酸磷酸酶非受体22型（protein tyrosine phosphatase non-receptor type 22，PTPN22）和PADI4。*PTPN22*基因中的单核苷酸多态性（single nucleotide polymorphism，SNP）（R620W），编码一种参与B细胞和T细胞抗原受体信号传导的蛋白酪氨酸磷酸酶，是第一个被广泛复制且是类风湿关节炎的第二个更强的遗传风险因素。这种变体获得的功能改变了T细胞和B细胞的激活阈值，导致克隆选择的改变和自身反应性细胞的出现。R620W SNP仅与血清阳性类风湿关节炎相关。这种SNP在欧洲人群中具有重要意义，在日本人群中并不存在，替代其存在的常见遗传变异，是一种编码肽基精氨酸脱氨酶（peptidyl-arginine deiminase，PAD）（一种肽瓜氨酸化酶）的基因，即*PADI4*，与类风湿关节炎风险增加相关。*PADI4*单倍型已被证明可增加*PADI4* mRNA转录本的稳定性，尤其与ACPA阳性类风湿关节炎相关。

其他与类风湿关节炎相关的参与炎症通路的基因座和基因，包括*CTLA4*（T细胞活化的负调节因子），*STAT4*（参与细胞内细胞因子信号传导的转录因子），*TNFAIP3*（活化B细胞的NF-κB信号的抑制剂，终止肿瘤坏死因子诱导信号所必需的），*TRAF1-C5*（基因座包括TRAF1，其编码与TNFAIP3和C5结合的细胞内肿瘤坏死因子信号的负调节因子，亦编码补体因子C5），*IL-2/21*（编码IL-2和IL-21），*CD40*（存在于各种免疫细胞中的表面受体，包括B细胞，其对B细胞与T细胞相互作用至关重要），*IL2RA/IL2RB*（分别编码IL-2受体α链和β链），*IL6R*（编码IL-6受体）或*CCL21*（淋巴细胞趋化因子）等。虽然一些基因，如*STAT*4和*CTLA*4，尚未被证明具有全基因组意义，但这是一个快速发展的领域，大规模研究发现或证实了新的关联，最常见的是与免疫功能和调节相关的基因座。此外，在其他领域（如肿瘤学）研究的新基因也在类风湿关节炎中出现。例如，人类*RNASET*2肿瘤抑制基因与亚洲人群的类风湿关节炎发展有关。该基因编码核糖核酸酶T2，这是一种与癌症发展有关的酶，最近的研究显示其调节先天免疫应答（例如巨噬细胞功能），这与类风湿关节炎发展有关。重要的是，除了疾病易感性外，一些非*HLA*基因还与严重程度以及血清阳性和血清阴性类风湿关节炎的差异相关。

类风湿关节炎被视为典型的多因素免疫介导疾病。环境、基因和随机因素之间相互作用的综合表征可能是理解类风湿关节炎生物分子机制复杂性的基础。多个易感基因，通过表达调控表观遗传机制，显著调节个体患病风险。这种遗传因素导致1/3到1/2的类风湿关节炎风险，并且大多数相关基因与免疫系统直接相关，这一认识将免疫失调置于疾病发病机制的核心。伴随的激素和神经内分泌决定因素，连同并发症，进一步确定了发生类风湿关节炎的可能性。随后，在受试者的一生中，外部环境因素不断与易感宿主相互作用，慢慢地增加了免疫耐受屏障的破坏。随着时间的推移，这种复杂的相互作用会引起多种细胞和分子的病理及生理变化，终以整个防御结构因自我攻击致崩溃而告终。未来的流行病学、血清学和转录组学研究可能有助于进一步完善我们对类风湿关节炎及其病因的理解。

（朱燕萍）

参考文献

[1] AFIRI S, KOLAHI A , HOY D, et al. Global, regional and national burden of rheumatoid arthritis 1990—2017: a systematic analysis of the global burden of disease study 2017[J]. Annals of the Rheumatic Diseases, 2019, 78(11): 1463-1471.

[2] SMOLEN J S, ALETAHA D, MCINNES I B. Rheumatoid arthritis [J]. Lancet, 2016, 388 (10055): 2023-2038.

[3] YIP K, NAVARRO-MILLAN I, RACIA L. Ethnic, and healthcare disparities in rheumatoid arthritis[J]. Current Opinion in Rheumatology, 2021, 33(2): 117-121.

[4] PELÁEZ-BALLESTAS I, GRANADOS Y, QUINTANA R, et al. Epidemiology and socioeconomic impact of the rheumatic diseases on indigenous people: an invisible syndemic public health problem [J]. Annals of the Rheumatic Diseases, 2018, 77(10): 1397-1404.

[5] OTÓN T, CARMONA L. The epidemiology of established rheumatoid arthritis[J]. Best Practice Research & Clinical Rheumatology, 2019, 33(5): 101477.

[6] SLIMANI S, LADJOUZE-REZIG A. Prevalence of rheumatoid arthritis in an urban population of algeria: a prospective study[J]. Rheumatology, 2014, 53(3): 571-573.

[7] TOLEDANO E, CANDELAS G, ROSALES Z, et al. A meta-Analysis of Mortality in Rheumatic Diseases[J]. Reumatologia Clinica, 2012, 8(6): 334-341.

[8] HAUSER B, Riches P L, Wilson J F, et al. Prevalence and Clinical Prediction of Osteoporosis in a Contemporary Cohort of Patients with Rheumatoid Arthritis[J]. Rheumatology, 2014, 53(10): 1759-1766.

[9] RADU A F, Bungau S G. Management of Rheumatoid Arthritis: An Overview[J]. Cells, 2021, 10 (11): 2857

[10] MYASOEDOVA E, Davis J, Matteson E L, et al. Is the Epidemiology of Rheumatoid Arthritis Changing? Results from a Population-Based Incidence Study, 1985—2014[J]. Annals of the Rheumatic Diseases, 2020, 79(4): 440-444.

[11] FAVALI E G, BIGGIOGGERO M, Crotti C, et al. Sex and Management of Rheumatoid Arthritis [J]. Clinical Reviews in Allergy & Immunology, 2019, 56(3): 333-345.

[12] KRASSELT M, BAERWALD C. Sex, Symptom Severity, and Quality of Life in Rheumatology [J]. Clinical Reviews in Allergy & Immunology, 2019, 56(3): 346-361.

[13] ATZENI F, MASALA I F, FRANCO M, et al. Infections in Rheumatoid Arthritis[J]. Current Opinion in Rheumatology, 2017, 29(4): 323-330.

[14] YU K H, CHEN H H, CHENG T T, et al. Consensus Recommendations on Managing the Selected

Comorbidities Including Cardiovascular Disease, Osteoporosis, and Interstitial Lung Disease in Rheumatoid Arthritis[J]. Medicine, 2022, 101(1): e28501.

[15] PAPADIMITROPOULOS E, BRNABIC A, VORSTENBOSCH E, et al.The Burden of Illness of Rheumatoid Arthritis in Latin America—A Systematic Literature Review [J]. International Journal of Rheumatic Diseases. 2022, 25(4): 405-421.

[16] KRONZER V L, DAVIS J M. Etiologies of Rheumatoid Arthritis: Update on Mucosal, Genetic, and Cellular Pathogenesis[J]. Current Rheumatology Reports, 2021, 23(4): 21.

[17] LIU X, TEDESCHI S K, BARBHAIYA M, et al. Impact and Timing of Smoking Cessation on Reducing Risk of Rheumatoid Arthritis among Women in the Nurses' Health Studies[J]. Arthritis Care Research, 2019, 71(7): 914-924.

[18] ZENG P, CHEN Z, KLARESKOG L, et al. Amount of Smoking, Duration of Smoking Cessation and Their Interaction with Silica Exposure in the Risk of Rheumatoid Arthritis among Males: Results from the Swedish Epidemiological Investigation of Rheumatoid Arthritis (Eira) Study [J]. Annals of the Rheumatic Diseases, 2018, 77(8): 1238-1241.

[19] ILAR A, ALFREDSSON L, Wiebert P, et al. Occupation and Risk of Developing Rheumatoid Arthritis: Results from a Population-Based Case-Control Study[J]. Arthritis Care Research, 2018, 70(4): 499-509.

[20] POTEMPA J, MYDEL P, KOZIEL J. The Case for Periodontitis in the Pathogenesis of Rheumatoid Arthritis[J]. Nature Reviews Rheumatology, 2017, 13(10): 606-620.

[21] CHENG Z, DO T, MANKIA K, et al. Dysbiosis in the Oral Microbiomes of Anti-Ccp Positive Individuals at Risk of Developing Rheumatoid Arthritis[J]. Annals of the Rheumatic Diseases, 2021, 80(2): 162-168.

[22] WELLS P M, ADEBAYO A S, BOWYER R C E, et al. Associations between Gut Microbiota and Genetic Risk for Rheumatoid Arthritis in the Absence of Disease: A Cross-Sectional Study[J]. Lancet Rheumatology, 2020, 2(7): e418-e427.

[23] CLEMENTE J C, MANASSON J, SCHER J U. The Role of the Gut Microbiome in Systemic Inflammatory Disease[J]. BMJ, 2018, 360: j5145.

[24] KUDAEVA F M, SPEECHLEY M R, POPE J E. A Systematic Review of Viral Exposures as a Risk for Rheumatoid Arthritis[J]. Seminars in Arthritis and Rheumatism, 2019, 48(4): 587-596.

[25] HEDSTROM A K, STAWIARZ L, KLARESKOG L, et al. Smoking and Susceptibility to Rheumatoid Arthritis in a Swedish Population - Based Case - Control Study [J]. European Journal of Epidemiology, 2018, 33(4): 415-423.

[26] FORSYTH C, KOUVARI M, D'CUNHA N M, et al. The Effects of the Mediterranean Diet on Rheumatoid Arthritis Prevention and Treatment: A Systematic Review of Human Prospective Studies[J]. Rheumatology International, 2018, 38(5): 737-747.

[27] LIU X, TEDESCHI S K, LU B, et al. Long-Term Physical Activity and Subsequent Risk for Rheumatoid Arthritis among Women: A Prospective Cohort Study[J]. Arthritis & Rheumatology, 2019, 71(9): 1460-1471.

[28] CULLEN A E, HOLMES S, POLLAK T A, et al. Associations Between Non - Neurological Autoimmune Disorders and Psychosis: A meta-Analysis[J]. Biological Psychiatry, 2019, 85(1): 35-48.

[29] KRONZER V L, WESTERLIND H, ALFREDSSON L, et al. Respiratory Diseases as Risk Factors for Seropositive and Seronegative Rheumatoid Arthritis and in Relation to Smoking[J]. Arthritis &

Rheumatology, 2021, 73(1): 61–68.

[30] DEDMON L E. The Genetics of Rheumatoid Arthritis[J]. Rheumatology, 2020, 59(10): 2661–2670.

[31] OKADA Y, EYRE S, SUZUKI A, et al. Genetics of Rheumatoid Arthritis: 2018 Status[J]. Annals of the Rheumatic Diseases, 2019, 78(4): 446–453.

第三章
类风湿关节炎的病因学

研究结果表明，类风湿关节炎的发生机理复杂多变，主要涉及遗传因子、病毒、微生物和周围环境等多个方面，而自身免疫反应是类风湿关节炎发生和发展的主要原因，主要涉及组织免疫损伤和纤维化修复（见图3-1）。

第一节 遗传因素

研究发现类风湿关节炎的遗传率约为60%。类风湿关节炎患病率显著增加，特别是在同卵双胞胎和一级亲属中，这种趋势表现为家族聚集性。在20世纪70年代，*HLA-DRB1*基因的发现为类风湿关节炎的发生提供了重要的线索，"共同表位理论"的提出更进一步证实了遗传因子与类风湿关节炎之间的相关性。此外，基于高流量的基因分型技术，GWASs可以对全基因组的单核苷酸多态性进行研究，从而更好地了解类风湿关节炎的发病机制。通过SNP方法，研究人员可以比较大样本的病例组与对照组间等位基因的频率差异，以探究它们是否与类风湿关节炎疾病有关联，这种方法为类风湿关节炎遗传背景的研究带来了前所未有的发展机遇。目前，已知有超过100个基因位点与类风湿关节炎发病风险相关，根据基因特性分为*HLA*基因和非*HLA*基因两大类，二者在类风湿关节炎发病中所占的比例为30%～50%和23%。

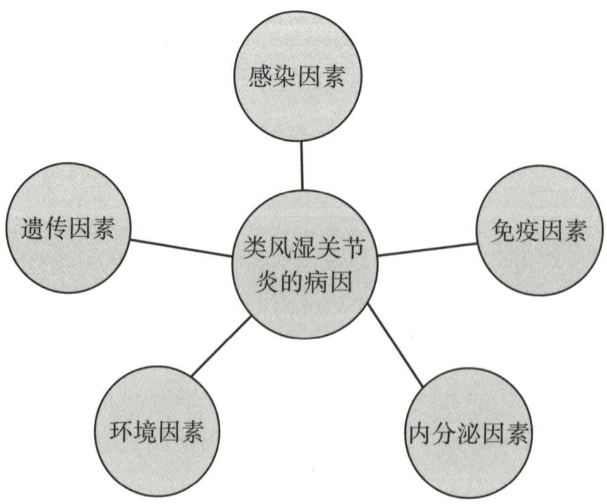

图3-1 类风湿关节炎的病因（原创）

一、人类的主要组织相容性复合体（human leukocyte antigen，HLA）基因

HLA复合体是一种复杂的人体系统，自1958年首次被发现以来，它一直是人体免疫学研究的重要领域。*HLA*基因处于人体第6号染色体短臂上，具有与组织相容性的特点，其化学结构是糖蛋白。*HLA*基因群能够按照其编码的分子特性划分为三类：*HLA*-Ⅰ、*HLA*-Ⅱ和*HLA*-Ⅲ。其中，*HLA*-Ⅱ包括*HLA-DR*、*HLA-DQ*和*HLA-DP*三种，它们能够产生*MHC* Ⅱ类分子的α链和β链，这些物质能够被抗原提呈细胞所吸收，并将病原体传递给T细胞，从而引发免疫反应。目前发现*HLA-DRB1*等位基因是与类风湿关节炎遗传关联最强的基因，可能至少占该病总遗传成分的30%。

二、*HLA-DR*

研究表明，*HLA-DR*与类风湿关节炎之间存在显著的相关性，而且这种相关性也存在显著的种族差异。白种人、美洲黑人、日本人、东南亚巴基斯坦人等类风湿关节炎患者的发病率与*HLA-DR4*有关，而加拿大、印裔人和以色列犹太人的发病率则与*HLA-DR1*有关，其基因表型一般为*HLA-DRB1*0101*、*HLA-DRB1*0102*、*HLA-DRB1*0401*、*HLA-DRB1*0404*、*HLA-DRB1*0408*、*HLA-DRB1*1001*、*HLA-DRB1*1402*，这些基因表型的变异可能会导致类风湿关节炎的发病率发生显著变化。类风湿关节炎的发病可能与多种因素有关。有学者认为*HLA-DRB1*08*是诱发幼年特发性关节炎的强因子，无论是寡关节炎还是多关节炎，而*HLA-DRB1*01*和*HLA-DRB1*04*可能与幼年特发性关节炎的类风湿因子阳性的遗传易感性有关。*HLA-DRB1*易感表位与识别瓜氨酸化的自体结构的肽段之间存在密切联系，这一点已被证实。科学研究表明，吸烟会引起携带*HLA-DRB1*易感等位基因的欧裔人群患上类风湿关节炎，这种情况与他们的ACPA水平和抗瓜氨酸α烯醇化酶肽有关。此外，科学研究进一步证实，这些人群的ACPA可以识别自身的抗原，如瓜氨酸化的纤维蛋白原和波形蛋白。这项科学研究首次揭示了环境因素在特定的遗传背景下或许会造成免疫系统功能紊乱，从而引发疾病。除此之外，研究还发现*HLA-DR6*、*HLA-DR9*、*HLA-DR10*等基因型与某些种族的类风湿关节炎相关。

三、*HLA-DQ*

研究表明，*HLA-DQ*对类风湿关节炎遗传易感性没有显著影响，这一结论是可靠的。另有研究表明，*DQ*基因组与*DRB1*等位基因之间出现着连锁不均衡现象，特别是*DR4*，即使对于*DR4*阳性的类风湿关节炎患者，*DQ*基因组的表现在类风湿关节炎患者和对照组中也没有显著差异，这表明*DQ*在类风湿关节炎发病中的作用不及*DR4*。此外，*HLA-DQ*与类风湿关节炎发病风险之间具有一定的相关性。有研究表明，*HLA-DQA1*0501*和*HLA-DQA1*0401*同位遗传或许会提高类风湿关节炎的易感性，而*HLA*-DQA1*0201同位遗传则或许会降低类风湿关节炎的易感性。国内学者们对类风湿关节炎与*HLA-DQ*基因类型及*HLA-DR-DQ*连锁性之间的关系进行了深入研究，认为这些遗传或许是类风湿关节炎的易感遗传性。因此，有必要进一步研究这些基因的多态性和互锁性，以期更好地预防类风湿关节炎的发生和发展。*HLA-DR4-DQA1*0301*和*HLA-DR4-DQB1*0401*与*DR4*有着密切的关联，是我们汉族人群类风湿关节炎的潜在危险遗传型，而*HLA-DQA1*0102*、*HLA-DQB1*0602*和*HLA-DQB1*0604*则是重要的保护遗传型。研究表明，*HLA-DQB1rs2071282*和*HLA-DQB1rs2071283*单核苷酸多态性基因位点与我国类风湿关节炎患者的发病有着密切的关联，这一发现为我们提供了重要的信息。*rs9272219*遗传部位的多态性可能与欧美白种群体类风湿关节炎易感性之间具有关联。总而言之，*HLA-DR*基因的易感性在不同人群和种族中存在显著差异，这与*HLA-DQ*基因有着相似的特征。

四、*HLA-DP*

*HLA-DP*基因的研究相对较少，但它可能对类风湿关节炎的发生和发展起着重要作用，而且*HLA-DP*0401*是类风湿关节炎发病机制中重要的基因机制之一。有meta分析表明，*HLA-DPB1*0401*可能是类风湿关节炎发生的危险因素。*HLA-DPB1*0101*、*HLA-DPB1*0402*和*HLA-DPB1*0501*可能是类风湿关节炎发生的保护因素。*HLA-DPB11*0201*在类风湿关节炎患者中表现出显著的高水平表达，这可能与类风湿关节炎的发病机制有关，无论是男性患者还是血清阴性或高滴度抗核抗体患者。

五、*HLA*类基因其他区域

研究表明，*HLA-G*基因并不会明显增加类风湿关节炎的易感性，但它们在各个临床性别中间的分配具有显著差异，这可能会限制类风湿关节炎患者自身抗体的产生，进而对类风湿关节炎患者的医学表现产生重大负面影响。而有专家则认为*HLA-G* +3142G>C 基因多态性可能会降低类风湿关节炎发生的风险。研究表明，*HLA-A*、*HLA-B*、*HLA-C*等位基因的携带者与类风湿关节炎的发生有着密切的关联，这些基因组的变异可能会增加ACPA阳性类风湿关节炎的风险。此外，*HLA-DOA*的变异也会影响该基因的表达水平，从而增加ACPA阳性类风湿关节炎的发病率。

第二节　非人类主要组织相容性复合体基因与类风湿关节炎

研究发现，SNP与类风湿关节炎发病风险存在关联，这些关联可能来自其他非*HLA*类基因，例如白细胞介素类、信号转导和转录激活因子4（signal transducer and activator of transcription 4，STAT4）、干扰素调控因子5（interferon regulatory factor5，IRF5）、肽基精氨酸脱亚氨酶4（peptidyl arginine deiminase 4，PADI4）、肿瘤坏死因子（tumor necrosis factor，TNF）、蛋白酪氨酸磷酸酶非受体型22（protein tyrosine phosphatase non-receptor type 22，PTPN22）以及Toll样受体，这些都是控制肿瘤发生的重要因素，它们可以促进肿瘤的发生，并且可以改善患者的生活质量。TLRs、白介素-1受体相关激酶（interleukin-1 receptors associated kinase，IRAK）等，都可以在生物体内发挥重要作用。

一、蛋白酪氨酸磷酸酶非受体型22（protein tyrosine phosphatase non-receptor type 22，PTPN22）

*PTPN22*基因是T细胞受体介导的信号通路的负调节因子，可以阻止T细胞的自发激活。*PTPN22*基因C1858T位点的错义突变会导致LYP蛋白620位密码子精氨酸的变异，这种变异会明显影响Csk的亲和力，进而使T细胞活力增加，这或许与自身免疫性疾病的发生相关。*PTPN22*基因被认为是类风湿关节炎易感性的关键因素，它与*HLA-DRB1*等位基因共同构成类风湿关节炎遗传的重要组成部分，占比高达50%。2020年的meta分析报告称，*PTPN22*（rs2476601）单核苷酸多态性增加了类风湿关节炎的风险，尤其是在欧洲人和非洲人中。

二、信号转导和转录激活因子4（signal transduction and activator of transcription 4，STAT4）

*STAT4*基因多态性与类风湿关节炎和系统性红斑狼疮的发病均有关，研究提示，二者有共同的致病基因。*STAT4*编码信号转导通路中几个重要细胞因子的转录因子（IL-12、INF-1、IL-23），在免疫反应中发挥着很大作用。研究结果表明，*STAT4*与类风湿关节炎之间存在着显著的相关性，这一结论得到了国外大样本多级病例对照研究的支持。研究还表明，*STAT4*基因与类风湿关节炎的易感性存在显著差异。与缺失该易感基因的个体比较，纯合子个体患类风湿关节炎的风险增加了60%。此外，*STAT4*基因在韩国的类风湿关节炎中发病率较高，而GT+TT基因型在欧洲、亚洲和非洲群体中更容易患上类风湿关节炎，*STAT4*是否能够作为类风湿关节炎的易感遗传，以及它是否能够正确预测类风湿关节炎的发生和发展，反映疾病的严重程度和预后，并指导疾病治疗，仍有待进一步深入研究。

三、干扰素调节因子5（interferon regulatory factor5，IRF5）

*IRF5*可以显著改变机体的免疫反应。国内外研究表明，*IRF5*基因与类风湿关节炎的发病也有关联，但结论不一。大部分研究认为，*IRF5*基因在ACPA阴性的类风湿关节炎患者中表达，而在ACPA阳性的患者中不表达。*IRF5*基因组在韩国类风湿关节炎患者中则表现出阳性或抗CCP抗体阳性，而在瑞典人群中，其*SNP*（rs2004640）与类风湿关节炎患者发病有显著关联，在我国人群中，*IRF5*基因则是SE阴性的易感基因。有专家表示，*IRF5*基因与类风湿关节炎没有直接关联，但是研究表明，种族差异可能会影响类风湿关节炎的发病率。

四、肽基精氨酸脱亚氨酶4（peptidyl arginine deiminase 4，PADI4）

PADI4是一种重要的蛋白质，它能够有效地调节氨基酸的转运。PADI4被认为是类风湿关节炎发生的关键因素，因为它编码的酶能够对mRNA翻译后的蛋白质进行瓜氨酸化修饰。2003年以来，中国、美国、英国、西班牙、法国、德国等国家都在探讨PADI4与类风湿关节炎之间的关联，但结果并不完全一致。PADI4的研究结果一般聚集在两个位点：PADI4-94G/A（rs2240340）和PADI4-94T/C（rs1748033）。这些突变可能会导致我国人群类风湿关节炎易感，研究对此做出了重要的评估。类风湿关节炎患者的PADI4-94G/a和PADI4-94T/C位点遗传类型与其抗CCP抗体水平之间存在显著的相关性，这一结论可以从rs2240340和rs1748033两个数据中得到证实。研究发现，PADI4-104T/C位点多态性明显增加了类风湿关节炎的遗传易感性，而且T等位基因和CT+TT基因型携带者更容易患上类风湿关节炎。有学者对2万名类风湿关节炎患者和超过25000名对照人群进行meta分析，发现在亚洲人群中PADI4-94G/A多态性与类风湿关节炎相关，在非洲人群中PADI4-92C/G多态性与类风湿关节炎相关，在拉丁美洲人群中PADI4-90C/T多态性与类风湿关节炎相关。PADI4-89、PADI4-90和PADI4-92多态性与欧盟群体类风湿关节炎易感性存在显著关联。然而，匈牙利学者的研究表明，在抗CCP抗体呈阳性的类风湿关节炎患者中，PADI4并未参加病理性免疫学反应。此外，比利时的研究团队也未发现PADI4与RA之间具有生物相关性。PADI4与类风湿关节炎的发病机制有关，这可能是种群中遗传差异造成的。

五、人类白细胞介素（interleukin，IL）

研究表明，多种白细胞介素与类风湿关节炎的易感性密切相关。IL-34通过IL-17调节类风湿关节炎成纤维样滑膜细胞和外周血单个核细胞分泌的NF-κB受体活化因子配体/骨保护素比值，可以促进类风湿关节炎骨破坏的发生，这一发现为IL-34在类风湿关节炎骨破坏中的重要作用提供了有力的证据。IL-34水平与类风湿关节炎患者超声检查显示的骨侵蚀程度呈正相关。近年来发现，细胞因子受体对类风湿关节炎的发生、发展和疗效反应有重要影响。带有IL-6受体rs12083537（A）和rs4329505（C）等位基因的类风湿关节炎患者对妥珠单抗的治疗疗效显著，患者关节水肿得以明显地减轻，这为类风湿关节炎治疗提供了新的思路。此外，国内研究还发现，IL-6rs1800795、IL-rs1800797和IL-rs1474347多态性与汉族人类风湿关节炎的基因遗传易感性存在着密切的联系。此外，IL-1B、IL-2、IL-10、IL-17和IL-21也与类风湿关节炎遗传易感性有着密切的联系，但是，要想更深入地了解这一机制，还需要进一步的研究来发现更多的相关位点。

六、肿瘤坏死因子（tumor necrosis factor，TNF）

*TNF*基因在类风湿关节炎中的易感性受到种族和地域的影响，*TNF-α-238A/G*（*rs361525*）和*TNF-α-308A/G*（*rs1800629*）位点的多态性与非洲群体类风湿关节炎的遗传易感性存在显著的联系，而与欧盟和东南亚群体则没有明确的联系，但是，这种多态性与我国汉族人群类风湿关节炎的易感性却有着明确的联系。研究表明，*TRAF1/C5*基因可能是类风湿关节炎的风险等位基因，并且可能是类风湿关节炎病情加重情况的标记。然而，类风湿关节炎患者对TNF-α拮抗剂治疗的反应欠佳，因此，有必要探究*TRAF1/C5*基因是否可以作为TNF-α拮抗剂治疗类风湿关节炎的有效性选择指标，以期获得更好的治疗效果。

七、Toll样受体类（Toll like receptors，TLRs）

TLRs是一种重要的跨膜受体，它们能够促进免疫学反馈和炎症反馈，并在类风湿关节炎发展流程中起到重要影响。它们是联系固有免疫反射和适应性免疫反射的纽带，在自身免疫反应中有着重要的地位。研究表明，*TLR-4rs1927911*多态性不但与类风湿关节炎的易感性有着密切的关联，而且带有该遗传多态性的类风湿关节炎患者更容易出现疾病，其发病率也更高。*TLR4Asp299Gly*位点基因突变和*TLR3rs3775291*位点基因多态性与类风湿关节炎易感性之间存在着密切的联系，这一结论得到了多方面的支持。尽管这些发现目前仍有争议，但我们仍需要在更大范围的人群中进行更多的验证。

八、白介素-1受体相关激酶1（interleukin-1 receptors associated kinase，IRAK1）

研究表明，*IRAK*基因与类风湿关节炎、SLE等自我免疫性疾病的易感性和病情有关。国内学者认为，*IRAK-1rs3027898C/A SNPs*与类风湿关节炎产生进程有着密切的联系，而其他学者则认为它与类风湿关节炎无关，但是这种观点认为它可能会在一定程度上影响类风湿关节炎的发病机制。*IRAK-1rs1059703*可能是类风湿关节炎发生的一个重要遗传因素，尽管它与类风湿关节炎易感性无关，但其影响力却不容忽视。

九、其他

随着GWAS和高通量测序方法的普及，研究者们找到了更多类风湿关节炎的遗传易感基因，其中包括基质金属蛋白酶3、骨保护素基因、CD14、CD40、CD147、CD244、SH2b3以及血管内皮生长因子等，这些基因对类风湿关节炎的发生有着重要的影响。分析类风湿关节炎易感性的遗传性质可能存在一些矛盾或相反的结果，因此，需要进行更广泛的研究来确定这些遗传性质与类风湿关节炎之间的关系。找到类风湿关节炎的诊断分型遗传学标记，可以加快类风湿关节炎发生机制的精确医疗分析过程，为类风湿关节炎的预防措施、早期诊断和早期治疗提供帮助。

未来类风湿关节炎遗传学研究需要在扩大人群范围、充分考虑基因多态性及种族异质性等方面增加更多的关注。DNA甲基化能够显著影响基因组的表现，特别是与黏附因子和细胞因子表现有关的基因组，进而使得T细胞的分化和反应性能变化，这种变化与风湿性疾病的发病机制有着密切的联系。

第三节　感染因素

尽管尚未有确凿证据证明感染是类风湿关节炎直接的发病因素，但多种研究结果均表明，微生物、支原体和病毒等感染可以活化T细胞、B淋巴细胞，进而释放出多种致炎因子，形成多种致病性自身抗体，引起类风湿关节炎的发病和复发。类风湿关节炎的发生可能是由于感染因子中一些成分模拟自身组织结构而引起的免疫反应，这些反应可能会导致类风湿关节炎的发生、加重或促进类风湿关节炎的发生。

一、细菌感染

与类风湿关节炎发病相关的细菌学研究，一直是类风湿关节炎病因及发病机制研究的热点。研究证实，链球菌、葡萄球菌、淋球菌及分枝杆菌均与类风湿关节炎的发生和发展有不同程度的关联。而大肠杆菌、奇异变形菌等其他细菌也可能与类风湿关节炎的发病相关，但直接证据不足。

（一）链球菌感染

类风湿关节炎最初被看作是一个由链球菌引发的病症，但是当家兔鼻旁窦内注射溶血性链球菌时，就会出现与类风湿关节炎类似的关节炎症状，而且这种慢性关节炎还会导致滑膜加厚、软骨糜烂以及关节损坏等病理改变。研究表明，溶血性链球菌感染与类风湿关节炎发生有关，将抽取液滴入大鼠腹腔内，一个月后可以观察到炎症增生性滑膜炎等症状。此外，50%～80%的类风湿关节炎患者在发病前有多次发生咽炎、慢性扁桃体炎、上颌窦炎、中耳炎、流感或有一些链球菌感染性病史，并在2～4周后开始出现症状。A组链球菌细胞壁M蛋白质、脂类和糖复合体与人类心肌组织抗原具有相似的结构，胞壁多糖体与心瓣膜黏蛋白质和肾小球基底膜抗体也具有相似的结构，而细胞膜抗原则与人类MHC抗原具有相似的结构，这些特征都可能导致交叉免疫反应，从而引发心肌、肾脏和关节的损害。抗生素和切除病灶性扁桃体可能会对类风湿关节炎的病程和发病率产生一定的不利影响，但是目前尚未从类风湿关节炎患者的血浆和滑液中培育出溶血性链球菌，只有75%的患者通过咽拭子培养获得了草绿色链球菌。

（二）葡萄球菌和淋球菌感染

SEB或SEA等葡萄球菌内毒素可以活化类风湿关节炎患者滑膜Vβ T细菌的超抗体，从而促使类风湿关节炎产生，同时还可以促使骨关节炎滑膜细菌生成IL-6、IL-1σ、IL-1β和TNF等多种免疫调节因子。淋球菌感染可能会导致关节炎和周围炎，尤其是手足肘等主要关节。极少数情况下，这种疾病会进一步发展为化脓性关节炎，并伴有四肢远端的斑疹、脓疱和红斑中心的坏死和缺血。淋球菌还可能导致免疫性关节炎、皮肤损害等。

（三）分枝杆菌感染

近年来发现结核分枝杆菌、类白喉杆菌及产气荚膜杆菌等分枝杆菌的感染可能与类风湿关节炎发病有关。Freund等人的佐剂关节炎模型已经证实，类风湿关节炎与结核感染之间存在着密切的联系。HSP65是Freund佐剂关节炎的重要病原，它是分枝杆菌的重要抗体的一种，具备极强的免疫原性，在人体感染病毒后，它能够被广泛表现，并被免疫系统识别，从而引发Freund佐剂关节炎的发病。研究表明，人类HSP60和细菌HSP65有着很高的同源性，抗体表位也相同，因此，当机体感染分枝杆菌时，或许会诱发细菌进攻自身抗原，从而引发自身免疫性疾病的发生。佐剂性关节炎鼠的$CD4^+T$基因组可以鉴定分枝杆菌HSP65多肽，并且可以促进骨髓蛋白聚糖的增生，这说明该多肽与骨髓蛋白聚糖具有特定的同源性，因此可以推测，分枝杆菌HSP65或许由于分子模拟机制诱发了自我化学反应，从而发挥出其独特的作用。在结核分枝杆菌感染过程中，IL-17的产生增强了机体的抗菌能力，也促进了关节炎的发展。一方面，中性粒细胞产生的自分泌IL-17，在感染早期通过介导活性氧的产生和中性粒细胞的迁移，在抑制结核分枝杆菌生长中起重要作用。另一方面，其又有助于结核分枝杆菌感染时胶原诱导的关节炎的发展。结核分枝杆菌脂甘露聚糖抗体或许与撒丁尼亚患者的类风湿关节炎相关。StewArt的研究表明，在类风湿关节炎患者的滑膜和滑液中，分别从21例和12例培养物中分离出类白喉杆菌，这一研究发现为以上观点提供了重要的证据支持。

Mansson等人给猪饲喂高蛋白食物后，小肠菌群出现了失调，A型产气荚膜球菌大批增殖，导致滑膜炎的出现。然而，当停止饲喂高蛋白食物后，小肠菌群恢复正常，滑膜炎也随即消失。研究表明，67%的类风湿关节炎患者的结肠内存在这种菌群，而健康人群仅有0.9%。这证实了肠道菌群导致关节炎的假说，并且柳氮磺吡啶或四环素在防治类风湿关节炎方面也取得了良好的疗效。研究表明，类风湿关节炎可以与多种细菌感染相关，包括大肠杆菌、奇异变形菌和肠道厌氧菌等，但尚无确凿证据支持这一观点。

二、病毒感染

病毒感染在类风湿关节炎疾病中扮演着至关重要的角色，这一点已经得到了广泛的研究。例如，EB病毒、人类微小病毒、乙型肝炎病毒和丙型肝炎病毒及T细胞白血病病毒都是常见的病毒感染类型。这些研究结果表明，病毒感染或许会导致类风湿关节炎的发生。

（一）EB病毒

EB病毒有着强烈的嗜人类B淋巴细菌特征，一旦感染，它会在体内的淋巴环境中长期潜伏，并生成IgG/VCA，从而对人体健康造成严重的危害。当人体接触到某种特定的细胞时，细胞与抗体会生成免疫复合体，导致IgG改变并生成新的抗体。这些抗原会促使人体生成抗体，如IgM抗体。在我国，3～5岁儿童中EB病毒IgG抗体的阳性率高达90%～100%。大多数儿童EB病毒感染是隐性的，并且会一直携带病毒。然而，青春期以后的EB病毒感染，相当一部分是显性的。EB病毒感染是类风湿关节炎发生的重要原因，它不会直接侵袭关节滑膜，而是通过影响自身免疫系统来调节免疫反应。研究表明，EB病毒与类风湿关节炎发病机制相关，其中有两个观点：①分子模拟理论，EB病毒衣壳抗原的一些多糖成分与HLA-DR4的第三多形区具有相似的构造，这可能会导致类风湿关节炎的发生。EB病毒的抗原决定簇与Ⅱ型胶原蛋白相似，因此或许会导致体内的T细胞误认为HLA-DR4阳性的细胞就是EB病毒的抗体，进而引发类风湿关节炎相关的免疫病理学和临床表现。当易感寄主传播EB病毒时，分子模拟或许会导致抗胶原基因免疫反应，进而损伤关节软骨和骨组织。②交叉抗原理论，EB病毒糖蛋白gp110的α螺旋区中含有OKRAA序列，而抗DW4抗体可以与gp110融合。研究表明，EB病毒或许会引发人体的免疫学反应，这些反应可能与DR4多肽等自身抗原有关。此外，EB病毒DNA或许会对类风湿关节炎小鼠模型的发病率和严重程度产生统计学意义，而且接受EB病毒DNA的类风湿关节炎小鼠模型组IgG抗鸡胶原抗体的相对浓度也会显著增加。另一方面，IFN-γ和IL-17A共同表达的细胞数在接受胶原和EB病毒DNA的小鼠关节中最高，这可能是类风湿关节炎一种潜在的治疗途径。

（二）人类微小病毒B19

感染人类微小病毒B19可能会导致严重的关节炎症状，这种病毒的mRNA具有两个开放框，其中左侧的ORF编码77 kD的非结构蛋白NS1，这些蛋白质可以在短时间内被检测到。NS1蛋白的表达可以显著提升培养细胞中IL-6的水平，从而促进炎症反应的发生和发展。

（三）乙型肝炎病毒感染和丙型肝炎病毒感染

类风湿关节炎可能与丙型肝炎病毒有关，但是目前尚不清楚是否存在这种病毒感染。根据相关资料显示，已有多例丙型肝炎患者出现了类似类风湿关节炎的症状。研究人员在70例丙型肝炎患者的血清中发现RF的比例高达26.5%，冷球蛋白的比例为42.2%。此外，还在乙型肝炎患者的关节滑液中检测到了乙型肝炎病毒，以及HBsAg、HBsAg抗体、RF、HBV、HCV抗体、冷凝集素和IC。乙型肝炎抗原抗体导致的关节炎通常不会引起严重的损伤。

（四）T细菌白血病病毒1（human t-cell leukemia virus 1，HTLV-1）

HTLV-1已被证实具有致命的毒性，可能会对人类造成严重的危害。HTLV-1可能是导致类风湿关节炎患者滑膜炎的一个重要原因。有学者通过对类风湿关节炎患者血清和滑液的分解，找到了HTLV-1的抗体，并检测到了病毒DNA。这些研究发现，病毒DNA与患者的关节炎有关，并且可能会导致突变鼠的炎症性关节炎。使用HTLV-1构建的转基因小鼠可以用作类风湿关节炎的哺乳动物模型。HTLV-1在pX区段代码的Tax在关节炎的发展中起着重要作用。Tax有促进转录的作用，能够增加HTLV-1的长尾部复制，并使其活化。此外，Tax还能激发IL-1和IL-2受体、c-fos和c-jun等宿主遗传，从而促使关节炎的发生。类风湿关节炎病变的发生与遗传因素有着密切的关系，而且这些关节炎的发病机制也与类风湿关节炎有相似的特征。

（五）其他

对照性研究结果表明，患有类风湿关节炎的人，其既往有扁桃体炎、风疹、腮腺炎等病史的风险可能性比未曾患类风湿关节炎的人多出数倍，甚至更高。

三、支原体及衣原体感染

有学者对我国台湾地区的一项研究发现，感染肺炎支原体的人患类风湿关节炎的风险更高，尤其是在19岁以下及65岁以上人群中。90%的支原体感染患者有多关节痛或多关节炎。研究表明，女性类风湿关节炎患者更容易传染上阴道支原体，这会导致皮肤炎症指数和病变活动度增加。因此，阴道支原体感染是我国女性类风湿关节炎患者高发病率的一个潜在危险因素。多项国际研究已经证实，使用米诺环素治疗阴道支原体感染可以有效降低我国女性类风湿关节炎患者的病情发展。

类风湿关节炎的发生和发展过程中，感染和病原菌的相互作用是不可或缺的，它们之间存在着密切的联系。然而，要深入了解感染在类风湿关节炎中的作用机制，还需要进行大量的研究，以期能够更好地理解病原菌在类风湿关节炎中的影响，为防治类风湿关节炎提出新的思路。

四、口腔微生物菌群

牙周炎与类风湿关节炎之间存在显著的关联，而且类风湿关节炎的严重程度与牙周炎的发病率也有着密切的联系。类风湿关节炎与牙周炎均为慢性炎症性疾病，受遗传和环境因素的影响，二者具有共同的危险因素和相似的病理免疫特征，这提示两者之间可能存在联系。经过一系列回顾性研究的证实，类风湿关节炎的治疗可以显著改善牙周状况，这也降低了类风湿关节炎患者的临床和血清学指标值。此外，类风湿关节炎患者的口腔微生物组中也发现了菌群失调的特殊现象，这也为更进一步深入研究类风湿关节炎的治疗提出了重要的线索。

牙龈卟啉单胞菌是一种致病性微生物，它能够在牙周组织中产生肽酰精氨酸脱亚胺酶。肽酰精氨酸脱亚胺酶的活性功能使精氨酸发生瓜氨酸化，形成环瓜氨酸蛋白，这种蛋白质诱导抗CCP抗体的产生。牙龈卟啉单胞菌能诱导免疫细胞激活并促进炎性细胞因子（TNF-α、IL-6、IL-1β和IL-17）分泌以影响类风湿关节炎的发生和发展，所以牙龈卟啉单胞菌是类风湿关节炎与牙周炎之间的一座桥梁。放线菌可以释放一种外毒素——白细胞菌素A，能够激活肽酰精氨酸脱亚胺酶，导致抗CCP抗体产生。研究表明，类风湿关节炎患者的唾液乳杆菌群比例显著增加，且与IgG水平呈正相关关系，而在接受抗风湿治疗后，这种菌组可以部分恢复。此外，类风湿关节炎患者的舌苔菌群组与健康群体存有重要区别：放线菌属和扭转杆菌属的丰度显著增加，而奈瑟菌属和卟啉单胞菌属的丰度则大幅地下降。活动期类风湿关节炎患者的舌苔菌群与缓解期的舌苔菌群出现显著差异，而缓解期类风湿关节炎患者则表现出明显的变化，其舌苔菌群组成已经从患者转变为健康人群。因此，口腔样本采集的方便使得口腔菌群检测具有识别和预报类风湿关节炎的能力，但目前对于口腔微生态菌群的研究相对较少。

五、肠道微生物菌群

绝大多数细菌都出现在人类的消化道中，它们不仅能够组成人类机体所需的维生素和营养物质，还能够抵御病原体的侵袭，并且对调节免疫系统发挥着重要的作用。众多研究表明，肠道微生物与类风湿关节炎发病相关。类风湿关节炎患者的肠道微生物多样性明显下降，其中放线杆菌属和普氏菌属的种类明显上升，而双歧杆菌的种类则明显下降。这种变化使得某些有益微生物（如梭状芽孢杆菌、拉克螺菌科和拟杆菌属）的数量减少，而减低类风湿关节炎患者的普氏菌浓度能够有效缓解疾病症状，从而改善患者的健康状况。此外，类风湿关节炎患者肠道中乳酸杆菌的多样性显著增加。

肠道微生物群的结构和功能对于维持机体内调控性T细胞和辅助性T细胞相互之间的平衡至关重要，它们可能影响宿主的免疫学反应、耐久性以及自身免疫性疾病的发病率，因此，有必要对肠道微生物群进行有效的调控和管理，以确保机体的健康状况。分段丝状细菌是一种重要的肠道共生菌，它能够促进肠道中Th17细胞的生长和活化，增加炎性细胞因子的分泌，从而提高宿主的免疫应答能力，并且可以有效地抑制类风湿关节炎的形成。此外，脆弱拟杆菌还能够与TLR2结合，增加Treg细胞的比例，从而维持肠道的免疫稳定性。研究发现，肠道菌群代谢产物与类风湿关节炎免疫应答之间存在着密切的联系。特别是丁酸盐可以通过调整Treg/IL-10/Th17轴，有效地阻止胶原诱导性关节炎小鼠模型的发展。双歧杆菌发酵果糖产生的醋酸盐通过一系列途径促进产生IL-18，从而起到保护作用，使小鼠免受致命的肠道感染。

研究也表明，补充益生菌可以增强Treg细胞的功能，减少Th17细胞的产生，降低胶原诱导性关节炎小鼠模型中类风湿关节炎的发生率。粪菌移植不但能够显著降低患者消化道中的有益菌群数量，而且还能够改善菌群的组成和分布，从而改善患者的健康状况。这些都进一步证明了肠道微生物确实参与了类风湿关节炎的发病。但肠道菌群失调是类风湿关节炎的发病危险因素，抑或是类风湿关节炎疾病发展后的不良后果，还有待大量多中心、大样本的研究来明确，目前的研究并不能完全确立二者的因果关系。

第四节 自身免疫细胞因子

类风湿关节炎是一种常见的免疫系统疾病，其发病机理一般是由于免疫细胞产生细胞因子，致使炎症反应持续出现。T细胞在类风湿关节炎的发病过程中发挥着作用，其中两种重要的T细胞分别是辅助性T细胞和调节性T细胞，前者可能生成促炎性细胞因子，快速活化人体免疫细胞，进而引发炎症反应；而后者则可能生成免疫抑制性细胞因子，进而抑制炎症反应，阻止炎症反应的发展。如果机体的平衡被破坏，就可能会导致类风湿关节炎的发生。类风湿关节炎的发生受到多种细胞因子的影响，其中有些细胞因子能够促进炎症，如TNF-α、IL-17、IL-6、IL-8等，它们能够促进滑膜细胞的增生，而另有一些细胞因子则能够抑制炎症，如IL-4、IL-10、IL-37、IL-38等。类风湿关节炎的发病机制可以归结为促炎性细胞因子和抗炎性细胞因子的作用。因此，类风湿关节炎治疗中，应该开发出抑制剂或拮抗剂，以及增加这两种细胞因子的表达量。

一、促炎细胞因子

（一）TNF-α

TNF-α是一种重要的促炎因子，它能够调控免疫机制，生成各种促炎因子，从而活化炎症介质，促进炎症反应的发生。它与各种促炎细胞因子作用，共同活化炎症介质，从而发挥致炎作用。

TNF-α是类风湿关节炎滑膜组织中主要的刺激炎症的细胞因子之一，它能够活化白细胞、内皮细胞和滑膜细胞，并促使其他细胞因子和趋化因子的合成和释放，进而有助于毛细血管的形成。试验结果表明，通过控制TNF-α的表达，能够显著降低其他细胞因子和趋化因子（如IL-1、IL-6和IL-8）的生成，进而明显改善类风湿关节炎患者的炎症反应，提高疗效。类风湿关节炎中，TNF-α不仅是癌细胞生成的主要驱动因子，而且还能够控制成骨细胞的分化和作用，从而继续加剧骨破坏和生成之间的不平衡，并且可与IL-17协同作用，促进类风湿关节炎的发展。研究发现，经过TNF-α基因修饰的转基因小鼠会产生炎症，这种症状可以在类风湿关节炎的许多特征中看到，例如关节炎、骨侵蚀和软骨损害等（图3-2）。在CIA模型中，抗TNF-α抗体或可溶性TNF-α受体融合蛋白的应用可以显著降低炎症和关节损害的发生率，而且当类风湿关节炎患者进行静脉注射抗TNF-α控制剂（如英夫利西单抗）时，可以迅速减少与损害性有关的炎症活动。给药24 h后，上述效应就会显现，而它的抗炎效应，如关节水肿和DAS28的改变，则需要14 d才能被发现。研究表明，抑制类风湿关节炎患者中的TNF-α能够促使调节性T细胞的形成，调节性T细胞能够有效地阻止效应T细胞的产生，从而降低白细胞在关节部位的数量。目前，这两种药物已经广泛应用于类风湿关节炎的临床治疗，可以快速缓解关节炎，阻止关节及软骨破坏，改善预后。

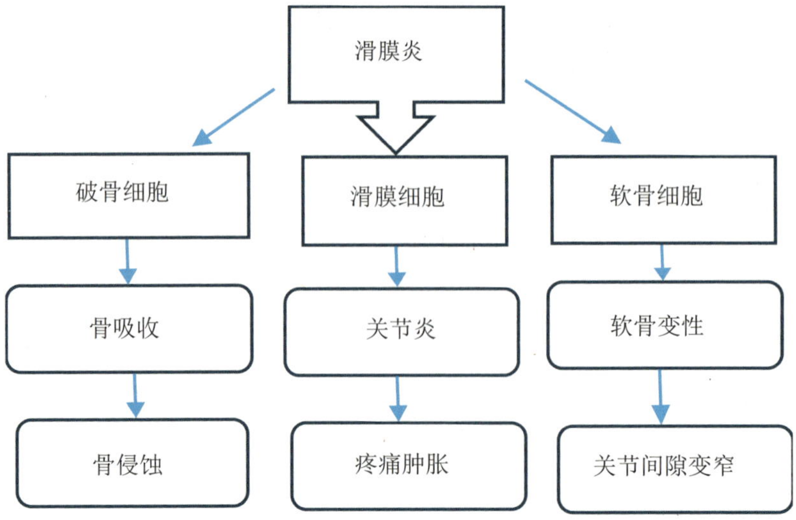

图3-2 TNF-α与类风湿关节炎（原创）

（二）IL-6

IL-6是类风湿关节炎发生机理中不可或缺的细胞因子，它与TNF-α在滑膜组织环境中具有相同的功能。IL-6可以活化免疫细胞、内皮细胞、破骨细胞，并且可以形成急性期蛋白，进而参与多种炎症反应。经过培养的细胞试验结果显示，IL-6不仅能够促使趋化因子的形成，还能够增强吸附蛋白质的表现，进而引起炎性细胞浸润，加剧局部细胞炎症。此外，在sIL-6R存在的情况下，IL-6还能够刺激滑膜细胞的增生，并诱发RANKL的表现，继而刺激破骨细胞的形成和基质金属蛋白酶的形成，最终引起软骨的损坏。IL-6在类风湿关节炎的发生和发展中扮演着重要角色，这一结论是通过AIA模型和CIA模型得出的。研究发现，类风湿关节炎患者的滑膜液和血液中IL-6和sIL-6R浓度显著增高，而过量表达可能会引起关节损伤。托珠单抗是一种IL-6拮抗剂，它已经被用于治疗类风湿关节炎患者，能够有效地缓解症状并阻止关节损伤。

（三）IL-1

IL-1在类风湿关节炎中发挥着重要作用，它可以促进RANKL的形成，从而促进破骨细胞和基质金属蛋白酶的形成，引起软骨的降解。在类风湿关节炎患者中，IL-1α和IL-1β的表达水平较高，而IL-1Ra和IL-1之间的表达水平则出现明显的不平衡。IL-1α和IL-1β被注入兔或大鼠的膝关节可以促进滑液中白细胞的形成，从而引起软骨的降解和其他关节的慢性炎症。Merhi等人在AIA和CIA小鼠的炎性滑膜中也找到了IL-1，但是IL-1Ra不足的小鼠更容易出现重度的破坏性关节炎。经过IL-1拮抗剂Anakinra（阿那白滞素）的临床应用，类风湿关节炎患者的病情明显好转，而且还能够有效地保护骨骼和软骨免受损伤。

（四）IL-17

IL-17在慢性炎症中扮演着重要的角色，它能通过各种机理发挥作用，是炎症疾病的关键细胞因子。研究表明，IL-17在类风湿关节炎患者和动物模型中发挥着重要的作用。IL-17还能刺激MMP-1和MMP-3的产生，同时还可能活化TNF-α、IL-1β、IL-6和IL-8等细胞因子，通过RANK和M-CSF刺激骨细胞的生成，从而导致骨骼的损坏。IL-17还能刺激免疫细胞的浸润，将内皮细胞和VEGF转移到滑膜中，从而促使新生血管的形成。在CIA模型中，注射IL-17能够显著增加关节炎症反应，其表现与类风湿关节炎患者类似，但是在IL-17缺乏型小鼠中，这种诱导的病理反应受到了抑制。

二、抗炎细胞因子

（一）IL-4

IL-4不仅可以调控TNF-α、IL-6等表达，而且可以促使naive-T细胞向Th2细胞过渡生长分化，因而在多种自体免疫性病变中起到抗炎作用。类风湿关节炎患者中，T细胞功能异常表现为细胞因子的不平衡，TNF-α、IL-17、IL-6等促炎性细胞因子水平较高，而Th1和Th17细胞亚群则是类风湿关节炎病变快速发展中最重要的T细胞亚群，它们可以加快类风湿关节炎的发展。IL-4和IL-13等细胞因子都具备控制炎症的功能，但其水平的变化幅度较小或不明显。研究证明，类风湿关节炎患者的周围血和关节局部T细胞亚组表达存在异常，因此，矫正这种失调或许是类风湿关节炎免疫治疗的关键。IL-4在调节Th1/Th2细胞失衡方面发挥着重要功能，尤其是在胶原诱导性小鼠关节炎模型中，它能够有效抑制CIA模型的关节炎发作。此外，IL-4还可以控制IL-17的产生，这种受体的遗传多态性可以影响人类免疫系统，调节主要的致炎细胞因子IL-17的产生，进而有效地缓解类风湿关节炎患者的病情。

（二）IL-10

IL-10是一种作用很强的抗炎因子，在维持免疫稳态、预防免疫介导的炎性疾病和对病原体的免疫反应中起着至关重要的作用。与这些多效性功能相一致，来自先天和适应性免疫系统的各种不同的免疫细胞类型能够产生和响应IL-10。IL-10可以通过调节黏附浸润和促炎因子的合成和释放来抑制炎症反应，还能够抑制细胞表层上MHCⅡ类抗原的表达，从而阻止T细胞和B细胞的免疫学反应，促使IL-1Ra的形成和B细胞的繁殖，实现双重调控。

（三）IL-35

IL-35是一种新发现的细胞因子，它不仅仅是血管内皮细胞、平滑肌细胞和单核细胞形成的，而且还能够通过外源性IL-35刺激调控性T细胞，进而起到抑制作用。这种细胞因子在小鼠和人体中都有发现，并且有着显著的抗炎效果。IL-35是一个主要的免疫学调控因素，它能够促进Treg细胞的正常功能。尽管IL-35在类风湿关节炎中的功能尚不明确，但研究表明，它能够缓解类风湿关节炎患者的病情，提高Treg细胞比例并能够降低Th17细胞比例，进而延缓病情的发展进程。此外，IL-35治疗中，Treg蛋白质和IL-10表达的增多及其IL-17、IFN-γ和抗CⅡ抗体的降低，也有助于改善疾病症状，进而提高疗效。

三、酶类

MMPs是一种多功能蛋白水解酶，它能够将细胞外基质中的蛋白质分解成多种物质。研究表明，MMPs的活性是其主要用途之一，它可以分解细胞外基物，并在许多生长发育和疾病进程中起到重要作用，例如胎儿生长发育、细菌迁徙、创伤痊愈、毛细血管生成和恶性肿瘤浸润转化。MMPs可有效地分解血管紧张素、成纤维细胞生长因子和胰岛素样生长因子，它可以调整细胞机能，促进信息传递，从而提高类风湿关节炎患者的关节液质量。然而，MMP-1、MMP-2、MMP-3浓度增高时，会对患者的细胞外基物造成损伤，从而使得关节组织出现病变损伤。控制类风湿关节炎患者体内的MMPs表达，可以有效防止骨关节受损，而IL-6和TNF-α的表达水平与MMPs之间存在着密切的联系，其中与MMP-1、MMP-3和MMP-9呈正相关，这表明MMPs与类风湿关节炎的发病有着密切的联系。

第五节　内分泌因素

目前，关于内分泌与类风湿关节炎关系的研究相对较少，但是类风湿关节炎患者合并甲状腺病变的报道却相当普遍，特别是类风湿关节炎患者容易出现甲状腺功能减退和自身免疫性甲状腺炎，而且甲状腺功能减退在心血管疾病中发挥着重要作用，更重要的是，其是类风湿关节炎患者致死的原因所在，因此，甲状腺功能减退与类风湿关节炎的发病有一定的关系。

甲状腺疾病

（一）自身免疫性甲状腺炎

研究表明，自身免疫性甲状腺炎患者可能会发生多个关节疾病，其中以多关节型为主，特别是在甲减患者中更为常见。此外，类风湿关节炎患者激素功能和自身免疫性甲状腺疾病的发病率在6%～33.8%，而女性患者的发病率则更高。根据最新报告，意大利类风湿关节炎患者中抗甲状腺过氧化物酶和抗甲状腺球蛋白抗体的阳性率依次为37%和23%，其中2.8%的类风湿关节炎患者出现甲状腺功能减退，自身抗体的阳性率显然高于健康对照组，这表明类风湿关节炎患者更容易患上自身免疫性甲状腺炎。研究发现，印度人群中的系统性免疫紊乱极少伴随着细胞特异性自身免疫失调，这一发现令人惊讶。多种研究表明，类风湿关节炎患者的自身免疫性甲状腺炎发生率有所增加，但是关于抗甲状腺抗体的产生和甲状腺功能相互之间的关系仍然存有争论。在全球范围内，类风湿关节炎患者的自身免疫性甲状腺炎发生率差别巨大，从摩洛哥的0.5%到斯洛伐克的27%，这一现象令人担忧。近几十年来，类风湿关节炎与甲状腺功能障碍之间的关系受到了广泛的关注，但是尚未形成一个明确的结论。这种高患病率的变异性可以归于多种因素：首先，缺乏一个普遍适用的诊断自身免疫性甲状腺炎的标准。其次，这些研究中使用了不同的评估方法来衡量甲状腺功能的正常范围；尽管TSH水平的正常上限仍未被普遍接受，但最可能的解释是，碘摄入量的变化可能是导致自身免疫性甲状腺炎的原因之一。

（二）甲状腺功能减退

类风湿关节炎患者的甲状腺疾病是一个普遍存在的问题，其中以甲状腺功能减退最为常见。最近的科学研究表明，类风湿关节炎患者合并有心血管疾病的可能性也会明显增加，尤其是孕妇群体。此外，类风湿关节炎患者的原发性并发症或许会隐藏一些甲状腺功能减退的表现，这会使得病情的早期发现、确诊和及早处理变得更加困难。研究表明，类风湿关节炎患者胰岛素抵抗与亚临床甲状腺功能减退之间具有关联。因此，临床医生应当重视这一问题，定期对类风湿关节炎患者开展甲状腺功能检查，以确保其正常的发育和功能。

第六节 饮食及肥胖

一、饮食与类风湿关节炎

膳食是类风湿关节炎发生的重要因素，高脂肪、高糖和高盐都会增加患类风湿关节炎的风险。相比之下，地中海饮食、素食和富含膳食纤维及不饱和脂肪酸的膳食或许对类风湿关节炎患者会有所帮助。根据一份研究发现，超过1/3的类风湿关节炎患者相信膳食对他们的病情有重要影响。此外，有1/3～1/2的患者希望使用膳食调节来缓解他们的疼痛。这表明，虽然药物是类风湿关节炎预防的主要方法，但由于它的副作用和高昂的费用，患者通常不愿意使用。相比之下，使用膳食调控来治疗类风湿关节炎或许是一个简单且经济的辅助干预方法。膳食对类风湿关节炎的发病有着重要的影响，一方面，肠道屏障损伤或许会使得食物成分或细菌流入血液，从而诱发免疫性炎症；另一方面，不好的习惯会造成营养不良、菌群失调、慢性炎症、代谢紊乱以及机体氧化程度增高，这些都会干扰体内的免疫平衡，从而增加类风湿关节炎的发病风险。

（一）高脂饮食

与正常人群的食物摄入比较，摄入高脂肪食物的小鼠更容易患上关节炎。据报道，这种情况下，小鼠的肌肉组织中的巨噬细胞炎症基因-2/IL-8浓度显著升高，并且这种趋化作用会干扰中性粒细胞的聚集。高脂肪饮食能够促进关节单核细胞的迁移，并将其分化为更强大的巨噬细胞，从而发挥Toll样受体作用，诱发关节炎。在胶原诱导关节炎的小鼠试验中发现，与正常饮食的小鼠相比，喂食高脂肪食物的小鼠具有更早形成关节炎的特点，而正常饮食的小鼠关节炎症能更快消退。一项人体研究表明，高脂肪饮食患者体内M1巨噬细胞、Th1和Th17细胞的数量显著增加，这表明胶原诱导的关节炎可能会对患者的健康产生积极影响。显然，高脂肪饮食会增加患类风湿关节炎的风险，并促进炎症反应。

（二）高盐饮食

最新研究表明，提高氯化钠摄入量可以活化更多的巨噬细胞和Th17细胞，并降低T细胞调节因子的功能，它们都是类风湿关节炎发生的关键因素。Scrivo等人进行尿钠排泄分析发现，低钠饮食会导致Th17细胞数量下降，而调节性T细胞数量则呈现出相反的变化趋势，同时还可以观察到TGF-β和IL-9血清水平的下降，这有助于类风湿关节炎的炎症减轻。高盐饮食会加剧类风湿关节炎的炎症反应，而低盐饮食则有助于缓解类风湿关节炎的症状。

（三）含糖饮料

在1209名20～30岁的青年人中发现，常常饮用高果糖玉米糖浆软饮料或许会明显增加女性血清阳性类风湿关节炎的危险。这可能是由于过量摄入果糖会引起胃消化道中果糖反应和晚期糖基化的产物生成，如果被吸收，就会扩散到其他组织，促进炎症的发展。年轻成人每周摄入超过5次含糖饮料（不包括苏打水）会明显增加患关节炎的危险性，较非使用者或低食用者的危险性要高出3倍。因此，减少饮用含糖饮料的频率对于降低类风湿关节炎的发病率具有重要意义。

（四）其他饮食

除了不良的饮食习惯外，水果和蔬菜也是类风湿关节炎患者的重要营养来源，它们富含抗氧化剂，还能有效消除机体的自由基，增加SOD活力，减缓类风湿关节炎患者的氧化应激反应，并且有助于控制类风湿关节炎患者的炎症反应。不饱和脂肪酸，如单不饱和脂肪酸和ω-3，在橄榄油、鱼油和某些坚果中都有，它们有助于降低炎症因子水平，从而起到抗炎作用。此外，红肉中存在N-羟乙酰神经氨酸，它可能与人类抗N-羟乙酰神经氨酸抗体相互作用，引发皮肤炎症反应，并参加类风湿关节炎的慢性炎症过程。因此，为了预防类风湿关节炎，应该加强对类风湿关节炎患者的饮食指导，包括增加摄食果品、蔬菜、橄榄油，以及减低红肉摄入量，这样可以减低类风湿关节炎活动度，明显改善类风湿关节炎患者的关节炎症，延缓骨破坏，从而达到改善预后的目的。

二、肥胖与类风湿关节炎

体重异常是一种常见的机体状态，它可能会导致多种疾病的发生，其中肥胖和体重过轻是两种截然不同的状态。一般来说，肥胖人群更容易患类风湿关节炎，也有研究显示体重过轻者则更容易患类风湿关节炎。因此，肥胖和类风湿关节炎之间并不存在直接联系，而是存在一定的相互影响。研究表明，肥胖会干扰女性类风湿关节炎患者的血浆检查。因此，临床医生在开展类风湿关节炎检查时，应该考虑患者的肥胖情况。由宾夕法尼亚学院的研究人员提出的研究结果表明，女性类风湿关节炎患者的血清C-反应蛋白和ESR显著优于正常人群，这一研究提示临床诊断类风湿关节炎时不可忽视肥胖因素。Dar和他的同伴使用以色列较大的医疗服务机构的数据库系统开展横断面分析，进一步证实了肥胖症与类风湿关节炎之间存在着显著的关联性。根据临床诊断数据分析，肥胖症可能会增加妇女患类风湿关节炎的风险。肥胖症与类风湿关节炎之间存在一定的联系，尤其是对于那些瓜氨酸化蛋白抗原抗体阴性的女性患者来说，这种联系是正相关性的。因此，医生在制订预防和治疗对策时，应该充分考虑肥胖症因素。

第七节　环境因素

环境对类风湿关节炎发病机理的重要性日益受到关注，外部环境原因和某些致病性基因的共同影响或许是类风湿关节炎发病率上升的主要原因。这种原因可能是由外源性病毒感染与遗传易感基因之间的相互作用所引起的，外源抗原被抗原提取细胞吞噬处理后，与HLA-DR蛋白质联合成为复合体，然后经过分子模拟或模式识别等方式被自身反应性T淋巴细胞的受体识别，激活T淋巴细胞，从而引发类风湿关节炎的发病率增加。类风湿关节炎的发病机理尚未完全明确，但是可以借助分子生物学和遗传学分析来证明。类风湿关节炎的出现可能与多种因素有关，包括大量细胞因子的释放、人体免疫细胞的活化、免疫球蛋白、抗氧化自由基和白三烯等炎症介质的生成。

一、吸烟

吸烟是类风湿关节炎发生的主要环境因素，它不仅会增加类风湿关节炎的发病风险，还会加剧类风湿关节炎的症状，并且会影响类风湿关节炎患者对治疗的反应。然而，目前尚不了解香烟对类风湿关节炎发生的具体作用机理。研究表明，抽烟或许会激发气道高反应（airway hyper reactivity，AHR），调控辅助性T细胞17的活性，从而参与类风湿关节炎的发生。然而，AHR活化对Th17活化的具体机制仍有待进一步研究。抽烟会对类风湿关节炎的病情产生负面影响，其中IRF4是一种关键的转录因子，它能够促使Th17的分离，从而激发IL-17、IL-21等多种细胞因子的表达，有助于类风湿关节炎的发生。吸烟不仅影响类风湿关节炎的发病，也影响治疗效果。对于有吸烟史的类风湿关节炎患者来说，戒烟并不能显著改善近期预后，反而会提高近期病情活动度，因此，戒烟或许会带来一定的不利影响。尽管类风湿关节炎患者戒烟可以缓解病情，但仅限于特定人群，无法成为倡导吸烟的根据。因此，我们提醒类风湿关节炎患者要主动戒烟，并严格控制吸烟量，以减少对身体健康的不利影响。此外，吸烟还可能提高非类风湿关节炎患者的抗CCP抗体水平，导致血脂异常、凝血和纤溶功能障碍，从而进一步提高类风湿关节炎人群心血管疾病的发病率和死亡率。早期类风湿关节炎患者吸烟可能会导致关节放射学进展的加速，因此，它是一个重要的危险因素。

二、牙周炎

研究表明，牙周炎与类风湿关节炎相关的自身抗体以及类风湿关节炎之间存在流行病学关联。对21项研究中的153000名参与者的分析发现，类风湿关节炎患者的牙周炎发病率显著高于健康对照组或骨关节炎对照组，其危险比达到1.13，这一结果表明类风湿关节炎患者的牙周炎发病率更高。对1421例类风湿关节炎患者的研究结果显示，62.5%的类风湿关节炎患者正处在牙周疾病的迅速发展阶段，而且中度和重度牙周炎患者患类风湿关节炎的危险性更高，这也意味着类风湿关节炎患者患牙周炎的危险性也更大。患有重度牙周炎的类风湿关节炎患者的牙龈抗体和DAS28评分较高，血清中的P.牙龈抗体与类风湿关节炎患者更高的疾病活动性和更多的功能损害有关。ACPA、抗P.牙龈抗体和牙周炎在类风湿关节炎早期患者中比健康对照组中更常见。此外，与对照组相比，出现临床症状前的类风湿关节炎患者的抗P.牙龈毒力因子——精氨酸牙龈蛋白酶B抗体显著增加。口腔卫生指导和牙周炎的牙龈局部治疗降低了类风湿关节炎的严重程度，这进一步支持了牙周炎与类风湿关节炎严重程度之间具有关联。在类风湿关节炎患者中，使用DMARDs治疗可抑制类风湿关节炎和牙周炎的进展，降低牙龈炎、血清RF和ACPA水平。类风湿关节炎活动性研究表明，减少类风湿关节炎患者的牙周和牙龈感染，能够显著缓解类风湿关节炎患者的关节炎症状。

巴西的一项研究发现，某些致病菌斑物种的相对丰度与类风湿关节炎疾病活动相关，但无论是否有慢性牙周炎，类风湿关节炎患者唾液IL-17和IL-33水平均高于对照组，并且是否有慢性牙周炎与类风湿关节炎的疾病活动没有明显相关性。学者在有类风湿关节炎遗传风险的个体中发现，有自身抗体阳性的个体，其抗P.牙龈抗体滴度更高。然而，在一个更大的血清阳性关节痛患者研究中发现，抗P.牙龈炎的水平（高于健康对照组，但不高于牙周炎对照组）不能预测类风湿关节炎的发展，且牙周炎与血清阳性非类风湿关节炎的相关性较弱。类风湿关节炎相关的*HLA-DR*高危共享表位等位基因在重度牙周炎或快速进展性牙周炎患者中更常见，这也是类风湿关节炎的风险因素。

三、大气污染物

环境污染物对类风湿关节炎的影响已被广泛研究，但各项研究结论存在不一致性的现象。例如，加拿大的一项病例对照研究未发现任何大气污染物与类风湿关节炎发病之间有何关联。分析结果表明，类风湿关节炎发病率与其诊断前5年大气污染物（NO_2和CO）的平均浓度值存在正相关性。此外，一份基于人群的研究表明，长期接触CO会提高类风湿关节炎患病风险，特别是在成年人中。ACPAs阳性一般出现在类风湿关节炎的临床前阶段，其特异性的存在与疾病进展密切相关。Bernatsky等人发现ACPAs的存在与工业年均PM2.5和SO_2排放量呈正相关，且与排放距离呈负相关。然而，本研究并未发现CO和SO_2对类风湿关节炎患者再入院的危险效应。NO_2作为最普遍存在的大气污染物，暴露于高浓度的NO_2中可能会对健康造成各种不良影响。一项探讨大气污染物与炎症标志物循环水平的病例对照研究表明，长期NO_2暴露与IL-17和CRP水平升高有关。一项病例对照研究显示，长期暴露于NO_2与类风湿关节炎发病风险升高有关，而这一关联在ACPA阴性表型的类风湿关节炎患者中更为显著。

大气污染诱发类风湿关节炎病情加重的生物学机制尚未阐明，但目前已有相关研究证据能够提供一定的线索。例如，大气污染所产生的毒性效应可能导致T细胞失衡，促炎性细胞因子过量产生，诱发氧化应激和甲基化改变，造成肺部局部甚至全身性炎症，从而导致类风湿关节炎的发病或病情加重。不仅如此，大气污染物还可以产生游离的活性氧，引起气道氧化应激，进而激活炎症的关键调节因子即核因子kappa B（nuclear factor kappa B，NF-κB）并调节1型辅助性T淋巴细胞的产生。此外，氧化应激可刺激肺泡巨噬细胞和气道上皮细胞中TNF-α等促炎细胞因子的表达，进而促进B细胞和树突状细胞产生大量抗体和自身反应性T淋巴细胞，加剧全身性炎症和免疫失衡。

四、支气管扩张

类风湿关节炎患者中支气管扩张的比例在3%～5.2%之间。而高分辨CT检查结果显示，类风湿关节炎患者中支气管扩张的比例高达17%～30.5%。相比于单纯支气管扩张组，类风湿关节炎组患者血清抗CCP抗体水平、类风湿因子水平和支气管扩张症严重程度评分分数显著升高，动脉血氧分压和氧合指数显著降低，血清抗CCP抗体浓度与支气管扩张症严重程度评分分数呈正相关。而类风湿关节炎组患者症状更加突出，预后更加不力，血清抗CCP抗体不但可以反映类风湿关节炎的特异性，也可以反映支气管扩张的严重程度。研究表明，将血清抗CCP纳入支气管扩张患者的常规检查，可以有效地预防和减少类风湿关节炎的发生。类风湿关节炎患者中囊性纤维化跨膜转导调节因子基因变异率较高，这一发现可以作为类风湿关节炎患者发生支气管扩张的重要指标，并且与不良预后相关，将为类风湿关节炎患者的确诊和防治提出新的研究思路。一项多中心研究发现，类风湿关节炎与支气管扩张的共存会导致死亡率的显著增加，其中，超过4年的共存者死亡风险更是高达80%，这一结果表明，类风湿关节炎可能是支气管扩张患者死亡的一个重要危险因素。

第八节　其他因素

除上述遗传、感染、环境等因素外，可能还有更多因素参与类风湿关节炎的发病。有些人认为，口味偏淡或许是类风湿关节炎发生的一种重要危险原因，但其机理尚不清楚。因此，为了预防类风湿关节炎，专家建议高危人群要改掉口感偏淡的习惯，保持健康的饮食习惯。而对于没有类风湿关节炎家族史的人群来说，应该重点关注预防高发的心脑血管疾病，而不是改掉味觉偏淡的习性。寒冷和潮湿也可以成为类风湿关节炎的危险因素，因为它们可能会刺激免疫系统，甚至诱发某种致病因子，进而干扰自身免疫机制。此外，类风湿关节炎更容易发生在不和睦、常常吵架、人际关系紧张、有矛盾的家庭中。外伤和手术可能会对人体机体免疫功能产生重大影响，从而诱发类风湿关节炎。此外，输血，特别是重复输血，也可能会增加RF的发生，进一步增加患类风湿关节炎的风险。

（陈雁飞）

参考文献

[1] SILVESTRI A D, CAPITTINI C, PODDIGHE D, et al. HLA - DRB1 alleles and juvenile idiopathic arthritis: Diagnostic clues emerging from a meta-analysis[J]. Autoimmunity Reviews, 2017, 16(12): 1230-1236.

[2] STEFANO L D, D' ONOFRIO B, MANZO A, et al. The Genetic, Environmental, and Immunopathological Complexity of Autoantibody-Negative Rheumatoid Arthritis[J]. International Journal of Molecular Sciences, 2021, 22(22): 12386.

[3] ABBASIFARD M, IMANI D, BAGHERI-HOSSEINABADI Z. PTPN22 gene polymorphism and susceptibility to rheumatoid arthritis (RA): Updated systematic review and meta-analysis[J]. Journal of Gene Medicine, 2020, 22(9): e3204.

[4] Felson D T, Klareskog L. The Genetics of Rheumatoid Arthritis[J]. Jama the Journal of the American Medical Association, 2015, 313(16): 1623-1624.

[5] TARAKJI I, HABBAL W, MONEM F. Association Between STAT4 rs7574865 Polymorphism and Rheumatoid Arthritis: Debate Unresolved[J]. Open Rheumatology Journal, 2018, 24(12): 172-178.

[6] CIESLA M, KOLARZ B, MAJDAN M, et al. IRF5 promoter methylation as a new potential marker of rheumatoid arthritis[J]. Polish Archives of Internal Medicine, 2019, 129(6): 370-376.

[7] DOMINGUEZ - PEREZRA, LOYOLA - RODRIGUEZ J P, ABUD - MENDOZA C, et al. Association of cytokines polymorphisms with chronic peridontitis and rheumatoid arthritis in a Mexican population[J]. Acta Odontologica Scandinavica, 2017, 75(4): 243-248.

[8] LAUGISCH O, WONG A, SROKA A, et al. Citrullination in the periodontium—a possible link between periodontitis and rheumatoid arthritis[J]. Clinical Oral Investigations, 2016, 20(4): 675-683.

[9] BELLOGUALTERO J M, LAFAURIE G I, HOYOS L X, et al. Periodontal disease in individuals with a genetic risk of developing arthritis and early rheumatoid arthritis: a cross-sectional study[J]. Journal of Periodontology, 2016, 87(4): 346-356.

[10] LEE N, KIM W U. Microbiota in T-cell homeostasis and inflammatory diseases [J]. Experimental and Molecular Medicine, 2017, 49 (5): e340-e340.

[11] LARSEN J M. The immune response to prevotella bacteria in chronic inflammatory disease [J]. Immunology, 2017, 151 (4): 363-374.

[12] PIANTA A, ARVIKAR S, STRLE K, et al. Evidence of the immune relevance of prevotella copri, a gut microbe, in patients with rheumatoid arthritis[J]. Arthritis & Rheumatology, 2017, 69(5): 964-975.

[13] TENG F, KLINGER C N, FELIX K M, et al. Gut microbiota drive autoimmune arthritis by promoting differentiation and migration of peyer's patch T follicular helper cells[J]. Immunity, 2016, 44(4): 875-888.

[14] SMOLENJ S, ALETAHA D, MCINNES I B. Rheumatoid arthritis [J]. Lancet, 2016, 388(10055): 2023-2038.

[15] CHEN Z, BOZEC A, RAMMING A, et al. Anti-inflammatory and immune-regulatory cytokines in rheumatoid arthritis[J]. Nature Reviews Rheumatology, 2019, 15(1): 9-17.

[16] SUN Y H, WEI S T, ZONG S H. Correlation between IL-4 gene polymorphismas well as its mRNA expression and rheumatoid arthritis [J]. European Reviews Medicine Pharmacology, 2017, 21 (17):3879-3885.

[17] LIU S, LI Y, XIA L, et al. IL-35 prevent bone loss through promotion of bone formation and angiogenesis in rheumatoid arthritis[J]. Clinical and Experimental Rheumatology, 2019, 37(5):820-825.

[18] NA H S, KWON J E, LEE S H, et al. Th17 and IL-17 Cause Acceleration of Inflammation and Fat Loss by Inducing α2 - Glycoprotein 1 (AZGP1) in Rheumatoid Arthritis with High - Fat Diet[J]. American Journal of Pathology, 2017, 187(5):1049-1058.

[19] EORGE M D, GILES J T, KATZ P P, et al. Impact of Obesity and Adiposity on Inflammatory Markers in Patients With Rheumatoid Arthritis [J]. Arthritis Care Research, 2017, 69(12):1789-1798.

[20] LI R, TIAN C, POSTLETHWAITE A, et al. Rheumatoid arthritis and periodontal disease: What are the similarities and differences [J]. International Journal of Rheumatic Diseases, 2017, 20(12): 1887-1901.

[21] ERIKSSON K, FEI G, LUNDMARK A, et al. Periodontal Health and Oral Microbiota in Patients with Rheumatoid Arthritis[J]. Clinical Medicine, 2019, 8(5):630.

[22] BERGOTA S, GIRI R, THOMAS R. The microbiome and rheumatoid arthritis[J]. Best Practice Research & Clinical Rheumatology, 2019, 33(6):101497.

[23] SHIN J, LEE J, LEE J, et al. Association between Exposure to Ambient Air Pollution and Rheumatoid Arthritis in Adults[J]. International Journal of Environmental Research and Public Health, 2019, 16(7):1227.

[24] BERNATSKY S, SMARGIASSI A, JOSEPH L, et al. Industrial air emissions, and proximity to major industrial emitters, are associated with anti - citrullinated protein antibodies [J]. Environmental Research, 2017, 157:60-63.

第四章
类风湿关节炎的发病机制

第一节　类风湿关节炎滑膜组织异常增生的机制

类风湿关节炎是一种慢性全身性自身免疫性疾病，以关节滑膜的慢性炎症和增生为主要病理改变，已经成为一种世界性疾病。类风湿关节炎发病高峰在20～45岁，女性多发。免疫因素、感染因素、遗传因素以及环境因素等都是引起该病发生的关键因素。类风湿关节炎的主要病理改变是关节滑膜的慢性炎症和增生，从而导致血管翳的形成，侵蚀关节软骨、软骨下骨、韧带等，破坏关节软骨、骨和关节囊，最终致使关节畸形和功能障碍。其过程中伴有多种关节外表现，如发热、皮下结节和淋巴结肿大等，血清中也可出现多种自身抗体，病变呈持续、反复发作过程。因此，了解健康和异常滑膜组织结构之间的差异对于探索类风湿关节炎的异质性至关重要。健康的滑膜是一种间充质组织，其内衬和亚内衬包围关节，由两部分组成：①由巨噬细胞样滑膜细胞（macrophage-like synoviocytes，MLS）和滑膜成纤维细胞（fibroblast-like synoviocytes，FLS）组成的内膜层；②由成纤维细胞、巨噬细胞和胶原细胞外基质组成的血管化亚衬层。保持健康的滑膜对优化关节功能和结构至关重要，通过为软骨细胞提供营养和保存滑膜液的各种细胞成分，滑膜在关节微环境的内环境稳定中也起着至关重要的作用。滑膜成纤维细胞是具有不同解剖和功能表型的异质性细胞群，是类风湿关节炎患者关节破坏和病情持续高度活动的关键介质，具有肿瘤细胞样侵袭和迁移能力，在类风湿关节炎病理状态下呈现异常增殖和凋亡抑制状态，不仅参与软骨的破坏，还分泌多种细胞因子、趋化因子以及血管生成因子，在类风湿关节炎滑膜病理过程中起着关键性作用。在滑膜炎症的持续期间，滑膜成纤维细胞发生表观遗传变化，呈现稳定、活化的表型，并能够侵入和破坏关节软骨，滑膜成纤维细胞也能够从其原发部位向远处的软骨部位进行血管迁移，在那里它们附着并侵入软骨。

一、*SIRTl*基因与类风湿关节炎滑膜组织异常增生之间的关系

在类风湿关节炎中，滑膜内膜中的细胞数量显著增加，主要是因为滑膜成纤维细胞的异常增殖。有研究证实，沉默信息调节因子1（silence in-formation regulator 1，SIRTl）在类风湿关节炎发病过程中发挥着重要作用，SIRTl属于Sirtuin蛋白家族，存在于多种生物中。类风湿关节炎患者滑膜成纤维细胞和滑膜组织中SIRTl存在异常的过度表达，SIRTl降低了FLS的增殖率与潜在的黏附性，SIRTl可通过去乙酰化核因子κB（nuclear factor kappa-B，NF-κB）、p65与p53来促进FLS凋亡，并抑制其增殖。SIRTl通过抑制滑膜NF-κB转录，抑制白介素-1（interleukin-1，IL-

1)、肿瘤坏死因子（tumor necrosis factor，TNF）、白介素-6（interleukin-1，IL-6）等下游因子的转录水平，减轻巨噬细胞的促炎症表型，SIRTl通过抑制激活蛋白-1（activator protein-1，AP-1）的转录活性和下游基因COX-2的表达，来调控由巨噬细胞介导的炎症反应。富含半胱氨酸蛋白61（cysteine-rich protein 61，Cyr61）是类风湿关节炎发病过程中的重要细胞因子，可调节细胞黏附、迁移，调节反馈回路的其他细胞因子和趋化因子的产生，而SIRTl可诱导滑膜纤维细胞中Cyr61的大量产生。SIRTl可以通过调节M1/M2极化，从而抑制类风湿关节炎滑膜炎症反应，促进组织修复。滑膜成纤维细胞中SIRTl的过表达可促进炎症因子的释放以及抑制滑膜成纤维细胞的凋亡，沉默滑膜成纤维细胞中SIRTl的表达，可以减轻炎症反应以及增加滑膜成纤维细胞的凋亡，说明SIRTl通过影响类风湿关节炎滑膜炎症反应，从而对类风湿关节炎发病存在影响。

二、免疫细胞在类风湿关节炎滑膜组织异常增生中的作用机制

由于类风湿关节炎滑膜细胞似肿瘤样增殖并异常分泌炎性因子导致软骨破坏，软骨凋亡退变释放的降解片段引起滑膜细胞的炎症反应。巨噬细胞在多种细胞因子和趋化因子的诱导下流入血管腔，并释放各种促炎因子。这些免疫细胞与滑膜成纤维细胞和B细胞协作共同促进炎症。类风湿关节炎滑膜组织的显著特征是形成血管翳（基质降解酶的来源），这会加剧软骨侵蚀、炎症和关节破坏。多种组织学研究表明，血管翳主要由成纤维细胞、巨噬细胞、多核中性粒细胞和间充质细胞组成，尽管这些细胞在类风湿关节炎中的作用各不相同。通过滑膜活检技术，研究人员可以评估人类滑膜组织中的软骨血管翳连接和非血管翳连接部位，以确定类风湿关节炎中软骨和骨侵蚀的机制和特征，细胞群在血管翳连接和非血管翳连接之间变化。血管翳连接中最常见的细胞群包括巨噬细胞、滑膜成纤维细胞、破骨细胞、软骨细胞和肥大细胞。在非血管翳连接中，亚衬层有T细胞、B细胞、分化的浆细胞、抗原递呈细胞、自然杀伤细胞和巨噬细胞，以滑膜新生血管为特征。主要的细胞群是滑膜成纤维细胞和巨噬细胞。泛核细胞是一种独特的菱形细胞，存在于血管翳连接位点，表达高水平的转录原癌基因*c-FOS*、*c-MYC*和*c-JUN*，并表达基质金属蛋白酶-1（matrix metalloproteinase-1，MMP-1）、组织蛋白酶B和组织蛋白酶L。

（一）肥大细胞

肥大细胞（mast cells，MC）是过敏反应的效应细胞，主要由两种亚型组成，即类胰蛋白酶阳性（MC_T）细胞和类胰蛋白酶/糜蛋白酶双阳性（MC_{TC}）细胞，研究表明，MC在一些疾病中（如炎症性疾病、癌症和自身免疫性疾病等）具有关键作用，可通过促进炎症、促进破骨细胞分化和血管生成在类风湿关节炎中发挥作用。类风湿关节炎患者滑膜液中可以观察到多种MC效应因子。MC激活后，迅速将预先合成并储存在颗粒内的组胺、肝素以及类胰蛋白酶等效应因子释放进入滑膜液，引起关节腔内环境变化，并引发一系列效应反应，可以不同程度地诱发炎症效应，导致骨组织溶解丢失以及软骨溶解等。组胺、肝素能够增加血管通透性并且促进血管的生成，从而形成血管翳。而类胰蛋白酶则能够降解基质并诱导血管内皮生长因子（vascular endothelial growth factor，VEGF）的释放，进一步造成软骨损伤，与正常滑膜相比，类风湿关节炎患者的关节滑膜中MC数量显著增加，且被激活的比例明显升高。激活的MC释放大量的促炎效应物进入关节腔内，引起关节内组织液变化，进一步影响关节内其他免疫细胞的作用，使其被激活导致关节腔损伤和炎症加重。各种研究表明，MC参与类风湿关节炎炎症、基质降解和组织重塑。Tetlow等人研究了软骨血管翳连接部位处MCs的激活和脱颗粒。在软骨血管翳连接部位，溶基质素-1、TNF-α、IL-1β、细胞外MC类胰蛋白酶和基质降解的水平均显著升高，类胰蛋白酶的释放导致胰蛋白酶与蛋白酶活化受体-2（protease activated receptor 2，PAR-2）在滑膜成纤维细胞上结合，并通过Rho激酶（Rho-associated kinase，ROCK）的活化抑制滑膜成纤维细胞凋

亡导致滑膜组织显著增殖。这表明MC脱颗粒与局部基质降解和炎症有关。在类风湿关节炎滑膜组织中，肥大细胞亚群的数量和比例发生了显著改变。在正常滑膜中，肥大细胞约占滑膜细胞的5%，主要包含MC_{TC}细胞亚群。Gotis-Graham等人发现，早期类风湿关节炎患者滑膜MC_T细胞的数量增加到MC_{TC}细胞数量的3倍，并且该比例与组织炎症密切相关。研究人员发现，处于疾病活动期的类风湿关节炎患者的MCs数量高于晚期的类风湿关节炎患者。此外，肥大细胞可以通过与其他细胞协同释放各种趋化因子和促炎因子来促进炎症。肥大细胞介导IL-6、IL-8、TNF-α、组胺、肝素、单核细胞趋化蛋白-1（monocyte chemotactic protein-1，MCP-1）、巨噬细胞炎性蛋白-1α（macrophage inflammatory protein-1α，MIP-1α）和类风湿关节炎中性粒细胞胞外诱捕网（neutrophil extracellular traps，NETs）的释放，并刺激单核细胞/巨噬细胞产生/释放IL-1家族成员和TNF-α，IL-6能够上调类风湿关节炎小鼠滑膜成纤维细胞中含Ⅰ型血小板结合蛋白基序的解聚蛋白样金属蛋白酶-4（a disintegrin-like and metalloproteinase with thrombospondin type-1 motifs-4，ADAMTS-4）表达，参与类风湿关节炎患者软骨破坏，引起骨结构恶化和骨强度丧失，从而加剧炎症，上述细胞因子可以促进滑膜成纤维细胞的活化，且肥大细胞释放的VEGF、血小板衍生生长因子（platelet derived growth factor，PDGF）等能够促进滑膜成纤维细胞的分裂增殖。肥大细胞还可以通过促进蛋白酶、组胺、TNF-α、IL-6、白介素-11（interleukin-11，IL-11）、干扰素-γ（γ-interferon，IFN-γ）、核因子-κB受体活化因子配体（receptor activator of nuclear factor kappa-B ligand，RANKL）和其他介质的释放参与骨质破坏。肥大细胞可增加TNF-α、IL-1β、IL-6、白介素-17（interleukin-17，IL-17）、RANKL和基质金属蛋白酶9（matrix metalloproteinase-9，MMP-9）基因的表达水平，刺激白介素-33（interleukin-33，IL-33）的释放，从而募集白细胞浸润，刺激B细胞，刺激破骨细胞分化，抑制成骨细胞分化作用，其不仅促进骨基质降解，还抑制了骨修复的进行。肥大细胞能向$CD4^+$辅助性T细胞提呈抗原，从而增强T细胞应答，可以通过诱导$CD4^+$T细胞增殖以及诱导Th1和Th17分泌细胞因子调节关节炎小鼠模型中的T细胞反应，并刺激人类$CD14^+$单核细胞分化为肿瘤坏死因子受体相关蛋白（tumor necrosis factor receptor associated protein，TRAP）阳性破骨细胞，能够通过与T细胞相互作用加重类风湿关节炎滑膜炎的症状。Shin等人发现，在关节炎小鼠的实验模型中，肥大细胞大量分泌类胰蛋白酶β，类胰蛋白酶β/肝素复合物促进滑膜成纤维细胞表达炎症介导的中性粒细胞趋化因子CXCL1/KC、CXCL5/LIX和CXCL8/IL-8；此外，类胰蛋白酶β缺陷小鼠表现出较低的疾病活动性和较少的骨质破坏。另一项研究发现，缺乏小鼠MC蛋白酶-4的关节炎小鼠实验模型的临床评分较低，软骨破坏和血管翳形成水平也较低。研究表明，肥大细胞释放的组胺可以刺激单核细胞中组胺H4受体和RANKL的表达，并诱导破骨细胞分化。肥大细胞释放的VEGF、类胰蛋白酶和成纤维细胞生长因子-2（fibroblast growth factors-2，FGF-2）可刺激滑膜成纤维细胞增殖并促进血管翳的形成。研究还发现，CXCR3在滑膜组织的肥大细胞表面强烈表达，导致肥大细胞募集增加，趋化因子如CXCL9和CXCL10水平升高，从而导致类风湿关节炎滑膜的过度增生，加重病情。肥大细胞有刺激细胞产生效应，诱导细胞分化与分裂等作用，提示肥大细胞参与类风湿关节炎炎症反应并发挥重要作用。

（二）单核细胞

单核细胞是在人类骨髓（bone marrow，BM）中从普通髓系祖细胞（common myeloid progenitor，CMP）发育而来的循环血细胞。单核细胞、巨噬细胞和树突状细胞，是单核吞噬细胞系统的成员。广泛使用的单核细胞亚群分类标准基于CD14和CD16的表达。单核细胞群主要分为3个亚群：经典的单核细胞群（$CD14^{++}$），约占健康个体血液单核细胞的80%，中间单核细胞群（$CD14^{++}CD16^{++}$），以及非经典单核细胞群（$CD14^{+}CD16^{++}$）。后两种表达CD16的单核细胞在健康个体中所占比例相对较小，但它们的数量在不同的病理条件下会增加。单核细胞亚群的变化可以作为类风湿关节炎疾病活动的生物标志物，并评估患者的临床反应。已有研究报道了类风湿关节炎患者单核细胞亚群的异常情况。早期类风湿关节炎患者中经典单核细胞的比例相对较低，而中间和非经典单核细胞群的比例相对较高。同样，Tsukamoto等人发现中间单核细胞亚群的比例与类风湿关节炎疾病活动呈正相关，与经典单核细胞亚群的患病率呈负相关；中间单核细胞在IL-10的刺激下表达CD16。此外，研究发现，经典单核细胞和中间单核细胞亚群可以预测MTX的临床反应。类风湿关节炎患者$CD14^+$单核细胞上CD16表达水平的增加导致含有IgG的免疫复合物（IC）的反应增强，并过度产生促炎因子。这种变化可能会导致对甲氨蝶呤治疗缺乏反应。单核细胞表现出表型异质性和可塑性，表达多种细胞受体并分泌多种细胞因子，包括CD14、CD16、HLA-DR、Toll样受体、B1整合素、B2整合素、增殖诱导配体（APRIL）、CCR2、CX3CR1和白细胞介素家族细胞因子（例如IL-18、IL-1β、IL-6、IL-1、IL-32、IL-33、IL-10和IL-11）；根据微环境刺激，它们可以分化为巨噬细胞和树突状细胞。为了响应LPS刺激并结合血浆中的LPS结合蛋白，Toll样受体（TLR）-4结合细胞膜上的CD14，诱导不同介质的释放，包括促炎性趋化因子（例如IP10）和细胞因子（例如TNF-α、IL-6和IL-1）。CD16（FcγRIII）是单核细胞群中表达的lgG Fc片段的另一个受体。与对照组相比，类风湿关节炎患者中表达$CD16^+$的单核细胞数量急剧增加。McGarry等人发现，$CD14^+$单核细胞表现出线粒体呼吸、葡萄糖消耗增强和线粒体形态发生变化，并增强了关键糖酵解酶，如缺氧诱导因子-1α（hypoxia inducible factor-1α，HIF-1α）、已糖激酶2（hexokinase 2，HK2）的基因表达。阻断STAT3可抑制这种强迫的糖酵解和炎症，可能是临床前类风湿关节炎的一种潜在治疗方法。Belge等人发现，与经典单核细胞相比，$CD14^{++}CD16^{++}$单核细胞表达更高水平的HLA-DR抗原，并能产生更高水平的TNF-α。其机制涉及CD14和PAM3CY与TLR2的相互作用。Yoon等人表明，在TGF-β存在的情况下，IFN-γ诱导滑膜中间单核细胞亚群中HLA-DR、CD80和CD276的表达，分别作为信号1和信号2，诱导$CD4^+$T细胞极化为Th1和Th17细胞，后者分泌更多的IFN-γ和IL-17。$CD16^+$单核细胞也能促进转化生长因子-β（transforming growth factor β，TGF-β）的释放，TGF-β通过正反馈促进类风湿关节炎的滑膜炎症。Iwahashi等人的研究结果表明，在类风湿关节炎滑膜中广泛表达的人类线粒体蛋白HSP60可诱导$CD16^+$单核细胞产生TNF-α，可能通过级联反应激活MyD88-NF-Kb，丝裂原活化蛋白激酶（mitogen-activated protein kinas，MAPK）。类风湿关节炎患者滑膜和血液中的经典和中间单核细胞亚群大量表达Toll样受体（Toll-like receptor，TLR）2，3个单核细胞亚群均表达TLR9；经典单核细胞亚群在TLR2和TLR9激动剂刺激下被触发，产生促炎细胞因子。滑膜成纤维细胞表达TLR1-6（TLR3和TLR4高度表达），这可能参与激活早期类风湿关节炎炎症和关节破坏相关通路。Thwaites等人表明，类风湿关节炎患者单核细胞表面受体TLR1和TLR2的激活介导了IL-6和TNF-α水平的升高，TLR5的激活介导了IL-6和IL-10水平的升高。TLR1/2诱导的IL-6与RADAS28评分有关，而DAS28评分是衡量类风湿关节炎疾病活动性的常用评分。α-烯醇化酶可由滑膜成纤维细胞产生，促进滑膜成纤维细胞的增殖和存活，并可与单核细胞上的TLR4结合，产生促炎因子和趋化因子，如TNF-α、IL-1β、IL-6、CCL3、IL-8和CXCL1。此外，在所有类风湿关节炎患者中，单核细胞亚群的跨膜TNF（tmTNF）表达水平较高。抗TNF抗体可以作为配体，与tmTNF结合并介导反向信号传递。与tmTNF结合的抗TNF也可以通过诱导诱饵受体sTNFR1、sIL-1R1和sIL-1R2的释放并增加IL-10的产生而发挥抗炎作用。此外，单核细胞表达TNFR1的患者的疾病活动评分较低，这可能是由于sTNFR1和TNF引起的炎症抑制，或通过TNFR1外源性死亡受体途径激活促炎性单核细胞亚群的凋亡。单核细胞可以作为抗原提呈细胞激活淋巴T细胞，在IL-4/粒细胞-巨噬细胞集落刺激因子（granulocyte-macrophage colony-stimulating factor，GM-CSF）条件下，可产生单核细胞衍生的树突状细胞，以诱导$CD4^+$T细胞极化为Th17和Treg细胞，并增加IL-6和IL-23的释放。Jongbloed等人发现，类风湿关节炎患者滑液中的两种异质性树突状细胞亚群、髓样树突状细胞（myeloid dendritic cell，mDC）和浆细胞样树突状细胞（plasmacytoid dendritic cell，pDC）的数量显著增加，pDC可以激活B细胞分化为浆细胞，并以T细胞依赖和T细胞非依赖的方式分泌抗体。pDC的数量与血清抗环瓜氨酸肽抗体（anti-cyclic citrulline antibody，ACPA）水平呈显著正相关。与正常单核细胞相比，类风湿关节炎中的单核细胞也表达更高水平的各种黏附蛋白，包括纤维连接蛋白和B2整合素复合物CD11b，它们促进黏附和迁移。类风湿关节炎中的单核细胞在细胞表面表达增殖诱导配体并释放可溶性物质，这与疾病活动显著相关。B细胞激活因子（B-cell activation factor，BAFF）与增殖诱导配体（aproliferation-inducing ligand，APRIL）联合维持自身免疫B细胞的存活并促进自身免疫反应。通过观察血清抗环瓜氨酸肽抗体（anti-cyclic citrullinated peptide antibody，CCP）阳性和阴性患者经甲氨蝶呤和羟氯喹治疗6个月后血清APRIL的变化，发现与对照组相比，APRIL的血清浓度升高，且与疾病活动性、关节肿胀、视觉模拟评分，以及简化的疾病活动指数呈正相关。此外，治疗后抗CCP阳性类风湿关节炎患者的APRIL水平显著低于抗CCP阴性的类风湿关节炎患者。APRIL在类风湿关节炎患者的所有循环单核细胞亚群表面高度表达，并与疾病活动有关。在佐剂性关节炎（adjuvant arthritis，AA）大鼠的滑膜匀浆中检测到高浓度的APRIL，APRIL刺激滑膜成纤维细胞增殖、迁移和促炎症因子的分泌。类风湿关节炎外周血单个核细胞和单核细胞亚群中的唾液酸结合免疫球蛋白样凝集素-1水平在TNF-α、IFN-γ和Ⅱ型胶原刺激下显著升高，并有临床疾病指标，如28个关节疾病活动度（disease activity score in 28 joints，DAS28）评分、红细胞沉降率（erythrocyte sedimentation rate，ESR）、C-反应蛋白（C-reactive protein，CRP）和IgM-类风湿因子（rheumatoid factor，RF）呈正相关。类风湿关节炎中的单核细胞、巨噬细胞和滑膜成纤维细胞增加蛋白酶激活受体-2（proteinase-actived receptors 2，PAR-2）的表达水平，它们促进IL-6和TNF-α的产生并促进滑膜成纤维细胞的增殖和侵袭。

（三）巨噬细胞

关节炎小鼠腹腔内主要有两个巨噬细胞亚群，即大腹腔巨噬细胞（large peritoneal macrophage，LPM）和小腹腔巨噬细胞（small peritoneal macrophage，SPM）。LPM来源于胎肝巨噬细胞，其主要标志物为CD11b high、CD11clow、F4/80 high、$CD209^-$、GATA-6^+、MHC II low/-、$CD62L^-$和$TIM4^+$。SPM由骨髓来源的单核细胞发育而来，其主要标志物主要是CD11blow、$CD11c^-$、F4/80低、$CD209^+$、GATA-6^+、MHC Ⅱ高、$CD62L^+$和$TIM4^-$。此外，已有研究发现，驻留在组织中的CX3CR1+巨噬细胞亚群可以隔离关节，并通过与膜状结构形成紧密连接屏障来抑制炎症。

类风湿关节炎活动期滑膜组织中可见大量巨噬细胞，临床缓解后巨噬细胞数量减少，表明巨噬细胞具有高度可塑性，可对微环境刺激（例如通过极化）作出反应。许多研究表明，滑膜组织中巨噬细胞的变化可以预测治疗效果。临床治疗后，良好应答者、中等应答者和无应答者的亚衬层巨噬细胞数量变化有显著差异；这些变化与DAS28分数的变化密切相关，具有极好的敏感性。活化的巨噬细胞通过产生IL-1β、IL-6、TNF-α、IL-12和其他细胞因子来招募免疫细胞和滑膜成纤维细胞，以促进炎症，而慢性炎症和其他细胞分泌的细胞因子有助于巨噬细胞的活化、极化和凋亡。CPJ和非CPJ部位的巨噬细胞表达水平存在显著差异。Youssef等人发现了骨髓相关蛋白（MRPs）的类风湿关节炎滑膜表达模式，MRPs是巨噬细胞激活标记物。巨噬细胞仅在疾病活动期在CPJ衬里层表达MRP8、MRP14和MRP8/14二聚体，表明巨噬细胞在类风湿关节炎软骨破坏部位被激活和极化。

巨噬细胞极化的概念有助于区分处于不同状态的巨噬细胞的生物学功能及其在疾病病理生理

学中的特征。研究检测了与类风湿关节炎相关的多个部位巨噬细胞群的表达发现，滑膜衬里层巨噬细胞主要表现为IL-10极化样表型，表明M2巨噬细胞占优势。滑膜亚衬层中的巨噬细胞共同表达M1和M2标记物，表明存在更异质的表型。Palacios等人发现，类风湿关节炎患者滑液和滑膜中的巨噬细胞高度表达促炎极化基因，包括INHBA、MMP12、EGLN3和CCR2，而抗炎基因的表达水平较低，包括IGF1、HTR2B、FOLR2、SERPINB2和CD36。ACPA可诱导干扰素调节因子-5的活化，以促进向M1巨噬细胞的极化，并增加M1与M2细胞的比例。胶原诱导性关节炎小鼠腹腔巨噬细胞以M1巨噬细胞为主，这一发现与之前的结果一致。因此，类风湿关节炎中M1和M2巨噬细胞亚群的数量不平衡。M1占主导地位，促进炎症发生。尽管M1和M2的极化机制尚未完全阐明，但M1和M2巨噬细胞都分泌不同的细胞因子和介质，与其他细胞协同作用，通过对相应刺激的反应来影响疾病的进展。

（四）细胞亚群和细胞因子在类风湿关节炎滑膜组织异常增生中的作用机制

一些现有的研究描述了类风湿关节炎滑膜组织学的四种模式，包括淋巴样、髓样、寡免疫型和纤维型。这四种模型都有独特的基因表达特征和信号通路特征。淋巴样变异表达与淋巴样B细胞和淋巴样T细胞的激活和分化、免疫球蛋白产生、抗原呈递和细胞因子信号（Jak/STAT、白细胞介素IL-17）相关的高水平基因，包括CD19、CD20、XBP-1、CD38、CXCL13密切相关，并下调TGF-α的基因表达，下调与Wnt信号传导、间充质细胞增殖、蛋白质水解、细胞运输和核糖体代谢处理相关的基因表达。自身免疫B细胞抗原和其他淋巴因子的存在可能会促进滑膜炎的发展，并导致对抗TNF-α治疗的反应欠佳。此外，细胞聚集体的积累反映了淋巴滑膜中B细胞和T细胞的增殖。

髓样变异表达高水平基因与TNF-α和IL-1b的产生、Toll样受体和核苷酸结合寡聚结构域（NOD）样受体信号、Fc-γ受体诱导的吞噬作用和单核细胞增殖相关。它们高度激活活化B细胞（NF-kB）途径基因的核因子-κ轻链增强子，包括TNF-a、IL-1b、IL-1Rα、ICAM1和MyD88、炎性趋化因子CC趋化因子配体（CCL）-2和IL-8、粒细胞和炎性巨噬细胞谱系基因，如S100A12、CD14和OSCAR。相反，它们下调与转录和剪接相关的基因的表达。髓样滑膜组织具有较少的细胞聚集（主要包含促炎性M1单核巨噬细胞），并高度表达多种炎症基因。因此，这类组织对抗TNF-α治疗更具反应性。研究表明，关节间表达高水平炎症基因的类风湿关节炎滑膜具有高水平的炎症（即高DAS28评分、高CRP水平、高血沉率、高血小板计数和更短的病程）。寡免疫型滑膜主要富含参与炎症和伤口愈合过程的基因，它显示与其他几种表型相关的基因表达模式相关，并表达高水平的IL-6、IL-6受体（IL-6R）成分IL-6ST/gp130和STAT3。这种表达模式与之前关于IL-6在类风湿关节炎中生物学作用的研究一致。寡免疫型滑膜的主要特征是低水平的炎症和抗炎M2单核细胞/巨噬细胞的积聚，这增加了对抗TNF-α治疗和B细胞清除治疗的不良反应的可能性。纤维型滑膜主要富集参与调节滑膜成纤维细胞、破骨细胞和成骨细胞的基因，例如TGF-β信号、骨形态发生蛋白（bone morphogenetic protein，BMP）信号的基因，以及内吞和细胞投射相关基因。它们表达高水平的Wnt通路基因，同时显著下调多个免疫系统过程（与B细胞、免疫球蛋白、髓样细胞相关）、先天免疫反应（包括NOD样受体信号）和趋化过程。此类型滑膜中血管生成相关基因的表达水平较高，这与抗TNF-α治疗反应降低有关。

重要的是，类风湿关节炎血清阳性患者仅限于淋巴样、髓样和寡免疫型，这些患者的可溶性细胞间黏附分子-1（soluble intercellular adhesion molecule-1，sICAM-1）和CXCL13水平均升高。sICAM-1和CXCL13水平可分别代表髓样、淋巴两种滑膜表型，并可作为预测抗TNF-α和抗IL-6R治疗的生物标记物。炎症细胞的滑膜迁移可由sICAM1与中性粒细胞和单核细胞受体结合，以响应TNF-α的刺激。CXCL13是一种B细胞特异性趋化因子，它在次级淋巴组织和生发中心组织中起关键作用。IL-6/IL-6R与淋巴样B细胞驱动的滑膜炎高度相关，但在以活化的单核细胞为主的髓样滑膜组织中，抗TNF-α治疗最有效。

不同亚群的单核细胞可分泌多种细胞因子，包括IL-1β、IL-6、IL-18、IL-32、TNF-α、IL-33、IL-23、IL-10和IL-1Rα，并以不同方式表达与类风湿关节炎相关的各种细胞受体。单核细胞可以作为抗原提呈细胞激活$CD4^+T$细胞分化为Th1和Th17细胞。IL-18是Th1应答的关键因子，与IL-12和IL-15协同诱导滑膜组织产生IFN-γ，并以IFN依赖的方式促进促炎因子如TNF-α和IL-1的产生。IL-10可抑制TNF-α和IFN-γ产生，IL-1b和TNF-α可促进滑膜成纤维细胞释放IL-18。IL-32在类风湿关节炎滑膜组织中高度表达，可诱导小鼠巨噬细胞和人血单核细胞释放PGE2。滑膜中IL-32水平与滑膜炎症指数、TNF-α、IL-1β和IL-18呈正相关。类风湿关节炎滑液中的单核细胞表达较低水平的IL-10和较高水平的IL-1Rα，这可能与抗炎机制有关。然而，这种作用并不能抵消其他促炎症过程。单核细胞产生的IL-6和IL-1β可促进炎症和增加黏附。单核细胞和滑膜成纤维细胞也能分泌IL-23和IL-33。IL-23对Th17细胞分化和IL-17A的产生至关重要。IL-33可诱导Th2细胞分化，刺激IL-4、IL-5和IL-13的产生，通过与MCs上的ST2受体结合，释放相关细胞因子，从而促进炎症。Th1、Th17、滑膜成纤维细胞和单核细胞可分泌GM-CSF，通过IRF4或IRF5诱导巨噬细胞分化为M1表型，并促进IL-6、IL-23和CCL17的产生以诱导炎症。它们还可以分泌M-CSF，而诱导巨噬细胞向M2型极化，发挥抗炎机制。

M1和M2巨噬细胞可分泌多种生物介质，包括IL-1、IL-1β、IL-6、IL-26、IL-27、IL-29、IFN-γ、IL-22、TNF-α、IL-12、IL-15、IL-18、IL-20、MIF、MMP-1、MMP-2、MMP-9、MMP-12、MMP-13、各种CXCL趋化因子、CCL2、CCL3、CCL5、ROS、IL-10、IL-1RII，血清IL-12水平与类风湿关节炎患者关节肿胀的数量、RF水平和其他疾病活动标志物呈正相关，可作为疾病活动的预测指标。此外，维生素D受体广泛表达于许多免疫细胞表面，如$CD4^+T$细胞、$CD8^+T$细胞、B细胞和DC细胞。维生素D在钙代谢、骨骼健康和抗炎方面发挥作用，这在许多疾病中已被广泛描述。通过调节类风湿关节炎中失调的微生物群，可能部分缓解各种自身免疫反应，具体机制有待进一步研究。IL-12也能诱导Th1细胞分化。在存在大量TNF-α的情况下，Th1细胞释放IFN-γ和IL-2，IFN-γ进一步诱导巨噬细胞向M1表型分化。IL-2是T细胞依赖性反应的重要调节因子，在T细胞增殖和存活中起着至关重要的作用。由巨噬细胞和Th22细胞亚群产生的细胞因子IL-22与疾病活动有关，并通过诱导滑膜成纤维细胞中RANKL的产生促进破骨细胞的产生，而Th2细胞产生的IL-25可通过STAT3、P38、MAPK、IkBa途径抑制这种作用。此外，IL-25通过抑制$CD4^+T$细胞向Th17细胞的分化来减弱CIA的发展。然而，一些研究表明，IL-25参与了滑膜成纤维细胞的异常增殖。在类风湿关节炎早期，血清和滑液中的IL-15水平升高，并促进TNF-α和IL-17的释放，参与T淋巴细胞激活和随后的骨破坏。它可以作为检测早期类风湿关节炎的独立生物标志物。巨噬细胞分泌的IL-27具有抗炎和促炎双重功能，它诱导滑膜成纤维细胞释放多种促炎症介质，包括IL-6、VCAM-1、CCL2、CXCL9、CXCL10和MMP-1。另一方面，IL-27与T细胞的IL-27受体结合，诱导T细胞分化为分泌IL-10的Treg细胞，后者作为抗炎机制抑制Th17分化。滑膜成纤维细胞和巨噬细胞分别产生IL-26和IL-29。IL-26可通过激活cJUN、NF-kB、STAT1信号通路促进M1巨噬细胞极化，并产生IL-6和TNF-α促炎因子。IL-29在类风湿关节炎患者血清中升高，参与外周血中性粒细胞的趋化，通过降低STAT3和BCL6活性抑制T滤泡辅助细胞（Tfh）分化，并通过MAPK途径诱导滑膜成纤维细胞中RANKL表达，参与骨破坏。IL-29上调滑膜成纤维细胞中TLR的水平，以调节IL-6和IL-8的表达，从而促进炎症。滑膜和血清中的IL-18水平与类风湿关节炎疾病活动有关。抑制IL-18可抑制促炎因子如IL-6、IL-18、TNF-α和IFN-γ的分泌。与其他细胞因子相比，来氟米特治疗后IL-18水平显著降低。因此，IL-18血清水平可作为衡量来氟米特疗效的潜在生物标志物。TNF-α抑制剂治疗可显著减少类风湿关节炎患者的骨丢失，这与IL-20和RARANKL表达水平降低有关。单核细胞和巨噬细胞分泌的血清巨噬细胞移动抑制因子（migration inhibitory factor，MIF）促进Th1和Th17细胞的分泌。促炎细胞因子，包括TNF-α、IFN-γ、IL-1BT、IL-6和IL-17A，诱导MMP-1、MMP-3、MMP-9、MMP-13、磷脂酶A2和环氧合酶-2的产生，诱导滑膜成纤维细胞产生VEGF、IL-8和RANKL，并促进单核细胞分化为破骨细胞，所有这些都介导类风湿关节炎的骨破坏。CXCL1-8可以与ECs细胞中的CXCR2结合，参与血管生成。抑制CXCL4可能改善CIA小鼠的炎症反应。抑制CXCL8可减少类风湿关节炎中的血管生成，而滑膜成纤维细胞释放CXCL12可通过结合CXCR4或CXCR7来抑制其他趋化因子和VEGF的促血管生成活性。在类风湿关节炎中，CCL2、CCL3、CCL4、CCL5和CXCL9、CXCL10水平升高，其中CCL2与CCL5和CXCL10促进破骨细胞生成。滑膜成纤维细胞和巨噬细胞通过PI3K、ERK、JNK途径产生CCL2、MCP-1，可导致IL-17诱导的单核细胞从血液迁移到滑膜。

简言之，类风湿关节炎中各种细胞亚群的相互作用促进炎症和骨破坏。尽管分泌了许多抗炎介质，但抗炎介质的水平不足以抑制慢性炎症和骨破坏的过程。关于自身免疫性疾病中的其他现有细胞亚群，可能未来还需要大量的研究去进一步证实相关机制。

第二节　软骨和骨质破坏的发生机制

关节炎是伴有骨及软骨破坏的关节炎症的总称，它有多种表现形式，如骨性关节炎、类风湿关节炎和银屑病性关节炎等。这些疾病有一个共同点是炎症导致的骨和软骨破坏。近年来，有研究陆续报道了骨性关节炎、类风湿关节炎和银屑病性关节炎破坏的潜在机制，这些发现不仅延伸到细胞外信号通路，而且也延伸到细胞内信号通路，其中炎症的产生及机械应力的改变是导致其发生的主要原因。

在关节炎的骨和软骨破坏中，各种免疫细胞和骨组织通过介质进行密切相互作用，如TNF-α、ILs、MMP和溶栓反应素等。各种分子机制导致软骨破坏，包括机械应力和炎症，已经阐明，骨组织和免疫细胞之间通过各种炎症细胞因子相互作用。然而，在每种疾病中起主要作用的组织和细胞因子是不同的，因此，骨和软骨破坏的机制也大不相同。然而，鉴于破骨细胞在骨破坏过程中发挥着重要作用，破骨细胞的胞内信号转导可能成为新的治疗靶点，新的药物正在开发中，临床试验也正在围绕这些目标进行。

类风湿关节炎是一种以对称性累及全身关节为主的系统相关性、炎症相关性自身免疫性疾病，主要表现为慢性、对称性、进行性多关节炎、滑膜炎症、淋巴细胞浸润、血管翳形成以及其后的关节软骨与骨的侵蚀等，最终导致骨质破坏。骨质破坏是造成类风湿关节炎患者关节畸形、功能丧失等众多临床问题的核心因素，贯穿于整个类风湿关节炎的发展过程之中。那么，为什么类风湿关节炎会造成患者的骨破坏而骨性关节炎不太会导致骨破坏呢？类风湿关节炎骨破坏发生的机制又是什么？我们知道，类风湿关节炎的特征是增生性滑膜炎，这可能是引起软骨和骨破坏的关键病理因素。类风湿关节炎的活动期，在滑膜细胞增生部位形成血管翳，炎症下的滑膜包括T淋巴细胞、滑膜成纤维细胞和产生炎症细胞因子的巨噬细胞，如TNF-α、IL-1、IL-6、IL-17和巨噬细胞集落刺激因子（macrophage colony-stimulating factor，M-CSF），这些炎性细胞因子激活破骨细胞，导致骨破坏是最常见的说法。

近年来，多项研究表明，类风湿关节炎骨破坏发生机制与破骨细胞的增殖和分化、细胞内信号通路对破骨细胞的调节、T淋巴细胞及细胞因子对骨的作用、骨代谢相关基因的表达，以及其他众多因素等均有关联。

一、破骨细胞在类风湿关节炎的骨破坏中的作用

破骨细胞是一种多核巨细胞，来源于造血干细胞，由同种单核细胞系祖细胞发育演变而来。通过观察类风湿关节炎患者的骨侵蚀部位，发现有酒石酸耐酸性磷酸酶阳性、降钙素受体阳性、组织蛋白酶k阳性的多核巨细胞即被称作破骨细胞，这些发现证明类风湿关节炎的骨破坏不是由滑膜直接侵袭所致，更多的是继发破骨细胞作用所致，破骨细胞的过度活化，在类风湿关节炎骨破坏机制中，起着关键性的作用。正常状态下，骨量的维持，通常依靠破骨细胞与骨组织中的另一细胞——成骨细胞（osteoblast，OB）相互作用及平衡来实现。而类风湿关节炎患者骨代谢的特点是骨吸收增强而骨形成不足，倘若打破破骨细胞与成骨细胞之间的动态平衡，破骨细胞功能亢进则会继发类风湿关节炎患者全身性骨丢失、骨破坏及骨质疏松等一系列问题。

二、参与调控破骨细胞的关键因子

在破骨细胞增殖与分化过程中，有3种参与调控破骨细胞的关键因子：RANKL、M-CSF以及骨保护素（osteoprotegerin，OPG）。

（一）核因子κβ配体的受体活化剂（RANKL）

RANKL是一种细胞因子，为TNF家族成员。RANKL诱导破骨细胞分化必须通过其受体NF-KB受体活化因子（RANK）来实现。RANK是位于破骨细胞及其前体细胞表面的I型跨膜受体，属于TNF受体超家族，与RANKL结合后，可激活细胞内的信号传导系统，通过转录因子启动特定基因表达，从而合成特异性蛋白质，使前体细胞分化为成熟破骨细胞。

（二）M-CSF

M-CSF是被公认的直接参与破骨细胞分化的细胞因子，它是一种单通膜蛋白炎症因子，巨噬细胞存活、增殖和分化均依赖其调节，同时，它也是破骨细胞前体细胞存活和增殖的必要条件。该因子与c-fms（酪氨酸激酶超家族受体成员，是破骨细胞活化的关键信号之一）相互作用，能刺激单核细胞分化成巨噬细胞并诱导IL-6、IL-8及TNF-α的生成，上调破骨细胞前体细胞RANK的表达，导致机体出现炎症反应，引起局部骨破坏或骨质疏松等临床症状。

（三）OPG

OPG属于TNF家族，是RANKL的可溶性“圈套”受体，可以阻止RANKL和RANK的结合，阻断促进破骨细胞的活化信号，从而抑制破骨细胞分化。RANKL与OPG的比值严格地控制着破骨细胞分化与骨吸收功能，若OPG降低，RANKL水平升高，则破骨细胞生成增多、活性增强，导致骨破坏发生加剧。

为了证明破骨细胞在炎症性关节炎骨质破坏中的作用，研究人员对RANKL敲除小鼠使用血清转移模型来诱导关节炎，结果发现，RANKL敲除鼠的关节炎症和软骨破坏与对照组相似，而骨质破坏显著减少。另一项研究发现，TNF-α转基因和RANK敲除的杂交小鼠虽出现关节炎症，破骨细胞前体细胞显著增多，但不分化成破骨细胞，也不出现骨破坏。因此，破骨细胞是介导关节局部骨破坏及关节损害的关键细胞，在无破骨细胞存在的情况下，炎症反应本身并不直接介导关节破坏。

三、破骨细胞的活化过程

破骨细胞的活化，少不了细胞内信号通路的调节。研究发现，RANKL和RANK结合之后，会传递相应的信号至细胞内，并进入细胞核，引起基因的转录激活和表达。在此过程中，多种信号分子和转录因子发挥着重要作用，目前发现对于破骨细胞活化的重要的信号分子和转录因子有肿瘤坏死因子相关因子6、c-Fos蛋白、丝裂原活化的蛋白激酶（mitogen activated protein kinases，MAPKs）、NF-κB和活化T细胞核因子c1等，有试验证实，以上基因敲除小鼠均会出现严重的骨质硬化症。

对于破骨细胞的分化，研究认为是TNF家族成员的RANKL和M-CSF是必不可少的。炎症细胞因子，如TNF-α、IL-1、IL-6和IL-17诱导滑膜成纤维细胞或成骨细胞膜上产生过量的RANKL。成骨细胞与破骨细胞祖细胞之间的接触激活核因子κB受体，激活RANKL通路，从而促进破骨细胞分化，该通路的重要性已被一项小鼠遗传研究证实。在RANKL和RANK敲除小鼠中，破骨细胞缺失，并发现骨质疏松。当骨保护素（RANKL的诱骗受体）被用于关节炎大鼠模型时，骨破坏被调节。这些结果表明，RANK与RANKL通路在破骨细胞分化中起着关键作用。

M-CSF是由成骨细胞和基质细胞产生的，也是破骨细胞发生的关键因素，这一点在对缺乏功能活性M-CSF的成骨小鼠的分析中得到了证实。M-CSF不仅对破骨细胞祖细胞的增殖必不可少，而且对破骨细胞向成熟破骨细胞的分化也必不可少。在一项研究中，没有破骨细胞的cfos缺乏小鼠与TNF-α转基因小鼠（关节炎模型小鼠）交配后发现，关节炎的发作和骨破坏明显受到调节。因此，即使残留的炎症存在，也可以通过抑制破骨细胞的活性来防止关节破坏。

（一）破骨细胞内信号通路

破骨细胞的细胞内信号通路可能是类风湿关节炎新的潜在治疗靶点。首先，当RANK被刺激时，TNF受体相关因子家族被招募到RANK中。TRAF6在RANK/RANKL信号传导中尤为重要，一项TRAF6缺陷小鼠发生骨化的研究证实了这一点。当TRAF6被招募到RANK时，下游NF-κB、MAPKs和AP-1被激活。这最终激活活化T细胞c1的核因子（nuclear factor of activated t cell c1，NFATc1），它是破骨细胞分化的主转录因子。激活的NFATc1与其他转录因子结合，如环腺苷单磷酸反应元件结合蛋白、AP-1、转录因子MITF和pu1，并促进破骨细胞特异性基因的表达，如TRAP、Cathepsin K、降钙素受体，以及破骨细胞相关受体。除了M-CSF和RANKL外，激活钙信号的免疫受体酪氨酸激活基序（immunoreceptor tyrosine-based activation motif，ITAM）对破骨细胞分化也很重要。适配器分子ITAM，比如Fc受体共同γ链和DAP12与PIR-A相关受体配对，PIR-A在髓细胞触发受体表达2和信号调节蛋白β1，随后激活脾酪氨酸激酶。其次是Bruton 's酪氨酸激酶和肝细胞癌中表达的酪氨酸激酶，整合RANK/RANKL信号与ITAM信号，并激活钙信号，当钙信号的激活持续时，钙调神经磷酸酶被激活，活化的钙调神经磷酸酶诱导去磷酸化的NFATc1的核易位，最终去磷酸化的NFATc1允许NFATc1持续的自身扩增。ITAM信号本身不能诱导破骨细胞发生，但在破骨细胞发生过程中，它们是调节RANK启动的钙信号阈值所必需的。

（二）T细胞在类风湿关节炎骨破坏中的作用

一直以来，免疫细胞尤其是T细胞在类风湿关节炎的发病过程中有着重要的作用。在类风湿关节炎滑膜中，T细胞占细胞总数的30%～50%。多项研究证实，T细胞亚群紊乱与类风湿关节炎骨破坏有关。

$CD4^+$T细胞是主要浸润在类风湿关节炎滑膜组织中的T细胞，可分化成不同的细胞亚型，释放出不同的细胞因子来实现免疫应答。活化的$CD4^+$T细胞主要能显著增加RANKL表达水平，从而促进破骨细胞分化。在免疫应答过程中，CD4⁺T细胞被活化、增殖，最终分化为Th1和Th2细胞及其他功能性T细胞。在2005年，Harrington等根据分泌细胞因子的不同，首次提出了“Th17亚群”的概念。Th17细胞是作为一种独立存在的CD4⁺T细胞亚型，主要被孤儿核受体C（RORC）调控，与类风湿关节炎的发病有紧密的关系，该细胞通过产生细胞因子白细胞介素-17（IL-17），刺激RANKL的表达，间接促进了破骨细胞分化增殖，从而导致类风湿关节炎骨破坏。

在类风湿性关节炎中，T细胞有过度的免疫反应。CD4⁺T细胞由促进免疫应答的辅助性T细胞（t helper，Th）和调节这些免疫应答的调节性T细胞（regulatory t cell，Treg）组成。Th细胞有Th1、Th2、Th17细胞等亚群。类风湿关节炎中Th17/Treg存在不平衡，Th17的激活明显高于Treg，因此Th17细胞在炎症反应中起着重要的作用。Naive T细胞通过IL-1β、IL-6、IL-21和转化生长因子-β（TGF-β）向Th17细胞分化。Th17产生的IL-17通过作用于多种免疫细胞激活炎症，通过诱导滑膜成纤维细胞中的核因子κB配体受体激活因子（receptor activator of nuclear factor kapb ligand，RANKL）激活破骨细胞。此外，最近有报道称，exFoxp3 Th17促进破骨细胞分化的作用是Th17的3倍。

（三）细胞因子在类风湿关节炎骨破坏中的作用

各种细胞因子和炎症介质的异常表达，也是类风湿关节炎骨破坏的重要原因。

1.TNF-α

TNF-α是一种主要的炎症细胞因子，参与多种类风湿关节炎病理过程。近年来，越来越多的研究人员发现TNF-α在骨破坏中起着重要作用。类风湿关节炎局部受累关节处的TNF-α表达水平都会有一定程度的升高。TNF-α通过促使黏附分子表达，激活T细胞产生M-CSF，诱导产生RANKL，最终使得破骨细胞分化增殖，促进骨的吸收，造成骨破坏。

2.IL-17

IL-17是一类新近被发现的细胞因子类群，是类风湿关节炎重要的促炎因子之一，主要由Th17细胞或记忆性T细胞分泌而成，在类风湿关节炎的骨破坏及滑膜炎中起着重要作用。该细胞因子可诱导成骨细胞与间充质细胞RANKL的表达，刺激破骨细胞分化增殖，促使类风湿关节炎骨破坏。另外，IL-17还可与其他细胞因子共同作用，使炎症反应更加激烈，导致关节骨破坏的加速。

3. IL-6

IL-6是一种多功能细胞因子，由巨噬细胞、T淋巴细胞等分泌产生，有调节免疫应答的功能。当炎症发生后，IL-6迅速生成，抑制成骨细胞受体合成，从而反向促进了前破骨细胞的形成，最终造成类风湿关节炎患者的骨破坏。IL-6亦是TNF-α的生物效应放大因子，可放大TNF-α对骨破坏的严重程度。

4. IL-1

IL-1是诱导Th17细胞分化的主要细胞因子之一，同样可以促进成骨细胞和其他细胞产生RANKL，从而间接影响破骨细胞的分化增殖，引起骨破坏的发生。

5. IL-23

IL-23是一种异源二聚体细胞因子，由IL-23α的p19和IL-12的p40两个亚基组成。IL-23通过信号通路激活CD4⁺T细胞并刺激其增殖，促进Th17细胞的维持，刺激活化的Th17细胞分泌产生一系列细胞因子，从而驱动炎症反应，加速骨破坏的进展。

6. IL-34

IL-34于2008年被研究人员发现，也是属于IL家族成员，它的功能类似于M-CSF，是破骨细胞的主要功能性细胞因子之一。

7.IL-33

IL-33是IL-1家族的新成员，主要诱导Th2细胞分化，近期在类风湿关节炎发病过程中受到较多关注。有研究显示，在类风湿关节炎患者的滑膜组织、滑膜成纤维细胞等中均能发现IL-33的表达，所以IL-33可能参与了类风湿关节炎的急性反应，高水平表达的IL-33可能加重关节的炎症反应，在类风湿关节炎的发病及骨破坏过程中起到一定的作用。

（四）与类风湿关节炎骨破坏相关的基因

遗传因素与类风湿关节炎发病密切相关，据估计，遗传因素占类风湿关节炎发病风险的50%。一项全国性的双胞胎研究报道发现，同卵双胞胎（15.4%）的疾病一致性明显高于异卵双胞胎（3.6%）。在MHC Ⅱ类基因中，HLA-DR1和HLA-DR4与类风湿关节炎易感性关系最为密切。迄今为止，在多个人群中，GWAS已经确定了超过35个类风湿关节炎易感位点，如HLA-DRB1、STAT4、PTPN22、PAD14和CCR6，有报道称上述遗传位点的异常均与关节骨和软骨损害有相关性。

除了破骨细胞以及细胞内信号通路及细胞因子外，近来研究发现人类白细胞抗原（HLA）-DRB1和脱氧核糖核酸损伤诱导基因45β（GADD45β）、蛋白络氨酸磷酸酶非受体型22（PTPN22）基因多态性（R620W）、Atp6v1c1等基因，也与类风湿关节炎骨破坏的发生相关。

1. 人类白细胞抗原（HLA）-DRB1

HLA-DRB1的一个编码序列，是侵蚀类风湿关节炎一个最重要的遗传风险因子，可促进破骨细胞生成因子的产生。

2. GADD45β

该基因的缺乏可大大增强局部炎症，迫使破骨细胞数量增加。

3. PTPN22-R620W

有研究表明，该基因是类风湿关节炎的易感因素，且与抗环瓜氨酸肽抗体（已证实与骨破坏相关）产生有一定联系。因此，该基因间接引发骨破坏。

4. Atp6v1c1

Atp6v1c1基因在破骨细胞介导的骨吸收中同样发挥重要作用。

5. 其他因素

随着科学的发展，研究人员还发现，抑癌蛋白M信号因子可影响骨破坏相关因子的表达，循环肌腱蛋白C可作为骨破坏的生物标志物，肌肉生长抑制素的缺乏能使骨破坏得到改善。

另外，还有许多细胞因子对破骨细胞有着抑制作用，从而影响着类风湿关节炎骨破坏。IFN-γ、IL-4、IL-10、GM-CSF、IL-12等细胞因子均有阻断RANKL信号的作用，从而抑制破骨细胞形成，影响骨破坏。前几年，研究人员还发现脂肪因子与类风湿关节炎骨破坏相关，如脂联素等，但具有一定的争议，有待研究考证。

第三节　类风湿关节炎可能的发病机制学说

类风湿性关节炎是最常见的全身性炎症性风湿病。尽管确切的病因仍然难以明确，但目前的理解是类风湿关节炎是一种多因素疾病，其中宿主和环境因素之间的复杂相互作用决定了疾病的总体风险敏感性、持久性和严重性。和类风湿关节炎发展相关的与宿主相关的风险因素可分为：

遗传、表观遗传、荷尔蒙、生殖和神经内分泌、共存的宿主因素等，同时，环境风险因素包括吸烟、其他空气传播、微生物群和传染源、饮食、社会经济因素等均为可能的诱发因素。据报道，类风湿关节炎发展的危险因素包括吸烟、肥胖、暴露于紫外线、性激素、药物、肠道、口腔和肺微生物组的变化、牙周病（牙周炎）和感染等诸多因素。早在19世纪就已经认识到牙周炎与类风湿关节炎发展之间可能的关联性，但无长足的进展，然而最近的研究表明，感染常见的牙周细菌——牙龈卟啉单胞菌可通过宿主肽的瓜氨酸化诱导自身免疫反应，特别是类风湿关节炎的发生。在这个由酶蛋白精氨酸脱亚胺酶催化的过程中，“自身”蛋白的带正电荷的精氨酸残基被转化为中性瓜氨酸残基，导致表面电荷的净损失，瓜氨酸化的“自身”蛋白的敏感性增加，蛋白质的降解，以及新表位的产生。牙龈卟啉单胞菌表达PADi4（促进精氨酸转化为瓜氨酸）对局部耐受的破坏促进了自身免疫反应以及下游抗瓜氨酸蛋白抗体（ACPA）的产生。

遗传方面，类风湿关节炎家族史使类风湿关节炎的风险增加了3～5倍，并且同卵双胞胎的一致性风险率与非相关对照集体和非同卵双胞胎相比增加，我们必须相信遗传因素有助于类风湿关节炎的发生和发展。使用单核苷酸多态性（SNP）的全基因组关联研究表明，超过100个基因座与类风湿关节炎发展相关。正如预期的那样，这些基因座中的许多都参与免疫反应的诱导、调节以及维持，并与其他众多慢性炎症性疾病共存。一些类风湿关节炎风险因素是某些HLA等位基因的存在、共刺激途径的改变（例如，通过CD28或CD40表达的变化），以及先天免疫细胞活化的变化、淋巴细胞激活阈值（例如，PTPN22）或细胞因子信号。在促成类风湿关节炎发展的基因中，HLA-DRB1等位基因（DRB1*01和DRB1*04；DQ8）约占观察到的遗传易感性的50%。研究表明，这些HLA等位基因在其肽结合槽内共享氨基酸序列，能够优先呈递源自相关类风湿关节炎自身抗原的某些肽表位。此外，HLA-DRB1等位基因与更剧烈的骨侵蚀和死亡率增加有关。

一、宿主因素

与许多其他免疫介导的疾病一样，宿主与发展为类风湿关节炎的风险密切相关。这首先包括占疾病风险主要比例的遗传因素。最近，已确定表观遗传机制直接参与类风湿关节炎发病机制，调节疾病发展的风险，更值得注意的是，它们会受到环境的影响，需要将外在因素和内在因素联系起来。鉴于观察到的女性患病率高，激素、生殖和神经内分泌因素长期以来一直被认为是导致患类风湿关节炎的原因。

二、遗传因素

支持类风湿关节炎遗传因素的数据首先来自家族和双胞胎研究。事实上，类风湿关节炎患者的单卵双胞胎发生类风湿关节炎的风险为9%～15%，是双卵双胞胎的4倍，远高于普通人群。同样，一级亲属的类风湿关节炎风险从2%到5%不等，男性和女性相似。此外，父母患有其他免疫介导的炎症性疾病（如系统性红斑狼疮、干燥综合征、强直性脊柱炎或桥本甲状腺炎）的后代患类风湿关节炎的风险也增加了1.5～3倍。这些研究充分证实类风湿关节炎的遗传相关性，即对该疾病的遗传贡献进行量化，发现其为50%～65%。目前，超过100个位点与跨种族人群的类风湿关节炎风险增加有关。由于其对免疫系统的重要性，主要组织相容性复合体基因座是第一个被确定的并且是研究最多的区域，约占疾病遗传易感性的1/3。已发现某些HLA基因座，例如HLA-DRB1，在大多数人群中与类风湿关节炎密切相关。然而，风险因特定等位基因和血统而异，HLA-DRB1*0101/*0401/*的风险更高，高加索人为HLA-DRB1*0404，亚洲人为HLA-DRB1*0405/*0901，美洲印第安人为HLA-DRB1*1402。一项重大突破是在DRβ1链的第三个高变区（由HLA-DRB1基因编码）中的残基70-74（QKRAA、QRRAA、RRRAA）中鉴定了5个氨基酸序列，该序列在风险中高度保存类风湿关节炎的等位基因，因此被命名为共享表位（shared epitope，SE）。SE假设提出，这个给定的序列使特定肽能够与抗原呈递细胞的HLA分子结合，后者被T细胞识别，最终导致自身免疫反应。虽然迄今为止尚未明确鉴定出这种抗原，并且含SE的等位基因的作用在某些人群中似乎不太重要，但SE假设对于上述流行病学观察提供病原学支持至关重要。然而，该理论无法解释SE等位基因赋予的不同风险（*0401和*0405分别高于*0101和*0404），这表明可能涉及其他遗传因素。此外，与ACPA阴性类风湿关节炎相比，SE的存在与ACPA阳性相关性更强，并且有更严重的疾病、关节外表现和射线照相损伤。

随后的研究补充了SE假设，并确定MHC区域赋予的几乎所有类风湿关节炎风险都可以通过四个HLA分子中的6个氨基酸来解释：HLA-DRB1（位置11、13、71和74）、HLA-B（第9位）、HLA-DPB1（第9位）和HLA-A（第77位）（第17位、第29位、第30位）。应该注意的是，尽管这些氨基酸大部分位于SE区域之外，但都存在于HLA的肽结合凹槽中，从而增强了抗原呈递给T细胞的作用。重要的是，其他的研究也证实了HLA的关联基因，包括HLA-DRB1 SE等位基因，具有导致血清阴性类风湿关节炎发生的可能。鉴于只有30%的类风湿关节炎遗传风险是由MHC区域解释的，因此人们致力于研究非HLA基因。这是通过候选基因关联研究或大规模全基因组关联研究完成的。到目前为止，已在多个人群中验证了100多个风险位点。研究已经出现了一些重要的结论：每个等位基因都会带来小的风险增加并且多个易感基因相互作用可导致疾病的发生；已确定的基因有助于更好地了解疾病机制，因为大多数基因与免疫系统直接相关；只有20%的风险位点包含编码变体，其余80%与其他过程相关，例如基因表达调控、非编码核糖核酸（RNA）或转录后变化；尽管取得了一些进展，但非HLA等位基因仅解释了5%～6%的遗传变异。

另一些研究发现，非HLA遗传变异与免疫细胞功能有关，因此值得一提。PTPN22基因中的单核苷酸多态性（SNP；R620W）编码参与B细胞和T细胞抗原受体信号传导的蛋白质酪氨酸磷酸酶，它是第一个被广泛复制的，并且是类风湿关节炎的第二个更强的遗传风险因素。这种功能获得变体改变了T细胞和B细胞的激活阈值，导致克隆选择的变化和自身反应性细胞的出现。R620WSNP仅与血清阳性类风湿关节炎相关，研究表明，它还导致肽瓜氨酸化增强。有趣的是，这种SNP在东亚（例如日本）人群中不存在，而是存在PADI4的常见遗传变异，这是一种编码肽基精氨酸脱亚氨酶（PAD，一种肽瓜氨酸酶）的基因，与类风湿关节炎风险增加有关。

与类风湿关节炎相关的炎症通路中涉及的其他基因座和基因包括CTLA4（T细胞活化的负调节因子）、STAT4（参与细胞内细胞因子信号传导的转录因子）、TNFAIP3［激活B细胞（NF-κB）信号传导的核因子κ-轻链增强剂的抑制剂；它是终止肿瘤坏死因子（TNF）诱导信号所必需的］、TRAF1-C5（包括TRAF1的基因座，其编码与TNFAIP3结合的细胞内TNF信号传导的负调节因子，以及C5，其编码补体因子C5）、IL2/21（编码IL-2和IL-21）、CD40（存在于各种免疫细胞中的表面受体，包括B细胞）、IL2RA/IL2RB（分别编码IL-2受体α和β链）、IL-6R（编码IL-6受体（IL-6R）或淋巴细胞趋化因子21（CCL21）等。虽然一些基因，如STAT4和CTLA4，尚未被证明具有全基因组意义，但这是一个迅速扩展的领域，大规模研究发现或证实了新的关联，最常见的是与免疫功能和调节相关的基因座。此外，在其他领域（如肿瘤学）研究的新基因也在类风湿关节炎中出现。例如，人类RNASET2肿瘤抑制基因与亚洲人群的类风湿关节炎发展有关。该基因编码核糖核酸酶T2，这是一种与癌症发展有关的酶，最近显示其可调节与类风湿关节炎发展有关的先天免疫反应（例如，巨噬细胞功能）。重要的是，除了疾病易感性之外，一些非HLA基因还与严重程度以及血清阳性和血清阴性类风湿关节炎的差异有关，值得深入研究。

三、表观遗传因素

在过去十年中，表观遗传学在类风湿关节炎发展中的作用开始被揭示。表观遗传机制诱导基因表达的可遗传变异，而DNA序列没有实际变化。通过这种方式，它们可能有助于解释在同卵双胞胎之间观察到的低一致率（9%～15%）以及遗传因素对疾病的不完全贡献。事实上，最近的一项大型表观基因组关联研究发现，单卵双胞胎对类风湿关节炎的甲基化特征不一致。此外，由于外部刺激（例如药物、烟雾、饮食）可以诱导表观遗传修饰，它们可能提供基因组和环境相互作用之间的联系。主要的表观遗传变化包括DNA甲基化、翻译后组蛋白修饰和非编码RNA，所有这些都已被证明有助于改变类风湿关节炎易感性。

多项研究已在类风湿关节炎患者的外周血单核细胞和成纤维样滑膜细胞中描述了不同的DNA甲基化特征。这些特征包括细胞群的整体低甲基化，以及特定启动子区域的低甲基化或高甲基化，这分别导致IL-6、IL6-R、CXCL12、CD40L前炎症因子的产生或抗炎，例如，Treg细胞中的CTLA4基因的增加。有趣的是，甲氨蝶呤治疗已被证明可逆转B细胞、T细胞和单核细胞的整体低甲基化，FOXP3基因座的去甲基化可恢复Treg细胞功能，也突出了可逆性表观遗传变化及其作为治疗靶点的潜力。令人惊讶的是，在类风湿关节炎患者两个不同的小组中最近发现了关节特异性甲基化组和转录组特征，这些特征在多个关节位置（例如，髋关节、膝关节、掌指关节等）上有所不同，为该疾病的独特关节模式提供了可能的解释。

关于组蛋白修饰在类风湿关节炎中的作用知之甚少。组蛋白可以通过乙酰化、甲基化、磷酸化、瓜氨酸化等过程进行修饰，从而导致染色质结构的改变，导致基因转录。大多数研究都集中在类风湿关节炎患者血液和滑膜组织中的乙酰化状态，通过测量组蛋白修饰酶、组蛋白脱乙酰酶（histone deacetylase，HDAC）和组蛋白乙酰转移酶的表达和平衡等解释类风湿关节炎的发展状态，从而减少和增加在滑膜组织中的活性和HDAC的表达。特定HDAC或HDAC类别亦不同，部分产生对抗性的影响可能会导致研究的复杂性。尽管如此，各种研究已经证明HDAC抑制剂在抑制炎症，特别是IL-6和I型干扰素（IFN）反应、血管生成以及FLS和巨噬细胞的功能和存活方面有着影响。重要的是，最近证明吸烟是类风湿关节炎的主要环境风险因素，会增加两个关键HDAC［sirtuin（SIRT）1和SIRT6］的水平，再次强化了表观遗传学对基因－环境界面的重要性。

非编码RNA是另一种表观遗传调控模式，包括microRNA（miRNA，大约22个核苷酸）和长链非编码RNA（lncRNA，超过200个核苷酸），这两种RNA都被在类风湿关节炎易感性、严重程度和治疗方面进行了广泛研究。miRNA是结合信使RNA（mRNA）的非编码RNA，导致破坏或阻断其翻译。由于这种对基因表达的调节作用，它们已成为肿瘤学、代谢疾病和炎症性关节炎等领域的重要关注对象。现如今，已经研究了类风湿关节炎中的大量miRNA，其中最确定与类风湿关节炎发病机制相关的包括miRNA-155、miRNA-146a、miRNA-223和miRNA124a，其中最早和研究最热的是miRNA-155和miRNA-146a，它们在许多细胞（B、T和NK细胞、巨噬细胞、FLS）和组织（血液、滑膜组织或液体）中均有研究，研究结果不一致，分别有促进或抑制炎症、增殖和骨侵蚀等作用。某些miRNA的特定基因靶标已经过验证，证实了它们在类风湿关节炎发病机制中的作用，如miRNA-223和miRNA-124a在类风湿关节炎滑膜组织或液体、FLS和血细胞中也分别显示增加和减少，这有助于调节破骨细胞生成、FLS增殖以及T细胞和巨噬细胞介导的炎症。此外，最具特征的lncRNA是HOTAIR，它抑制MMP-2和MMP-13的表达并被发现在类风湿关节炎患者的PBMCs以及来自下肢和上肢关节的FLSs中增加，揭示它是涉及类风湿关节炎发生及发展的另一种潜在机制。

四、荷尔蒙、生殖和神经内分泌因素

考虑到女性在类风湿关节炎患者分布中的特点，激素和性别长期以来一直被认为是易患该病的因素。性别失衡通常归因于雌激素，它的作用为促炎，与孕酮和雄激素的抗炎作用相反，雌激素在男性和女性类风湿关节炎患者中均降低。实际上，激素在类风湿关节炎中的作用要复杂得多，血清和组织浓度、主要细胞类型和所涉及的雌激素受体，以及生殖阶段、产次、母乳喂养、流产、初潮早、首次怀孕年龄、口服糖皮质激素和激素替代疗法都与增加、不变或减少类风湿关节炎发生的可能性有关。尽管在某些情况下，研究结果可能有所偏向，例如，母乳喂养作为最近研究分析中的保护因素，但是在其他情况下，甚至在单独的分析之间也存在争议。因此，这些方面的真正影响因素目前尚不完全清楚，其他因素，如不同的雌激素剂量、血清阳性或血清阴性疾病的不同影响或与其他生殖或环境因素的相互作用也可能导致疾病的异质性。另一方面，整体雌激素负荷突然下降的情况，例如绝经早期、绝经后阶段、产褥期和抗雌激素等药物（选择性雌激素受体调节剂和芳香化酶抑制剂），一致地被确定为类风湿关节炎的危险因素。在历史上，妊娠本身与妊娠期类风湿关节炎发病率的降低和主要临床改善有关，这一现象至今仍然存在，并常常将这种在类风湿关节炎患者怀孕后病情有所好转的现象归因于荷尔蒙（雌激素和孕酮的急剧上升）和免疫学Thelper1（Th1）到Th2转变等。

尽管证据有限，但其他与类风湿关节炎相关的危险因素包括先兆子痫以及出生低体重和出生高体重。前者被假设由胎儿微嵌合体（即母体循环中胎儿细胞的交换和持续存在）来解释，在先兆子痫和类风湿关节炎的女性中，这种情况都会增加。另一方面，出生时的体重已被证明与成人下丘脑—垂体—肾上腺（HPA）功能下降呈U型关联，事实上，自从首次报道库欣病或局灶性神经病变引起的重大临床改善以来，神经内分泌系统的紊乱及其与免疫系统的关系就与类风湿关节炎有关联。在全身性炎症期间，HPA轴和自主神经系统都在生理上被激活，以试图抑制外周炎症，这分别通过抗炎激素（皮质醇、肾上腺雄激素）和神经递质［去甲肾上腺素（ß受体）、腺苷（A2受体）和内源性阿片类药物（μ受体）］来实现。下丘脑对压力和炎症的反应性低下被提出，但慢性炎症后皮质醇和肾上腺雄激素水平过低的相对肾上腺功能不全状态已被确定为关键的致病机制。皮质醇和促炎激素褪黑激素和催乳素分泌的昼夜节律变化也可能起作用。这些内分泌失调与交感神经和感觉神经系统的变化同时发生，这些变化也会导致类风湿关节炎。滑膜交感神经纤维的丢失，可能是由于巨噬细胞和FLS产生神经排斥因子，以及感觉神经纤维的保留等因素（比例为1∶10）。由于感觉神经肽P物质的主要作用和交感神经信号从抗炎ß和A2受体向炎症α和A1受体的转变，这会导致促炎环境。此外，全身交感神经张力增加，这被认为是对HPA轴功能降低的生理反应，导致这两个系统解耦。总体而言，生理神经内分泌机制的缺陷会引起免疫系统失调并导致类风湿关节炎的发生和持续存在。

另一个具有免疫调节特性的重要内分泌介质是维生素D，其与免疫系统的关系在过去20年中已被揭示，目前已知维生素D通过直接作用于表达维生素D受体，连同维生素D水平降低和维生素D缺乏在类风湿关节炎患者中作为很常见的观察结果出现，因此，维生素D可作为类风湿关节炎潜在保护因素。然而，正如大型前瞻性研究发现的那样，目前的情况仍然模棱两可或未能找到类风湿关节炎发病率和维生素D摄入量的紧密相关性。这些研究后来进行了分析，发现维生素D摄入量高与低的类风湿关节炎发病风险可能有关，可降低类风湿关节炎的发病率，尽管综合膳食问卷可能不是评估维生素D状态的最佳方法，这可能是受时间波动、阳光照射和其他因素的影响。有趣的是，同一队列的维生素D摄入量呈阴性结果的研究报告发现，较高的累积紫外线-B光照射（维生素D的主要来源）显著降低了类风湿关节炎风险。同时，维生素D作为类风湿关节炎保护因素的真正作用仍不清楚，一项大型随机对照试验未能证明每日补充钙和维生素D对类风湿关节炎风险的预防作用。相反，更强有力的证据支持维生素D缺乏与类风湿关节炎患者预后不良的关联，这取决于疾病活动性增加、功能障碍和健康相关生命质量（health-related quality of life，HRQOL）差等。

最后，支持肥胖作为类风湿关节炎危险因素的证据越来越多。最近的两项分析包括多达13

项研究，证实肥胖与类风湿关节炎呈正相关，以及BMI对类风湿关节炎风险的剂量反应效应。还有一些迹象表明，这种关联在女性和可能的血清阴性疾病中更强，尽管在部分情况下，两项分析的结果相互矛盾。这些发现与过去20年观察到的类风湿关节炎发生时BMI和肥胖患病率的上升一致。虽然肥胖可能被认为是其他环境和生活方式风险因素的替代物，但其对类风湿关节炎的诱发作用可能通过代谢和内分泌机制来解释。合理的假设包括促炎细胞因子和脂肪因子的脂肪细胞分泌增加，以及性激素代谢紊乱，由于脂肪组织中芳香酶介导的转化增强，雌激素水平增加。此外，据报道，与肥胖有关的高脂血症在患类风湿关节炎的个体中增加，特别是在女性中。在大型队列和嵌套病例对照研究（一项研究中超过500000名参与者发现风险降低23%）中发现，这种效应被假设与降低血脂水平和他汀类药物的抗炎作用有关。然而，他汀类药物作为危险因素的作用仍未完全了解。其中一项研究发现，在他汀类药物开始使用后的第一年，类风湿关节炎风险可能增加，之后逐渐恢复正常。差异可能是由于方法和定义问题，但显然还不能得出明确的结论。

五、并发症宿主因素

其他明显不相关的并发症与未来发展为类风湿关节炎的风险增加似乎也存在流行病学关联。这与已确诊类风湿关节炎患者的并发症（例如心血管疾病、感染、淋巴瘤、骨质疏松症）不同，后者的发生率高于一般人群，并且对疾病的预后有显著的影响。

精神疾病似乎与类风湿关节炎有着特别有趣的联系，如男性和女性都应证了创伤后应激障碍与类风湿关节炎风险增加之间的关联。最近发现，抑郁症，一种在15%～17%患者中发现的众所周知的常见类风湿关节炎并发症，也被提议作为类风湿关节炎的危险因素。这一观察是在三项大型纵向队列研究发表后发现的，这些研究确定抑郁症会使患类风湿关节炎的风险增加28%～65%。有趣的是，其中一项研究表明，在抑郁症患者中使用抗抑郁药可以保护类风湿关节炎的发展，而另一项研究发现它与随后的血清反应阴性有关。类似的，最近发现的与其他风湿病（银屑病关节炎）、胃肠病（炎症性肠病）或皮肤病（斑秃、白癜风）免疫介导疾病的关系进一步支持了这一假设。

相比之下，精神分裂症与令人费解的类风湿关节炎持续负相关性已经被确认了近10年。这些流行病学数据在两项更新的研究分析中得到了重新审视，其中还包括最新研究证实了精神分裂症对类风湿关节炎发展的显著保护作用。最初提出了一种可能的感染原因来解释这一有趣的观察结果，但最近的数据加强了遗传免疫学理论。研究表明，这两种情况之间存在负SNP遗传相关性并在已确定的HLA风险基因中鉴定了多效性SNP，这些基因对类风湿关节炎和精神分裂症有不同的贡献（即基于同一基因内的特定等位基因变体）。尽管仍然存在争议，但这些有趣的复杂遗传机制有助于解释特定疾病如何减少发展另一种看似无关的疾病的机会。

特应性和过敏性疾病（例如哮喘、过敏性鼻炎、特应性皮炎）最初被认为与类风湿关节炎的风险呈负相关，这一观察被假设与Th2依赖性途径有关，而不是Th1RA中的表型。一些流行病学研究反驳了这一观点，并报告说过敏人群中类风湿关节炎的发病率有所增加。尽管文献存在争议，但大多数高质量的基于人群的队列研究都指向特应性与类风湿关节炎之间的积极而非消极关联，并与可能的共享遗传（例如HLA-DRB1、IL-6R、CD40L）、免疫学、自然杀伤（NK）、Th1和Th17细胞、TNF和环境（例如吸烟）机制有关。此外，最新研究发现，急性和慢性呼吸道疾病以及上呼吸道或下呼吸道疾病与血清阳性和血清阴性类风湿关节炎的风险增加有关。然而，这种关联仅限于非吸烟者，这表明吸烟和呼吸系统疾病可能存在独立或互补的致病途径。其他研究也证实了慢性阻塞性肺疾病与随后的类风湿关节炎发生的相关性。

其他几种疾病已被确定为类风湿关节炎事件的危险因素，最值得注意的是，其他非风湿免疫也会介导疾病，如自身免疫性甲状腺疾病（即桥本甲状腺炎和格雷夫斯病）、1型糖尿病、斑秃、白癜风、炎症性肠病和可能的多发性硬化症（证据不足）。已经确定了各种常见的遗传风险决定因素，其他宿主和外部因素也很重要。有趣的是，一项基于人群的病例对照研究表明2型糖尿病与类风湿关节炎发生风险增加有关，尽管在早期的类似研究中没有报告二者之间存在任何关联。

最后，大型纵向队列研究表明，睡眠障碍，包括阻塞性睡眠呼吸暂停和非呼吸暂停睡眠障碍，可能是类风湿关节炎的其他危险因素。睡眠障碍对免疫失调的影响也被认为是偏头痛患者类风湿关节炎风险增加91%的可能原因，突出了该疾病复杂的多因素性质。

六、环境因素

尽管上述数据支持宿主对类风湿关节炎发展有巨大影响，但环境在确定疾病的最终风险方面也起着基础性作用。环境因素可大致分为四类：空气传播，特别是吸烟；微生物群和传染源；饮食；社会经济因素，包括职业和娱乐方式。大量数据直接涉及类风湿关节炎病因学中的这些方面。

（一）吸烟和其他空气传播

将肺部识别为早期致病事件的主要部位是对该疾病理解的重大突破之一，并且很好地证明了几种空气传播的有害物质与类风湿关节炎的密切关联。吸烟是此类暴露中最重要的一种，并且已被确定为类风湿关节炎发展的主要危险因素之一。自30多年前首次被描述以来，它与类风湿关节炎的关联已被广泛复制，目前认为吸烟可以解释20%～25%的总体类风湿关节炎风险和高达35%的ACPA阳性类风湿关节炎。因此，戒烟可逐渐降低类风湿关节炎发展的风险，在20～30年后恢复到从不吸烟者的风险。因此，这是一个实用的建议，应该定期提供给患者，尤其是那些患该疾病风险较高的患者。还应避免被动吸烟，因为研究还表明类风湿关节炎可能与妇女产前、儿童和成人被动接触香烟烟雾有关。

一个关键的发现是吸烟与SE等位基因和血清阳性类风湿关节炎的基因具有相互作用，流行病学观察为类风湿关节炎发病机制的探究提供了基础，其中吸烟是SE阳性个体原位蛋白瓜氨酸化（即精氨酸转化为瓜氨酸）的原因，从而导致类风湿关节炎的发生。随后证明，吸烟者的支气管肺泡液中瓜氨酸化酶PAD2的活性和表达均增加，并且发生瓜氨酸化后，波形蛋白或纤维蛋白原等肽特异性结合含SE的HLA分子并诱导自身反应性T细胞，进一步支持了这一假设。与此一致，香烟烟雾，而不是烟草或尼古丁本身，似乎在此过程中至关重要，因为它会导致慢性气道炎症，从而增加类风湿关节炎的风险。此外，与吸烟相关的类风湿关节炎风险已被证明受到SNP和编码参与烟雾致癌物解毒的酶的基因缺失的影响（例如，谷胱甘肽S-转移酶、N-乙酰转移酶或血红素-加氧酶），因此进一步证明了烟雾引起的呼吸道变化的重要性。

其他几种吸入剂被认为会产生类似的有害作用并增加类风湿关节炎的风险。首先得到认可和研究最多的是二氧化硅，这是一种常见的职业暴露（例如采矿、建筑或陶瓷行业），与类风湿关节炎独立相关（OR为2～3）。接触二氧化硅的吸烟者的OR为7.36，且随着吸烟的包年数而增加。

（二）微生物群和传染源

“传染性假说”长期以来一直被作为类风湿关节炎发生或触发的可能解释。随着健康和卫生条件的改善，在不同人群中观察到的类风湿关节炎发病率下降是间接支持这种可能性的主要事实之一。直接涉及特定病毒、细菌和其他微生物制剂的流行病学和转化研究加强了这一观点，这些病毒、细菌和其他微生物制剂可能通过非特异性免疫激活、分子模拟或其他机制导致类风湿关节炎。然而，经过数十年的研究，没有一种传染性病原体被一致确定为类风湿关节炎的病因或能增加类风湿关节炎的风险。值得注意的是，在过去几年中，上述黏膜免疫以及口腔、肠道菌群失调和慢性感染与类风湿关节炎的病因和发病机制密切相关。

牙周炎是此类因素中的主要因素，由口腔微生物群失调引起，并与类风湿关节炎风险增加有关。这两种疾病之间的关系是双向的（即类风湿关节炎患者也有更高的患牙周炎的可能性）和深刻的，因为它们具有相似的遗传（例如HLA-SE等位基因）和环境（例如吸烟、营养）风险因素，并且都导致慢性炎症、骨侵蚀和组织破坏。牙龈卟啉单胞菌是牙周炎发生的主要原因，也是与类风湿关节炎特异性相关的最重要的病原体。它的参与不仅是间接的，而且已经通过类似于先前描述的烟雾的机制提出了病因学作用。这一理论得到了几项研究的支持，这些研究证明了发炎的牙周组织中的PAD活性、蛋白质瓜氨酸化和ACPA生成的关系：牙周炎中的牙龈瓜氨酸化模式与类风湿关节中所见的相似；牙周炎患者的ACPA滴度增加；类风湿关节炎特异性抗体α-烯醇化酶ACPA与牙龈卟啉单胞菌之间的交叉反应性；高危受试者和牙周炎、前类风湿关节炎、类风湿关节炎和ACPA阳性类风湿关节炎患者的牙龈卟啉单胞菌抗体增加。值得注意的是，最近的一项研究进一步表明，富含牙龈卟啉单胞菌的口腔生态失调，即使在ACPA阳性高危个体的牙周健康部位也存在。此外，另一种致病性牙周炎药物，已通过涉及中性粒细胞介导的瓜氨酸化的不同机制直接涉及类风湿关节炎。尽管有理由和证据支持牙周炎与类风湿关节炎之间的联系，但应该注意的是，更强大、规模最大的基于人群的前瞻性研究要么未能证明牙周炎与类风湿关节炎事件之间存在关联或以较小的效应量且未去除吸烟等主要混杂因素。这是不是方法学和疾病定义问题的结果，还是实际上反映了牙周炎在类风湿关节炎风险中的较小作用尚不清楚。

在过去的十年中，人们对肠道微生物群及其在免疫稳态和疾病发展中的作用越来越感兴趣。肠道菌群失调与许多炎症性风湿性疾病有关，包括类风湿关节炎。支持这种关联的证据首先来自动物研究，证明微生物菌群对于实验性关节炎的发展和恶化是必不可少的。此外，人体研究报告了类风湿关节炎患者肠道微生物群组成的变化，主要表现在：微生物多样性降低，普氏菌、乳酸杆菌富集以及梭菌属、拟杆菌属的减少。值得一提的是，所有临床关联研究都具有横断面设计，因此并未明确揭示病因学作用。然而，最近的研究表明直接的因果效应，即类风湿关节炎肠道菌群失调诱导自身反应性T细胞的激活并且HLA-DR呈递的普雷沃氏菌肽可以产生类风湿关节炎特异性Th1和Th17反应。与此一致，普雷沃氏菌属已被证明在有类风湿关节炎风险的受试者中富集，进一步表明肠道菌群失调在类风湿关节炎的病理生理中的显著作用。此外，新发未经治疗的类风湿关节炎患者的口腔和肠道微生物群失调模式与疾病活动相关，并通过传统的DMARD（csDMARD）治疗得到改善，这一事实也提供了其致病性的间接证据。

尽管如此，与其他环境因素一样，感染因子很可能在启动、触发或增强遗传易感宿主中受干扰的免疫机制方面发挥某种作用。支持这一概念的新证据来自一项重要研究，该研究证明了一种由保护性或易感性HLA等位基因介导的机制，感染（微生物群）可通过该机制影响ACPA阳性类风湿关节炎的发生。$CD4^+T$细胞交叉识别一个表位，该表位存在于滑膜瓜氨酸组蛋白和多种微生物（包括富含类风湿关节炎的乳酸杆菌等肠道细菌）中并有易感性HLA-DQ分子如HLA-DQ5、DQ-7.3和DQ8，均由HLA-DRSE等位基因紧密连锁不平衡所呈现，导致ACPA产生增加，并最终导致类风湿关节炎。此外，饮食因素与类风湿关节炎的流行病学关联已被广泛研究，尽管在类风湿关节炎发病前准确评估患者的营养行为和分离给定食物、饮料或营养素的影响存在困难，但一些发现是一致的。也有研究显示类风湿关节炎病因和发病机制的原因，如饮食对肠道微生物组的调节对发展类风湿关节炎风险的影响所示，低到中度饮酒可以保护类风湿关节炎的发展。仅包括队列或嵌套病例对照研究（n=8；195029名参与者）的分析报告了类风湿关节炎的风险降低了14%（RR为0.86，95%CI为0.78～0.94），效果取决于剂量（J形非线性趋势，9 g/d比3或12 g/d有更大的益处）、时间（如果持续摄入≥10年，减少17%）和性别（减少19%在女性中），并且与饮料类型无关，已经提出酒精诱导的免疫反应下调和促炎细胞因子产生作为这一观察结果的解释。最近，一项基于人群的研究证实了酒精对ACPA阳性和ACPA阴性类风湿关节炎的保护性质，并报告了HLA-SE和吸烟对前者发展的累加作用（OR为25.3，95%CI为17.7～36.2），目前尚不清楚这种相互作用的机制。

相比之下，健康饮食的一个重要组成部分是食用富含多不饱和油（例如omega-3脂肪酸）的食物，例如鱼和橄榄油，大多数证据支持鱼类、omega-3和omega-6脂肪酸和橄榄油的保护作用。尽管一些研究未能发现类风湿关节炎与这些食物的有益关联，但最近一项嵌套病例对照研究提供了令人信服的机制证据，该研究证明RF阴性（OR为0.27，95%CI为0.10～0.79）和ACPA之间存在反比关系。此外，随机对照试验表明，鱼油可改善疼痛和对csDMARDs的临床反应，证实其可能在类风湿关节炎发病机制中发挥作用。

水果和蔬菜是均衡饮食的标志，也是纤维和抗氧化元素如维生素C的主要来源。在强有力的前瞻性研究中发现，两者都与降低类风湿关节炎风险有关，尽管来自另一项研究的数据无法证实这些发现，但总体情况清楚地表明了更健康的营养行为在类风湿关节炎发展中的保护作用。地中海饮食，通常富含水果、蔬菜、橄榄油和鱼，已被提议作为欧洲类风湿关节炎南北梯度的可能解释，与其他遗传和环境（例如阳光照射）因素相辅相成。作为一种干预措施，它已被证明可以改善类风湿关节炎炎症、疼痛和功能。然而，到目前为止，无法证明坚持地中海饮食对类风湿关节炎的积极影响。最后，咖啡、茶和咖啡因与类风湿关节炎的相关性一直不甚一致。一项包含5项研究（2项队列研究和3项病例对照）和134901名参与者的分析统计后发现，总咖啡消费量增加了类风湿关节炎风险（RR为2.43，95%CI为1.06～5.55），并且茶摄入量与类风湿关节炎的发生无明显关联。调查队列研究的亚组分析、含咖啡因的脱咖啡因咖啡、咖啡因剂量均与血清反应阳性类风湿关节炎存在适度关联（RR为1.33，95%CI为1.16～1.52）。最近，另一项大型前瞻性队列研究（n= 76853）发现饮用咖啡（含咖啡因或不含咖啡因）不会增加类风湿关节炎发病率，而摄入含咖啡因的茶会使类风湿关节炎风险增加40%（HR为1.40，95%CI为1.01～1.93）。这与先前的大多数研究不一致，因此，咖啡、茶和类风湿关节炎之间的类系仍然模棱两可。

七、社会经济和其他环境因素

较低的社会经济地位似乎会增加类风湿关节炎的风险，尽管它可能与较差的疾病结果有更强的联系。几项研究表明，较低的教育水平与类风湿关节炎独立相关，尤其是与血清反应原性疾病有关。尽管早期的报告没有发现教育或其他社会经济因素对类风湿关节炎发生风险有显著影响，在研究中观察到的关联不能归因于吸烟或其他已知的社会经济或生活方式因素。此外，低童年（即父母）家庭教育和其他较差的早期社会经济地位（粮食不安全、年轻产妇年龄）也与成人类风湿关节炎的更大发展有关。这些研究表明，社会经济地位可能是类风湿关节炎的一个可识别的风险因素。

此外，低社会经济地位也可能在从事体力劳动、蓝领工作的个体中更为常见，这同样与类风湿关节炎发病率增加有关。首先，许多蓝领工作与接触二氧化硅、无机粉尘、纺织粉尘和其他呼吸道有害物质有关，如前所述，它们是重要的类风湿关节炎风险因素。其次，汽车机械师和农民等其他蓝领专业人士经常分别处理矿物油和杀虫剂，这两者都与类风湿关节炎相关。有趣的是，在两个大型女性队列中，报告了成年期以及儿童期常见的直接和间接（例如配偶）农药暴露，具有剂量反应效应。再次，蓝领工作典型的长期重复性体力工作量最近被发现与ACPA阳性和ACPA阴性类风湿关节炎的风险增加有关，前者与HLA-SE相互作用。从次，一项补充研究表明，在寒冷的环境中工作会使患类风湿关节炎的概率增加50%，ACPA阳性（60%）和ACPA阴性（40%），也具有剂量反应关系。最后，其他与工作相关的因素，如工作压力、工作冲突和轮班工作，也被证明会增加类风湿关节炎的发生风险。

与专业活动相比，两项大型独立的前瞻性队列研究（n=30,112和n=113,366）表明，较高水平的休闲体育活动可将类风湿关节炎事件的发生风险显著降低多达33%～35%，这种效应在整个生命中是累积的，并且仅部分地通过BMI的降低来解释，这可能与运动的抗炎特性有关。

（朵瑞雪、朱蓉）

参考文献

[1] KIM K W, KIM B W, WON J Y, et al. Regulation of Osteoclastogenesis by Mast Cell in Rheumatoid Arthritis[J]. Arthritis Research & Therapy, 2021, 23(1): 124.

[2] GINHOUX F, GUILLIAMS M. Tissue-Resident Macrophage Ontogeny and Homeostasis [J]. Immunity, 2016, 44(3): 439–449.

[3] TSUKAMOTO M, SETA N, YOSHIMOTO K, et al. CD14 CD16+ Intermediate Monocytes Are Induced by Interleukin–10 and Positively Correlate With Disease Activity in Rheumatoid Arthritis [J]. Arthritis Research & Therapy, 2017, 19(1): 28.

[4] RANA A, LI Y, DANG Q, et al. Monocytes in Rheumatoid Arthritis: Circulating Precursors of Macrophages and Osteoclasts and Their Heterogeneity and Plasticity Role in RA Pathogenesis [J]. International Immunopharmacology, 2018, 65: 348–359.

[5] MCGARRY T, HANLON M, MARZAIOLI V, et al. Rheumatoid Arthritis CD14 Monocytes Display metabolic and Inflammatory Dysfunction, a Phenotype That Precedes Clinical Manifestation of Disease[J]. Clinical & Translational Immunology, 2021, 10(1): e1237.

[6] THWAITES R, UNTERBERGER S, CHAMBERLAIN G, et al. TLR1/2 and 5 Induce Elevated Cytokine Levels From Rheumatoid Arthritis Monocytes Independent of ACPA or RF Autoantibody Status [J]. Rheumatology, 2020, 59(11): 3533–3539.

[7] SAMY E, WAX S, HUARD B et al. Targeting BAFF and APRIL in Systemic Lupus Erythematosus and Other Antibody-Associated Diseases[J]. International Reviews of Immunology, 2017, 36(1): 3–19.

[8] CULEMANN S, GRÜNEBOOM A, NICOLÁS-ÁVILA J, et al. Locally Renewing Resident Synovial Macrophages Provide a Protective Barrier for the Joint[J]. Nature, 2019, 572(7771): 670–675.

[9] YANG X, LI S, ZHAO Y, et al. GRK2 Mediated Abnormal Transduction of PGE2-EP4-cAMP-CREB Signaling Induces the Imbalance of Macrophages Polarization in Collagen-Induced Arthritis Mice [J]. Cells, 2019, 8(12): 1596.

[10] ZHAO J, YE X, ZHANG Z. The Predictive Value of Serum Soluble ICAM–1 and CXCL13 in the Therapeutic Response to TNF Inhibitor in Rheumatoid Arthritis Patients Who Are Refractory to csDMARDs[J]. Clinical Rheumatology, 2020, 39(9): 2573–2581.

[11] EL-HAKEIM E, ABD E Z, NOUBY F, et al. Association of Interleukin–12b Polymorphism and Serum Level of Interleukin–12 in a Sample of Egyptian Patients With Rheumatoid Arthritis[J]. Egyptian Journal of Immunology, 2020, 27(1): 19–28.

[12] MURDACA G, GEROSA A, PALADIN F, et al. Vitamin D and Microbiota: Is There a Link With Allergies?[J]. International Journal of Molecular Sciences, 2021, 22(8): 4288.

[13] MIN H, WON J, KIM B, et al. Interleukin (IL) –25 Suppresses IL–22–Induced Osteoclastogenesis in Rheumatoid Arthritis via STAT3 and P38 MAPK/Ikba Pathway [J]. Arthritis Research & Therapy, 2020, 22(1): 222.

[14]LITTLEWOOD-EVANS A, SARRET S, APFEL V, et al. GPR91 Senses Extracellular Succinate Released From Inflammatory Macrophages and Exacerbates Rheumatoid Arthritis [J]. Journal of Experimental Medicine, 2016, 213(9): 1655-62.

[15]CHEN Z, BOZEC A, RAMMING A, SCHETT G. Anti-Inflammatory and Immune-Regulatory Cytokines in Rheumatoid Arthritis[J]. Nature Reviews Rheumatology, 2019, 15(1): 9-17.

[16]LIN Y, WANG Y, PENG Y, et al. Interleukin 26 Skews Macrophage Polarization Towards M1 Phenotype by Activating cJUN and the NF-kb Pathway[J]. Cells, 2020, 9(4): 938.

[17]AL-BOGAMI M, BYSTROM J, CLANCHY F, et al. Tnfa Inhibitors Reduce Bone Loss in Rheumatoid Arthritis Independent of Clinical Response by Reducing Osteoclast Precursors and IL-20[J]. Rheumatology, 2021, 60(2): 947-957.

[18]VEALE D J, FEARON U. The pathogenesis of psoriatic arthritis[J]. Lancet, 2018, 391: 2273-2284.

第五章 类风湿关节炎的发生和发展过程

类风湿关节炎的发展是一个持续进行的、全身性的病理过程，在类风湿关节炎发病前或早期可在血清中检测到多种自身抗体，包括类风湿因子和抗瓜氨酸蛋白抗体等。随着各种免疫细胞和成纤维细胞及细胞因子的相互作用，滑膜组织逐渐产生慢性炎症，并伴有骨侵蚀和破坏，导致各种临床症状和损伤。此外，全身炎症会损害许多器官系统，例如心脏组织、血管系统、肾脏、肺组织和神经系统等。类风湿关节炎的发生机理可能与许多方面有关，包含基因、表观遗传学、环境、代谢、免疫和微生物。研究表明，这些作用与类风湿关节炎之间存在紧密联系。此外，类风湿关节炎的发展还受到许多免疫微生物的影响，例如T细菌、B微生物、单核细胞、巨噬细胞、中性粒细胞、肥大蛋白质、树突状细胞、T-reg蛋白质和成纤维细胞样滑膜（fibroblast like synovial，FLS）蛋白质。这些免疫细胞在疾病微环境中表现出可塑性，并且其作用的异质性取决于疾病的背景不同，也就是说，免疫细胞介导的滑膜炎症和软骨破坏的机制可能并非对所有患者都有效，并且这些影响的程度因患者和疾病阶段而异。类风湿关节炎的临床异质性影响患者预后的准确性，如遗传变异、滑膜中的各种表达模式以及类风湿关节炎相关细胞的异质性，如FLS、单核细胞、巨噬细胞和肥大细胞。

虽然类风湿关节炎在个体上异质性较强，现也强调类风湿关节炎的个性化治疗，但是，总体可以将类风湿关节炎的发生发展分为三个阶段：无关节炎症状期，未分化关节炎期及类风湿关节炎期。

第一节　无关节炎症状期

无关节炎症状期是指在类风湿关节炎的发病早期，只有血清学免疫指标的异常，而并没有出现典型的关节炎的临床前阶段。研究越来越关注类风湿关节炎的临床前阶段，也就是早期阶段，以期调节早期致病过程以防止类风湿关节炎发展。

一、无症状关节炎的诱发因素及血清学免疫改变

众所周知，在大多数类风湿关节炎患者出现症状之前，会出现免疫耐受性被破坏的自身免疫状态。根据一些证据，这种自身抗体反应可能会在外周关节外黏膜部位，如牙周组织和肺等出现。除了作为诊断标志物的效用外，这些自身抗体还可能具有致病作用，有助于将疾病定位于滑膜。除了自身抗体的产生，导致症状前自身免疫的其他因素可能包括胃肠道的生态失调、淋巴组织的异常发育，以及失调的自主神经和脂质介导的抗炎信号传导等。这些因素结合起来，打破促

炎和抗炎信号之间的平衡，从而导致关节炎的发生及发展。然而，需要进一步的前瞻性研究来确定这些分子基础和症状前自身免疫的具体特征，以便可以针对类风湿关节炎高风险个体进行预防性治疗。

类风湿关节炎是由遗传和环境因素共同作用的结果，这些因素的存在可以被视为类风湿关节炎发病机制的先驱，为临床提供了重要的指导。EULAR 建议提供了一个标准，用于描述导致类风湿关节炎发展的各个阶段，阶段 A 到 C 可以被认为是“有风险的”症状前阶段，而阶段 D 和 E 代表发展为可分类类风湿关节炎之前的症状阶段（表5-1）。

表5-1　EULAR对类风湿不同阶段的定义

阶段	具体定义
A	存在类风湿关节炎的风险基因阶段
B	存在类风湿关节炎自然环境风险因素
C	类风湿关节炎相关的免疫紊乱
D	类风湿关节炎临床前症状
E	未分化关节炎
F	典型类风湿关节炎期

现在已知，血清反应阳性的类风湿关节炎发生在具有该疾病的遗传和家族风险因素的个体中，其开始是血清学可检测到的与类风湿关节炎相关的自身免疫紊乱相关的炎症生物标志物，但缺乏临床或组织学定义的炎症性关节炎。此时存在的血清自身抗体包括抗瓜氨酸肽抗体（anti-citrullinated peptide antibodies，ACPA）和 Fc 域识别类风湿因子的多种同种型，这些模型可高度预测关节疾病的发作，总体来说，这一时期可以回顾性地定义为最终发展为类风湿关节炎的受试者的临床前期，这种情况随后会发展为早期临床可检测到的炎症性关节炎和/或分类为类风湿关节炎，后者本身作为慢性关节炎和疾病过程进行，也可能涉及肺和其他靶器官。

在遗传因素方面，有许多与类风湿关节炎相关的基因，包括含有共享表位（sharpd epitope，SE）和PTPN22的高风险 HLA-DR等位基因，以及许多其他具有低相对风险变异的基因。瓜氨酸蛋白的全身性靶向作用可能通过携带瓜氨酸的肽与含SE的DR分子的优先相互作用而得到促进。类风湿关节炎疾病表型的异质性也可能受到环境因素的影响。此外，还有与类风湿关节炎相关并影响淋巴细胞、成纤维细胞样滑膜细胞和其他细胞群的表观遗传变化，这些表观遗传变化代表了环境因素影响基因表达和疾病异质性的关键方法。

研究表明，早期类风湿关节炎患者（诊断后小于一年）或长期活动性类风湿关节炎患者，黏膜暴露和/或生态失调可能是类风湿关节炎发展过程中的重要因素，并可能会影响其发展。然而，尽管支持“黏膜起源假说”，即类风湿关节炎发展始于黏膜部位，然后过渡到涉及滑膜关节，但这些研究设计是有限的。在这方面，通常还假设早期类风湿关节炎发展的一个关键因素是对瓜氨酸化自身抗原的自身耐受性丧失。然而，对高危人群和对照人群的研究表明，黏膜可能是全身性的IgA同种型ACPA和RF产生的起源部位。有研究表明，类风湿关节炎临床前发展中最重要的早期事件可能不是对自身抗原的耐受性丧失，而是黏膜屏障功能的丧失和IgG ACPA反应的全身扩散。因此，特定高危人群中可能存在类风湿关节炎相关自身免疫与同时存在局部黏膜炎症和自身抗体产生、黏膜生态失调和/或与黏膜炎症一致的全身免疫失调。

术语“RA”包括两个主要的疾病亚群，血清反应阳性和血清反应阴性，它们表现出重叠但各自具有不同的致病机制和临床过程。血清阳性个体表现出两种主要自身抗体系统表达的大量重叠：ACPA，这种翻译后修饰以抗原形式存在于纤维蛋白原、波形蛋白、Ⅱ型胶原、组蛋白和烯醇化酶Fc结构域抗体自身免疫球蛋白分子、类风湿因子中。另外，AMPA受体可以促进中枢神经网络控制系统的迅速兴奋性突触传导，其中，抗氨甲酰化基因抗体和丙二醛-乙醛修饰表位的抗体已被发现，但是，AMPA在类风湿关节炎患者中的特异性和预测临床病变的价值尚不完全明确。

在临床上明显的关节炎发作前不久，细胞因子或趋化因子的全身水平以非常不均匀的方式增加，尤其是在个体受试者中升高的个体介质的数量和模式方面。表位扩散也增加，包含更广泛的瓜氨酸化靶标，并且存在自身抗体的亲和力。

此外，ACPA 的效应功能在类风湿关节炎的发展过程中不断被发现。例如，已经表明 ACPA Fc 结构域半乳糖基化和岩藻糖基化以及过度的Fab糖基化改变，是类风湿关节炎患者从关节痛状态转变为全身性类风湿关节炎的关键因素。最近的研究发现，IL-23和Th17细胞可以调节B细胞中β-半乳糖苷α2，6-唾液酸转移酶的活性，从而影响Ig分子的糖基化水平，并且这些细胞因子的变化可能会导致自身抗体在关节炎的临床过渡期间出现增强的变化，这一发现值得我们深入研究。更重要的是，在类风湿关节炎患者中也发现了自身抗体，这些自身抗体表现出与破骨细胞生成相关的效应功能和继发于趋化因子释放的关节疼痛，尽管在疾病发展过程中这些出现的时间点不太确定。此外，IgA RF 在类风湿关节炎患者中含有高比例的黏膜相关分泌链，尽管该特征出现的时间点再次不确定。

临床前时期的研究主要依赖于两种实验方法。第一个是利用以前收集的稀释血清实验，其来源包括血库。然而，最近的一种方法是对具有 ACPA 阳性处于风险状态的个体进行研究，这种方法越来越有助于确定最早的免疫异常是如何发展的，以及什么可能是疾病的早期驱动因素。这些人是通过许多不同的方式招募的，包括招募高风险的一级亲属、在社区健康展览会或其他活动中进行外展以识别血清 ACPA 阳性高危受试者以及建立转诊网络，以专门识别初级保健中患有关节痛的受试者，提示临床前 类风湿关节炎，随后对其进行分类。正在进行的人口招募工作包括筛查生物库和电子健康记录、社交媒体外展，以及越来越多地将无类风湿关节炎且被发现为ACPA+的患者转诊给风湿病学家。

样本来源的异质性可能导致回顾性研究的结果存在一些差异。尽管如此，已经使用这些方法进行了一些重要的观察（表5-2）。来自高危人群研究的血清样本中的主要发现包括存在升高的趋化因子、细胞因子、炎症生物标志物和改变的T细胞表型以及扩增的自身抗体。重要的是，这些生物标志物模式中的许多反映了回顾性研究人群的血清中发现的模式，并强烈支持这些个体确实处于类风湿关节炎发展的临床前阶段。

表5-2　支持黏膜起源慢性炎症假说的高危人群的发现

血清学
—IgA 和 IgG ACPA 的表位识别水平升高和扩展 —细胞因子和趋化因子水平升高 —CRP 升高 牙龈卟啉单胞菌抗体升高
外周血细胞表型： —循环 IgA 编码浆母细胞比例升高 —citH3 升高，刺激 IL-17、IL-2、ATM 和 PFKFB3 水平降低

续表5-2

血清学
黏膜部位的发现：
—肺部高分辨率计算机断层扫描显示小气道疾病
—高危人群痰液中类风湿关节炎 相关自身抗体升高
—高危个体痰液中细胞过多和NET残留物增加
—牙周炎患者牙周产生 ACPA
—宫颈阴道产生ACPA

当类风湿关节炎患者出现血清阳性反应时，它们会经过一个与类风湿关节炎关联的自身抗体阳性期，这或许是由于细胞因子和趋化因子水平的提高所致。此外，黏膜或许会直接危害身体免疫力和自我免疫力的健康发展，从而使得类风湿关节炎的高危险个体出现慢性全身性和黏膜炎症的症状。研究表明，IgA ACPA通常是局部性的，而不是全身性的，这是由于外部原因造成的区域性损害。此外，黏膜生态失调、炎症和自身抗体或许会促进全身性自身免疫的快速发展，这些过程或许会在类风湿关节炎的临床前期发挥作用，但是随着类风湿关节炎的快速发展，这些过程或许会逐渐减弱，最终会导致类风湿关节炎的治疗效果不佳。

二、无症状关节炎期的临床表现

类风湿关节炎在普通人群中的患病率为0.5%～0.8%，并且FDR增加了3～5倍，这似乎是由于遗传和环境影响所致。患者根据修订的ACR或2010年ACR/EULAR分类标准确定，在一些患者中，类风湿关节炎首先在临床上表现为未分化的炎症性关节炎。

类风湿关节炎是一种自身免疫性疾病，发展了数十年，表现为局部关节破坏性和全身性疾病，顾名思义，无症状关节炎期即表现尚未出现关节炎及关节外症状，仅有免疫学及内环境紊乱的表现。在最终发展为血清阳性类风湿关节炎的受试者中，有一个延长的无症状临床前期，没有关节受累的表现，其特征是存在血清学检测到的ACPA，通过研究发现抗CCP（环瓜氨酸肽）抗体和RF明显升高，此过程一般发生在疾病发作之前的3～5年。

第二节　未分化关节炎期

目前，人们对治疗有类风湿关节炎风险的患者如何预防这种慢性疾病的发展越来越感兴趣。从这个意义上说，研究的重点是识别这种疾病的早期阶段及预测因素。自身抗体和全身炎症标志物可在临床关节炎和类风湿关节炎发展之前出现。因此，临床关节炎之前的炎症性关节痛阶段是治疗的重要组成部分，因此，在早期开始治疗可能会阻止其进展为慢性关节炎。此外，对于有持续性和/或侵蚀性进展风险的炎症性关节炎患者，早期诊断和治疗是基本的，因为它可以实现最佳临床反应，可缓解、防止器官损伤并优化长期结果。

一、未分化关节炎中发生类风湿关节炎的临床危险因素

除了考虑血清学标志物（免疫学和急性期反应物）外，其他特征，如社会人口和环境因素（生活方式或习惯、微生物群、牙周病等）也要考虑，以深入了解预防类风湿关节炎发展和/或大

部分患者中，可出现早期治疗的策略。

目前，在类风湿关节炎的自然病程中，大部分患者可出现以自身免疫紊乱为特征的临床前症状阶段，并经过特定翻译后修饰的蛋白质的自身抗体产生，最终发展为血清阳性类风湿关节炎。这些抗特定翻译后修饰自身抗体是未来类风湿关节炎的重要生物标志物和风险因素。然而，自身免疫的触发因素仍然未知，总结主要有以下几点原因：从高危阶段到临床类风湿关节炎的转变受自身免疫、炎症和生态失调之间的复杂支配。生态失调被证明可以增强特定翻译后修饰肽的产生，用自身抗原创建抗原模拟，并建立促炎免疫谱，所有这些都导致APMA的产生。此外，自身免疫-炎症-生态失调轴在高危类风湿关节炎个体的骨损伤和动脉粥样硬化相关心血管疾病的发展中有主要作用，并且我们描述了这些作用背后的潜在机制。我们相信，阐明从临床前到临床类风湿关节炎阶段转变的机制将为新的预防性干预措施奠定基础，有可能阻止类风湿关节炎的进程。

二、未分化关节炎的发病机制

在类风湿关节炎早期，患者自身免疫系统受损，引起滑膜炎，这个炎症是由滑膜、滑液和相关的骨骼构成且由多种细胞相互作用引起和维持的，例如，不同的树突细菌亚型、T细菌、巨噬细胞、B细菌、中性粒细胞、成纤维细胞和破骨细菌。类风湿关节炎特异性自身抗原的存在使得免疫性细胞激活，使得关节处于持久的慢性炎症状态，滑膜水肿，这些炎症状态在患者身上表现为剧痛和关节肿胀，但是这些表现并未引发抗体的产生或炎症指标的上升，反而会引起“血管翳”滑膜扩大，从而侵犯软骨—骨连接的关节周边骨，从而加剧关节炎的症状。

（一）树突状细胞对早期类风湿关节炎炎症产生和维持的贡献

树突状细胞（dendritic cells，DCs）在摄取、加工和呈递抗原给幼稚T细胞来调节免疫反应方面具有关键功能。DC表型的表达与细胞因子和趋化因子的活性对于免疫学系统的功能有着重要的影响，它们可以激活或诱发免疫学反射，并保持免疫学体系的安全性。

随着研究的深入，越来越多的资料指出，自身免疫性炎症可能是由DCs分布和功能改变引起的。特别是类风湿关节炎患者，血浆中正常DCs和浆细胞样DCs的频率显著降低，这或许是由于DCs向发炎关节的转移增加所致。这种DC募集被假设是由DCs上CCR6表达增加介导的，其中CCR6是在滑膜组织中高度表达的趋化因子CCL20的受体。一旦被关节吸引，成熟的DC就会产生细胞因子IL-12和IL-23，它们促进抗原特异性Th17产生，导致Th1、Th2和Th17反应之间的不平衡。据报道，活化的浆细胞样树突状细胞可以分泌IFN-α、IFN-β、IL-18和IL-23，从而有效地促进类风湿关节炎患者的炎症反应。此外，浆细胞样树突状细胞还可以通过表达抗凋亡B细胞激活因子，从而产生自身抗体，改善类风湿关节炎患者的病情。与此一致，ACPA血清阳性类风湿关节炎患者的滑膜中浆细胞样树突状细胞的数量比ACPA阴性的患者多。类风湿关节炎患者还表现出干扰素刺激基因的转录活性增加。因此，干扰素可能在“自我”耐受的初始丧失以及类风湿关节炎的慢性、已建立阶段中发挥重要作用。

因此，增强的促炎细胞因子产生与DCs的活化状态相结合可能促进自身抗原向T细胞的呈递和炎症反应的持续发展。除了细胞因子分泌的变化外，滑膜炎症环境中的DC活化还调节DC迁移的趋化因子受体的表达模式。例如，类风湿关节炎滑膜中的DC表现出较低水平的CCR7表达，从而导致成熟DC在炎症组织中的迁移率降低并维持局部炎症。

（二）早期未分化类风湿关节炎中的关节炎症由T细胞、B细胞、巨噬细胞和成纤维细胞介导

在类风湿关节炎阶段，上皮细胞和抗原呈递细菌的活性会引起淋巴结和局部细胞组织中的特殊T细胞和B细胞反应，这些细菌会迁移到滑膜，并与常驻巨噬细菌、树突细胞、滑膜细胞和破骨细胞发生相互作用，从而促进免疫反应的发生。在这里，几个T细胞亚群及其复杂的相互作用可能是导致类风湿关节炎的病理学基础。

Th1细胞能够有效地产生IL-2、IFN-γ和TNF-β，这些细菌能够活化巨噬细菌和B细菌，从而促进滑膜发炎反射的发生和维持。此外，CD4和CD28细胞也能够表达穿孔素和细胞颗粒酶，尤其是$CD8^+$细菌毒性T细菌中的分子。研究发现，$CD4^+$在滑液和组织中的表达或许会导致类风湿关节炎患者的组织损伤和炎症反应，这一发现为类风湿关节炎患者的治疗提供了重要的科学依据。

据报道，类风湿关节炎患者外周血中与ACPA滴度和总体疾病严重程度相关的辅助细胞的频率增加相关。然而，目前，它们对类风湿关节炎病理学的贡献尚不清楚。

Th17细胞是由多种细胞因子诱导的，包括IL-6、IL-1β、IL-21、TGF-β和IL-23。它们能够聚集中性粒细胞，激活B细胞，并促进骨骼生长。然而，IL-17A在类风湿关节炎中的作用仍有待商榷，因为IL-17A或IL-17R的治疗靶向有效性比治疗银屑病的靶向有效性低。此外，抗TNF-α治疗被证明可以触发人Th17细胞产生IL-10，这表明Th17细胞在类风湿关节炎中也可能具有免疫抑制能力。因此，有人提出，Th17细胞在疾病的早期阶段可能很重要，而在晚期阶段，Th1细胞分化为细胞毒性CD4和T细胞可能会驱动直接的组织损伤和促炎细胞因子的产生。

此外，效应子和调节性T（Treg）细胞亚群之间的微妙平衡可能会影响疾病的产生和进展。研究表明，类风湿关节炎患者的炎症环境可能导致Treg功能障碍，从而阻止对自身反应性T细胞的控制和Tregs分化为病理性T细胞。根据这一假设，发现具有转化为致病性Th17细胞的CD4+ CD25+Foxp3+Tregs显示在发炎的滑膜中积聚。此外，类风湿关节炎患者中的Tregs在滑液中局部失去抑制能力，而外周血中的Tregs则保持其抑制特性。

三、细胞因子对未分化类风湿关节炎炎症的贡献

作为免疫细胞以及免疫细胞和组织细胞之间的信号分子，细胞因子在类风湿关节炎炎症的建立中具有重要作用。浸润T细胞产生的主要效应细胞因子是肿瘤坏死因子（TNF）-α、IL-17A、干扰素（IFN）-γ和核因子κB配体受体激活剂（RANK-L），尤其是由滑膜巨噬细胞、B细胞和NK细胞产生的TNF-α是类风湿关节炎中最重要的关节炎症介质。它存在于大多数关节炎活检中，其过度表达会在各种啮齿动物关节炎模型中诱导自发性炎症。早期的体外研究表明，TNF-α可以诱导软骨退化和骨吸收。最近，TNF-α也被证明可以增强骨细胞分泌RANK-L，从而进一步促进破骨细胞生成。有趣的是，一些研究指出，TNF-α还可以通过不依赖RANK-L直接诱导单核细胞和巨噬细胞谱系细胞分化为破骨细胞。TNF-α在类风湿关节炎发病机制中的另一个重要作用是它能够诱导其他炎性细胞因子的产生，例如IL-1β和IL-6，这些细胞因子可以吸引白细胞并促进滑膜中炎性环境的建立。TNF-α和中性粒细胞募集产生促炎细胞因子IL-6、IL-8和GM-CSF，从而导致局部炎症并促进疾病进展。通过这些研究发现，IL-17A有助于类风湿关节炎患者的骨侵蚀、软骨破坏和新血管生成。IL-17A触发破骨细胞祖细胞分化为成熟破骨细胞并促进成骨细胞和滑膜细胞产生RANK-L，从而导致骨形成减少和骨侵蚀增强。此外，IL-17A还可促进滑膜细胞产生基质金属蛋白酶（MMP）-1，从而导致软骨破坏。血管生成在类风湿关节炎的发病机制中起关键作用。在这种情况下，IL-17A被证明可以增强滑膜成纤维细胞的内皮细胞迁移。

类风湿关节炎病理学中另一个重要的细胞因子是IFN-γ。类风湿关节炎患者的血浆、滑膜组织和滑液中具有高水平的IFN-γ。IFN-γ由T细胞、B细胞、NK细胞、单核细胞、巨噬细胞、DC和中性粒细胞产生。它与普遍表达的IFN-γ受体结合，通过多种途径触发IFN刺激基因的激活，包括Janus激活激酶信号转导和转录激活因子1（JAK-STAT1）途径以及有丝分裂原激活蛋白、促分裂原活化蛋白（MAP）激酶、磷脂酰肌醇3-激酶（PI3K）和活化B细胞（NF-κB）通路的核因子kappa-轻链增强子。通过这些途径，IFN-γ增强抗原呈递和巨噬细胞活化。IFN-γ激活的巨噬细胞和单核细胞依次产生趋化因子CXCL10，它通过诱导$CD4^+$T细胞分泌RANK-L和TNF-α来促进破骨细胞的分化。此外，在蛋白多糖诱导的关节炎小鼠模型中，B细胞衍生的IFN-γ被证明可以抑制Treg分化，从而进一步促进自身免疫反应。

因此，IFN-γ可通过上述机制促进类风湿关节炎早期炎症的建立。然而，也有人提出通过抑制，例如RANK与RANK-L介导的破骨细胞生成、中性粒细胞聚集、TNF-α依赖性滑膜细胞增殖、降解酶的产生、前列腺素的释放，则可在疾病的后期起到组织保护作用。RANK-L是TNF超家族的成员，是骨再生和重塑的重要调节剂。RANK-L与RANK结合并诱导破骨细胞生成。在正常生理条件下，RANK-L主要由成骨细胞产生。然而，在类风湿关节炎患者中，免疫细胞（Th17细胞、巨噬细胞、DC和活化的B细胞）和成纤维细胞样滑膜细胞是RANK-L的主要来源。在类风湿关节炎患者中，RANK-L诱导破骨细胞异常活化，导致骨破坏。与此一致，RANK-L敲除小鼠免受血清转移诱导的关节炎。

在滑膜的促炎环境中激活的巨噬细胞反过来产生额外的促炎细胞因子（IL-1β、IL-6、TNF-α），这些细胞因子通过募集和激活其他先天免疫细胞（例如嗜中性粒细胞）导致炎症增加。活化的中性粒细胞随后在受影响关节的类风湿关节炎部位释放高水平的氧化剂、细胞因子和炎症因子，包括TNF-α、蛋白酶、磷脂酶、防御素和髓过氧化物酶，这进一步导致关节破坏。

此外，促炎细胞因子IL-1β、IL-6和TNF-α也会进一步启动和维持降解酶（例如MMP）和前列腺素的产生。此外，由细胞因子激活的成纤维细胞与来自激活的免疫细胞的TNF-α和IL-6结合产生的RANK-L诱导巨噬细胞和前破骨细胞分化为专门降解骨材料的破骨细胞。

活化的成纤维细胞不仅会产生RANK-L和MMP，直接导致局部关节损伤，而且还会在关节之间迁移，促进其他关节的炎症（解释疾病的对称特征）。因此，除了激活常驻和浸润性免疫细胞外，类风湿关节炎中的关节炎症还以特定的组织反应为特征，其中局部成纤维细胞呈现侵袭性促炎表型，其特征在于基质调节、破骨细胞生成和侵袭特性。

四、B细胞和自身抗体对未分化类风湿关节炎发病机制的贡献

由自身反应性B细胞异常激活引起的抗体也通过免疫复合物的形成和随后的补体激活对类风湿关节炎的病理学产生显著影响。类风湿关节炎中发现的两种主要自身抗体是类风湿因子（RF）和抗瓜氨酸蛋白抗体（ACPA）。这两种自身抗体的存在将患者定义为“血清阳性”类风湿关节炎。虽然类风湿关节炎的病理学可能是异质的，但RF和ACPA自身抗体的存在与疾病症状加重、关节损伤和死亡率增加相关。

RF自身抗体是与人免疫球蛋白G（IgG）的Fc部分结合的五聚体IgM抗体。RF见于69%的类风湿关节炎患者，该疾病的特异性为60%～85%。值得注意的是，RF也可以在其他疾病（例如感染、某些类型的癌症和其他风湿性疾病）以及健康患者中检测到。

ACPA自身抗体可以是IgG-、lgA-或lgM同种型，可以与许多“自身”蛋白的瓜氨酸化蛋白残基结合，例如Ⅱ型胶原蛋白、组蛋白、纤维蛋白原、纤连蛋白、波形蛋白和α-烯醇化酶。与RF相似，60%～80%的类风湿关节炎患者中发现了ACPA，但其对疾病的特异性高达85%～99%。RF和ACPA阳性患者发病的风险为40%。

有趣的是，在一种称为类风湿前关节炎的情况下，可在患者出现第一个疾病症状之前长达10年的血液循环中检测到ACPA，这使得这些抗体的存在成为诊断早期疾病的非常有价值的方法。在疾病过程中，ACPA浓度和表位多样性随着促炎细胞因子浓度的增加而增加，并且ACPA通过激活巨噬细胞和免疫复合物形成来激活破骨细胞或通过结合直接促进骨丢失来促进类风湿关节炎病理到骨膜中发现的瓜氨酸波形蛋白。

研究表明，ACPA的存在与发生骨侵蚀的风险之间存在显著相关性，这表明ACPA与骨侵蚀有关。在这里，ACPA可能通过以下两种方式增加骨吸收：①免疫复合物介导的巨噬细胞活化，巨噬细胞反过来分泌促炎细胞因子（如TNF-α、RANK-L等）促进破骨细胞的分化；②直接识别破骨细胞前体细胞表面的瓜氨酸化蛋白，从而导致有效的破骨细胞生成。此外，IL-8依赖性破骨细胞分化和ACPA激活都与关节疼痛有关，表明ACPA也促进关节疼痛的发展。

然而，并非所有的ACPA对类风湿关节炎都有害，因为有部分ACPA通常存在于患者的血清中多年而不会引起疾病症状。最近的数据表明，ACPA糖基化模式的差异可能是观察到的病理性和非病理性ACPA之间的差异的原因。特别是在ACPA的片段可结晶区域中Asn297位置的低唾液酸化可产生高致病性ACPA，并且显示IgG抗体的内切糖基化酶处理可降低小鼠模型中Ⅱ型胶原诱导的类风湿关节炎的严重程度。由于抗体的恒定区主要负责相应抗体的效应器功能，因此糖基化模式的差异会显著改变抗体的生物学效应，即使相应抗体的可变抗原结合部分未发生变化。与这些结果一致，ACPA阳性类风湿关节炎患者在类风湿关节炎症状首次发作前不久的时间和范围内，ACPA的半乳糖基化和唾液酸化水平均显示下降。从机制上来讲，关节炎症中Th17细胞产生的IL-21和IL-22可通过降低唾液酸转移酶ST6GAL1的表达来触发致病性、低唾液酸化的ACPA的释放。

第三节　类风湿关节炎期

一、类风湿关节炎期的发病机制

类风湿关节炎是一种以进行性关节损害为主要特征的慢性炎症性自身免疫性疾病。目前认为类风湿关节炎可能是由于未知的某种抗原对具有突出敏感性的某些遗传背景的人产生刺激后，发生免疫反应所引起的一个与环境、免疫细胞及因子、病毒、遗传、性激素及神经精神状态等因素密切相关的疾病。

类风湿关节炎属于常见病、多发病。据我国局部地区调查发现，其患病率在0.4%～1.0%之间。青壮年多见，20～45岁可占80%。男女患病比例为1∶2.4。其临床病程不一，约15%单次发作后缓解，25%间歇性发作，50%持续发作，迅速进展成重症者仅占10%。

（一）免疫细胞

类风湿关节炎的发病与免疫系统有密切关联。免疫系统的主要功能是甄别外来物质并将之清除，在细胞免疫中，巨噬细胞负责识别外来组织、细胞或抗原等物质，经处理后传递给T细胞，T细胞被激活后产生细胞因子，并聚集其他炎症细胞（包括其他T细胞和巨噬细胞）产生更多细胞因子，大量巨噬细胞被激活并且释放了白细胞介素-1（IL-1）和肿瘤坏死因子（TNF），导致软骨细胞和滑膜细胞释放出细胞毒素，从而造成关节及其周围正常细胞和组织伤害、滑膜增生、骨和软骨受损等。T细胞还可同时激活体液免疫中的B细胞，使之产生自身抗体，联合补体在炎症部位吸引多形核白细胞，补体释放细胞因子和自由氧残基造成细胞损害。

1. T淋巴细胞

类风湿关节炎发病机制主要是T细胞介导的免疫反应异常，成熟的T细胞按其免疫效应功能，可分为CD4辅助性T细胞（CD4+ T细胞），CD8杀伤性T细胞（$CD8^+$ CTL细胞）和$CD4^+CD25^+$调节性T细胞（Tr细胞）。T细胞主要是通过细胞相互作用和其分泌的细胞因子从而引起类风湿关节炎的发生及发展。

（1）$CD4^+$T细胞

$CD4^+$T细胞主要功能在于引起、控制和驱动免疫反应及应答。$CD4^+$T细胞一旦被激活就分化成为各种专一效应细胞，初始$CD4^+$ T细胞可分化为Th1、Th2、Th3三类效应Th细胞。其中，通常Th1/Th2的比值对类风湿关节炎影响很大。

（2）$CD8^+$T细胞

类风湿关节炎的发生和发展与TNF-α显著相关。然而，活化了的$CD8^+$T细胞会产生高水平的TNF等，这些细胞因子在自身免疫疾病中会加剧病理性免疫应答的反应，直接或间接造成靶细胞的破坏，引起持续性炎症。

（3）调节性T细胞（regulatory T cells，Treg）

Treg细胞不仅在自身耐受的获得和维持及自身免疫的防御中起到重要作用，在肿瘤、移植耐受甚至是病原体感染等免疫反应中也扮演着重要角色。近年有研究显示，Treg细胞数量和/或功能的异常可能是类风湿关节炎自身免疫异常发生及发展的重要原因之一。

Treg细胞是以细胞与细胞的接触及相互作用而发挥其免疫抑制作用，具有免疫无能性和免疫抑制性。Treg细胞活化后能抑制$CD4^+$ T细胞和$CD8^+$ T细胞的活化和增殖，但在活动期类风湿关节炎患者中抑制促炎细胞因子产生的能力明显降低，其原因可能是活动期类风湿关节炎患者$CD4^+CD25^+$T细胞缺乏向效应性T细胞传递抑制信号的能力，因而不能有效地抑制T细胞产生炎症细胞因子。在类风湿关节炎患者体内，由于调节性T细胞的功能受到严重削弱，继而发生由Th1细胞驱动的有害的自身免疫应答，最终导致慢性炎症的发生。

IFN-α可增强IL-10诱导产生Treg细胞的能力。另外，抗原与CD2共刺激，可通过IL-10非依赖途径诱导产生抗原特异性Treg细胞，产生大量具备调节功能的IL-10。Treg细胞可产生高水平的IL-10，中等量的TGF-β、IFN-γ和IL-5，少量的IL-2，不产生IL-4。Treg细胞的免疫抑制功能主要依赖于其所产生的具有免疫调节功能的细胞因子，如IL-10和TGF-β。

2. B淋巴细胞

细胞间的相互作用使B淋巴细胞和浆细胞过度激活产生大量免疫球蛋白和类风湿因子（rheumatoid factor，RF），导致免疫复合物形成，并沉积在滑膜组织上，继而激活补体，产生多种过敏毒素（C3a和C5a趋化因子）。类风湿因子主要是IgM同型抗体，对免疫球蛋白Fc段有特异性，通过激活补体，导致炎症细胞活化，吞噬免疫复合物，释放蛋白水解酶，导致组织破坏。

3. 巨噬细胞

巨噬细胞被认为是专职抗原递呈细胞，可通过其共刺激分子活化T细胞。巨噬细胞在许多炎症反应中起重要作用，其数量与类风湿关节炎疾病活动度和关节损害有很强的关联。巨噬细胞大量存在于炎症关节的滑膜和软骨血管中，研究显示类风湿关节炎中巨噬细胞数量增加可能是由于凋亡被抑制或减少造成的。其机制可能是类风湿关节炎滑液中巨噬细胞高度表达FADD样IL-1β转化酶抑制蛋白等，从而阻止了肿瘤坏死因子受体Fas介导的巨噬细胞凋亡。

另外，巨噬细胞的活化可加剧炎症反应。其产生的因子，如IL-1、TNF-α和白三烯B4，能刺激无形核白细胞移行进入滑膜，通过局部产生前列腺素E2起到扩血管作用，也能引导炎性细胞进入炎症部位吞噬免疫复合物及释放溶酶体，包括中性蛋白酶和胶原酶，破坏胶原弹力纤维引起滑膜表面及关节软骨受损。

4. 中性粒细胞

活动期类风湿关节炎患者关节液中存在众多免疫复合物和促炎细胞因子，这也促使了中性粒细胞在此聚集，它们通过吞噬、产生活性氧中间代谢产物、分泌抗菌物质（包括弹性蛋白酶）来清除病原体。处于激活状态的中性粒细胞是部分细胞因子的潜在起源，包括IL-1β和TNF-α。

（二）细胞因子

细胞因子是一类具双重作用的分子，部分起到促炎作用（如TNF、IL-1、IL-6、IL-8等），也有部分具有抗炎作用（如IL-4、IL-10、IL-11）。当促炎作用占优时，即产生炎症，通过抑制促炎细胞因子作用或增强抗炎细胞因子作用即可改善炎症反应。巨噬细胞和淋巴细胞产生肿瘤坏死因子（TNF），TNF是常见的促炎因子，并可引起发热和恶病质。TNF还在蛋白合成，促炎细胞因子产生以及促进骨和软骨重吸收中发挥作用，IL-1也有类似作用。在类风湿关节炎滑液中，IL-1和TNF均呈高浓度，是类风湿关节炎促炎细胞因子重要组成部分，也是类风湿关节炎产生高炎症状态的原因之一。

1. IL-1和TNF-α

目前已证实白细胞介素-1（IL-1）和肿瘤坏死因子-α（TNF-α）在类风湿关节炎的发病过程中起到重要作用，在患者外周血和滑膜液中均有增高表现，其可激活血管皮细胞，增强内皮细胞中黏附分子的表达，产生小分子炎性介质；并可以通过刺激成纤维细胞的增殖，刺激成纤维细胞和软骨细胞产生胶原酶及前列腺素等，从而导致骨及软骨的破坏。

TNF-α和IL-1通常由单核细胞和巨噬细胞分泌，并相互协调、促进，在多数情况下表现出协同性生物学效应。TNF-α既可影响免疫细胞反应，也可影响非免疫炎性反应。一方面，TNF-α可导致趋化因子的合成和分泌的增加及细胞黏附分子表达的变化，从而使淋巴细胞和单核细胞募集速率增加。另一方面，TNF-α也可刺激抗原表达肌球蛋白重链（MHC）族Ⅱ受体的表达，从而促进对自身抗原的反应，激活T细胞。结缔组织相关细胞，包括滑膜成纤维细胞和软骨细胞，它们的主要应答是诱导产生前列腺素E2（PGE2）和基质金属蛋白酶（MMP），从而导致滑膜炎症和增生以及软骨的破坏。然而，阻断诱导TNF-α表达通路上的任一环节均可在转录前抑制TNF-α的合成。其中，丝裂原活化蛋白激酶（MAPKs）级联反应是细胞重要的信号传导系统之一，p38MAPK信号传导通路又是MAPK通路的分支之一，它通过转录因子磷酸化而改变基因的表达水平，参与多种信息传递过程，能对广泛的细胞外刺激发生反应，介导细胞生长、发育、分化及死亡等全过程。p38MAPK抑制物通过选择性地抑制通路远端的p38MAPK从而阻止巨噬细胞前炎症单核因子产生。近年来，抗TNF-α药物在类风湿关节炎治疗中展示了神奇的疗效，不仅改善了大部分类风湿关节炎患者的临床症状，也明显降低了类风湿关节炎的疾病活动性。研究显示，抗TNF-α治疗一方面直接中和了关节液中的TNF-α，并使Treg中TNFR-II表达下调而FoxP3表达上升，恢复了Treg细胞对细胞因子产生和对效应T细胞增殖的抑制功能；另一方面，抗TNF-α治疗可通过抑制多种促炎细胞因子的产生，纠正抗炎和促炎细胞因子间比例的失衡，减弱促炎细胞因子对Treg细胞功能的抑制。此外，抗TNF-α治疗可进一步阻断Treg细胞的自发凋亡过程，使类风湿关节炎患者外周血Treg细胞恢复至接近正常水平。因此，抗TNF-α药物在类风湿关节炎治疗中的良好疗效可能是通过上述对类风湿关节炎患者外周血及关节液Treg细胞的直接和间接调节作用实现的。

2. IL-17

IL-17即细胞毒T淋巴抗原-8（CTL-8），它能诱导间充质细胞或者成纤维细胞产生IL-17，

IL-6和其他的前炎症细胞因子增加。这些细胞因子通过磷脂酰肌醇激酶和NF-κB通路导致成纤维样滑膜细胞活化，从而可引起滑膜炎症。同时，IL-17还能诱导中性粒细胞产生，这一点也揭示了它在急性宿主免疫反应中的作用机制。

有研究学者在类风湿关节炎实验动物模型中发现，IL-17直接参与类风湿关节炎中软骨和骨质的破坏。他们发现，IL-17中和抗体能显著缓解胶原诱导的小鼠关节炎性状态，然而，敲除IL-17基因的小鼠，其发生实验性自身免疫型脑脊髓膜炎的症状即可得以缓解。髓磷脂抗IL-17抗体免疫的小鼠，其大脑趋化因子受体的表达和实验性自身免疫型脑脊髓膜炎的进一步发展也可得到抑制。

IL-17可诱导环氧合酶-2（COX-2）在滑膜细胞中表达。COX-2是一个应激反应分子，有助于炎症中高水平PGE2的表达，关节炎的实验性模型表明COX-2缺陷能够起到缓解急性和慢性炎症的作用。

3. IL-6

IL-6是活化的T细胞和成纤维细胞产生的淋巴因子。它能使B细胞前体成为产生抗体的细胞，与集落刺激因子协同，能促进原始骨髓源细胞的生长和分化，增强自然杀伤细胞的裂解功能。另外，IL-6可促进Ⅰ型金属蛋白酶组织抑制因子（tissue inhibitor of metalloproteinase type I，TIMP-Ⅰ）的合成，从而拮抗IL-1和TNF-α对软骨的侵蚀作用。IL-6有前炎症作用，从而促进类风湿关节炎产生自身抗体，同时，它还有促进骨吸收的作用。

4. IL-10

IL-10的基本功能是抑制Th1产生细胞因子且抑制其活性，因此，它具有免疫抑制和免疫刺激双重作用。其免疫抑制作用主要表现在两个方面：第一，IL-10抑制细胞分泌多种细胞因子，主要有IFN-γ、TNF、IL-1、IL-3和GM-CSF；第二，单核细胞主要组织相容性复合体Ⅱ类抗原和CD54等协同刺激因子的表达，进而减弱其抗原的递呈能力。IL-10的免疫刺激主要表现在通过多种方式刺激B细胞，上调主要组织相容性复合体Ⅱ类抗原的表达和分泌多种抗体，如IgM和IgA等。IL-10兼具抗炎和免疫调节作用，能抑制类风湿关节炎的病情发展，类风湿关节炎患者体内，IL-10相对缺乏，外源IL-10能改善类风湿关节炎的病情。

5. 其他细胞因子

干扰素γ（IFN-γ）有广泛的免疫调节作用，能活化NK细胞，提高其杀伤能力；同时可诱导巨噬细胞、T细胞、B细胞等细胞分子表达，从而提高抗原递呈能力，加速免疫反应的发生。

血管内皮生长因子（VEGF）是类风湿关节炎患者滑膜组织血管增生的潜在诱导物，活动期类风湿关节炎血清中可溶性血管细胞黏附分子（sVCAM-1）和VEGF表达水平增加，治疗后明显降低。

（三）钙蛋白酶及钙蛋白酶抑制蛋白mRNA

研究表明，类风湿关节炎患者身上具有抗钙蛋白酶抑制蛋白质自身抗体，这种抗体可能参加类风湿关节炎的发病机制。因此，研究人员正在尝试合成人类钙蛋白酶抑制蛋白肽链，以期为类风湿关节炎的诊断和治疗提出新的思路。

（四）Th1/Th2平衡

辅助性T细胞（Th）亚群1和2（Th1/Th2）及其分泌的细胞因子在维持机体的免疫稳态中起重要作用。

研究发现，类风湿关节炎患者的血清及滑膜液中Th1/Th2细胞分泌的细胞因子水平存在着明显的失衡，这与类风湿关节炎发生有直接关系。如类风湿关节炎关节液中的T细胞主要为Th1，

Th1细胞主要功能是参与细胞免疫。在细菌感染中，受到刺激后Th1细胞分泌炎症因子IL-2、IFN-γ、TNF，IL-12、粒-巨噬细胞集落刺激因子（GM-CSF）等，增强炎症反应，类风湿关节炎的致病有可能是Th1细胞优先驱动，而没有受到抑制炎症的Th2细胞调节。Th1细胞分泌的IFN-γ有促进巨噬细胞活化，提高主要组织相容性复合体（MHC）Ⅱ类分子的抗原递呈的能力，其产生的活性氧中间代谢物和氧化亚氮，可增强其杀伤能力和吞噬功能。另外，Th2细胞主要产生IL-4、IL-5、IL-6、IL-10，其作用主要是通过IL-4、IL-10的抗炎症作用来实现的。在人体中，血清中Th1细胞有使类风湿关节炎患者病情慢性化的作用，而Th2细胞则主要起保护作用，检测Th1/Th2细胞的比值对评价类风湿关节炎患者的治疗方案的选择及预后有一定的意义。

类风湿关节炎中Th1/Th2细胞失衡的可能的机制有：外周耐受下调；CD28，IL-4，IL-12的作用；CC亚族，CXC亚族及其相应受体的作用等。

近年来，学者们研究发现了一种新的Th细胞在自身免疫病中发挥重要作用，由于其高水平分泌白细胞介素（IL-17）被命名为Th17细胞。Th17细胞及其分泌的子细胞介导炎症性反应，已成为免疫学及相关领域的研究热点。Th17在防御胞外细菌感染、介导慢性炎症以及自身免疫病中发挥了重要作用。

（五）趋化因子及受体

趋化因子（chemokines）是一类可诱导的促炎细胞因子，主要功能是刺激不同种类的细胞发生趋化游走，从而介导细胞在炎症部位聚集、活化以及导致组织损伤。趋化因子分为四个亚族：CXC亚族，CC亚族，C亚族，CX3C亚族。趋化因子及其受体对白细胞迁移到炎症组织起关键作用。趋化因子CCL5和CCL15属于CC亚族，类风湿关节炎中CCL5和CCL15特异性增高，可能与Th1细胞在病变关节的浸润和聚集有关。趋化因子CXC亚族的CXCL16在滑膜中表达增加，对T细胞聚集和滑膜炎症形成有重要作用，CXCL16有可能成为类风湿关节炎治疗新的靶向。风湿性滑膜炎血清中，IL-8、正常T细胞表达和分泌的调节活化趋化因子（RANTES）、MCP-1与其他滑膜炎相比明显增高。

（六） 细菌因素

实验研究表明，A组链球菌及菌壁有肽聚糖（peptidoglycan）可能是类风湿关节炎发病的一个持续的刺激原，A组链球菌长期存在于体内，作为持续的抗原，反复刺激机体产生抗体，发生免疫病理损伤。研究显示，支原体所制造的关节炎动物模型与人的类风湿关节炎相似，但不产生人的类风湿关节炎所特有的类风湿因子。类风湿关节炎患者的关节液和滑膜组织中从未发现过细菌或菌体抗原物质，提示细菌可能与类风湿关节炎的起病有关，但缺乏直接证据。

（七）病毒因素

类风湿关节炎与病毒，特别是与EB病毒的关系是国外学者研究的热点之一。研究表明，EB病毒感染所致的关节炎与类风湿关节炎不同，类风湿关节炎患者对EB病毒比正常人有更强烈的反应性。类风湿关节炎患者血清和滑膜液中出现持续高浓度的抗EB病毒-胞膜抗原抗体，然而到目前为止，在类风湿关节炎患者血清中仍未发现EB病毒核抗原或壳体抗原抗体。

（八）遗传因素

类风湿关节炎的发病具有家族易感性已被临床研究所证实，但具体机制尚不清楚。有研究发现，类风湿关节炎的易感性和症状的严重程度可能与γ-干扰素基因相关，发现症状严重者126bp等位基因多见，而122bp等位基因少见，而症状较轻者则恰好相反。这项研究结果可能会对类风湿关节炎的诊断进展、预测病因及指导临床治疗提供帮助。

二、风湿关节炎的临床表现

（一）关节表现

类风湿关节炎发病一般呈隐匿性，先有几周到数月的前期症状，如乏力、食欲缺乏、体重减轻、低热、手足麻木等，随后出现单一或多个关节肿痛，大多为手和（或）足趾关节对称性肿痛，偶尔呈游走不定的多关节肿痛，其中部位上，以指间关节、指掌关节、腕关节及足关节最多见，其次为肘、肩、踝、膝、颈、颞颌及髋关节等。远端指间关节及脊柱、腰骶关节极少受累。由于受累关节炎症充血水肿或渗液，常使关节肿痛、压痛及僵硬不适。关节疼痛以夜间、晨起时为主。酸痛、胀痛难忍或向关节周围放散，遇冷尤剧。急性发作期，关节普遍性肿胀，皮色微红，如有积液可见滑膜部隆起，触之柔韧。慢性期则多呈梭形肿胀，伴或不伴有关节肌肉萎缩。关节僵硬以晨间或关节休息后明显，统称为晨僵，活动关节后可减轻，是关节滑膜炎症的特征表现之一。晨僵持续的时间也常作为类风湿关节炎炎症活动的指标之一，通常类风湿关节炎患者晨僵大于1 h。

如无有效的治疗，病情常迁延不愈或反复发作，时轻时重，从少关节受累渐成多关节受累，由小关节向大关节发展；由关节滑膜炎渐渐侵及关节软骨，软骨下骨及关节周围组织引致关节畸形。常见的关节畸形有：梭形肿胀，掌指关节半脱位，指掌向尺侧偏斜，近端指间关节过伸，末端指节屈曲形成“天鹅颈”样畸形，掌指关节肿大屈曲呈峰谷畸形，指间关节严重屈曲呈“纽扣花”样畸形，膝关节外翻，肘、膝、踝关节纤维或骨性强直畸形等。

（二）关节外表现

关节外表现为类风湿关节炎病情严重或病变仍在活动的征象，有时脏器受累非常突出，或单独出现或在关节炎之前出现。

皮肤表现：15%～20%类风湿关节炎患者可出现皮下结节，单个或多个，数毫米至数厘米大小，质硬韧如橡皮样，无触压痛或轻角痛，常对称地出现于肘关节皮下鹰嘴突附近、膝关节上下、四肢肌腱部，偶尔见于头部、躯干及脊柱后方。然而，出现于内脏如心、肺、脑膜等处的类风湿结节，常引起系统性症状，一旦出现，常持续存在数月或数年不易消散。一般认为，类风湿结节是类风湿关节炎病变活动的征象，多见于RF阳性患者，但与关节炎或整个病情的进展速度不一定完全一致。类风湿关节炎皮肤表现尚有：皮肤易碎易擦伤；掌红斑；下肢或骶部溃疡；严重者可见单发或多发的指端坏疽等。

肺部表现：类风湿关节炎肺部受累可出现在关节炎期间或关节炎之前数年，表现为胸膜炎或弥漫性间质性肺炎；有时为无临床症状的双侧胸膜下类风湿结节；广泛的类风湿关节炎胸膜病变可引致小到中量胸腔积液。胸腔积液为渗出性，白细胞计数常少于5000/ mL，葡萄糖浓度低，乳酸脱氢酶活性增高，总补体及C3/C4补体活性降低。类风湿关节炎肺部病变使并发阻塞性肺疾病概率增加，偶尔有支气管扩张或肺炎。并发间质性肺炎时，肺功能顺应性下降，限制性通气障碍，以致肺功能不全，X线平片呈现间质纤维化或蜂窝状改变等。矿工患类风湿关节炎时，可发生肺内结节性肉芽肿，称为类风湿并发尘肺。

心脏表现：常常不易被临床察觉，然而尸检发现40%类风湿关节炎患者有陈旧性纤维素性粘连性心包炎，但生前诊断的不多。部分患者可表现出心包炎征象，或有轻度、一过性或大量心包积液等。积液为渗出性，蛋白质含量常大于4 g/dL，乳酸脱氢酶活性增高，补体活性降低，偶尔严重到心脏压塞危及生命。心包活组织检查可见到类风湿结节。有时类风湿结节出现于心肌、心瓣膜，引致心瓣膜关闭不全，有时可见局灶性心肌炎及冠状动脉炎和心电图异常。

眼部表现：约30%类风湿关节炎患者继发有干燥性角膜炎；类风湿结节累及巩膜时，可引致巩膜处层炎、巩膜炎、巩膜软化或穿通；眼底血管炎严重时可引致视力障碍或失明。

神经系统表现：类风湿关节炎神经系统损害多由血管炎引起，可出现单个或多个肢体局部性感觉缺失，垂足症或腕管综合征（正中神经受累）。寰枢关节脱位而压迫脊髓时，则可出现颈肌无力，进行性步态异常及颈部疼痛等。另外，硬脑膜类风湿结节可引起脑膜刺激征等。

（三）其他

除上述表现外，活动期类风湿关节炎还可出现浅表淋巴结肿大、贫血、血小板高、体重减轻、肝脾肿大等关节外症状。部分关节外症状特别突出而发展成类风湿关节炎特殊临床类型。

总之，类风湿关节炎 的发展是一个持续的、进行性的、全身性的病变过程，在类风湿关节炎发病前或早期可在血清中检测到多种自身抗体，包括类风湿因子和抗瓜氨酸蛋白抗体。另外，其病情进展还受到多种免疫细胞之间的综合影响，例如T细胞、B细胞、单核细胞、巨噬细胞、中性粒细胞、肥大细胞、树突状细胞、Treg细胞和成纤维细胞样滑膜细胞等。临床上根据类风湿关节炎的临床表现阶段，分为无关节炎症状期、未分化关节炎期、类风湿关节炎期。本章节对上述三期特点及相应的免疫特征和细胞因子分泌等进行了详细的阐述，希望对类风湿关节炎的认识及进一步深入研究提供思路。

（朵瑞雪）

参考文献

[1] KUMAR R ,THEISS A ,VENUPRASAD K. RORγt protein modifications and IL-17-mediated inflammation[J].Trends in Immunology,2021,42(11):1037-1050.

[2] BERRY S, DOSSOU C, KASHIF A, et al. The role of IL-17 and anti-IL-17 agents in the immunopathogenesis and management of autoimmune and inflammatory diseases [J]. International immunopharmacology,2022,102:108402.

[3] GOODERHAM M J,PAPP K A,LYNDE C W. Shifting the Focus:The Primary Role of IL-23 in Psoriasis and other Inflammatory Disorders [J]. Journal of the European Academy of Dermatology and Venereology,2018,32(7):1111-1119.

[4] SALEEM A, SALEEM M, AKHTAR M F, et al. Polystichum braunii extracts inhibit Complete Freund's adjuvant-induced arthritis via upregulation of I-κB,IL-4,and IL-10,downregulation of COX-2, PGE2, IL-1β, IL-6, NF-κB, and TNF-α, and subsiding oxidative stress[J]. Inflammopharmacology, 2020,28(6):1633-1648.

[5] SMOLEN J S, ALETHAN D, MCINNES I B. Rheumatoid arthritis [J]. Lancet, 2016, 388 (10055):2023-2028.

[6] RAO D A, GURISH M F, MARSHALL J L, et al. Pathologically expanded peripheral T helper cell subset drives B cells in rheumatoid arthritis[J]. Nature,2017,542(7639):110-114.

第六章 类风湿关节炎的诊断标准

第一节 美国风湿病协会的诊断标准

一、1958年美国风湿病协会类风湿关节炎诊断标准

1958年，美国风湿病协会（American Rheumatism Association，ARA）发布了第一个关于类风湿关节炎的确诊标准，它首次描述了类风湿关节炎的临床特征、血清学检查和病理学特征，为临床治疗提供了一个重要的参照根据，以便医生更好地确诊和处理这种病症。类风湿关节炎的确诊标准的制定为临床医生提供了一个客观的参照，这些标准包括十一项内容，它们具有极高的敏感性，可以帮助医师更准确地判断和鉴别患者，以便更好地诊断和治疗。

表6-1 1958年美国风湿病协会制定的类风湿关节炎分类标准

序号	内容
1	晨僵。
2	医生观察到的至少一个关节活动时疼痛或有压痛。
3	医生观察到的至少一个关节肿胀(软组织肥厚或者积液而非骨质增生)。
4	医生观察到的至少在3个月以内出现另一个关节肿胀。
5	医生观察到的对称性关节炎,同时侵犯到两侧的同一个关节(如果累及近端指间关节、掌指关节、跖趾关节时不需要绝对的对称),远端指间关节受累不能计入此项。
6	医师所观察到的骨隆起部位、关节伸侧或者关节附近的皮下结节。
7	X线可见类风湿关节炎的典型表现(除了退行性改变外,必须有受累关节附近的骨质疏松),退行性改变不能排除类风湿关节炎的诊断。
8	类风湿因子阳性。
9	滑液中黏蛋白凝固不佳。
10	滑膜病理改变具有以下描述的3个或3个以上:明显的绒毛增生、表层滑膜细胞增生呈栅栏状、明显的以淋巴细胞和浆细胞为主的慢性炎症细胞浸润及形成淋巴结的趋势、表层或间质内致密的纤维素沉积;病理改变可能包括3种或3种以上:绒毛增长、表层滑膜细胞增殖成为栅栏状、慢性炎症细胞浸润和淋巴结生成,表层或基质内纤维素沉淀,以及细胞坏死。
11	皮下结节的病理改变应显示中央区细胞坏死灶,围绕着栅栏状增生的巨噬细胞,最外层的纤维素沉积和血管周围的慢性炎症细胞浸润。

根据满足的项目不同，将诊断分为典型类风湿关节炎、肯定类风湿关节炎、可能类风湿关节炎和可疑类风湿关节炎。

典型类风湿关节炎：关节症状包括持续六周且满足七项指标；

肯定类风湿关节炎：关节症状持续六周且满足五项指标；

可能类风湿关节炎：关节症状持续六周且满足三项指标；

可疑类风湿关节炎：关节症状至少持续三周，且满足以下条件，如晨僵，至少三周的关节压痛和活动时疼痛，关节肿胀的病史或所见，皮下结节，红细胞沉降率升高或C反应蛋白水平下降，虹膜炎。

这项标准还制定了二十条严格的排除标准，以便更好地识别出系统性红斑狼疮、结节性多血管炎、风湿热、痛风性关节炎、硬皮病、皮肌炎、感染性关节炎、结核性关节炎、反应性关节炎、神经病性关节炎、结核病、多发性骨髓瘤、白血病和淋巴瘤等疾病。

这项标准首次提出了类风湿关节炎的临床特征，包括对称性关节炎和慢性关节炎，并且首次阐明了类风湿因子阳性和放射学特点对诊断的重要性。然而，由于最后三个部分涉及类风湿结节、滑膜的病理组织学检查和滑液分析方法，在实际应用中难以实施，因此，它们在这项标准的排名仅次于前八项。类风湿关节炎的诊断可以分为典型、肯定、可能和可疑四个级别，但这种划分方式并不具有实际意义。再者，排除标准琐碎不实用，因此在临床应用的过程中，诊断标准不断修订，在1987年发表了新的类风湿关节炎分类标准。

二、1987年美国风湿病协会类风湿关节炎诊断标准内容

随着人们对风湿病的认识日益深入，以及新的检查方法的出现，为了更好地诊断风湿关节炎，美国风湿病协会于1987年修订了类风湿关节炎诊断标准，以提高诊断标准的敏感性和特异性，并使其更加适用于临床实践。该标准共七条（表6-2），保留了类风湿关节炎的临床特点，即晨僵、慢性关节炎、对称性关节炎和小关节炎，对特征性的类风湿因子和放射学特点未做修改，剔除了临床上难以开展的类风湿结节、滑膜的病理组织学检查和滑液的分析。

表6-2 美国风湿病协会1987年修订的类风湿关节炎分类标准

序号	名称	具体表现
1	晨僵	关节或关节周围晨僵，持续至少1 h(≥6周)
2	至少有3个以上关节区的关节炎	医生观察到14个关节区中(双侧近端指间关节、掌指关节、腕关节、肘关节、膝关节、踝关节、跖趾关节)，至少3个关节区有软组织肿胀或积液(不是骨性肥大)(≥6周)
3	手关节炎	腕、掌指和近端指间关节区中，至少有1个关节区肿胀(≥6周)
4	对称性关节炎	身体两侧相同关节区同时受累(双侧近端指间关节、掌指关节及跖趾关节受累时，不一定绝对对称)(≥6周)
5	类风湿结节	医师观察到在关节伸侧、关节周围或骨突部位有皮下结节
6	类风湿因子阳性	任何检测方法证明血清中RF含量增高(所用检测方法在健康人群中阳性率<5%)
7	放射学改变	在手和腕有典型的类风湿关节炎放射学改变，包括骨质侵蚀或者受累关节及其邻近部位有明确的骨质疏松

如果满足以下七项中的四项或四项以上，则可以将其归类为类风湿关节炎。

每条内容解释如下：

类风湿关节炎患者可能会发生晨僵反应，有时候甚至比疼痛更早发生。这种情况或许是由于夜间关节活动减低，导致一些炎症渗出物聚集和水肿，进而干扰关节的正常功能。但是，当患者起床后，通过局部肌肉进行运动，炎症渗出物会被慢慢吸收，进而缓解晨僵现象。类风湿关节炎所导致的晨僵通常在1 h以上，并与病情相关。病情恶化则晨僵加重，病情好转则晨僵减轻，是观察病情的指标之一。根据流行病学调查，我国类风湿关节炎患者中有23%的人每天晨僵时间不足1 h，尽管这种情况已经持续了6周以上。目前，研究表明，每次晨僵持续30～45 min对诊断类风湿关节炎具有重要意义。

类风湿关节炎是一个常见的关节炎，它会侵袭可动关节，特别是腕、掌关节和近端指间关节部位。大关节通常在小关节部位病症明显后才会出现，但也可能是因为早期症状不明显导致的。此外，踝关节和跖趾关节也可能受到影响，随着疾病的发展，肘关节、膝关节和颞颌关节也可能受到影响。在患者的双侧近端指间关节、掌指关节、腕关节、肘关节、膝关节、踝关节和跖趾关节中，医师应该检查到至少3个主要关节运动区段出现软组织肿胀或积液，如果发现的是骨性肥大，则应该排除这一可能性。需要注意的是，老年患者，合并有骨性关节炎时，既可观察到关节区软组织肿胀或积液，也可有骨性肥大。

类风湿关节炎是一种经典的主要关节炎，其中腕关节、手掌关节和指间关节是最经典且最先受到影响的主要关节。这3个主要关节的受累比例分别在57%～60%、58%～65%和53%～63%之间。其中，双手近端指间关节的梭形水肿和腕背水肿是最先出现的症状，而远端指间关节通常不会受到影响。在疾病晚期，手部主要关节的受损率分别为87%、63%、82%。有近30%的患者初始可累及单一关节或几个关节，但手小关节和腕关节炎仍是类风湿关节炎的典型方式，因此，手关节炎有利于类风湿关节炎的诊断。

"对称性"是一种特殊的关节炎表现形式，它指的是前后两个同一关节区的主要关节一起受到影响，而且当这种主要关节区有两个或两个以上时，不一定要求完全相对。例如左侧第2掌指关节与右侧第4掌指关节受累，虽不是双侧完全对称，但仍可算对称受累。

类风湿结节是一种常见的关节外表现，特别是在患者活动期和严重的情况下。它们通常出现在受压的部位，如肘、骶、枕部等，与骨膜紧密结合。类风湿结节的发生与类风湿因子有关，血清阴性患者中只有6%会出现类风湿结节，而类风湿因子阳性患者中有40%会出现类风湿结节。治疗后，类风湿结节的数量和大小通常会显著减少或消失，这是诊断疾病的重要指标。尽管类风湿结节的诊断敏感性较低，但其特异性可达97.7%，因此，及时发现类风湿结节对于确诊病情至关重要。

类风湿因子是一种自身抗体，它们可以在血清中监测到，其中IgM是最常见的类型，它是由B细胞形成的，是针对IgG Fc片段上的抗原表位，从而起到治风湿的作用。类风湿因子的敏感性可达60%～80%，但其特异性却相对较低，仅为40%～60%。尽管类风湿因子被称为自身抗体，但它在许多免疫系统疾病和非免疫性疾病中都有普遍的存在，其中最常见的是干燥综合征，而系统性红斑狼疮、冷球蛋白血症等自身免疫性疾患也可以监测到类风湿因子。类风湿因子阳性可以存在于慢性传染病，如病毒感染性心内膜炎、血吸虫和病毒性肝炎等，但是类风湿因子水平较低。所以，类风湿因子阳性并非可作为确诊类风湿关节炎的依据，需要进一步检查以确定诊断结果。

放射学检查是目前最常用的检查方法之一，它可以帮助医生快速、准确地诊断出早期病变。X线平片是最常用的检查方法，它可以帮助医生发现手或足部软组织水肿、关节周边侵蚀以及关节间隙变窄等症状。随着病情的发展，腕关节、掌指关节和近端指间关节空隙逐渐减少，而且由于早期侵蚀性破坏，关节边界变得朦胧不清晰，使得患者的功能受到严重影响。在阅读X线片时，应该特别注意与其他侵蚀性关节炎，如痛风性关节炎、银屑病关节炎等进行区分。类风湿关节炎的侵蚀特征是关节面边缘的侵蚀，而且很少有新骨形成，从而使得侵蚀边界变得模糊不清。

三、诊断标准的敏感性和特异性

1987年美国风湿病协会类风湿关节炎诊断标准通过对262例患者及262例对照者的观察发现，新标准敏感性介于91%～94%之间，特异性为89%；1958年美国风湿病协会的诊断标准的敏感性为92%，特异性为85%。

类风湿关节炎分类树示意图；圆圈里包含类风湿关节炎患者人数（上值）和无类风湿关节炎对照组人数（下值）；框中为指定受试者是否可以被归类为类风湿关节炎或非类风湿关节炎；括号表示当另一个变量（X线片或类风湿因子检测结果）不可用时；框下的数字是子集数字；*表示这个临床标准必须由医生观察到，并持续6周或6周以上；MCP=掌指关节（s）。

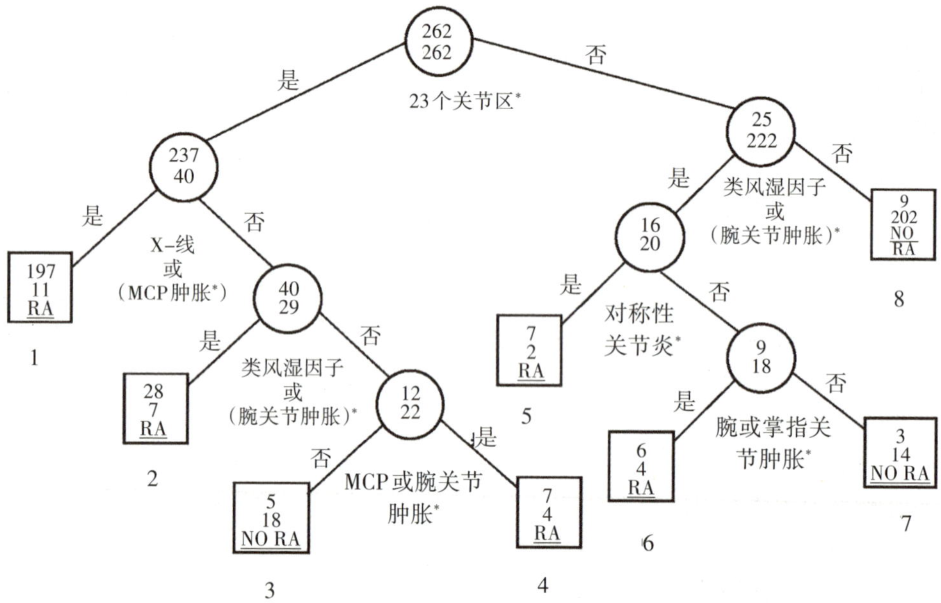

图6-1　类风湿关节炎分类树示意图

该标准在临床应用中，需要注意以下几点：该标准是为了分类患者，而不是为了类风湿关节炎的诊断；标准前4项要求病程在6周以上，可能导致早期患者被漏诊；14个关节区不是14个关节；血清学指标仅列了类风湿因子，是因为当时缺乏对其他自身抗体的研究。在病程较长的患者中，标准后3项的诊断敏感性较低，因此无法准确预测类风湿关节炎患者和对照组患者的预测价值。此外，由于病例数量是预先设定的，因此无法对所有项目进行准确评估。

第二节　美国风湿病学会与欧洲抗风湿联盟的类风湿关节炎诊断标准

一、早期类风湿关节炎

近年来，类风湿关节炎滑膜炎症的持续性或多次发病已经成为引起关节骨骼损坏和功能损害的主因，而且，早期诊断对于防止骨骼损坏至关重要，因此，风湿科医师们正在努力探索类风湿关节炎的治疗方法，以期尽早发现并治疗这种疾病。

早期类风湿关节炎的定义一直存在争议，最初，人们认为病程小于5年的患者可以被视为早期类风湿关节炎，但随着时间的推移，越来越多的研究者认为病程小于2年的患者也可以被认定为早期类风湿关节炎。2003年全球抗风湿联盟会议上，有人提出了早期类风湿关节炎和非常早期类风湿关节炎的概念，这标志着早期类风湿关节炎正在向更加严峻的阶段发展。当前，国际上尚无统一的标准，但大多数人认为，病程小于2年的定义为早期类风湿关节炎，病程小于12周的定义为非常早期类风湿关节炎。

类风湿因子是首个被认为存在于类风湿关节炎患者血清中的自身抗体，它在1958年和1987年全美风湿病学会分级规范中被确定为唯一的血清学指标，对于确诊和预后有着重大意义。然而，它的特异率并不高，在许多其他自身免疫性疾病、各种感染性疾病乃至正常人血清中均可能出现阳性反应。由于实验技术的发展，人类出现了抗核周因子、抗角蛋白抗体、抗聚丝蛋白抗体和抗环瓜氨酸多肽抗体，这些抗体以瓜氨酸化的聚丝蛋白或前聚丝蛋白产生物为底物，具备较高的特殊性，可以有效地治疗类风湿关节炎。这些新发现的自身抗体中，AKA的特异性非常高，可达到94%～98%，但敏感性相对较低为36%～59%，APF有相对较好的敏感性（49%～91%）和高度特异性（89%～94%）。在2000年，Schelleknens等人将瓜氨酸肽链中的2个丝氨酸置换为半胱氨酸，人工合成了环瓜氨酸肽。通过ELISA法测定类风湿关节炎患者的抗环瓜氨酸肽抗体，发现环瓜氨酸肽的敏感度和特异率都有显著提高，这成为血清学指标中最优秀的选择。研究表明，抗环瓜氨酸肽抗体在类风湿关节炎患儿发病前14年就可以被监测到，而且在出现临床症状前一年半的时间内，抗环瓜氨酸肽抗体的阳性率可达到52%，这说明抗环瓜氨酸肽抗体可以作为早期类风湿关节炎确诊的有效指标。

核磁共振成像和超声检查作为一种无创检查技术，在诊断类风湿关节炎方面取得了长足的进步，已经成为一种普遍的应用方式。核磁共振成像可直接清晰显示关节结构、肌腱、腱鞘、韧带等结构的早期病理改变，相比X线片，可更早检出骨侵蚀。当核磁共振成像检查显示出对称性滑膜增加或变厚，并伴有骨骼腐蚀、骨髓水肿、筋膜炎和关节渗出等症状时，应考虑类风湿关节炎的可能性。超声检查具有无创、价廉、易于重复的特点，相较X线片，可以发现早期滑膜病变和骨侵蚀，对关节积液的显示更是最敏感的，同时可显示其他类风湿关节炎的关节周围软组织病变，包括腘窝囊肿、肌腱炎、腱鞘炎、肌腱断裂等。来自欧洲7个国家16位欧洲肌骨系统放射学专家制定了肌骨超声临床应用指南，2017年我国出版了《中国肌骨超声检查指南》，规范了关节超声的检查和评分方法，肌骨超声对类风湿关节炎的早期诊断有很大的价值，在关节病变中的应用越来越广泛。

二、全美风湿病学会和欧盟抗风湿联合修订类风湿关节炎标准

美国风湿病协会在1987年建立了类风湿关节炎分级准则，该准则选择了病程较长的典型患者。类风湿关节炎患者和对照组患者的平均病程为7.7年。然而，这种分级方法过于依赖类风湿结节和骨侵蚀等特征，导致对早期类风湿关节炎的诊断敏感性降低。为了更好地识别早期类风湿关节炎患者，并尽早开展抗风湿病防治，防止骨骼损害和伤残的出现，我们需要更加全面和系统地评估这些疾病的严重性和活动性。2009年，美国风湿病学会与欧洲抗风湿同盟联手，推出了一套全新的类风湿关节炎分类标准，并在2010年发表于*Annals of Rheumatic Diseases*杂志上。

此标准仅适用于以下情况：患者至少有一个关节出现滑膜炎（例如肿胀），且该滑膜炎必须是专家认可的；患者存在的滑膜炎不能用其他疾病说明，诊断医生需要对满足这两个要求的患者做出评估，若患者的评估到达六分或之上，则可以确诊为类风湿关节炎。

表6-3　2009年美国风湿病学会与欧洲抗风湿联盟关于类风湿关节炎的分类标准

项目	评分
关节受累	
1个大关节	0
2～10个大关节	1
1～3个小关节(伴或不伴大关节受累)	2
4～10个小关节(伴或不伴大关节受累)	3
10个以上关节(至少1个小关节受累)	5
血清学	
RF和抗CCP抗体均阴性	0
RF和/或抗CCP抗体低滴度阳性	2
RF和抗CCP抗体高滴度阳性	3
急性时相反应物	
CRP和ESR均正常	0
CRP或ESR异常	1
症状持续时间	
<6周	0
≥6周	1

对分类标准中相关项目的解释如下：

受累关节：指任何可能表明有滑膜炎的表现，包括关节水肿和压痛。医生在进行全面评估时，应避免涉及远端指间关节、第1腕掌关节和第1跖趾关节，因为这些关节是骨关节炎最容易受到影响的部位。医生在评估关节疼痛程度时，应当排除最近可能受到损伤的关节。此外，磁共振成像和超声检查可以作为临床诊断滑膜炎的有力证据，从而更好地帮助医生诊断和治疗。

关节的大小可以分为中大关节和小关节：中大关节指肩部、肘部、髋部、膝部和踝部；小关节指腕部、掌指部、近端指间关节、第2～5跖趾关节。

根据受累关节的大小和数量，将患者划分为不同分值的类别，以便更好地评估其受累情况。如果患者有4个大关节和8个小关节受到影响，则"4～10个小关节"将其归类为3分。此外，"10个以上关节（至少1个小关节受累）"中还包括颞颌关节、胸锁关节、肩锁关节以及其他类风湿关节炎可能影响的关节，因此也将被计入其中。

检测结果显示，RF和抗CCP抗体在正常范围内均为阴性。但是，当其中一种超出通常值限制，且不超出通常值的3倍时，即可定义为低滴度阳性；而当其中最少一种超出通常值限制的3倍时，则可定义为高滴度阳性。如果血清学检测结果未能显示出正常范围，则可以认定为阴性。为了确保准确性，必须最少有一个阳性结果才能进行评分。

根据常规标准值，我们可以判断ESR和CRP是否正常。如果其中一项指标超出了正常值上限，我们就会给予评分。如果这两项指标都没有超出常规值，我们就判定它们为阴性。急性时相反应物检测至少有一个阳性才可评分。

在评估时，患者描述的关节滑膜炎症状或体征的最长持续时间可以通过关节肿胀、疼痛和压痛来衡量，这些症状可能会持续很长一段时间。若以前有过症状，在评估当天症状已经消失，无论是否与治疗有关，都不应计算到该评分中。

根据类风湿关节炎的评估指标，一旦患者的评估不足6分，则无法确诊为类风湿关节炎，但随着病情的发展，在某个时间段内可能会达到这一分类标准。采用树算法可以帮助患者准确诊断类风湿关节炎，或者排除类风湿关节炎的可能性，从而更好地治疗类风湿关节炎。

三、2009年ACR/EULAR RA标准的验证和应用

2009年提出的类风湿关节炎的分类标准，是在大样本数据支持和专家共识的基础上，国际共同合作的结果。为了更好地鉴别持续性、侵蚀性关节炎和早期类风湿关节炎患者，我们建立了这一分类标准。通过早期识别，我们可以尽早采取抗风湿病药物治疗，避免发生骨侵蚀破坏和残疾。经过3年的研究，22位来自ACR和EULAR的专家对全球9个队列研究和3000多例早期关节炎患者的数据进行了meta分析，并结合30名患者，探讨了每一个患者发展为类风湿关节炎的可能性以及甲氨蝶呤治疗是否有效。最终，他们筛选出4个鉴别早期类风湿关节炎的因素，即受累关节种类和大小、血清学RF和抗CCP抗体浓度、急性时相反应物水平和滑膜炎时间，以期为临床提供有效的治疗方案。根据不同情况，我们将4个因素定义为影响诊断类风湿关节炎的重要因素。

新的分类标准为确诊类风湿关节炎设定了限定条件，即患者存在关节滑膜炎，这个滑膜炎没有更好地能解释症状的其他疾病。虽然标准中未详细地列出须排除的疾病，但在进入标准之前的鉴别是非常重要的。在进入标准之前要根据患者关节炎症的特点、年龄、性别、地域、是否伴随有其他症状等来确定是否有其他疾病可以解释关节炎症，这种限制是为了防止将某些自限性疾病或者其他不需要DMARD治疗的疾病误诊为类风湿关节炎。

以前的标准，以确定的临床概念为中心设计标准，强调类风湿关节炎的特征，即对称性小关节多关节炎、自身抗体的产生和高发病率的骨侵蚀，而骨侵蚀是类风湿关节炎的晚期改变，早期患者经治疗后可能不会出现。在新的标准中，放射学出现的骨侵蚀不再是类风湿关节炎确诊的条件，但是只要出现典型的骨侵蚀，就可以确定判断为类风湿关节炎，这不仅表明了骨侵蚀是类风湿关节炎的重要特征，而且也强调了骨侵蚀的重要性，这将有助于类风湿关节炎的早期确诊，以便更好地预防和治疗类风湿关节炎。

纳入抗CCP抗体作为一种新的分类标准，是类风湿关节炎预后最显著的改变之一，它不仅可以检测类风湿关节炎的发病机制，而且与甲氨蝶呤治疗的有效性也有着密切的关联。磁共振成像与超声检查对检出滑膜炎的部位和程度有很好的帮助，但作用尚不明确，等影像学成像技术和生物学标记物能更有力地识别那些高危进展型关节炎患者时，才能进一步推动类风湿关节炎分类标准的发展。

四、早期类风湿关节炎分类标准

经过多项大样本临床试验研究，2009年ACR/EULAR标准的总体敏感性比1987年美国风湿病协会标准提高了11%，但特异性却降低了4%，这表明，病程小于3个月的极早期关节炎患者，类风湿关节炎的过度诊断可能会带来严重的后果。2009年ACR/EULAR标准所采用的评分系统比较复杂烦琐，评分项目较多，不利于记忆和临床工作使用。2012年，北京大学人民医院牵头，12家大型综合医院参与，历时2年，对803例病程小于1年的类风湿关节炎患者进行多中心研究，最终提出了早期类风湿关节炎的分类标准（表6-4），该标准共有5条，其中含3条或3条以上可以被准确分类为早期类风湿关节炎，这一标准既符合我国类风湿关节炎患者的特点，又方便临床使用，而且具有很好的敏感性和特异性。这项标准在早期类风湿关节炎诊断中表现出了惊人的敏感性，达到了84.4%，而且特异性也达到了87.4%。

表6-4　早期类风湿关节炎的分类标准

序　号	项　目
1	晨僵≥30 min
2	多关节炎（14个关节区中至少有3个以上部位的关节炎）
3	手关节炎（腕关节、掌指关节、近端指间关节至少1处关节肿胀）
4	类风湿因子阳性
5	抗环瓜氨酸肽抗体阳性

表6-5　早期类风湿关节炎标准与1987年ACR标准和2009年ACR/EULAR标准比较

分类标准	发病时间	敏感性(%)	特异性(%)
早期类风湿关节炎	≤1年	84.4	87.4
2009年ACR/EULAR	≤2年	79.5	73.3
1987年ACR	中晚期	58.0	93.6

国际风湿病学界提出类风湿关节炎的早期治疗的窗口期为“3个月”，即在发病3个月内开始积极的DMARD治疗，使病情得到缓解，改变患者致残的不良预后，越早开始DMARD治疗，越少出现严重关节破坏。因此，早期诊断，早期治疗是目前需要推广的理念，早期类风湿关节炎分类标准非常有利于类风湿关节炎的早期诊断，简单实用，更方便在临床应用。

第三节　各国风湿病学专家类风湿关节炎共识

虽然人们对类风湿关节炎的认识越来越多，分类标准和治疗指南也在不断更新，不断强调DMARDs在类风湿关节炎治疗中的地位，新的治疗药物也在迅速发展，但在临床治疗中，经常会有很多的困惑，例如，类风湿关节炎的治疗目标是什么？何时开始治疗？治疗过程中调整用药的时机如何确定？为此，2010年，由全球风湿病学家和类风湿关节炎患者共同组成了指导委员会，历时两年，以循证医学为依据，在专家意见的基础上，经过讨论和决策，确定了目标治疗是类风湿关节炎临床治疗的核心决策，并于2010年在*Annals Rheumatic Diseases*杂志正式刊出。

在许多其他医学领域，治疗目标已经确定可以改善结果，从而降低器官损伤的风险。例如糖尿病和高血压，医生和患者都知道化验血糖和糖化血红蛋白、监测血压的价值，知道治疗目标，就会在治疗中根据目标调整治疗方法。对于类风湿关节炎患者来说，真正的不良后果是关节破坏和功能障碍，最大的危害来自较高的致残率。为了提高风湿科医师和类风湿关节炎患者的治疗效果，指导委员会制定了一系列核心决策，并给出了10条有效的建议（表6-6），以期达到最佳的治疗效果。

该建议建议类风湿关节炎的治疗应当基于患者和风湿科医师的共同意见，并遵循以下四条原则：①综合考虑患者的需求和病情。患者必须被告知治疗的选择和理由，医师可以权衡利弊推荐一个特定的治疗方法，但患者应该参与决定应用哪种治疗方法。②类风湿关节炎患者的治疗目标是有效控制症状、预防结构性损害、最大限度地维持身体能力、生活和社会的健康，以及改善患者的长期生活质量。③消除炎症则是实现这些目标的关键步骤。这一原则是因为类风湿关节炎患者的症状和体征与炎症反应有关，疾病所导致的所有不良后果也与炎症反应有关。④通过对类风湿关节炎患者的活力进行评估，并依据结果制订方案，可以显著改善类风湿关节炎的预后。来自世界各地的91.8%的专家都认同这一原则，这表明这些建议已经被广泛接受和采纳。

表6-6　类风湿关节炎目标治疗的10条建议

序号	内容
1	类风湿关节炎治疗的主要目标是达到临床缓解
2	临床缓解的定义:没有明显炎症活动的症状和体征
3	虽然达到临床缓解是治疗的主要目标,但可靠的证据显示,达到低度疾病活动性也可作为一条替代目标,特别是在那些病程较长的 类风湿关节炎患者中
4	在达到理想的治疗目标之前 ,应至少每3个月对治疗用药进行1次调整
5	应定期评估并记录疾病的活动性,对于高度或中度活动性的患者,应每月随访并进行评估,对于已经达到低疾病活动度或临床缓解的患者,可以每3～6个月进行随访和评估1次
6	使用包含关节评估在内的疾病活动度评估方法对于指导临床治疗非常有必要
7	在确定治疗方案时,除应考虑疾病活动度评分以外,还应考虑到结构改变和功能损害的情况
8	达到预期的治疗目标后,在接下来的治疗过程中,应使患者维持在这一目标水平
9	活动度评估方法的选择以及治疗目标的选择,可能受到诸如合并疾病 、患者因素或用药风险等因素的影响
10	应适当告知患者治疗的目标以及风湿科医生为其制订的治疗策略

表6-7　类风湿关节炎目标治疗的每条建议的证据、共识度

条目	证据等级	推荐强度	共识度	投票百分比
1	Ⅲ	C	9.7	83%
2	IV	D	7.8	76%
3	Ib	A	8.6	77%
4	Ib	A	8.7	77%
5	Ⅳ	D	8.5	53%
6	Ⅳ	D	9.0	93.4%
7	Ⅳ	D	9.3	79.6%
8	Ⅲ	C	9.7	92.6%
9	Ⅳ	D	9.5	74.5%
10	Ⅳ	D	9.3	90.6%

近年来，类风湿关节炎的治疗取得了巨大进步，新药的出现，尤其是生物制剂的发明，使得许多患者可以实现减轻症状的目标。早期治疗，DMARDs的早期使用，大大减少了关节损伤和功能失调的发生率，为患者带来了更多的便利。类风湿关节炎治疗的核心策略是通过评估压痛关节数、肿胀节数、急性期反应物浓度以及疾病活动性的复合指标来衡量类风湿关节炎的活动程度。这些技术指标的准确性和可靠性是类风湿关节炎治疗的关键因素。

治愈类风湿关节炎的目标是实现临床改善，这一决策基于专家的建议。然而，指导委员会认为，尽管提高低度活动度可能是一个更有效的医疗方案，但这种方法只适用于那些病程较长且经过治疗后仍反复发作的患者。因此，早期类风湿关节炎疗法的最终目标应该是实现临床缓解。

临床常用疾病活动度的评估方法有很多，ACR推荐的疾病活动常用ACR20、ACR50、ACR70来评估缓解程度，EULAR以疾病活动评分（DAS）来评估，根据评估关节数不同，包括DAS28和DAS44，还有简化疾病活动性评分（SDAI）和临床疾病活动性评分（CDAI）。同一患者采用不同的评估标准，得出的疾病活动度有所不同，即使评估疾病处于缓解期，它也可能继续存在亚临床水平的炎症活动。在类风湿关节炎患者的随访中，建议采取多种全面的医疗方法，包括关节活动的联合评估，以更好地评估病情。如果选择的评估方法采用红细胞沉降率来检测，需要注意是否同时合并了其他疾病，例如慢性感染、贫血、肾脏或肝脏疾病、充血性心力衰竭等。

对于病情程度严重的患者，关节损伤可能会在几周内发展，因此，为了确保治愈效果，建议每1～3个月开展一次随访，以评价患者的主要关节状况，并评估病情程度，以便根据随访结果适时调整方案，以期在3～6个月内达成期望的治愈效果。一旦患者到达临床缓解或低疾病活动度，应定期接受随访，以评估其病情变化。有时，即使已经达到了临床缓解的目标，但仍可能出现新的炎症，因此，定期检查可以及早发现这些新的炎症，从而调整治疗方案，以达到最佳的治愈效果。在持续缓解的患者中，每年检查一次可能就足够了。

本建议始终在强调使用综合评估来评估疾病活动度的重要性，在评估时也应考虑功能障碍和关节结构损伤。在短病程的患者中，即使病情高度活动，多数患者也不会导致关节结构的破坏，委员会认为，应每年进行X线检查来评估关节损伤的进展情况，如果疾病活动度达到预期目标或低疾病活动度，而影像学关节结构损伤仍在进展，则可能需要加强治疗或调整治疗。可以选择磁共振成像，或者超声检查，或者X线检查来评估关节损伤的进展，并且这些影像学评估应该由有经验的人来承担。同时，还需要评估身体功能的损害，如果功能障碍在加重，即使疾病活动度处于低疾病活动度，也需要改变治疗方法。

类风湿关节炎是一种慢性炎症疾病，防治的重点就是缓解炎症，降低患者的疾病活动，因此，医生和患者都应该参与到治疗中来，以实现这一目标。在治疗开始前，应适当告知患者治疗的目标，选择这个目标的原因，可以选择的治疗方案，为了达到这个目标制订的计划，要确保患者了解单药治疗和联合用药的好处和风险。将这一条单独列出来，说明了患者教育对达标治疗的重要性。

第四节　类风湿关节炎的诊断要点

一、典型类风湿关节炎的诊断

类风湿关节炎的诊断主要依靠患者的临床特点和辅助检查两方面，典型的类风湿关节炎诊断不难。根据1987年ACR和2009年ACR/EULAR分类标准，类风湿关节炎的关节肿痛特征可以分为小关节炎、手关节炎和对称性关节炎，如果患者出现典型的临床表现，血清学检查显示类风湿因子和/或抗环瓜氨酸肽抗体阳性，并且病程较长，则可以通过影像学检查来确定诊断。对于早期类风湿关节炎，或者不典型类风湿关节炎，以及特殊类型的类风湿关节炎，诊断则需要正确的思路和临床分析能力。

二、早期和不典型类风湿关节炎的诊断

类风湿关节炎患者早期可表现为不典型的关节受累。部分患者在很长时间都仅有单关节或寡关节受累，或虽是多关节受累，也远不够3个关节区以上受累，或者不是对称性关节炎。有些患者早期可能以发热为首发表现，伴随有一过性关节炎，血清学检查自身抗体阴性，病程时间短，影像学也无表现。由于缺乏明显的临床表现、血清学标记或影像学检查，这些患者很容易被误诊或漏诊。对于这些患者，诊断的要点是详细询问病史，仔细查体，善于发现有意义的症状和体征或异常的化验结果。对于早期类风湿关节炎，因关节炎的部位、持续性和对称性的特点不明显，血清学和免疫学异常就显得尤为重要。

早期类风湿关节炎有不少表现为不对称关节炎，或个别手关节非持续性关节肿痛，有些患者可能仅有一个近端指间关节肿痛，或者一个近端指间关节、一个掌指关节肿痛，发病初期关节炎并不是持续的，血清中类风湿因子或抗CCP抗体阴性，无其他临床症状。但随着病程的延长，关节受累的部位逐渐增多，程度逐渐加重，逐渐成为持续性关节炎，呈现典型类风湿关节炎的表现。部分患者有个别手关节持续性肿痛或血清中类风湿因子或抗CCP抗体阳性，症状反复数月或者更久，在临床上一般诊断为未分化关节炎，但这些患者实际就是早期类风湿关节炎。

早期类风湿关节炎患者可能会发现类风湿因子、抗CCP抗体、抗角蛋白质抗体、抗核周因子抗体和抗RA33抗体，这些抗体可以帮助确诊类风湿关节炎，但如果这些抗体同时存在，则可能表明患者已经患有早期类风湿关节炎。一些患者除了血清中未检测到自身抗体外，还可能出现免疫球蛋白水平显著增高的情况，这种情况表明患者可能存在B淋巴细胞功能亢进，为临床诊断提供了重要的参考依据。

在临床中，有些患者仅呈现为近端指间关节酸痛，而没有肿大、压痛或晨僵等炎症症状，但血清中出现类风湿因子、抗CCP抗体或抗角蛋白抗体和抗核周因子抗体的阳性，这种情况不能被诊断为类风湿关节炎，但应该进行随访，以便及早发觉病情的变化，以及适时采取有效的防治措施，以防止出现典型的关节炎症状。

在临床中，不典型类风湿关节炎并不罕见，尤其是男性患者、年龄较大的患者或病程早期的患者，他们的症状可能不符合目前的诊断标准或分类标准，但是他们的关节受累特征与类风湿关节炎的临床特征相符，或者实验室检查结果也符合类风湿关节炎的特征，因此可以认定为不典型的类风湿关节炎。

不典型类风湿关节炎可表现为双手的持续性少关节炎或寡关节炎，或伴有双腕关节的长期肿痛。还有的患者表现为“无痛性”肘关节炎，伴有类风湿因子或抗CCP抗体阳性，但一直未能确诊，等仔细查体才发现肘关节不能伸直，这时才引起关注。从某种意义上讲，这些患者已有3个关节区的受累，且符合类风湿关节炎的分类标准，只是表现不典型延误了诊断和治疗。临床上还有部分患者表现为以腕关节或者跖趾关节或者踝关节炎为首发表现，持续半年以上或者更久，之后逐渐出现其他关节受累，血清中出现特异性自身抗体从而得以确诊。

尽管1987年ACR、2009年ACR/EULAR以及我国自主制定的早期类风湿关节炎分类标准都能够提供一定程度的特异性和敏感性，但是仍然无法完全准确的诊断。因此，临床工作中，应该特别注意一些不典型类风湿关节炎的表现，比如近端指间关节、手掌关节、跖趾关节或者踝关节的持续肿痛，以便更好地诊断类风湿关节炎。如果患者出现双侧腕关节连续性肿痛，或者肘关节屈曲畸形伴有个别近端指间关节、掌指关节的连续性肿痛，或者非对称手或足小关节的连续性肿痛，并且伴有类风湿因子或抗CCP抗体阳性，则应考虑类风湿关节炎的可能性。

三、老年类风湿关节炎的诊断

据报道，60岁以上的类风湿关节炎患者占比约为2%，而60岁以下的类风湿关节炎患者占比为33%，这一比例明显高于类风湿关节炎的总体发病率。老年类风湿关节炎可以分为两类：一类是60岁以后才出现的类风湿关节炎，另一类是60岁以前就已经出现的类风湿关节炎。类风湿关节炎是一种常见的老年疾病，其发作时间通常在60岁以前，但也有可能持续到60岁以后。这种情况下，诊断并不困难。

老年患者因为年龄对免疫系统的影响，T细胞免疫表型和功能改变，免疫反应性降低，细胞凋亡调节缺陷等会影响类风湿关节炎的发生及发展。他们常常患有各种慢性疾病，如冠状动脉粥样硬化、高血压症状、高血糖和骨质疏松等，这种病症或许会严重威胁关节、肌腱、韧带和骨骼的机能。因此，青少年患有类风湿关节炎和年长者患有类风湿关节炎在临床上有明确的区别。

与年轻发作的类风湿关节炎患者相比，老年发作的类风湿关节炎男女发病率相似，急性发病较多见，同时有明显的体重下降。在临床上，大关节受损的情况尤为突出，特别是肩关节晨僵更加明显，持续时间也更长。患者关节周围软组织肿胀，关节活动受限，使得诊断变得更加困难。因此，在临床上，医生应该仔细询问病史，并进行详细的查体，以便更好地了解盂肱关节、肩锁关节及喙锁关节的病情，以及关节肿痛及压痛点的位置，以免出现漏诊或误诊的情况，尤其是老年患者，更容易出现冻结肩等其他肩周疾病。临床中很多老年患者手关节受累时，不单表现为梭形肿胀，经常有双手弥漫性肿胀，甚或出现凹陷性水肿，也容易漏诊或者误诊。

由于类风湿因子的阳性率随年龄的增长而增加，因此，对于老年人，类风湿因子阳性，尤其是低滴度阳性对类风湿关节炎的诊断价值不大，抗CCP抗体对老年性类风湿关节炎诊断价值较大。

四、诊断思路

至今，类风湿关节炎尚无绝对特异的临床或化验指标，而是基于临床分析结果提出的分类标准，其特异率和敏感度均不能达到100%，因此，在确诊类风湿关节炎时，应以临床为先，辅助和检验为辅，并合理使用标准，以确保准确性和可靠性。医生须在详细地询问病史和仔细地查体的前提下分析临床特点，再结合血清学检查、自身抗体和影像学检查的结果来综合考虑诊断。在分析时要参考分类标准，但不可拘泥于某个标准。在分析临床特点时，一定要仔细排除其他疾病的可能性，笔者认为在临床工作中，不典型类风湿关节炎或者早期类风湿关节炎有被漏诊的，但其他疾病误诊为类风湿关节炎的也不少，因此，在类风湿关节炎诊断的思路中，强调对患者临床特征和实验室检查进行综合分析判断，同时仔细排除其他疾病，才能做出正确的诊断。

第五节　类风湿关节炎诊断的进展

一、血清学检测在诊断类风湿关节炎方面取得了重大进展

早期诊断对类风湿关节炎患者来说至关重要，1987年的ACR和2009年的ACR/EULAR标准都强调了血清学检查在类风湿关节炎诊断中的重要性，因此，国内外学者纷纷投入研究，以期更好地识别类风湿关节炎患者的早期症状。类风湿因子是类风湿关节炎患者血清中第一个被发现的

自身抗体，它们对诊断和类风湿关节炎预后有重要作用，但其临床特异性较低。相比之下，APF、AKA和AFA等抗体以瓜氨酸化的聚丝蛋白或前聚丝蛋白产生物为底物，具有较高的独特性，但其敏感性较低。CCP抗体具有极高的灵敏度和特异率，是一种最佳的血清学指标，能够在类风湿关节炎患儿发病前14年就可检测到，而且在发现临床症状前一年半的时间内，其阳性率可达到52%，这表明它能够作为早期类风湿关节炎诊断的有效指数，因此，2009年ACR/EULAR分类标准中，CCP抗体被认为是最佳的血清学指标，能够作为早期类风湿关节炎的诊断依据。抗CCP抗体是诊断疾病的重要血清学指标之一。

MCV抗体是一类抗突变型瓜氨酸波形蛋白，它是一类中间纤维丝蛋白，由10个氨基酸残基构成。类风湿关节炎的发病机制与MCV具有紧密的联系，类风湿关节炎患者会发生关节滑膜蛋白质的增生，并形成炎性介质，这些媒介会促使已凋亡的巨噬细胞释放出MCV抗体，MCV抗体在患者体内被瓜氨酸化，导致MCV抗体的结构发生变化，从而引发类风湿关节炎的发病。如果不能及早有效地消除波形蛋白，人体就会形成抗MCV抗体，这种抗体的靶抗原与抗CCP抗体存在相似之处，但是MCV抗体的抗原决定簇总量更多，其中有45个抗原凹位可以实现瓜氨酸化，所以，与抗CCP抗体相比，抗MCV抗体检测对类风湿关节炎患者的感知性和独特性更高。科学研究表明，类风湿关节炎患者的抗MCV抗体检测灵敏度最大，超过85.7%，而抗CCP抗体的特异度最大，超过93.6%，两者之间具有正相关关系。因此，将抗CCP抗体与抗MCV抗体联用，能够有效地补充二者的缺陷，从而大幅提升类风湿关节炎患者的检测准确度。根据2010年的一项大规模meta研究，抗CCP抗体和抗MCV抗体在治疗效果上无显著差异。所以，假如拟诊为类风湿关节炎的患者类风湿因子和抗CCP抗体均为阴性，那么抗MCV抗体只能视为二线检查目标。

CEP-1抗体与类风湿关节炎的发生及发展有着密切的关系，而α烯醇化酶（α-ENO）则是一种新型的表面蛋白，它不仅可以在细胞表面进行转运，而且还可以通过一种未知的机制来调节细胞内的糖分和氨基酸的平衡。CEP-1是一种α-ENO抗原表位多肽，它可以当作纤溶酶原受体出现于毛细血管内和细菌间纤溶体系中，并且可以用作自身抗原，在各类病毒感染和发炎（例如类风湿关节炎）等情形下发挥重要作用。2005年，英国学者Kinloch首次通过免疫印迹法找到了CEP-1，它的相对分子质量为47000，这一出现为研究α-ENO抗原表位多肽提供了重要的线索，有助于更好地理解它的功能和作用机制。研究表明，CEP-1抗体的出现与关节内抗原的表现有关，这暗示α-ENO可以是一种潜在的诱导类风湿关节炎慢性炎症反应的自身抗原。Gerstner的研究首次表明，在HLA-DRB1*0401阳性的类风湿关节炎患者中，α-ENO优势的瓜氨酸B细胞表位的自我抗体水平显著增加，而且，本调查结果还发现，瓜氨酸多肽顺序与HLA-DRB1*0401、HLA-DRB1*0404和HLA-DRB1*0101之间存在着截然不同的亲缘关联，这表明抗CEP-1抗体可以成为一个真实的生理蛋白质，用于检测免疫学反应，从而更好地诊断类风湿关节炎患者的病情。可以说，与人工合成的CCP相比，这种方法更能准确地反映类风湿关节炎的发病机制。研究结果表明：在美国队列中，抗CEP-1抗体对类风湿关节炎的敏感度高达62%，特殊性高达98%；而在瑞典的流行病学调查结果中，抗CEP-1抗体的敏感度仅为43%，特殊性仅为97%；而在中国，抗CEP-1抗体在类风湿关节炎中的敏感度达64.3%，特殊性则达到94.5%。研究表明，抗CEP-1抗体在ACPA、RF和类风湿关节炎均阴性的类风湿关节炎患者中，阳性率分别为30.3%、41.9%和22.7%，这些结果暗示抗CEP-1抗体可能在类风湿关节炎的联合检测或血清学阴性的类风湿关节炎的辅助诊断中发挥重要作用，从而有助于更好地治疗。

近年来，抗肽酰基精氨酸脱亚胺酶4抗体已被发现为一种新型抗体，它可以有效抑制瓜氨酸化蛋白的活性，从而阻断其将蛋白质中的精氨酸转变为瓜氨酸。研究表明，抗肽酰基精氨酸脱亚胺酶4是一种全长为663个氨基酸的同型二聚酶，其相应分子质量为74100，它可以介导类风湿关节炎患者关节内蛋白质瓜氨酸化，并通过多种途径影响类风湿关节炎的发病，其中包括五种亚型。抗肽酰基精氨酸脱亚胺酶4基因被证实是类风湿关节炎的易感基因，而且与亚洲人的类风湿关节炎易感性有着明显的联系。此外，抗肽酰基精氨酸脱亚胺酶4在类风湿关节炎中的表达水平与滑膜炎症的严重程度也有着密切的联系。在2005年，Takizawa首次通过ELISA技术在类风湿关节炎患者和其他风湿性疾病患者体内发现了抗肽酰基精氨酸脱亚胺酶4抗体，这是一个重要的里程碑。科学研究表明，抗肽酰基精氨酸脱亚胺酶4抗体在类风湿关节炎患者中的阳性率介于23%～50%之间，其对类风湿关节炎确诊的敏感性为18.1%～45%，特殊度为93.5%～100%。此外，随着类风湿关节炎病程的延长，抗肽酰基精氨酸脱亚胺酶4抗体的阳性率和滴度也会有所增加，Ren等人开展的研究分析结果表明，抗肽酰基精氨酸脱亚胺酶4抗体在类风湿关节炎确诊中的敏感性和特殊度依次达到38%和96%，这一结论为类风湿关节炎的治疗提供了重要的参考依据。科学研究表明，IgG、IgA和IgM型抗肽酰基精氨酸脱亚胺酶4抗体类型在早期类风湿关节炎患者中均可被检出，其敏感性依次为28.41%、36.36%和9.09%，特异度依次为94.12%、93.28%和95.80%，这表明早期类风湿关节炎患者血清中IgA和IgG类型占据了主导地位。抗肽酰基精氨酸脱亚胺酶4抗体在类风湿关节炎检查中的敏感性较低，但有着较高的特异性，可以在早期类风湿关节炎患者和ACPAs阴性的类风湿关节炎患者中检查到，这表明它可以作为一种补充诊断方法。

二、肌骨超声技术在诊断类风湿关节炎方面取得了重大进展

研究表明，类风湿关节炎可能会导致不可逆的骨质侵蚀，因此，DMARDs疗法已成为类风湿关节炎疗法的重要组成部分，它能够有效控制病情，避免残疾，从而达到“窗口期疗法”所提倡的治疗目标。早期诊断和个别化治疗方法是进一步提高患者类风湿关节炎治疗效果和改变预后的关键。为了更好地鉴别持续性侵蚀性关节炎，全美风湿病学会和全球抗风湿联盟于2009年制定了新的类风湿关节炎分级准则，其中，类风湿关节炎确诊应当包括至少一项关节滑膜炎，其应该是临床症状或查体发现的，以便及早采取有效的防治方法，以期达到最佳的疗效和预后。通过彩色多普勒或MRI技术，能够更加准确、有效地检测出类风湿关节炎的病变，而肌肉骨骼超声则是一种更加全面、客观的检查方法，在早期诊断中受到越来越多的重视。

2013年，全球抗风湿病协会发表了一项有关类风湿关节炎影像学检测的循证建议，强调超声波检测在类风湿关节炎判断准确度和疾病评价方面的重要作用，以期提高诊断效果。肌肉骨骼超声方法能够检测出常规X线不能揭示的滑膜炎症，目前，肌肉骨骼超声技术包含灰阶超声波、彩色多普勒超声和能量多普勒超声。灰阶超声波能够发现疾病早期出现滑膜增加，而且能够准确测量滑膜厚度，从而将增生滑膜分成3个级别：0级，无滑膜增加；1级，滑膜轻度增加，不超出骨面最高点连接；2级，滑膜增加而且超出骨面连接，表明滑膜炎症已经发展到一定程度。超声波检测只能用来评估关节间隙，但由于关节空间解剖学问题，它不能对整个关节实施全方位扫描观察。然而，研究发现，超声检查可能出现X线不能显现的骨侵蚀，具体表现为两条相互垂直的水平骨面不连续或骨皮质回声中断。

多普勒超声技术能够清晰地显现滑膜血流，这将对类风湿关节炎患者的早期确诊具有重要意义。滑膜新生毛细血管的生成是类风湿关节炎血管翳生成和保持的关键因素，它们在类风湿关节炎的过程中发挥着作用，并且从类风湿关节炎的早期阶段就开始出现，一直持续到类风湿关节炎的晚期阶段。彩色多普勒超声在肌肉骨骼检查中受到一些局限，因为它的角度依赖性和对低速血液的不敏感度。所以，能量多普勒超声在类风湿关节炎患者的检查中更常用。当出现炎症时，滑膜小血管会扩张，血流信号会增加，而且随着炎症活动的加剧，血流信号也会变得更丰富。按照Szkuudlarek半量化评价办法，滑膜内血液信息的数量应该区分为4个级别：0级表示缺乏血液信息；1级表示出现星点状血液信息；2级表示有条状血液信息，但充盈范围小于<50%；3级表示

有条状充足血液信息，且充盈范围大于≥50%。通过能量多普勒超声检测，滑膜炎的敏感性高达94%，特异度达95%，准确度也达到了95%。将能量多普勒评分与类风湿因子或抗环瓜氨酸肽抗体等血清学技术指标结合起来，能够更有效地帮助早期诊断类风湿病。研究表明，肌肉骨骼超声在类风湿关节炎检测中具有重要价值。Tencate等人对6篇关于肌肉骨骼超声的研究开展了系统综合分析，发现它们能够检测出许多临床上难以发现的滑膜炎症，并且对预期未分化关节炎发展为类风湿关节炎具有重要意义。尽管这些研究在受试者和关节部位方面存有一定差异，但所有报道都得出了相同的结论。研究结果表明，在抗CCP抗体阴性者的早期关节炎患者中，腕关节肌肉骨骼超声出现能量多普勒滑膜炎，这一发现为确诊类风湿关节炎提供了独立的参考价值，使2010年ACR/EULAR类别国际标准的估计曲线下面积从0.738提升至0.869，进而大大提升了该类别规范的检测准确性。

三、MRI在类风湿关节炎诊断中的进展

早期确诊、密切随访和完善医疗等理念在类风湿关节炎患者的诊治中充分发挥着作用，可以有效提高患者的预后。然而，目前医学查体和检测指数仅能用作间接判断关节发炎的方法，而新的影像学方法，如MRI，能够提出更为真实、准确、完整的关节病变检查，从而更好地帮助患者及时发现和治愈类风湿关节炎。MRI法能够有效检测出类风湿关节炎患者的滑膜炎、骨髓水肿和骨腐蚀等病态变化，上述变化的检出率极高，为类风湿关节炎的早期诊断、疾病活动性判断和预后评估提供了重要的参考依据。

作为类风湿关节炎的重要临床病理学变化，滑膜炎的诊断和治疗对类风湿关节炎的有效性非常重要。MRI技术能够提供更加准确的诊断结果，并且能够与关节镜检查和滑膜活检结果相媲美，从而更好地估测滑膜体积。通过强化MRI，能够更精确地检测类风湿关节炎患者滑膜炎症的信号强度和厚度。T2压脂相能够显示出关节周围或骨间的均一高信号，而T1强化压脂相则能够更加清晰地展现出相应部位的发炎特征。通过强化MRI的变化，能够更准确地识别类风湿关节炎的活力和非活力状态，而平扫和增强技术则是用来检测MRI中滑膜炎病变的有效方法，其结果能够更加精准地反映出病情的变化。MRI检查显示，类风湿关节炎患者的单个关节出现滑膜炎与随后的放射学进展存在显著相关性，这表明滑膜炎不仅可以作为类风湿关节炎的早期诊断和评估疾病活动度的重要指标，还可以作为骨侵蚀的预测依据。

骨水肿是一种常见的骨髓炎症，与骨侵蚀有着密切的关系。传统的放射学和超声检查无法准确地反映出骨水肿的病变，而MRI的T2压脂相和STIR相可以更加敏感地检测出骨水肿的存在。MRI检查可以发现骨小梁内部出现边界模糊的水样信号，最常用的方法是冠状位图像。骨水肿可以单独出现，也可以与其他病变相关联，但是它对于预防骨侵蚀的作用更为重要，甚至可以比滑膜炎更有效。

类风湿关节炎慢性活动性炎症的结果是骨腐蚀和关节缝隙变窄以至完全融合，而常规X线检测也能够出现这些病变，但MRI检出的敏感度是X线的9倍，而且MRI有着极高的特殊性，以CT为指标时，MRI平扫对骨腐蚀的检出特异率达到96%，甚至于比X线检出的特异率还要高。

骨侵蚀位于关节软骨旁，在T1平扫或T1增强相上观察最为理想。在T1相上，发生侵蚀部位的骨皮质失去正常的低信号，内部受侵蚀的松质骨呈现出边界清晰的低信号，在T1增强压脂相上，生长于侵蚀部位的血管翳有明显强化。

MRI技术具有出色的空间和组织分辨率，可以更精确地揭示类风湿关节炎不同病理阶段的病理变化，从而更好地诊断类风湿关节炎的发展趋势。特别是早期发现滑膜炎，对于类风湿关节炎的早期诊断有着至关重要的作用，可以说是不可或缺的。对于病程短于一年、类风湿因子检测结果正常、X线检查结果显示炎性关节病的人群，应同步开展抗CCP抗体和MRI检验，MRI结果为

阳性的人群，可能是由于滑膜炎和骨髓水肿或者骨破坏所致。经过12个月的随访，MRI确诊的临床特异性虽然不高，仅为78%，但其敏感度却达到了100%，而抗CCP抗体的确诊临床特异性虽然也达到了100%，但其敏感度却较低，仅为23%。所以，与抗CCP抗体比较，MRI在类风湿关节炎的早期确诊上更具有价值。尽管MRI可以监测到与类风湿关节炎滑膜炎和骨水肿相似的变化，但是它们的特异性仅有35%，而骨水肿和滑膜炎的特异性更高，所以，类风湿关节炎的确诊需要根据患者的症状、血清学检测和影像学改变，才能准确地判断出类风湿关节炎。

尽管肌肉骨骼超声检查需要操作者具备较高的技能，但它能够检测到深度关节运动，如肩关节和髋关节，而且成本适中，无离子照射，能够对多种关节运动做出评价，为早期诊断提供了有效的指南。MRI具有高敏感度，能够用于早期检测骨髓水肿和软骨结构损伤。2013年，EULAR合作组提出，通过使用肌肉骨骼超声和MRI技术，能够预知未分化关节炎是否会进一步发展为类风湿关节炎。根据2018年中国类风湿关节炎诊疗指南，类风湿关节炎的早期确诊对治愈和预后很重要，临床治疗医生应根据患者的症状、化验结论及其影像学检查结论，综合考虑后做出准确的判断。

自1958年美国风湿病协会制定了第一个类风湿关节炎的分类标准以来，为了识别那些具有慢性或侵蚀性的早期炎症性关节患者及早期类风湿关节炎患者，并尽早开始DMARDs治疗，避免发生骨质破坏和残疾，类风湿关节炎的分类标准在逐步更新。目前的分类标准是建立在现有知识的基础上，随着人们对类风湿关节炎的认识不断深入，新的血清学标记，以及肌骨超声和影像学的发展，相信会有更早期识别类风湿关节炎或者识别类风湿关节炎亚型的标准制定。在中国，近500万类风湿关节炎患者仍然面临着诊断和治疗延误的问题，因此，临床工作者应当根据这些标准和目标，采取有效措施，以防止类风湿关节炎患者关节损害的发展，并尽可能地进一步提高类风湿关节炎患者的疗效。

（王春燕）

参考文献

[1]COLEBATCH A N,EDWARDS C J,OSTERGAARD M,et al. EULAR recommendations for the use of imaging of the joints in the clinical management of rheumatoid arthritis[J]. Annals of the Rheumatic Diseases,2013,72(6):804-814.

[2]RADNER H,NEOGI T,SMOLEN J S,et al. Performance of the 2010 ACR/EULAR classification criteria for rheumatoid arthritis: a systematic literature review[J]. Annals of the Rheumatic Diseases, 2014,73(1):114 -123.

[3]O'DELL J R,MIKULS T R,TAYLOR T H,et al. Therapies for active rheumatoid arthritis after methotrexate failure [J]. New England Journal of Medicine,2013,369:307-318.

[4]ZHAO J,SU Y,LI R,et a1. Classification criteria of early rheumatoid arthritis and validation of its performancein a multi-centre cohort[J]. Clinical and Experimental Rheumatology,2014,32(5):667-673.

[5] KUIJPERT M, LAMERSKARNEBEEKF B, JACOBSJ W, et al. Flare rate in patients with rheumatoid arthritis in low disease activity or remission when tapering or stopping synthetic or biologic DMARD: a systematic review[J]. Journal of Rheumatology,2015,42(11):2012-2022.

[6]BERGSTRA S A, WINCHOW L L, MURPHY E, et al. How to treat patients with rheumatoid arthritis when methotrexate has failed? The use of a multiple propensity score to adjust for confounding by indication in observational studies[J]. Annals of the Rheumatic Diseases,2019,78:25-30.

[7]YE H,SU Y,LI R,et al. Comparison of three classification criteria of rheumatoid arthritis in

aninception early arthritis cohort[J]. Clinical Rheumatology,2016,35(10):2397-2401.

[8] WEGNER N, WAIT R, SROKA A, et al. peptidylarginine deiminase from porphyromonas gingivalis citrullinates human fibrinogen and α - enolase: implications for autoimmunity in rheumatoid arthritis[J]. Arthritis & Rheumatology,2014,62(9):2662-2672.

[9]REN J,SUN L,ZHAO J. meta-analysis: diagnostic accuracy of antibody against peptidylarginine deiminase 4 by ELISA for rheumatoid arthritis[J]. Clinical Rheumatology,2017,36(11):2431-2438.

[10] UMEDA N, MATSUMOTO I, KAWAGUCHI H, et al. Prevalence of soluble peptidylarginine deiminase 4 (PAD4) and anti - PAD4 antibodies in autoimmune diseases[J]. Clinical Rheumatology, 2016,35(5):1181-1188.

[11]SAMMARITANO L R, BERMAS B L, CHAKRAVARTY E E, et al. 2020 American College of Rheumatology guideline for the management of reproductive health in rheumatic and musculoskeletal diseases[J]. Arthritis Care Research,2020,72:461-488.

[12] HAN J, GENG Y, DENG X, et al. Subclinical synovitis assessed by ultrasound predicts flare and progressive bone erosion in rheumatoid arthritis patients with clinical remission: a systematic review and meta analysis[J]. Journal of Rheumatology,2016,43(11):2010-2018.

[13]MOBASHERI A, HINTON M S, HAIKH F, et al. The role of advanced MRI in the development of treat-to-target therapeutic strategies, patient stratification and phenotyping in rheumatoid arthritis[J]. BMC Rheumatology,2020,4:33.

[14] PETERFY C, STRAND V, TIAN L, et al. Short - term changes on MRI predict long - term changes on radiography in rheumatoid arthritis: an analysis by an OMERACT Task Force of pooled data from four randomized controlled trials[J]. Annals of the Rheumatic Diseases,2017,76(6):992-997.

第七章
类风湿关节炎的关节外表现及并发症

第一节　类风湿结节

类风湿关节炎是一种系统性、炎症性疾病，皮肤病变是类风湿关节炎的重要表现之一，类风湿结节是类风湿关节炎最常见且最具特征性的皮肤病变。

类风湿关节炎患者的皮下结节很常见，主要包括经典类风湿结节、速发类风湿结节病（acceleratedrheumatoidnodulosis，ARN）或类风湿结节病（rheumatoid nodulosis）。经典类风湿结节是类风湿关节炎患者最常见的关节外病变，见于25%的患者，男性多于女性。出现类风湿结节的患者90%类风湿因子阳性，其发生率与类风湿因子滴度相关，而与症状的严重程度相关性较小，结节的活动性与类风湿关节炎的病情进展或严重程度无关。

类风湿结节是活动性类风湿关节炎的晚期临床表现，也可先于关节病变出现。类风湿结节好发于经常受摩擦的部位，如手指、前臂、枕部、背部及足跟，也可发生于指关节、骶骨隆突处、耳廓、坐骨结节和/或骶骨。结节通常呈肤色，可单发或多发，直径数毫米至数厘米；常位于皮下深层，可与其下的骨膜、肌腱或滑囊粘连，也可位于表皮，可活动；大多数结节坚硬、不痛。皮肤外结节可发生于肺部、胸膜、心包膜、肌腱、滑膜、骨骼、声带、腹膜、硬脑膜、巩膜、鼻部、耳及心脏。多数结节为良性。发生在滑膜内的结节偶尔可形成窦道，称为类风湿窦道。出现类风湿结节常预示存在严重的关节外病变，病情通常不易缓解，预后不佳，有发生血管炎的倾向。类风湿结节常无自觉症状，不需治疗。如果结节出现溃疡、感染、压迫神经或使关节活动受限，则可采取手术去除。关节炎治疗后结节可缩小。

成熟的类风湿结节由三部分组成：第一部分为中心坏死区，为无定形的嗜酸性组织，由胶原纤维、纤维蛋白、蛋白质及其他细胞碎片组成；第二部分由巨噬细胞围绕在中心坏死区的周围，呈栅栏状排列；第三部分由浸润的炎性细胞组成，位于团块组织的外层。

类风湿结节的发病机制尚不完全清楚，可能是由于外伤后小血管形成，引起免疫复合物聚集，刺激单核细胞分泌多种物质，其中的促凝剂可引起纤维蛋白样物质沉积；细胞毒性递质、蛋白酶和胶原酶可引起结缔组织坏死；巨噬细胞趋化因子和巨噬细胞受体与沉积在结节坏死区边缘的纤维蛋白样物质和纤维蛋白相互作用，吸引巨噬细胞不断聚集。

类风湿结节的发生与遗传有一定相关性。已发现携HLA-DR4、HLA-DRBl等位基因的杂合子患者，特别是具有HLA-DRBl0401和HLA-DRBl0404/8或HLA-DRBl0101者，发生结节病变的风险更高，预后不良。而HLA-DRW2者极少会发生类风湿结节，类风湿因子滴度也低。

1986年，Kremer发现接受甲氨蝶呤（methotrexate，MTX）长期治疗的部分类风湿关节炎患者，在关节症状缓解的同时发生新的疼痛性结节，将其称为MTX诱发的ARN。接受MTX治疗的患者，ARN发生率为8%。ARN好发于男性，也可发生于治疗前无类风湿结节的患者，结节主要累及掌指和近端指间关节。MTX诱发ARN的时间不定，其组织病理学改变与类风湿结节相同。HLA-DRBl0401和类风湿因子阳性与MTX诱发的ARN有关，但血清阴性不能排除发生ARN的可能。80%的ARN患者仅有轻微不适，可继续接受MTX治疗，以缓解关节炎症状；一旦中断MTX治疗ARN可消退，再使用MTX治疗，皮损又复发。羟氯喹、秋水仙碱和柳氮磺吡啶等可减少MTX诱发的ARN。

类风湿结节见于5%～15%的患者，多为类风湿因子阳性的患者，病情严重的患者与疾病活动度相关，病情控制后其可缩小或消失。

第二节 心血管表现

类风湿关节炎是一种系统性自身免疫性疾病，其特点是心血管疾病的发病率和死亡率过高。在发展中国家，类风湿性关节炎仍然是一种严重未被优先考虑的疾病，特别是在弱势群体中，这往往导致患者在病程后期出现，由于治疗选择有限和随访不一致而进一步复杂化。心血管疾病（cardio vascular disease，CVD）是公认的类风湿关节炎患者最常见的死亡原因，与内皮功能障碍和动脉僵硬有关，这是由于炎症相关的血管壁弹性丧失所致。这是结构蛋白、胶原蛋白和弹性蛋白改变的结果，导致动脉粥样硬化加速，通常通过测量颈动脉内膜-中层厚度来检测。从加拿大研究小组对观察性研究进行的分析可知，类风湿关节炎患者的CVD死亡率比普通人群增加了约50%。

一、类风湿关节炎合并CVD风险评估

尽管在发达国家，类风湿关节炎患者中常见CVD的传统危险因素（吸烟、肥胖、2型糖尿病、血脂异常等），但与类风湿关节炎相关的特殊危险因素包括关节外表现和侵蚀，以及伴随全身炎症和内皮功能障碍的疾病持续时间延长。鉴于类风湿关节炎患者发生心肌梗死、心力衰竭或猝死和中风的风险增加，分别为2～3倍、2倍和1.7倍，所以欧洲风湿病联盟提倡高危（RA）患者的早发现、早治疗对于降低类风湿关节炎患者CVD的过度风险非常重要。在这种情况下，发达国家的类风湿关节炎相关的CVD筛查被认为是一种成本效益高的策略。传统用于评估心血管风险的方法不适合合并类风湿关节炎的风险评估，因为此种风险评估方法往往会低估了风险，如Framingham风险评分（FRS）对合并类风湿关节炎的CVD风险评估会存在2倍的低估。欧洲抗风湿联盟（EULAR）工作组建议，对于至少出现以下两种情况的类风湿关节炎患者，系统冠状动脉风险评估（SCORE）评分系统风险值应乘以1.5：①类风湿关节炎疾病超过10年；②RF阳性；③自身抗体结合瓜氨酸抗原（ACPA）阳性；④存在关节外表现。然而，即使采用改良的评分法，仍有可能有大量类风湿关节炎患者仍无法确定，且存在心血管疾病的高风险。除了超声测量颈动脉内膜中层厚度和高分辨率超声测量支气管动脉血流介导的血管舒张（测量动脉对缺氧的反应）以评估内皮功能作为“亚临床动脉粥样硬化的替代标志物”之外，一些炎症和心功能不全的系统生物标志物也被报道用于预测类风湿关节炎患者的心血管疾病风险和死亡率。目前，最有希望的是N-末端脑钠肽前体（NT-proBNP），根据迄今为止进行的有限研究可知，它是公认的、对未来

健康人群以及类风湿关节炎患者CVD和死亡率的敏感预测因子。测量心肌肌钙蛋白-T也可能对类风湿关节炎具有预测潜力，但由于年龄和/或其他共病的存在，使其数据的预测价值变得复杂。

二、类风湿关节炎合并CVD风险增加的原因

慢性轻度的全身炎症导致内皮细胞长时间被激活，并伴有促血栓/促凝血状态被认为是类风湿关节炎患者CVD风险增加的主要原因。支持这种观点的一些重要的免疫致病过程总结如下：

内皮激活细胞因子白细胞介素（interleukin，IL）-1β、白细胞介素-6、肿瘤坏死因子（tumor necrosis factor，TNF）-α和干扰素（interferon，IFN）-γ水平的升高，这些因子可能是滑膜产生的。

中性粒细胞、单核细胞和血小板与细胞因子激活的促黏附血管内皮的结合和激活，分别受到了中性粒细胞和单核细胞趋化因子CXCL8（IL-8）和CCL2增强。

血小板的系统性激活，不仅通过与细胞因子敏感的血管内皮和近端中性粒细胞、单核细胞的相互作用，这可能是蛋白酶激活受体（proteinase-actived receptors，PAR）1、4进一步触发的血小板激活，而且还通过暴露于ACPA。

黏附的中性粒细胞、单核细胞激活血管内皮PAR-1，从而加剧全身炎症和内皮功能障碍，创造有利于形成促动脉粥样硬化氧化的低密度脂蛋白的促炎症环境。通过将这些细胞暴露于活化血小板，在血管内形成中性粒细胞胞外诱捕网（neutrophil extracellular traps，NETs）。反过来，NETs通过内皮激活蛋白酶和组蛋白的表达，以及功能性组织因子的表达，促进血管内产生促炎、促血栓、促凝血环境。

尽管部分受内源性抗炎机制控制，但这种由滑膜衍生炎症介质触发和维持的血管内皮慢性轻度激活和功能障碍可能是促动脉粥样硬化的基础，促血栓形成的变化将促进未经治疗的类风湿关节炎患者CVD的加速发展。有关心血管疾病风险与类风湿关节炎治疗有两种方法：①甲氨蝶呤；②其他常规DMARD和DMARD联合疗法。

第三节　肺部表现

类风湿关节炎作为最常见的结缔组织病之一，是一种以慢性、对称性、破坏性滑膜炎为特征的自身免疫性疾病。除了运动关节的病理改变之外，常常累及关节外器官，并且由于合并关节外器官损害，类风湿关节炎患者的发病率、死亡率明显增加。在众多受累的关节外器官中，最常见为肺部受累，且变化多端。吸烟是类风湿关节炎患者呼吸系统受累的高危因素，并多出现在类风湿关节炎诊断后的5年内，类风湿关节炎肺部受累可出现很多不同的表现，以肺实质病变为主，同时还可能累及肺血管和气道病变，继发呼吸系统性感染，累及胸膜等。

一、类风湿关节炎的肺实质病变

（一）类风湿关节炎相关间质性肺疾病

类风湿关节炎相关间质性肺疾病（rheumatoid arthritis-interstitial lung disease，RA-ILD）是类风湿关节炎最为常见的肺受累表现，发病率较高，早期常常因为缺乏明显临床症状，而容易被忽视，随着病情的逐渐进展，发展到晚期可以出现严重的肺间质纤维化，肺组织换气及弥散功能明

显减退，导致呼吸衰竭，是类风湿关节炎患者死亡的主要原因，预后比合并其他肺部疾病的患者更差。类风湿关节炎相关性间质性肺疾病的主要高危因素是高龄、男性和吸烟，吸烟和类风湿因子的高滴度是类风湿关节炎患者中发生间质性肺疾病的已知风险因素。RA-ILD在男性中的发病率是女性患者的2倍。大多数情况下，这部分患者的关节表现要早于肺部受累出现，另外一少部分患者的特征性的表现是肺间质异常，这类患者大概可以占到类风湿关节炎患者的10%～20%。类风湿关节炎患者的间质性肺疾病患病率随着年龄的增长而逐渐增加。

弥漫性肺间质纤维化的病理表现以普通型间质性肺炎以及非特异性间质性肺炎为主，也可以表现为机化性肺炎和闭塞性细支气管炎的病理特点，影像学检测出现相应的特征性表现。

临床表现：多数情况下起病较为隐匿，早期临床表现不典型，病情进展缓慢，主要临床表现为干咳和进行性劳力性呼吸困难。部分患者病情进展到晚期可出现进行性加重，合并肺动脉高压和慢性肺心病，呼吸循环衰竭常是此类患者死亡的主要原因。患者的临床体征较为典型，双下肺听诊可闻及弥漫性的Velcro啰音，长期慢性缺氧还可以导致杵状指和明显的发绀。如果患者并发慢性肺源性心脏病或呼吸循环衰竭，则可能出现相应的心肺衰竭临床表现。

实验室检查：患者主要出现肺功能异常，通常表现为限制性通气功能障碍或混合性通气功能障碍，患者由于肺换气功能的异常，早期即可出现一氧化碳弥散量的降低。疾病晚期，严重的肺间质纤维化患者可出现明显的低氧血症和Ⅰ型呼吸衰竭。

影像学表现：部分患者早期并不能在胸部X线片上发现异常，还有部分患者胸片可见双肺纹理增粗紊乱，以双肺底为主，胸部CT的影像学改变多为双肺底弥漫性网格样阴影或微小结节影、磨玻璃影，晚期病情呈进行性进展，可表现为蜂窝肺，毁损肺样改变（见图7-1至图7-4）。胸部高分辨CT是一项重要的检查方法，对肺间质改变的发现较为敏感，根据不同肺间质性病变的相关病理学类型，影像学改变也有所不同，普通型间质性肺炎是类风湿关节炎相关性间质性肺疾病患者中最常见的表现，其预后与特发性肺纤维化的患者相当。它的影像学表现较为特征化，主要表现为胸膜下弥漫性网格状阴影或蜂窝样改变。非特异性间质性肺炎的影像学表现包括双肺的磨玻璃改变，部分出现实变阴影，胸膜局限浸润影，但一般没有蜂窝样改变，也可以表现为胸膜下、支气管周围、血管周围的纤维条索影，同时可以伴有牵拉性的支气管扩张。还有一部分间质性肺疾病可表现为树芽征、牵拉性支扩、隐源性机化性肺炎等。

病理学改变：RA-ILD在影像学表现方面与特发性肺间质纤维化、普通型间质性肺炎、非特异性间质性肺炎以及机化性肺炎等难以区别，必须结合临床及组织病理学特征进行鉴别，但是RA-ILD患者一般不推荐肺活检。因为肺活检为有创检查，不易被患者及家属接受，且不能观察整个疾病的表现。

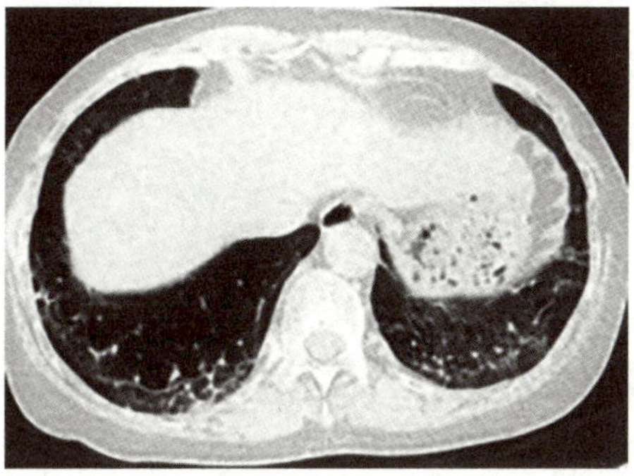

注：53岁男性，胸部高分辨CT提示双肺下叶胸膜下的多发蜂窝样影，呈寻常型间质性肺炎样改变。

图7-1　寻常型间质性肺炎

（资料来源：兰州大学第二医院）

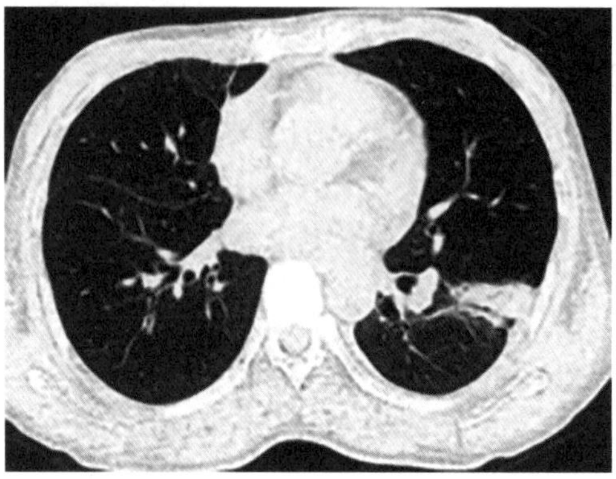

注：54岁女性，胸部高分辨CT提示双肺下叶基底段的胸膜下多发性磨玻璃阴影，伴小叶间隔增厚，胸腔镜下肺活组织检查病理回示非特异性间质性肺炎样改变。

图7-2 非特异性间质性肺炎

（资料来源：兰州大学第二医院）

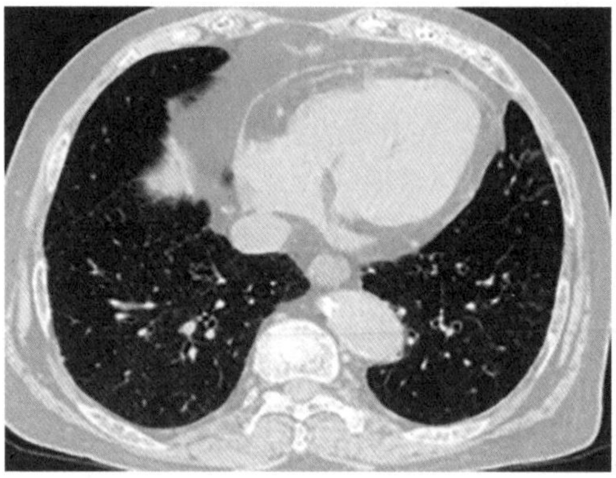

注：52岁女性，胸部高分辨CT提示左下叶胸膜下的楔形实变影，伴支气管充气征，肺穿刺肺活组织检查病理回示肺泡间隔增宽，纤维组织增生，肺泡腔内机化，无明显炎症细胞浸润，符合机化性肺炎。

图7-3 机化性肺炎

（资料来源：兰州大学第二医院）

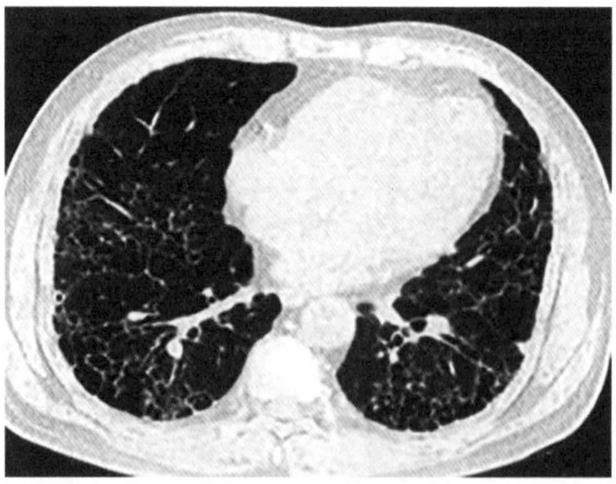

注：52岁女性，胸部高分辨CT提示双下肺多发的细支气管壁增厚，双肺透亮度不均匀，局部气体潴留，考虑闭塞性细支气管炎。

图7-4 闭塞性细支气管炎

（资料来源：兰州大学第二医院）

（二）其他肺实质改变

类风湿关节炎患者其他的肺实质改变还可出现肺内小结节、肺尖纤维化、肺气肿、纤维条索影等。胸部CT以微小结节多见，多出现在双肺外周及胸膜下，通常在男性、RF阳性、有皮下结节的患者中多见，有此种类风湿结节的患者对治疗关节炎的药物反应良好，部分患者可随访观察，无需特殊治疗。有一些治疗类风湿关节炎的药物，如NSAIDs、MTX等可以引起急性嗜酸细胞性肺炎或者急性过敏性肺炎，患者常表现为突发寒战、发热并伴有呼吸困难，血嗜酸粒细胞计数明显升高，部分患者可出现皮疹，胸部CT提示双肺弥漫性磨玻璃样阴影，在停药后症状可以得到部分的缓解或减轻，但有一些患者需要给予糖皮质激素治疗。

二、类风湿关节炎的胸膜病变

类风湿关节炎患者合并胸膜病变非常常见，主要表现为单侧或双侧胸腔积液，或者胸膜肥厚，胸腔镜检查可见壁层胸膜明显增厚，活检为非特异性炎症或肉芽肿样病变，若患者有皮下类风湿结节，胸膜活检与类风湿结节病理结果相似，都表现为肉芽肿性炎症，则诊断明确。

（一）临床表现

胸腔积液可出现在类风湿关节炎患者的任何疾病阶段，患者可表现为胸闷、气短、胸痛及发热等。类风湿关节炎患者合并胸腔积液的时候，大多数是少至中等量的胸腔积液，一般为单侧胸腔积液，如果胸腔积液的量较大，可能会导致患者出现明显的呼吸困难等。约有30%的患者同时合并有肺实质的受累，包括肺间质纤维化和肺内小结节，肺内有病变的患者常有咳嗽、咳痰等呼吸道症状。

（二）实验室检查

类风湿关节炎患者合并胸腔积液的，需要进行胸腔积液的检查，来明确胸腔积液的性质。类风湿性胸腔积液一般情况下外观为黄绿色清亮胸腔积液，常规检查中黏蛋白定性为阳性，即为渗出液；胸腔积液生化检查中LDH升高，胸腔积液的LDH或血浆的LDH>0.6，蛋白含量增高，糖含量降低，细胞数增高，但细胞分类中以淋巴细胞或多核粒细胞为主。类风湿关节炎患者合并血性胸腔积液的不是很多见，如果出现血性胸腔积液需要和结核、肿瘤相鉴别。部分患者可以合并脓胸，可能与类风湿结节破溃到胸腔有关，也可能是继发感染，或者与患者长期应用糖皮质激素有关，需结合临床相鉴别。胸腔镜胸膜活检是鉴别诊断的较好的方法。

（三）影像学检查

胸部CT的诊断较为敏感，表现为单侧或双侧的胸腔积液，呈游离样胸腔积液或包裹性改变，部分患者表现为局部胸膜的肥厚、隆起或结节样改变（见图7-5）；超声检查可引导进行胸腔穿刺。

（四）鉴别诊断

若胸腔积液不是典型的黄绿色清亮胸腔积液，而表现为牛奶样外观或者血性、脓性的胸腔积液，则要和乳糜胸、肿瘤及感染性脓胸相鉴别。

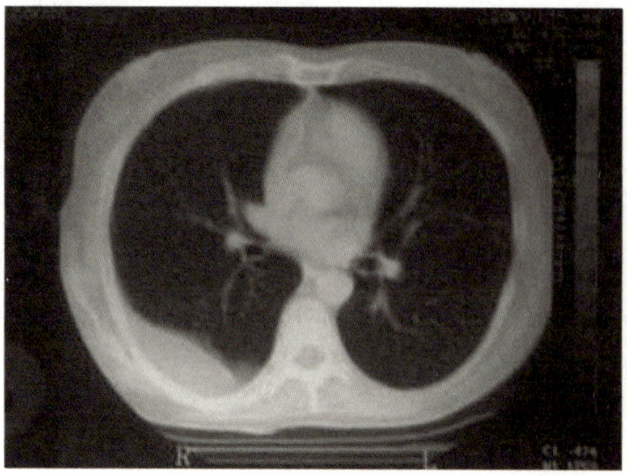

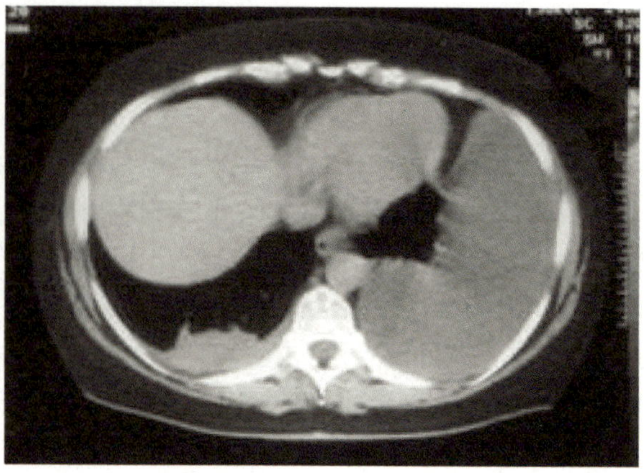

图7-5　类风湿关节炎累及胸膜时，CT检查可见胸腔积液

（资料来源：兰州大学第二医院）

三、类风湿关节炎合并肺动脉高压及肺血管炎

类风湿关节炎部分患者可合并肺血管炎，多考虑与循环免疫复合物有关，循环免疫复合物可诱发血管痉挛及血管内微血栓的形成，血管狭窄血管炎的产生，从而导致肺动脉高压。肺动脉高压的主要辅助诊断工具是超声心动图，可以估测肺动脉压力；胸片可提示肺动脉段膨出，右下肺动脉干增宽，肺动脉压力明显增高时可出现右心增大，心尖圆钝等影像学表现（见图7-6、图7-7）。肺功能提示弥散功能减退，同时伴有低氧血症。部分病例髓过氧化物酶抗中性粒细胞胞质抗体阳性。

其临床表现和特发性肺动脉高压相似，患者主要表现为渐进性活动后气短，发绀，常常合并有雷诺现象；治疗可以给予静脉甲泼尼龙，后续减量甲泼尼龙口服，但是疗效不是很确定。

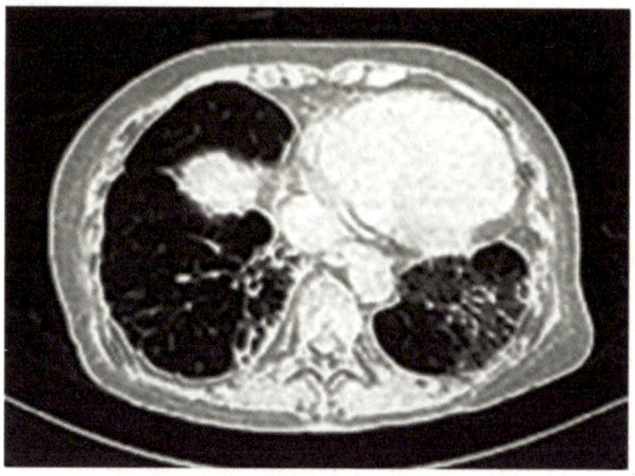

注：双肺下叶呈间质性炎症表现，肺动脉主干增宽，未见明显栓塞征象。

图7-6　肺动脉CT血管造影

（资料来源：兰州大学第二医院）

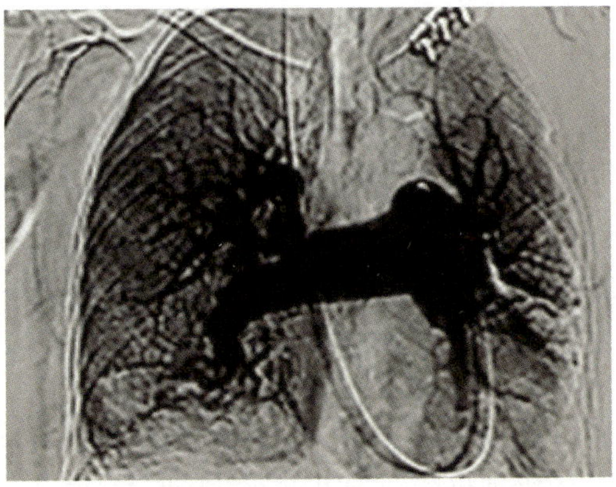

图7-7　右心漂浮导管检查提示：肺动脉主干增宽

（资料来源：兰州大学第二医院）

四、类风湿关节炎的气道受累

气流受限是类风湿关节炎患者常常合并的临床表现，患者常表现出气道高反应，可有咳嗽、咳痰、气短等，呼吸系统感染也是常见原因之一。

（一）气道阻塞

相当大一部分类风湿关节炎患者可以表现出气道阻塞的症状，如刺激性咳嗽、胸闷、气短等，肺功能检查提示气流受限，所有呼气流量的指标均呈现下降的趋势，FEV1、FEV1、FVC、MMEF等均明显下降，部分患者出现支气管激发试验阳性等气道高反应的表现。患者出现气道高反应的原因可能与反复发生的气道感染有关，临床上可以予以支气管扩张剂或吸入糖皮质激素治疗。

（二）支气管扩张

HRCT检查发现类风湿关节炎患者出现支气管扩张非常常见，一种解释是支气管扩张的反复感染和随后暴露的细菌抗原刺激可能引发易感个体的自身免疫性类风湿病，另一种观点是相关的免疫调节治疗可能会增加呼吸道感染发生频率和严重程度，诱发支气管扩张。影像学主要表现为牵拉性支气管扩张，合并有支气管扩张的患者更容易出现反复支气管感染，临床表现为反复咳嗽、咳痰、咯血和呼吸困难。治疗以抗感染，支气管扩张剂的使用及气道引流通畅为主，也可以在气管镜下痰吸引促进引流。引流不畅的患者容易出现气道阻塞，反复感染，加重气流受限，肺功能下降。

（三）闭塞性细支气管炎

闭塞性细支气管炎是小气道的病变，闭塞性细支气管炎主要病理特征是细支气管管腔和肺泡管中存在肉芽组织，导致管腔的狭窄、陷闭，闭塞性细支气管炎的患者主要表现为刺激性咳嗽、进行性气促等，胸部影像学表现为双肺以肺门为中心的实变影，以及支气管气体陷闭征，患者肺功能表现为混合性的通气功能障碍，常常需要与隐源性机化性肺炎相鉴别，闭塞性细支气管炎的诊断常常需要肺活检，但由于肺活检可及性较差，所以临床上漏诊较多。闭塞性细支气管炎的患者大多需要糖皮质激素的治疗，也可以使用大环内酯类抗生素进行抗感染治疗。

五、类风湿结节

类风湿因子滴度很高，同时伴有皮下类风湿结节的类风湿关节炎患者，往往合并胸膜下或肺间质的大小不等的坏死性结节，大的结节有时可破溃进入胸腔，形成脓胸，肺结节的大小与患者关节炎的严重程度平行，预后一般较好，不影响肺功能，关节炎治疗的基础上可得到缓解。

综上所述，肺部并发症是类风湿关节炎重要的关节外表现，也是常见的导致死亡的原因之一。类风湿关节炎患者的肺部并发症发生风险高于一般人群，是仅次于心血管并发症的第二大死因，男性、高龄、高效价类风湿因子、抗环瓜氨酸多肽阳性等，往往提示预后不良。类风湿关节炎的肺部表现主要包括肺间质性病变、胸膜病变、肺血管病变、细支气管炎、肺实质结节等。临床中类风湿关节炎肺部并发症的管理仍然缺乏可靠的循证医学证据支撑，关键在于确定分型和疾病所处阶段，以早期指导给予何种治疗；主要治疗是经验性的糖皮质激素联合免疫抑制剂，缺乏以循证医学为基础的前提下，对疾病进行个性化评估及为患者制订个体化治疗方案。早期甄别并予以干预可以更好地改善患者预后，因此，临床工作中需要更多地关注类风湿关节炎的肺部表现，提高认识，制定合理的诊疗标准，以延缓疾病进展。

第四节　胃肠道表现

类风湿关节炎是一种以关节滑膜炎为特征的慢性、全身性、自身免疫性疾病，除持续的慢性关节炎症导致关节损伤和功能丧失外，还可累及全身多器官出现关节外损伤或共病，如眼、皮肤、心血管、肺、神经、胃肠、肾脏、肝脏、胰腺损伤和类风湿结节、血液病等，其中原发性胃肠道受累很少见，胃肠道受累通常是类风湿性关节炎的直接后果，或继发的自身免疫过程，甚至正在进行的治疗的不良反应。其严重程度取决于累及的部位和炎症程度。随着对该疾病的认识不断加深，对于类风湿关节炎胃肠道受累的报道也越来越多，回顾相关报道，类风湿关节炎的胃肠道表现主要有胃肠运动障碍、类风湿血管炎（rheumatoid vasculitis，RV）、胃肠道淀粉样变、肠道菌群失调等。

一、流行病学

在类风湿关节炎患者中胃肠道受累较为罕见，1981年，国外有研究显示高达10%的类风湿关节炎患者出现由RV引起的胃肠道事件，包括急腹症或结肠炎。而在2001—2010年的一项研究中发现，18名类风湿关节炎患者均未出现胃肠道事件。另一项研究（1988—2000年）中，47名类风湿关节炎患者中只有2名出现了上述症状。由于类风湿关节炎患者淀粉样变是一个长期、缓慢沉积过程，有研究估计在类风湿关节炎患者中其发生率为0.6%～1.1%，而对类风湿关节炎患者脂肪垫活检后发现高达29%的类风湿关节炎患者存在淀粉样变。另外，国内外尚无有关类风湿关节炎患者胃肠道表现的大样本流行病学调查资料。因此，研究对类风湿关节炎患者胃肠道表现的认识不足，对于类风湿关节炎患者的胃肠道受累情况可能存在低估。

二、临床表现

（一）胃肠运动障碍

类风湿关节炎继发的胃肠运动障碍主要与类风湿关节炎继发的淀粉样变、平滑肌纤维化相关，几乎可累及全消化道，累及食管可出现吞咽困难、反流性食管炎、霉菌性食管炎、食管狭窄等。其可能与食管淀粉样变引起食管运动障碍、平滑肌纤维化导致食管蠕动异常和降低食道下括约肌静息压力相关。此外，类风湿关节炎患者累及颞颌关节时可导致咀嚼功能受损、吞咽障碍；寰枢关节半脱位时，可能会出现颅神经压迫继发的吞咽困难；淀粉样变累及甲状腺引起甲状腺肿大，导致食道外源性压迫出现吞咽困难；累及胃可出现胃排空延迟，从而引起腹痛、恶心、呕吐和强烈的饱腹感等消化道症状；累及肠道可出现肠蠕动差、肠梗阻、肠道积气、肠道感染等，症状表现为腹痛、腹胀、腹泻、便秘、大便失禁和/或里急后重。

（二）类风湿血管炎

类风湿血管炎是一种免疫复合物介导的中小型血管炎，在多达5%的类风湿关节炎患者中主要影响皮肤和周围神经系统，并可影响多达38%的患者的胃肠道，可累及胃肠道的任何部位，出现食道和胃溃疡、肠出血、狭窄、穿孔和阑尾炎。类风湿血管炎累及肠道的主要症状为腹痛，约有33%的患者可能出现恶心、呕吐、腹泻，16%的患者可能出现便血及黑便。进行内镜检查发现，高达27%的患者可发现胃或小肠溃疡，而发现食管或结肠溃疡的患者约占10%。严重者可出现肠道缺血、坏死、肠穿孔，需要外科手术干预。此外，还可能出现类似克罗恩病的复发性回肠狭窄、肠系膜脂膜炎等罕见临床表现。其累及胰腺会出现胰腺坏死，累及肝脏会出现肝内出血、肝包膜破裂、腹腔动脉瘤破裂伴晕厥等均有报道。

（三）胃肠道淀粉样变

淀粉样变是包括类风湿关节炎在内的慢性炎症疾病的一种罕见并发症，主要由于急性期反应物血清淀粉样蛋白（serum amyloid A，SAA）沉积所致。淀粉样变最常见的潜在原因是慢性感染，如肺结核和骨髓炎。由于结核、骨髓炎等慢性感染性疾病发病率不断降低，风湿性关节炎现已成为淀粉样变常见的原因之一。类风湿关节炎继发的淀粉样变几乎可累及全消化道，淀粉样蛋白沉积在胃肠道可导致急性梗阻或严重出血。由于淀粉样蛋白沉积在胃肠道中的位置不同，具体临床表现也不同，如累及食管可出现胃食管反流、吞咽困难等，累及肠道可引起腹痛、腹胀、慢性腹泻、消化道出血等。极少的患者可能出现蛋白丢失性肠病和吸收不良。综上，淀粉样变的胃肠道症状包括：体重减轻、腹痛、腹泻、恶心、呕吐、吞咽困难、食道反流、运动障碍和血管脆性增加导致的出血等，严重者可能出现致死性消化道出血。对于淀粉样变的治疗包括对潜在炎性疾病的治疗以及TNF抑制剂和IL-6受体抑制剂的应用。大量研究表明，TNF抑制剂和IL-6受体抑制剂可降低SAA水平，缓解疾病。

（四）肠道菌群失调

人体肠道内有大约1014种菌群，肠道菌群与许多肠道和肠外疾病的发病密切相关，特别是肠道微生态与许多自身免疫性疾病的关系已成为当前研究热点。越来越多的研究表明，类风湿关节炎患者的肠道细菌与健康人不同，肠道微生态与类风湿关节炎的发生、发展及临床转归密切相关。在类风湿关节炎患者肠道中，双歧杆菌和乳酸菌数量明显减少，而拟杆菌、埃希氏菌和志贺氏菌的数量增多。通过补充乳酸菌、凝结芽孢杆菌等特定益生菌可明显减轻类风湿关节炎患者炎症反应，改善症状。这说明类风湿关节炎患者确实存在肠道微生态改变，且肠道微生态与类风湿关节炎的疾病发展密切相关，但肠道菌群失调为类风湿关节炎的始动病因之一，还是类风湿关节炎导致肠道菌群改变，目前尚有争议，有待进一步研究探讨。

三、总结

类风湿关节炎是一种慢性系统性疾病，不仅会累及全身多个关节，而且全身各个组织和器官系统都可能受到影响，累及胃肠道就会出现一系列胃肠道症状和并发症。类风湿血管炎也是类风湿关节炎患者胃肠道表现中最严重的关节外表现。目前，对于类风湿关节炎患者的胃肠道表现国内尚无流行病学调查资料。因此，在类风湿关节炎患者的临床诊断、治疗及随访过程中应重视类风湿关节炎相关胃肠道表现，提高认识，准确诊断，规范治疗，改善类风湿性关节炎患者整体预后。

第五节　神经系统表现

类风湿关节炎的关节外受累主要以血管炎和间质性肺疾病较为常见，神经系统受累是罕见的。类风湿关节炎神经系统受累的表现包括脊髓压迫症、无菌性脑膜炎、压迫型神经病、缺血性神经病及抗风湿药物所致的神经系统表现。

一、类风湿关节炎所致脊髓压迫症

类风湿关节炎所致的压迫性脊髓病是颈椎关节不稳定后造成的颈髓病变的结果。颈椎结构病变在44%～86%的类风湿关节炎中发生。最常见的寰枢椎半脱位，在第一和第二颈椎之间的关节处形成腐蚀性血管环，可导致骨质破坏、横向韧带松弛和椎体不稳。半脱位可以是前脱位、后脱位或旋转性脱位。寰枢椎和寰枕关节的半脱位，这可能导致脊髓受压、脑干受压、椎动脉受损以及脊神经根或颅神经受压。颈椎受累的严重程度与类风湿关节炎的活动性和病程有关，然而，在一半的患者中，颈椎受累是无症状的。有症状的患者可以急性、隐匿性或慢性起病，可以表现为枕部头痛、眩晕、本体感觉改变、视觉和感觉障碍以及瘫痪。

寰枢椎半脱位的一个突出的症状是由于C2神经根受压而引起的严重的枕部疼痛。最严重的症状是颈脊髓受压，表现为上肢和下肢无力和没有感觉，括约肌功能障碍伴潴留和失禁。体格检查提示脊髓病一致的长束体征，双侧运动无力伴肌张力增高、反射亢进、Hoffman征阳性和babinski征阳性。寰枕关节和齿状突的侵蚀性损伤以及鼻翼和顶端韧带的减弱允许齿状突向上运动。当齿状突垂直穿过枕骨大孔时，颅神经、椎动脉、脊髓和髓质受压会导致严重并发症。临床表现包括外展神经、迷走神经和舌下颅神经的压迫性神经病变；上、下肢无力和感觉异常，腱反射亢进，babinski呈阳性；皮质盲、眩晕、恶心、耳鸣和小脑功能障碍，以及呼吸暂停、跌倒发作和骨髓撞击导致的猝死。C3～C7关节不稳定表现为一个椎体在另一个椎体上的水平半脱位，源于小关节滑膜炎和椎间盘及棘间韧带损伤。轴下半脱位可影响超过1个层面，并可导致脊髓压迫或颈神经根压迫或两者兼而有之。神经根撞击引起的感觉症状可导致肩部（C5）疼痛和麻木，或从肩部向拇指（C6）、食指和中指（C7）或无名指和小指（C8）辐射。运动神经根的撞击导致二头肌（C5/6）或三头肌（C7）深部肌腱反射丧失，或手指屈肌（C8）无力。因此，即使在没有症状的情况下，筛查患者颈椎受累也是重要的，以防止神经损伤和缺陷。如果不及早治疗，可能会出现严重后果，一旦出现椎基底动脉受压或脑干受压，一年内死亡率为50%。

尽管放射成像在确定类风湿关节炎颈椎受累的程度和严重程度方面起着关键作用。MRI是评估颈部神经、关节和韧带的金标准和首选技术。当怀疑由类风湿关节炎累及颈椎引起的神经功能障碍时，或者当筛查平片提供颈椎不稳的证据时，应进行MRI检查。MRI在评估脊髓受压和神经根撞击以及显示软组织炎症（如血管疙瘩形成）对椎管狭窄的影响方面优于其他影像检查方法。MRI可用于测量颈髓角度（前脊髓与髓质的夹角），以发现颅颈交界处的垂直半脱位（小于135°表示颅骨下沉）。MRI还可以在结构异常发生之前识别关节周围骨的滑膜炎、血管疙瘩形成和骨髓水肿模式，因此是最好的。CT扫描在评估骨骼解剖方面优于MRI，因此这对于计划外科脊柱手术特别重要。MRI血管成像和CT血管造影可以确定椎动脉循环的解剖结构，明确是否存在血管受压及C1～C2融合术术前评估。

这可能是由于现代DMARDS改善了疾病控制，在过去50年中，寰枢椎半脱位的患病率显著降低。如果类风湿关节炎累及脊髓，一般建议手术治疗，否则会出现神经功能恶化。手术指征是：颈椎病引起的神经功能缺损和非手术治疗失败的疼痛。由于脊髓病是进行性的，非手术干预无效，早期积极的手术干预适用于神经功能缺损的患者。颈部或枕部疼痛但无神经症状和体征的患者应接受保守治疗，如果疼痛难以治愈，外科关节融合术通常能有效缓解或消除疼痛。

二、类风湿关节炎无菌性脑膜炎

脑膜炎是类风湿关节炎的一种罕见但严重的表现。脑膜包裹着大脑和脊髓，由3层膜组成：硬脑膜（最外层）；蛛网膜；软脑膜（直接附着于大脑和脊髓的最内层膜）。类风湿关节炎可影响每一层，引起硬脑膜炎症、软脑膜炎（蛛网膜和软脑膜炎症），或硬脑膜炎和软脑膜炎的组合。类风湿性脑膜炎可以是斑片状或弥漫性的，通常影响大脑周围的脑膜，而不是脊髓，一般发生于血清类风湿因子阳性的类风湿关节炎患者。无菌性脑膜炎可发生在类风湿明确诊断之前，也可发生在类风湿关节炎的长期病程中。

类风湿性脑膜炎的表现症状是多种多样的，可能受脑膜炎是局限性还是弥漫性、其位置以及受影响的脑膜层（例如硬脑膜炎与软脑膜炎）的影响。头痛很常见，癫痫发作、局灶性神经功能缺损、精神状态改变和颅神经异常（由于硬脑膜炎压迫所致）也很常见。当长期类风湿关节炎患者出现指向颅内病变的新神经系统发现时，应考虑类风湿性脑膜炎。然而，由于类风湿性脑膜炎很少见，影像学异常通常会提高诊断的可能性。

确定类风湿性脑膜炎的诊断较为困难。腰椎穿刺通常显示脑脊液中度淋巴细胞增多和轻度蛋白升高，但也可能正常；腰椎穿刺的主要目的是协助排除感染。诊断高度依赖影像学，尤其是MRI，且可能需要活检。脑磁共振成像显示硬脑膜或软脑膜增厚，或两者同时增厚，并Flair或DWI成像上增强。脑膜增厚和强化多为局灶性的，弥漫性较为少见。通过MRI确定的病变活检显示受累脑膜有特征性但非特异性的单核细胞浸润，通常包括大量浆细胞。脑膜内的类风湿结节是类风湿性脑膜炎的特异性表现。这在大多数尸检病例中才能发现，但在活检标本中不太常见。肉芽肿性炎症时有发生，血管炎出现在少数病例中。

类风湿性脑膜炎的鉴别诊断很广泛。其最初的表现多样，不具有特异性，可以表现为类似中风、硬膜下血肿和其他颅内肿块、无痛性感染等，MRI表现有助于鉴别，因此诊断重点放在可能影响脑膜的浸润性或慢性炎症疾病上，包括结核分枝杆菌、非结核杆菌和真菌引起的慢性肉芽肿性感染、脑膜血管梅毒、神经鞘瘤、抗中性粒细胞胞浆自身抗体相关血管炎，尤其是肉芽肿伴多血管炎，免疫球蛋白（Ig）G4相关疾病，淋巴瘤，脑膜转移等。尤其是结核感染和阿米巴虫感染，可与类风湿关节炎脑膜炎共存，需完善相关检查与干扰素释放试验及阿米巴原虫PCR。虽然临床病程和实验室检查可以明确鉴别一些疾病，但通常需要活检。

目前还没有临床试验来指导类风湿性脑膜炎的治疗，仅依赖于病例报告的经验。治疗方式包括单独使用糖皮质激素（通常以静脉注射甲泼尼龙开始），或与改变病情抗风湿药（disease-modifying anti rheumatic drugs，DMARDs）、硫唑嘌呤或环磷酰胺联合使用。在目前能查到的病例报告中有97%采用了糖皮质激素，利妥昔单抗也是较多的选择，治疗会缓解但通常不能完全解决MRI上的发现。

三、类风湿关节炎引起的压迫性神经病

压迫性神经病是类风湿关节炎常见的外周神经系统受累形式之一。滑膜炎、腱鞘炎、关节半脱位和其他关节排列不良，以及罕见的类风湿结节可导致压迫。类风湿关节炎患者腕管综合征的患病率约为10%。跗管综合征的研究表明类风湿关节炎的患病率也相似，但症状通常较轻，往往被忽视。肘部或腕部尺神经受压和肘部骨间后神经受压是罕见的类风湿关节炎并发症。

正中神经经腕关节受压（腕管综合征）在类风湿关节炎中很常见，但在普通成年人群中也很普遍。最近的一项分析得出结论，类风湿关节炎导致腕管综合征的风险增加约两倍。正中神感觉支支配手腕到拇指、食指和中指的手掌表面以及食指和中指的手掌背面提，运动支支配鱼际肌和蚓状肌。腕管综合征的典型早期症状是手部感觉异常和麻木，尤其是在夜间，或伴有手腕弯曲的活动，如打字或开车，症状也可以沿着前臂掌侧向近端放射。在手腕掌侧敲打正中神经（Tinel征）会引起疼痛，90度弯曲手腕持续1 min也可能出现感觉异常和疼痛（Phalen征）。如果进展为运动障碍，会表现为笨拙以及难以抓取物体和打开罐子；检查时，大鱼际萎缩，对抗和外展拇指的能力减弱。

跗管综合征发生在胫后神经与内踝后胫后动脉走行时受到压迫，表现为足底感觉异常和疼痛。敲打跗管（Tinel征）会引起疼痛。肘关节放射性头关节滑膜炎可压迫桡神经的一个分支骨间后神经，导致前臂伸肌疼痛。在最严重的情况下，骨间后神经卡压类似伸肌肌腱断裂的症状。尺神经在肘部（肘管综合征）或腕部（尺管综合征）可能受到压迫。肘管综合征表现为小指和无名指尺侧感觉异常；长期压迫会导致手部固有肌肉的虚弱和萎缩，尺管综合征仅在环和小指的掌侧引起感觉异常。

大多数压迫性神经病可以在临床上诊断。肌电图和神经传导研究可以确认诊断，通常需要在手术前进行。然而，假阴性结果在跗管综合征中很常见。除了怀疑肿瘤、囊肿或结节压迫的异常情况外，通常不需要成像。在这些情况下，核磁共振成像可能做出正确的诊断。超声是一种新的评估压迫性疾病的方法，由于成本原因，可能是一种有吸引力的替代方法，但结果取决于用户。

最初的治疗方式包括休息、夹板固定和局部皮质类固醇注射。矫正术可以有效地治疗跗管综合征。手术减压适用于顽固性疼痛和有感觉症状，或存在运动症状和体征的患者。

四、类风湿关节炎缺血性血管病

类风湿关节炎的一个严重关节外表现是坏死性动脉炎，它与结节性多动脉炎具有相同的特征，可累及神经血管，导致神经缺血。这种动脉炎发生在不到1%的类风湿关节炎患者身上，这是20世纪60年代的特征，现在很少见。研究不应将其与仍然常见且更良性的类风湿性血管炎混淆，类风湿性血管炎主要表现为甲襞梗死。

类风湿性动脉炎通常是长期侵蚀性类风湿因子阳性类风湿关节炎的并发症。与结节性多动脉炎的情况一样，类风湿性动脉炎中常见外周神经受累，表现为几种不同的临床形式：单神经炎、多发性单神经炎、多灶性感觉和运动神经病，以及远端对称性感觉神经病。类风湿性动脉炎可影响其他器官系统，但除皮肤外，似乎不太常见。类风湿性动脉炎的实验室异常包括红细胞沉降率和其他炎症标志物的升高，有些患者有嗜酸性粒细胞增多症。类风湿因子的患病率接近100%，

约50%的患者核周型抗中性粒细胞胞浆抗体检测呈阳性（但只有10%的患者有髓过氧化物酶抗体）。可能存在低补体血症，通常表现为低C4和正常C3，电生理检查可以发现周围神经异常的模式，但最终诊断需要活检。除了神经（腓肠神经或腓浅神经）活检外，还应对患者肌肉进行活检。类风湿性动脉炎需要大剂量糖皮质激素的积极治疗，许多患者需要以环磷酰胺的形式进行额外的免疫抑制。使用利妥昔单抗或其他生物制剂治疗类风湿关节炎的经验有限。

颅内类风湿性血管炎罕见。有学者总结了26例颅内类风湿血管炎的病例发现，他们的类风湿因子水平相对较高。影像学表现上显示双侧病变与单侧病变几乎相同，大多数病变局限于皮质下或白质。其中13例有病理诊断，只有3例在死前诊断。神经系统发病后免疫治疗包括10例单纯类固醇治疗和11例联合治疗。虽然单用类固醇治疗的死亡率为50%，但所有接受包括环磷酰胺（7例）在内的联合治疗的病例都有改善。

五、类风湿关节炎药物所致神经系统表现

众所周知，类风湿药物会引起神经系统副作用。非甾体抗炎药的不良反应中，包括精神病、认知功能障碍和无菌性脑膜炎在内的神经系统事件在老年患者中更为常见，尤其是在使用消炎痛的情况下。疾病修饰抗风湿药物包括人工合成药物和生物制剂。人工合成药物包括甲氨蝶呤、柳氮磺吡啶、来氟米特。甲氨蝶呤会导致患者头痛、疲劳和注意力不集中。柳氮磺吡啶可引起可逆性后部脑白质病变及癫痫。来氟米特的神经系统副作用主要是脑脓肿和周围神经病变。

生物制剂包括抗TNF药物和非抗TNF药物。有文献总结了抗TNF药物包括英夫利西单抗、阿达木单抗、依那西普、赛妥珠单抗和戈利木单抗及其生物类似物在神经系统的副作用。在抗TNF治疗期间，脱髓鞘疾病、脑和脑膜感染的风险增加。不同抗TNF药物的安全性相似，尽管戈利木单抗100 mg/月似乎与严重感染、脱髓鞘事件和淋巴瘤的风险较高有关。随机对照试验和观察性研究表明，在接受抗TNF药物治疗的风湿性系统性疾病患者中，脱髓鞘疾病的发生会影响周围神经系统和中枢神经系统。一项对10000名接受抗TNF药物治疗的类风湿关节炎患者进行的病例对照研究发现脱髓鞘疾病的发生率为30%。在类风湿关节炎患者和使用各种抗TNF药物治疗的脊柱炎患者中，已经报告了视神经炎、多发性硬化症、颅神经麻痹症或周围神经病变的病例，尽管有一些已确定的多发性硬化症病例，停药和添加全身性类固醇后，症状完全消失，这一事实证明了它们的药物相关性。

非抗TNF生物药物已被批准用于类风湿关节炎包括阿巴西普、利妥昔单抗、托西利珠单抗和阿那白滞素。阿巴西普通过与抗原递呈细胞上的CD80和CD86结合，抑制T细胞的激活。利妥昔单抗通过B淋巴细胞上的CD20结合，并引发B细胞溶解的免疫反应。托珠单抗是IL-6受体拮抗剂，阿那白滞素是IL-1受体拮抗剂，每种药物对抗炎症级联反应不同。由于接受非抗肿瘤坏死因子药物治疗的队列规模较小，观察期较短，因此很少有关于其他中枢神经系统疾病发生的信息。阿巴西普和利妥昔单抗可用于难治性慢性炎性脱髓鞘性多发性神经病和多发性硬化。有病例报道在类风湿关节炎患者中使用托珠单抗与新发多发性硬化症之间可能存在关联，因为在停药后多发性硬化症状迅速改善。但另一份病例报告描述了托珠单抗在多发性硬化静止型类风湿关节炎患者中相对安全。有研究表明，托珠单抗可作为治疗视神经脊髓炎候选药物。一项大样本的病例对照研究比较了阿那白滞素与抗TNF药物的副作用，发现阿那白滞素与脱髓鞘疾病风险相关，但该研究存在选择偏倚（更多的脱髓鞘风险患者选择阿那白滞素治疗）。类似地，在开始治疗前疑似脱髓鞘的类风湿关节炎患者中，脱髓鞘疾病的发生率高于使用抗TNF药物治疗的患者。然而，在无脱髓鞘风险的患者中，阿那白滞素的使用被证明比TNF阻滞剂的使用出现脱髓鞘风险更低。使用抗肿瘤坏死因子药物后出现神经狼疮的患者可以安全地使用利妥昔单抗治疗，对于影响中枢神经系统的淋巴增生性疾病也是安全的，因为它可以在原发性中枢神经系统淋巴瘤中安全使用。

然而，利妥昔单抗的使用与进行性多灶性白质脑病有关，这是一种由JC病毒感染持续的少突胶质细胞破坏性感染。一项对42名接受利妥昔单抗治疗的风湿病患者和42名健康对照者进行的观察性研究发现，通过定量实时聚合酶链反应，分别在外周血单个核细胞、血清和尿液样本中检测到病毒DNA，患者中发现JC病毒的比例高于健康人。

六、其他

最后，类风湿关节炎可能与情绪障碍有关，如焦虑、抑郁和睡眠障碍。类风湿关节炎患者中抑郁的患病率为13%～20%，焦虑的患病率为21%～70%。类风湿关节炎患者同时存在功能性残疾、疼痛、疲劳和生活质量下降等。虽然确切的病理生理机制仍然不明确，但研究表明，病程、疾病活动性、CRP水平以及焦虑和抑郁的存在之间存在相关性。此外维生素D缺乏在患有抑郁和焦虑的类风湿关节炎患者中更为普遍，机制可能是维生素D通过防止中枢神经系统中的氧化应激而具有神经保护作用，而缺乏维生素D可能会导致情绪紊乱。

七、总结

类风湿关节炎的神经系统受累影响患者生活的各个方面。医生对患者神经系统受累的早期认识和筛查对于将发病率和死亡率降至最低至关重要。免疫治疗可以改善部分患者的预后，建议多学科协作，以提高类风湿关节炎患者的管理。

第六节　类风湿关节炎肾损害

类风湿关节炎是常见的结缔组织疾病之一，女性患者多见，可以侵犯全身多个器官，它的慢性炎症可导致关节破坏，严重时可导致不可逆的关节畸形，以及过早的心血管疾病。肾脏损害定义为估计肾小球滤过率<60 mL/min/1.73 m^2，至少3个月。类风湿关节炎相关肾损害对疾病的发展和死亡率都有不利影响。以往认为类风湿性关节炎合并肾脏损害者并不多见，大部分可能与治疗药物不良反应有关，例如非甾体抗炎药和抗风湿药，随着肾穿刺术的普及和肾脏病理学的进展，发现类风湿关节炎合并肾脏损害者日益增多，而且不仅仅局限于药物。类风湿关节炎相关肾损害临床表现在多个方面，无论肾小球、肾小管和肾间质，还是肾血管均有涉及，病理类型也并不单一，可表现为膜性肾病、系膜增生性肾炎、慢性间质性肾炎等，蛋白尿、尿沉渣水平和临床表现都不能准确预测肾脏组织学，因此，如果类风湿关节炎患者出现无法解释的肾脏损害，肾活检是诊断的必要条件。

一、流行病学

类风湿关节炎是一种广泛存在的疾病，它累及到肾脏相对比较常见，在不同的人群，严重的肾脏损害不可避免地会带来身体伤害和经济负担，类风湿关节炎相关的肾脏病会加速原发病的病程进展或增加住院率和死亡率，在临床上具有重要意义。既往研究认为类风湿关节炎患者肾损害发生率在5%～50%之间，但是关于类风湿关节炎相关肾脏病的发病率，文献中数据不一致，因为数据分析取自不同的来源，包括死亡证明、尸检、临床和实验室检查结果以及肾活检病理结果，每一项都有其客观的局限性，所以目前仍没有达成一致意见。解放军肾脏病研究所报道类风湿关节炎相关肾损害占继发性肾脏疾病的0.79%。另有文献报道，以尿检异常为准，类风湿关节炎相关肾脏损害的发生率为20%～55%，肾活检提示类风湿关节炎肾脏受累的发生率为100%。类风湿关节炎患者中，根据死亡证明分析，肾脏死亡的比例在1.5%～9%之间，与普通人群相比，肾衰竭死亡率在3%～12%之间。

二、临床表现

类风湿关节炎相关的肾脏病一般缺乏特异性症状，多数患者在实验室检查中被发现，肾脏多个部位均可受到类风湿关节炎疾病本身或治疗类风湿关节炎药物的影响，这些部位主要包括肾小球、肾小管间质、肾血管，通常需要鉴别的是类风湿关节炎活动造成的肾脏损害还是治疗类风湿关节炎的药物造成的相关肾损害。常见肾脏表现为镜下血尿和/或蛋白尿，少数患者可表现为肾病综合征，肾功能损害一般较轻，也可表现为急性或慢性肾衰竭，这可能与治疗药物或继发性淀粉样变性有关。部分患者可表现肉眼血尿，伴肾功能进行性恶化，多见于血管炎肾损害，因此对于伴有发热、体重下降等结缔组织疾病表现、肾损害及尿检异常等类风湿关节炎患者应常规检测ANCA，特别是核周型ANCA（pANCA），临床上需高度警惕有无坏死性肾小球肾炎。

部分患者肾损害为治疗类风湿关节炎药物所致，尤其是非甾体抗炎药（NSAIDs），其广泛应用于类风湿关节炎、痛风、骨性关节炎等风湿疾病中。NSAIDs肾脏不良事件发生率为1%～5%，研究发现，与未使用NSAIDs患者相比，使用者急性肾损伤发病率增加3倍。长期、大量使用此类药物会增加肾脏损伤的风险，引起急性肾损伤、慢性肾脏病、水电解质失衡、急性间质性肾炎及急性肾乳头坏死等。高龄患者，或者既往有慢性肾脏基础疾病的高危人群在使用NSAIDs药物时需高度警惕肾损伤的风险。NSAIDs引起肾损伤的可能机制与肾脏血流动力学改变、肾素血管紧张素系统激活、前列腺素减少等有关。肾损伤可表现为急性间质性肾炎、尿量减少、血肌酐升高等，合并大量蛋白尿较少见，若出现肾病范围的蛋白尿需和其他肾小球疾病相鉴别，可行肾穿刺活检以明确。

值得一提的是，类风湿关节炎引起的急性肾损伤较少见，但当两者同时出现时，应警惕合并其他结缔组织病的可能。文献报道有类风湿关节炎合并系统性硬化症的患者，病程中突发难以控制的高血压，伴少尿、肾功能迅速恶化，肾损害不能用类风湿关节炎解释，完善肾活检病理后提示为硬皮病肾危象。

三、病理

蛋白尿、尿沉渣水平及临床表现均不能准确预测肾脏病理类型，因此，如果类风湿关节炎患者监测到蛋白尿或无法解释的肾损害，肾活检是诊断的必要条件。与类风湿关节炎疾病本身相关的肾小球损害病理类型多样，常见的表现为系膜增生性病变（伴或不伴IgA沉积）、膜性肾病、新月体肾炎，研究对肾功能损害并没有过多的报道，一般认为系膜增生性肾小球肾炎和膜性肾病患者均可见肾病范围的蛋白尿，肾功能往往正常；也有部分表现为微小病变性肾小球病、局灶节段硬化性肾小球病、ANCA相关性血管炎。治疗类风湿关节炎药物导致的肾损害病理多表现为急性或慢性肾小管-间质性肾炎，此外，还有继发性肾脏淀粉样变性。

（一）系膜增生性肾炎

系膜增生性肾小球肾炎是类风湿关节炎相关肾病最常见的病理类型，据国外报道，在已知的类风湿关节炎相关肾病中系膜增生性肾炎患病率为35%～78%，我国文献报道系膜增生性肾小球肾炎占类风湿关节炎相关肾损害的25%～50%，其中伴IgA沉积者占28.6%，不伴IgA沉积者占26.2%。病理表现：光镜下可见系膜细胞增生，系膜基质增多，肾小球基底膜无明显变化，免疫荧光可见系膜区IgA和/或IgM、C3呈颗粒状沉积，可表现为IgA、IgM肾病，也可表现为免疫荧光全部阴性，电镜下可见系膜区电子致密物。研究发现，IL-6可能是系膜细胞的生长因子，它在关节炎患者的外周血及滑膜液中含量较高，在动物模型中，IL-6可诱导肾脏的系膜细胞增生，而且随着IL-6水平升高，系膜细胞增生越明显。一项小型研究结果表明，和原发性微小病变肾小球病、膜性肾病以及健康对照组相比，系膜增生性肾炎患者的尿IL-6含量明显升高。

（二）膜性肾病

类风湿关节炎导致的膜性肾病可发生于类风湿关节炎本身，也可继发于金制剂、青霉胺等药物的治疗，类风湿关节炎本身导致的膜性肾病与药物导致的膜性肾病的比例为（1:2）～（1:4）。大部分报道的类风湿关节炎相关的膜性肾病都与DMARDs药物有关，多表现为肾病范围蛋白尿或肾病综合征，也有文献报道了类风湿关节炎会直接导致膜性肾病，但类似病例数很少，需积累病例及进一步分析以阐明这类疾病的发病机制。和系膜增生性肾炎相比，膜性肾病的类风湿关节炎病程相对较短。其病理表现为肾小球体积增大，基底膜增厚，晚期可见系膜基质增多，毛细血管腔闭塞，免疫荧光可见上皮下免疫复合物沉积，以IgG为主。目前，抗磷脂酶A2受体抗体已经成为原发性膜性肾病的特异性血清学指标，2021年KIDIGO指南提出血清阳性可以支持原发性膜性肾病的诊断，作为鉴别原发与继发性膜性肾病的重要指标。血小板反应蛋白7A域是近年来认识的另一种足细胞自身抗原，存在于欧洲和北美8%～14%的血清抗磷脂酶A2受体抗体阴性的MN患者中。除抗磷脂酶A2受体抗体和血小板反应蛋白7A域外，α-烯醇化酶、中性内肽酶、醛糖还原酶和超氧化物歧化酶也分别被鉴定为成人特发性MN循环和沉积抗体的靶抗原。这些是血清学方面用于鉴别继发性膜性肾病和特发性膜性肾病的重要指标。特发性膜性肾病病理表现肾小球IgG亚型沉积通常以IgG4为主，大多数特发性膜性肾病患者具有IgG4抗体，组织上抗磷脂酶A2受体抗体和血小板反应蛋白7A域染色也呈阳性，认为这些抗体既存在于循环中，又沉积在肾小球中，也作为一个鉴别要点。根据该抗体或抗原的存在以及对肾小球IgG亚类的选择性，可以诊断是否为继发性膜性肾病。药物导致的膜性肾病的主要治疗是停用致病药物，激素和免疫抑制剂的使用对疾病缓解的时间并没有显著的影响。

（三）继发性淀粉样变性

对于类风湿关节炎合并的肾病综合征，继发性肾淀粉样变曾是最常见的原因，文献报道类风湿关节炎相关肾损害中继发性淀粉样变性约占20%。病理表现：光镜下可见肾小球体积增大，淀粉样物质在肾小球基底膜及系膜区、肾小管间质和血管处沉积，基底膜增厚，晚期毛细血管腔阻塞，刚果红染色阳性。免疫荧光检查可见较弱的免疫球蛋白和C3在肾小球毛细血管壁、系膜区、肾小管壁和间质小动脉壁沉积。电镜下可见系膜区和基底膜有特征性的无分支的排列紊乱的淀粉样纤维结构。

（四）药物相关肾病

类风湿关节炎相关肾病的潜在病因当中不可忽视的还有药物性肾病，相关的药物包括非甾体抗炎药、青霉胺、环孢素和甲氨蝶呤等DMARDs以及TNF-α抑制剂。在甲氨蝶呤和靶向生物制剂出现之前，慢性肾脏病（chronic kidney disease，CKD）在类风湿关节炎患者中很常见，患病率为37%～57%。近几十年来，大多数关于类风湿关节炎患者CKD的报道都发生在亚洲人群中，这可能归因于特定DMARD使用的差异。类风湿关节炎药物在亚洲国家如日本、韩国和中国广泛使用，但很少在西方国家使用，包括硫唑嘌呤、金制剂、环磷酰胺、环孢素和霉酚酸酯等。NSAIDs药物引起肾损害主要病理表现为急慢性间质性肾炎，还可出现小血管及毛细血管基底膜均匀性增厚等微血管病变。青霉胺及金制剂导致肾损害主要病理表现为膜性肾病，也可引起新月体肾小球肾炎和狼疮样表现。环孢素肾损害的主要病理表现为急性肾小管坏死（包括空泡样变性和泡沫样改变）、肾间质充血水肿及淋巴细胞浸润、小动脉中层黏液样改变、血管壁透明样改变、肾小球有轻度系膜基质增生，或者肾小管空泡变性、坏死脱落及小管萎缩，肾间质局灶性条带状间质纤维化，小动脉透明样变性，小部分有局灶性肾小球硬化。

（五）血管炎/新月体肾炎

类风湿关节炎肾损害患者约15%可能发生血管炎表现，如坏死性肾小球肾炎。血管炎在类风湿关节炎发生率尸检报道有25%，多累及中小动脉、静脉。类风湿关节炎合并核周ANCA（pANCA）阳性者易发生类风湿关节炎相关性肾病，可能病理表现主要以肾脏小血管（主要见于叶间动脉和弓形动脉，小叶间动脉也可受累）节段性坏死为特点，坏死部位的主要结构为核崩解碎片及纤维素样蛋白。体液及细胞免疫异常导致肾小球免疫复合物沉积，所以类风湿关节炎也可伴有新月体肾炎，病理表现可见新月体形成（由巨噬细胞及肾小球上皮细胞组成），免疫荧光可见IgG、IgM、C3颗粒状沉积于肾小球毛细血管袢。

（六）其他

其他类型包括膜增生性肾小球肾炎、IgA肾病、微小病变性肾病、局灶增生性肾小球肾炎和类风湿关节炎重叠Alport综合征，文献中均有报道。

第七节　造血系统

血液系统的异常是类风湿关节炎患者最常发生的器官系统异常，可表现为一系或二系、三系同时受损，其中以血小板计数的升高最为常见，其次为贫血，很少发生白细胞升高，偶有轻度升高。

血小板增多多见于活动性类风湿关节炎患者，一般为轻度血小板增多，增高的程度多与患者关节炎症、血浆中存在某些急性相蛋白有关，类风湿关节炎患者血小板增多并不伴随血栓发生概率的升高。尽管类风湿关节炎具体发病机制不明，但目前研究中免疫功能紊乱占主导地位，T助细胞比例失衡、自身抗体产生、大量细胞因子释放参与类风湿关节炎的慢性炎症过程。血小板作为血液细胞成分之一，不仅能调节出凝血过程，其独特的免疫功能也受到越来越多的关注。在活动期类风湿关节炎患者血清和滑膜病灶中均存在血小板与血小板特异性蛋白，提示血小板在类风湿关节炎发生及发展过程中发挥作用。临床研究还发现，类风湿关节炎 患者活动期PLT明显升高，而病情缓解后血小板下降，也提示PLT参与类风湿关节炎炎症过程。血小板增多与IL-6、IL-1等增多有关。

贫血作为类风湿关节炎常见的关节外表现，发病率在30%～70%之间。贫血类型多样，最常见的为慢性病贫血（anemia of chronic disease，ACD），免疫介导的红细胞生成障碍在类风湿关节炎中非常罕见。贫血程度多为轻中度，进展较缓慢，多为正细胞低色素性贫血，但平均红细胞体积很少，部分为小细胞低色素性贫血或大细胞性贫血。血清铁低，总铁结合力低或正常，储存铁增加或正常。骨髓涂片铁染色显示铁粒幼细胞减少，细胞外铁增多。

慢性病贫血发病的主要机制包括细胞因子的作用：肿瘤坏死因子α（TNF-α）、干扰素γ

(IFN-γ)、IL-1、IL-6，这些细胞因子与慢性病贫血发病有明显关系，可导致骨髓对贫血代偿不足；这些细胞因子可抑制促红细胞生成素的产生，并使骨髓对促红细胞生成素反应迟钝，且可直接抑制红系爆式集落形成单位（BFU-E）和红系集落形成单位（CFU-E）；单核-巨噬细胞系统铁释放及利用障碍；单核巨噬细胞过度摄取铁，且TNF-α抑制该系统释放铁，造成幼红细胞内铁缺乏、铁利用障碍；转铁蛋白受体的表达下调，影响铁进入红细胞；IL-1可刺激中性粒细胞释放乳铁蛋白，与转铁蛋白竞争与铁的结合，而乳铁蛋白中的铁不能被利用，血清铁进一步减少；红细胞寿命缩短；风湿病活动时单核-巨噬细胞活性增加，红细胞易被吞噬；自身免疫性血管炎血管损伤导致微血管性溶血；另外，骨髓造血受到抑制，患者体内存在抗造血祖细胞和抗促红细胞生成素抗体等因素在慢性病贫血的发展中也起了一定作用。

风湿病慢性病贫血治疗以控制原发病为主，口服铁剂对大多数患者无效。抗风湿药治疗慢性病贫血并不促进促红细胞生成素产生，而是增加骨髓对促红细胞生成素反应的敏感性。重组人类促红细胞生成素疗效较为肯定。若这类患者在应用促红细胞生成素过程中出现铁蛋白下降和转铁蛋白受体增加，提示患者体内储存铁被动用，应适当补充铁剂。

类风湿关节炎患者很少出现白细胞和血小板减少，如有出现则多见于药物治疗的不良反应或者并发了Felty综合征。约1%的患者可出现Felty综合征，这是一种不常见但严重的疾病亚群，即类风湿关节炎伴有脾肿大及白细胞减少，该综合征多见于病程较长的重症类风湿关节炎患者，常有贫血、血小板减少、血沉增快、RF及HLA-DR4阳性，部分病例抗核抗体阳性。

血常规是临床最为基本的且不可或缺的血液检查，血常规检查可以协助临床医生筛查血液系统疾病，初步判断疾病的严重程度，如感染、贫血等。其还可以提供许多与类风湿关节炎疾病本身相关的信息，协助医生判断疾病活动度及治疗效果。

第八节　继发其他结缔组织病及血管炎

类风湿关节炎患者可继发干燥综合征，患病率大约为17%，多见于病程较长的患者，这部分患者除了类风湿关节炎的关节及全身表现外，还有明显的口干、眼干症状。口眼干燥的症状大都轻微且非特异，起病隐匿，进展缓慢。患者主诉口腔干燥，讲话难以持续数分钟，需频频饮水，夜间也是，难以进食面包、饼干等干燥食品，必须用汤水送下，检查可见口腔黏膜干燥，舌面干裂，舌质暗红，舌乳头萎缩。患者多有龋齿，牙质呈片状脱落，遗留残根。检查唾液流量减少、唇线活检异常或腮腺造影异常，即可证实存在口干症。眼干一般伴有畏光、容易产生视疲劳、干涩感，严重时欲哭无泪。Schirmer's试验阳性、泪膜破裂时间缩短或角膜荧光染色阳性可证实存在干眼症。这些客观检查对诊断是必须的。与原发干燥综合征不同，继发干燥综合征很少有抗SSA和/或SSB抗体阳性，也很少出现肾小管酸中毒、慢性活动性肝炎等表现。

小到中等大小的血管炎可使类风湿关节炎的自然病程复杂化。类风湿血管炎（rheumatoid vasculitis，RV）常发生于病程长、RF阳性的类风湿关节炎患者及伴类风湿结节病者，很少发生于RF阴性者。一项来自美国的研究显示，由于治疗方法的改进，近年来RV的患病率大幅下降，为20%～50%。RV发生的相关因素包括高滴度的RF阳性、关节侵蚀、皮下结节和其他关节外症状、既往使用DMARDs史，尤其是青霉胺和硫唑嘌呤，通常发生在患有关节炎10～14年后，男性易罹患，且病情更严重。

RV表现为一系列血管病变和炎症，这些病变包括因免疫复合物沉积引起的增殖和真皮毛细血管后小静脉血管内血栓形成指端动脉狭窄、大中动脉的白细胞碎裂性血管炎和坏死性肉芽肿性血管炎。大中动脉的白细胞碎裂性血管炎极少见，发生于约1%的RV患者。RV可能是由于RF作用于血管壁所致。与循环免疫复合物沉积有关的高滴度C反应蛋白和补体消耗是RV发展的主要原因。

皮肤症状是RV最常见及最突出的关节外病变，表现为皮肤溃疡（62.5%）、淤点或紫癜（56%）、指端梗死（41%）、坏疽（37.5%）、非特异性斑丘疹或结节性红斑、出血性大疱、网状青斑、持久性隆起性红斑和萎缩性白斑。常见的小血管疾病包括：甲周栓塞、局部瘀斑或紫癜、甲下出血和外周神经病变；小血管病变与滑膜炎关联极小；甲皱襞栓塞也称为Bywaters损害，具有特征性，表现为甲皱襞、甲缘或指腹小的棕色或紫色的无痛性损害。

除了皮肤症状外，临床血管炎还可表现为肢体远端动脉炎，包括坏疽、外周神经炎、心包炎、内脏动脉炎等。神经血管病可以是RV的唯一表现，较轻的症状可为末梢触觉或刺痛觉降低所致的感觉麻木或末梢灼热感。出现多发性神经炎的患者除了感觉异常外，还表现为无力（例如垂足或垂腕）。类风湿性硬脑膜炎是类风湿关节炎罕见的并发症，病变局限于硬脑膜和软脊膜。脏器病变一般表现为受累动脉血管阻塞所致的缺血性损伤，受累器官是多变的。胃肠道血管炎表现为腹痛，腹部压痛，肠鸣音低，若缺血持续进展，可出现肠梗死或穿孔，需要立即行外科手术切除。指、趾和肢体坏疽、肠道出血穿孔、心脏受累和多发性单神经炎提示血管炎病变广泛，与类风湿关节炎预后不良有关。RV的治疗取决于器官受累的程度和严重性，严重的器官受累应采用积极的大剂量糖皮质激素和细胞毒药物治疗。

第九节　其他系统并发症

类风湿关节炎患者因炎症、免疫缺陷、免疫抑制剂的应用，以及个人和环境暴露（如吸烟和一些病毒感染等），导致患恶性肿瘤的风险增加。近年来，国外有较多关于类风湿关节炎合并恶性肿瘤的研究，尽管研究结果不尽相同，但多个国家及地区的大样本临床研究和分析认为类风湿关节炎患者出现恶性肿瘤的风险高于普通人群，尤其是肺癌和淋巴瘤，而结直肠癌的发生率显著下降，可能与类风湿关节炎患者长期服用NSAIDs有关。

类风湿关节炎患者合并霍奇金淋巴瘤和非霍奇金淋巴瘤的发生率明显增高，也有发展为白血病和多发性骨髓瘤的可能性；继发性干燥综合征的发生增加了淋巴瘤的发生率。类风湿关节炎患者发生淋巴瘤的风险高出正常人2～3倍，多数研究提示与炎症程度相关，炎症高度活动是罹患淋巴瘤的危险因素。呼吸道肿瘤尤其是肺癌较常见。非黑色素皮肤瘤的发生率增加，并随时间推移发病率增加，也报道黑色素瘤、肾癌和膀胱癌的发生。患者可先有恶性肿瘤，以后出现类风湿关节炎，也有的患者在患类风湿关节炎若干年后发生恶性肿瘤，也有两种病变同时发生并有平行的病程。

类风湿关节炎诊断时的癌症排查和诊断后的癌症监测非常重要。副肿瘤相关性风湿综合征指恶性肿瘤模拟风湿性疾病，以风湿样综合征为其突出表现，且这些症状与肿瘤的直接浸润或转移无关，其中71%的患者可出现多发性关节炎，故极易误诊为单纯类风湿关节炎。肿瘤相关的多关节炎表现有以下特点：老年患者多见，起病急，发展迅速，对激素反应差，关节受累的非典型分布（缺乏对称性，主要累及下肢，腕和手部小关节较少受累），不易出现关节畸形和类风湿性结节，类风湿因子阴性，无风湿病的家族史，滑膜无特异性组织病理学改变，且关节炎与恶性肿瘤存在密切的时间关系，因此，对于有上述特点的患者及超过60岁以上的老年人类风湿关节炎均要在诊断时进行肿瘤排查。这部分患者在肿瘤得到有效治疗后，关节症状基本缓解。

类风湿关节炎引发的骨质疏松是继发性骨质疏松中较为典型的一种，包括局限性近关节性骨质疏松和全身性骨质疏松，还有使用药物导致的骨质疏松。局限性近关节性骨质疏松是关节局部的炎症所引起，通常发生在病变早期，主要表现为病变的关节周围骨量减少，骨吸收亢进。全身性骨质疏松在早期可无任何表现，通常是因摔倒或扭伤等引起骨折而发现，或由于其他疾病检查发现。骨质疏松最常见的症状以腰背痛多见，有些因压缩性骨折或背肌痉挛所致，严重时活动受限。脊椎椎体前部几乎多为松质骨组成，而且此部位是身体的支柱，负重量大，由于骨质疏松，轻微负荷即可使脊柱压缩变形，使脊柱前倾，背屈加剧，形成驼背，身材逐渐变矮。楔形脊椎常见驼背，如果为塌陷型，则变矮更为明显。骨质疏松患者易发生脆性骨折，即无外伤或轻微外伤、负重发生的骨折，这是骨质疏松最严重的和最常见的并发症。因为胸椎、腰椎压缩性骨折，脊椎后弯，胸廓畸形，可影响肺活量，最大换气量显著减少，患者可出现胸闷、气短、呼吸困难等症状。

骨质疏松可通过骨代谢生化指标的测定和骨密度测定来评估。骨密度是诊断骨质疏松的主要手段，对预测骨折的发生有重要意义，但动态观察需要较长的一段时间。骨代谢生化指标可全面反映骨胶原的合成与分解，骨矿化，成骨细胞和破骨细胞活跃程度，具有变化早，敏感性高的特点。故临床上多采用骨密度和骨代谢生化指标检测相结合的办法来监测骨量变化。生化指标会出现血清AKP升高，BGP值降低，PTH升高，1，25-(OH)$_2$D$_3$水平降低，通常轻症者血钙和血磷正常，重症者有低钙血症和低磷血症。骨密度测定可通过X线检查、双能X线吸收法、定量超声测量和定量计算机断层扫描4种方法来检测，双能X线吸收法因分辨率、精确度和准确性都较高，是最常用的诊断骨质疏松的手段。

导致类风湿关节炎骨质疏松的原因有很多，因为关节疼痛、变形或功能丧失，使患者无意识地减少了关节活动范围，逐渐导致失用性骨质疏松；炎症细胞因子和前列腺素增加，导致关节邻近部位的骨吸收增加；降钙素、性激素等骨代谢调节激素异常，使骨吸收大于骨形成，导致骨质疏松；治疗类风湿关节炎时不恰当地长期使用大剂量糖皮质激素，糖皮质激素相关性骨质疏松（glucocorticoid-induced osteoporosis，GIOP）也是导致类风湿关节炎骨质疏松的重要原因。糖皮质激素可直接抑制成骨细胞功能导致骨形成减少，还可直接抑制成骨细胞的增殖，促进其凋亡，抑制前成骨细胞向成骨细胞转换。同时糖皮质激素可通过对RANKL-RANK-OPL系统的调节作用促进骨吸收，还可使肠道对钙吸收减少，促进尿钙的排泄使血钙下降，继发甲状旁腺功能亢进促进骨吸收，还通过影响骨微环境中生长因子的功能减少骨形成，降低性激素和降钙素水平增加骨吸收，增加蛋白的分解导致基质合成障碍，这些都在GIOP中起一定的作用。

糖皮质激素所导致的骨量丢失在治疗早期即可出现，多迅速发生在初始治疗的3个月，6个月时达到高峰。尽管不同的研究结果表明，骨丢失的速度不同，但有一点是相同的，即骨丢失在激素使用的第一年最为明显，可降低5%～15%，随后每年降低3%。糖皮质激素导致的骨丢失以代谢活跃的松质骨为主，故病变主要在中轴骨和肋骨，椎骨发生骨折的风险为非椎骨骨折的2～5倍。糖皮质激素使用者发生髋关节骨折及桡骨远端骨折的危险性是非激素使用者的2倍，而椎体骨折的危险性则增加4倍。故接受糖皮质激素治疗的患者在用药前就应检查骨密度，治疗期每6个月或1年复查一次骨密度，检测骨量变化，如任何部位骨量丢失每年大于3%，应给予相应的干预措施或加用其他药物。

（王春燕、姜程、王虹、王鹏飞、郑婷、王雅、齐国卿）

参考文献

[1] LEE K S, KRONBICHLER A, EISENHUT M, et al. Cardiovascular involvement in systemic rheumatic diseases: an integrated view for the treating physicians [J]. Autoimmunity Reviews, 2018, 17 (3): 201–214.

[2] ENGLAND B R, SAYLES H, MICHAUD K, et al. Cause specific mortality in male US veterans with Rheumatoid Arthritis[J]. Arthritis Care Research ,2016,68(1):36–45.

[3] SPARKS J A, CHANG S C, LIAO K P, et al. Rheumatoid Arthritis and mortality among women during 36 years of prospective follow - up: results from the nurses' health study [J]. Arthritis Care Research, 2016, 68(6): 753–762.

[4] JAFRI K, BARTELS C M, SHIN D, et al. Incidence and Management of Cardiovascular Risk Factors in Psoriatic Arthritis and Rheumatoid Arthritis: A Population - Based Study [J]. Arthritis Care Research, 2017, 69(1): 51–57.

[5] AN J, ALEMAO E, REYNOLDS K, et al. Cardiovascular Outcomes Associated with Lowering Low - density Lipoprotein Cholesterol in Rheumatoid Arthritis and Matched Nonrheumatoid Arthritis [J]. Journal of Rheumatology, 2016, 43(11): 1989–1996.

[6] HABIB Z, ASGHAR H A, SEYED A A, et a1. Pulmonary involvement in rheumatoid arthritis: a cross-sectional study in lran [J]. Lung India, 2016, 33(1): 49–52.

[7] PAOLO S, LEE J, NICOLA S, et al. The lung in rheumatoid arthritis: focus on interstitial lung disease [J]. Arthritis & Rheumatology, 2018, 70(10): 1544–1554.

[8] PIERRE-ANTOINE J, JOYCE S L, ESTHER E, et a1. MUC5B Promoter Variant and Rheumatoid Arthritis with Interstitial Lung Disease[J]. New England Journal of Medicine, 2018, 379(23): 2209–2219.

[9] 蔡柏蔷. 结缔组织疾病肺部表现[M].北京:人民卫生出版社,2014:346.

[10] JEREMY S T, DOUGLAS W L. Rheumatoid Nodules [J]. Dermatologic Clinics, 2015, 33(3): 361–371.

[11] FIGUS F A, PIGA M, AZZOLIN I, et al. Rheumatoid arthritis: Extra - articular manifestations and comorbidities [J]. Autoimmunity Reviews, 2021, 20(4): 102776.

[12] CONFORTI A, DI C I, PAVLYCH V, et al. Beyond the joints, the extra-articular manifestations in rheumatoid arthritis[J]. Autoimmunity Reviews, 2021, 20(2): 102735.

[13] KRÖNER P T, TOLAYMAT O A, BOWMAN A W, et al. Gastrointestinal Manifestations of Rheumatological Diseases[J]. American Journal of Gastroenterology, 2019, 114(9): 1441–1454.

[14] CHEN J Q, SZODORAY P, ZEHERM. Toll - Like Receptor Pathways in Autoimmune Diseases [J]. Clinical Reviews in Allergy & Immunology, 2016, 50(1): 1–17.

[15] WELLS P M, ADEBAYO A S, BOWYERR C E, et al. Associations between gut microbiota and genetic risk for rheumatoid arthritis in the absence of disease: a cross - sectional study [J]. Lancet Rheumatology, 2020, 2(7): e418–e427.

[16] BUNGAU S G, BEHL T, SINGH A, et al. Targeting Probiotics in Rheumatoid Arthritis [J]. Nutrients, 2021, 13(10): 3376.

[17] CAPPELLI C L C. Gastrointestinal and hepatic disease in rheumatoid arthritis[J]. Rheumatic Diseases Clinics of North America, 2018, 44(1): 89–111.

[18] CROWELL M D, UMAR S B, GRIFFING W L, et al. Esophageal motor abnormalities in patients with scleroderma: Heterogeneity, risk factors, and effects on quality of life [J]. Clinical

Gastroenterology & Hepatology, 2017, 15(2): 207–213.

[19] ŞEKER A, ERKINÜRESIN T, DEMIRCI H. Amyloid Goiter in a Patient with Rheumatoid Arthritis and End-Stage Renal Disease[J]. Indian Journal of Nephrology, 2020, 30(2): 125–128.

[20] TAGO M, NAITO Y, AIHARA H, et al. Recurrent stenosis of the ileum caused by rheumatoid vasculitis[J]. Internal Medicine, 2016, 55(7): 819–823.

[21] ALZAHRANI T S, ALHARBI A H, AL H A, et al. Mesenteric Panniculitis: A Rare Condition in a Patient With Rheumatoid Arthritis[J]. Cureus, 2021, 13(12): e20136.

[22] ROWE K, PANKOW J, NEHME F, et al. Gastrointestinal amyloidosis: review of the literature [J]. Cureus, 2017, 9(5): 1–6.

[23] MIYAGAWA I, NAKAYAMADA S, SAITO K, et al. Study on the safety and efficacy of tocilizumab, an anti-IL–6 receptor antibody, in patients with rheumatoid arthritis complicated with AA amyloidosis[J]. Modern Rheumatology, 2014, 24(3): 405–409.

[24] COURTIES A, GRATEAU G, PHILIPPE P, et al. AA amyloidosis treated with tocilizumab: case series and updated literature review[J]. Amyloid, 2015; 22(2): 84–92.

[25] RADU A F, BUNGAU S G. Management of Rheumatoid Arthritis: An Overview[J]. Cells, 2021, 10(11): 2857.

[26] MAŃCZAK M, GASIK R. Cervical spine instability in the course of rheumatoid arthritis - imaging methods[J]. Reumatologia, 2017, 55(4): 201–207.

[27] DEQUATTRO K, IMBODEN J B. Neurologic Manifestations of Rheumatoid Arthritis [J]. Rheumatic Diseases Clinics of North America, 2017, 43(4): 561–571.

第八章
类风湿关节炎的实验室检查及疾病活动度检测

第一节　常规血清学指标

类风湿关节炎是一种累及小关节的对称性关节炎，也是累及全身各系统的自身免疫性疾病。血清学指标的检查对早期发现有无相应系统的受累是非常必要的，此外，类风湿关节炎患者需要长期用药治疗，药物的代谢通过肝、肾，为此监测患者肝和肾功能是非常必要的。

常规的血清学指标包括血常规、凝血功能、肝和肾功能、电解质、心肌酶标志物、血糖血脂等。其中血常规作为一般常规检查，有其重要的临床意义：①可以早期发现有无血液系统受累，包括白细胞减低、贫血、血小板减少等，因为在类风湿关节炎中有一种特殊的类型叫Felty综合征。它的诊断是符合美国风湿病协会1987年修订的类风湿关节炎诊断标准的，同时还伴有白细胞减少及脾大，为此，监测血常规也有助于类风湿关节炎的进一步分型。②类风湿关节炎患者在疾病的活动期可以出现白细胞计数的增高、轻度的贫血，如果出现中重度的贫血时要考虑是否合并其他结缔组织病抑或是有无慢性的消化道出血。

凝血功能检查有两层重要的意义：①在患者出现血小板减低的情况下明确是否有凝血功能的异常非常重要，合并血小板低再加上凝血功能异常可以早期发现患者有无出血倾向，并提供早期治疗。②类风湿关节炎患者在炎症活动期时体内处于一个高凝的状态，可以出现血小板的增高，D-二聚体的升高。

肝和肾功能的检查，一方面可以早期发现患者是否合并有肝、肾受累，如自身免疫性肝炎，或者是慢性肾炎，为患者的早期治疗提供一个明确的靶向性。另一方面类风湿关节炎患者需要长期用药，药物通过肝、肾代谢，定期监测肝、肾功能可以观察到药物的副作用，及时调整用药，避免重要脏器损伤。

电解质、心肌酶、血糖血脂的监测，可明确患者有无电解质紊乱如低钾低钠低氯血症或是高钾高钠高氯等情况。心肌酶的检测可明确有无早期的心肌受损及慢性肌肉损伤、肌肉炎症等情况。血糖血脂检测可以了解有无代谢方面的药物副作用，如某些药物（糖皮质激素、他克莫司等）可以导致患者血糖血脂异常，另一方面有大量研究指出在类风湿关节炎炎症活动期患者血脂是升高的，所以定期监测患者的血脂功能也有助于更好地评估类风湿关节炎的疾病活动度。此外，长期高血糖高血脂也增加了类风湿关节炎患者心脑血管疾病的风险，为此早期评估和定期监测上述指标对于预防心脑卒中事件有其重要的临床意义。

第二节　炎性标志物的检测

类风湿关节炎活动性的评价最常用的评分工具为DSA28，其中涉及的炎症指标为C-反应蛋白和红细胞沉降率。疾病活动度的评估对类风湿关节炎患者来说是基石，只有对疾病的正确认识和评估才能给患者提供安全且有效的治疗方案以及对疾病的监测和治疗方案的调整。为此，我们就需要认识炎症及炎性标志物。

炎症是一个复杂且高度变化的过程，代表了机体对组织损伤或细胞异常代谢的反应。炎症过程中分泌的细胞因子、趋化因子、黏附分子和其他活性炎症细胞产物在炎症反应中发挥作用。对类风湿关节炎来说，炎性标志物与炎症相伴随，由炎症相关细胞因子诱发，并包括了肝合成急性期蛋白的过程。其中最典型的急性期炎症标志物为C-反应蛋白，是临床常用的生物标志物，而红细胞沉降率是最常用的炎症评价指标。

C-反应蛋白是肝脏在感染、损伤或炎症反应时产生的急性期蛋白，它的浓度反映了炎症程度，在大多数疾病中（表8-1），C-反应蛋白值比急性期的其他实验室参数更能准确地反映持续的炎症和/或组织损伤，如血浆黏度和红细胞沉降率。C-反应蛋白的确切功能尚不明确，目前多认为C-反应蛋白能识别暴露在组织损伤部位的胆碱磷酸、磷脂、纤维连接蛋白、染色质和组蛋白，通过细胞凋亡定向清除这些细胞。C-反应蛋白还通过激活补体途径连接天然免疫和适应性免疫，并通过与Fcr受体结合与免疫细胞相互作用。C-反应蛋白能诱导炎性细胞因子、组织因子以及IL-6受体脱落，最终导致组织损伤增加。C-反应蛋白在炎症过程中可能还发挥着许多病理生理学作用。当急性炎症被激活后，C-反应蛋白浓度迅速上升，2～3 d后达到高峰，峰值浓度的高低反映了组织损伤的程度，如果去除持续炎症刺激后，C-反应蛋白浓度迅速下降，C-反应蛋白半衰期约为19 h。在一些慢性炎症状态下，如活动性类风湿关节炎、肺结核或一些恶性肿瘤，C-反应蛋白浓度会持续升高。

表8-1　C-反应蛋白与疾病

C-反应蛋白升高的疾病	感染:细菌/严重真菌、分枝杆菌、病毒性。 过敏合并感染、风湿热、结节性红斑。 炎症性疾病:类风湿性关节炎、幼年型关节炎、强直性脊柱炎、银屑病性关节炎、系统性血管炎、风湿性多肌痛、瑞特综合征、克罗恩病。 坏死性心肌梗死、肿瘤栓塞。 创伤手术、烧伤、骨折。 恶性肿瘤、淋巴瘤、癌肉瘤。
无C-反应蛋白升高的疾病	系统性红斑狼疮。 硬皮病。 皮肌炎。 溃疡性结肠炎。 白血病。 移植物抗宿主病。

注：内容来源于文献，PEPYS M B and HIRSCHFIELD G M. C-reactive protein：a critical update[J]. Journal of Clinical Investigation，2003， 111（12）：1805-1812.

其他的急性期反应蛋白在炎症评估中的价值有限，如降钙素原，细胞因子（IL-1、IL-6）。其中降钙素原在重症感染时可由多种细胞生成，用于鉴别细菌感染和其他类型的炎症。细胞因子虽然不是经典意义的急性期蛋白，但其在急性期反应却是循环中最显著的。组织损伤时，IL-6变化显著，而且IL-6变化的速度和强度均高于C-反应蛋白。急慢性炎症均与IL-6升高有关，血浆中IL-6的水平与类风湿关节炎、幼年型关节炎、强直性脊柱炎、风湿性多肌痛等疾病的严重程度相关。

红细胞沉降率是以红细胞在第一小时末下沉的距离来表示红细胞的沉降速度，简称血沉。红细胞沉降率是一种非特异性炎症指数，主要反映血浆中纤维蛋白原和免疫球蛋白的浓度，它受多种理化特性所影响，而且有些影响因素与炎症无关（比如年龄、性别、红细胞形态、贫血、红细胞增多等）。红细胞沉降率的升高只能间接地反映急性期蛋白浓度的升高，但是仍然被作为炎症指标之一广泛应用于临床。

尽管红细胞沉降率及C-反应蛋白的水平是2010年ACR及EULAR关于类风湿关节炎分类标准中的一部分，但它们并不能完全用于诊断类风湿关节炎。它们的临床价值往往体现在以下几方面：①有助于评估炎症的范围或严重程度；②有助于长期监测疾病活动度；③有助于判断预后。因此，对疾病的认识，除了诊断外，还要对其进行疾病活动的监测。

第三节　自身抗体的检测

自身抗体是诊断类风湿关节炎及确定致病途径的重要依据。目前越来越多的研究显示，某一自身免疫性疾病从临床前期转化成临床疾病期，多以体内出现特异性免疫反应为特征。类风湿关节炎的特征就是滑膜炎症及自身抗体的产生，本节重点阐述类风湿关节炎患者的自身抗体。

自身抗体在类风湿关节炎中的作用之一是预测疾病的发生和发展。类风湿关节炎在出现症状之前会有一个无症状期，无症状期包括亚临床期和早期高危期，每个阶段都有不同的特点。类风湿关节炎的遗传和环境风险因素是主要风险因素，在类风湿关节炎最早发病至临床的过程中起作用。类风湿关节炎患者自身免疫和临床症状发展之间的现有证据和突出假设表明，病理过程的最初迹象在疾病发病前几年以自身抗体阳性的形式出现（临床前期），包括抗瓜氨酸蛋白抗体、抗氨甲酰化蛋白抗体和类风湿因子。然而，自身抗体阳性并不一定会导致疾病的发生。

在2010年美国风湿病学会/欧洲抗风湿病联盟类风湿关节炎分类标准（2010年ACR/EULAR标准）中，自身抗体被用于类风湿关节炎分类。该分类系统包括关节受累、急性期反应物（炎症标志物，如血沉和C反应蛋白）、症状持续时间和血清学（自身抗体类风湿因子和抗瓜氨酸蛋白抗体）得分。对于类风湿关节炎患者，类风湿因子和抗瓜氨酸蛋白抗体的敏感性相似（敏感性抗瓜氨酸蛋白抗体IgG为67%和类风湿因子IgM为69%），但与健康对照组相比，抗瓜氨酸蛋白抗体对类风湿关节炎的特异性更高（特异性抗瓜氨酸蛋白抗体IgG为95%和类风湿因子IgM为85%）。自身抗体的存在可以预测未分化关节炎患者中类风湿关节炎的发病，以及随着时间的推移出现更严重的后果，比如伴有更多的关节骨侵蚀。

类风湿关节炎的特点是各种自身抗体呈阳性，目前的研究已经在类风湿关节炎中鉴定出了几种抗体系。其中包括类风湿因子和抗瓜氨酸蛋白抗体（抗瓜氨酸蛋白抗体），它们是目前被用作诊断的生物标记物，以及抗氨甲酰化蛋白抗体。这些自身抗体主要在类风湿关节炎患者的血清和滑液中检测到，它们可能在关节中形成免疫复合物，通过补体激活或直接激活来吸引免疫细胞，从而分泌趋化因子和细胞因子，增强免疫反应，促进慢性炎症因子释放和骨质破坏。类风湿关节炎分为血清阳性或者血清阴性，这取决于是否存在类风湿因子，主要是IgM类风湿因子和/或抗瓜氨酸蛋白抗体，通常使用抗环瓜氨酸肽检测。

一、类风湿因子

类风湿因子作为类风湿关节炎主要的自身抗体及标志物，对于类风湿关节炎的诊断至关重要。类风湿因子是以变性IgG Fc段为靶抗原的自身抗体，主要为IgM类，在类风湿关节炎患者中的阳性率为70%～90%，其他类（如IgA和IgG等）对类风湿关节炎的诊断也有一定提示意义，是类风湿关节炎中检测到的第一类自身抗体，它们被用于1987年的美国风湿病协会类风湿关节炎分类标准。类风湿因子被认为是一种抗独特型抗体，有蛋白G或蛋白A（两种细菌蛋白）结合位点。然而，这一研究领域尚未对类风湿关节炎的发病机制产生新的相关见解。几项研究表明，类风湿因子使用了广泛的同型，包括IgM、IgG和IgA。由于检测类风湿因子IgG的技术有难度，所以类风湿因子IgM和类风湿因子IgA是研究最多的类风湿因子。在非类风湿性疾病（包括麻风病、黑热病、梅毒、肺结核、慢性肝病和结节病）以及许多风湿病（如SLE和干燥综合征）中已发现类风湿因子。一般（健康）人群中的类风湿因子阳性约为1%。高加索人为3%～4%，一些北美印第安人为30%。类风湿因子IgM的阳性率在老年人中增加，令人惊讶的是，类风湿因子IgG随着年龄的增长而下降。如前所述，类风湿因子在非风湿性疾病中也可检测到。感染性疾病中类风湿因子阳性个体的阳性率取决于其是原发感染还是继发感染，以及感染的持续时间。在感染期间，类风湿因子反应可能是有益的，它有助于清除大型免疫复合物，因为类风湿因子与带有IgG的病原体结合，从而促进其清除。关于类风湿因子发病机制的推测包括已知或未知抗原的多克隆B细胞激活，或导致B细胞产生类风湿因子的T细胞调节功能失调。

在不同种族的患者中，发现以IgM、IgA和IgG形式检测RF比类风湿关节炎发病早数年。在类风湿关节炎诊断之前，它们在血清中的出现是连续的：首先是IgM RF，然后是IgA RF，最后是IgG RF。在丹麦的一项队列研究中，RF水平长期升高的健康个体患类风湿关节炎的风险高达26倍，患类风湿关节炎的10年绝对风险高达32%。此外，RF的阳性预测值在36%～97%之间，大多数值在70%～80%之间；阴性预测值为69%～95%。

在引入其他自身抗体之前，单独使用RF，尤其是高滴度的IgM和IgA同种型，是一个众所周知的预测侵蚀性关节疾病的因子。此外，患者血清中存在IgM RF使临床缓解难以实现。事实上，最近的一项研究报道发现，RF与早期类风湿关节炎患者因早期甲氨蝶呤无效而导致的失败有关。一些研究表明，在适当的免疫抑制治疗后，RF水平会降低。Ingegnoli等人的一项综述中发现，RF水平的持续下降与接受治疗的类风湿关节炎患者的疾病活动度下降相平行，这些治疗包括传统的抗风湿药物（DMARDs）和各种不同的生物制剂，包括英夫利西单抗、依那西普、阿达木单抗、利妥昔单抗和阿巴西普或托株单抗。然而，利用RF水平预测治疗方案的应答率和临床限制了药物的使用这一结果相矛盾。例如，高水平的血清RF是预测B细胞清除剂反应的有效预测因子。事实上，大多数RF阳性患者对利妥昔单抗的治疗反应略好于阴性患者。虽然一些研究声称，治疗前RF阳性预示着良好的反应，但其他研究报告了相反的结果。临床试验和观察性研究（包括14项利妥昔单抗治疗研究和6项利托株单抗治疗研究）的系统回顾和分析中收集的证据显示，RF阳性预示着更好的临床反应。然而，RF和对巴西普的反应之间没有关联。所以RF能够监测类风湿关节炎疾病活动度和疾病进展需要更深入的研究。

二、抗瓜氨酸蛋白抗体

抗瓜氨酸蛋白抗体是类风湿关节炎的另一种众所周知的自身抗体，即ACPA，适用于类风湿关节炎诊断。ACPA的靶抗原是一类发生于蛋白识别翻译后修饰而产生的瓜氨酸化抗原。瓜氨酸化是一种由肽基精氨酸脱氨酶介导的反应，该酶将DNA编码的氨基酸精氨酸转化为瓜氨酸。与RF一样，类风湿关节炎中检测到针对这些瓜氨酸肽的多种抗体亚型，包括IgG、IgA和IgM。吸烟是类风湿关节炎发展的风险因素，尤其是合并ACPA阳性时。ACPA IgA的存在也符合ACPA与吸烟或微生物菌群失调有关的假设，因为IgA与黏膜来源的免疫反应有关，吸烟会导致PAD2酶的高表达，增加肺部瓜氨酸化水平。ACPA对类风湿关节炎具有极好的特异性，ACPA存在于50%～70%的类风湿关节炎患者中。

如前所述，ACPA可在类风湿关节炎发病前数年发现，其存在不一定导致类风湿关节炎发展。因此，许多研究已经调查了特定的ACPA特征，假设在免疫反应成熟期间形成的不同类型的ACPA或特定ACPA的特征可以预测疾病的发生。例如，大量研究致力于找出ACPA识别的最重要的抗原，以期找到“预测性抗原”。然而，ACPA检测的诊断分析采用了各种环瓜氨酸化抗原，表明ACPA识别需要瓜氨酸的存在而不是一个特定的瓜氨酸化表位。因此，许多瓜氨酸化蛋白被ACPA识别，例如纤维蛋白原、波形蛋白、α-烯醇化酶、Ⅱ型胶原。因此，特定瓜氨酸化蛋白（如波形蛋白和/或α-烯醇化酶）在疾病发展中起到重要的作用。

炎症时类风湿关节炎关节的滑液中含有瓜氨酸化蛋白质，表明ACPA可能与关节中的这些抗原结合，增加局部炎症。ACPA的一个假定靶蛋白是波形蛋白，在胶原诱导的关节炎模型中，小鼠模型被动转移ACPA不会导致滑膜炎，尽管它可能会恶化先前存在的滑膜炎。因此，有人认为瓜氨酸化对类风湿关节炎的发展是必要的。另一种假设是自身抗体可能会特异性地导致暂时性免疫反应的不可逆，例如在创伤或感染后。

在过去的几年里，人们对ACPA的分子结构特别是它们的糖基化进行了深入的研究。自身抗体通常是糖蛋白，这意味着碳水化合物链连接到抗体的Fc和Fab区域，这对免疫效应器功能至关重要。与针对召回抗原的IgG抗体相比，ACPA的Fc区域的半乳糖基化和唾液酸化水平较低。免疫复合物中抗体较少可通过唾液酸化改变FcγR信号在体外和体内驱动破骨细胞生成，而且ACPA Fc区域唾液酸化水平较低的类风湿关节炎患者的骨体积和骨小梁数量较低。因此，ACPA的特异性Fc-聚糖特征可能会影响其参与疾病病理生理学的能力。

引人注目的是，ACPA的糖基化不仅不同于Fc部分的其他抗体，而且ACPA的可变结构域中也更频繁地含有N-连接的聚糖。这些聚糖的出现率显著增加，并且它们的结构也不同，与对照IgG相比，ACPA的Fab聚糖具有更多的半乳糖、唾液酸和岩藻糖残基。Fab连接聚糖的高半乳糖基化和唾液酸化水平与ACPA IgG的Fc部分检测到的低半乳糖基化和唾液酸化水平形成显著对比。目前尚不清楚这些不同的ACPA糖基化模式是如何产生的，但B细胞暴露于细胞因子等环境因素可能很重要。Fab糖基化增加对ACPA效应器功能的影响仍有待进一步研究，推测Fab糖基化可能影响抗体半衰期或抗体-抗原结合。在所有类风湿关节炎患者中，50%出现ACPA。大约在发病前4年，50%的ACPA阳性患者将携带ACPA。此时，ACPA水平开始升高，瓜氨酸化抗原被广泛识别，并发生同型转换。这些事件可预测未分化关节炎患者的类风湿关节炎发展，并与炎症细胞因子水平升高相关。此外，Fc糖基化模式在疾病发病前发生变化。半乳糖基化减少，岩藻糖基化增加，导致抗体的促炎症表型增加。

ACPA对类风湿关节炎的诊断比RF更具特异性，是类风湿关节炎诊断标准的重要工具。它在体外有多种应用，主要作用于骨骼，并可能预测骨侵蚀的发展。然而，尽管ACPA提高了类风湿关节炎的早期诊断，但无论是抗原还是抗体都没有被证明能诱发关节炎。ACPA阳性对类风湿关节炎的特异性高于IgM RF、IgG RF或IgA RF阳性，对早期类风湿关节炎的特异性高于IgM RF，具有相似的敏感性（敏感性为67%，特异性为95%）。尽管抗CCP试验作为筛查试验的敏感性较低，然而，在日常临床实践中，阳性检测对类风湿关节炎具有高度特异性，抗CCP似乎对正常人和未分化关节炎患者向类风湿关节炎发展具有高度预测性。在临床实践中，为了最大限度地提高敏感性，大多数风湿病学家建议同时测量ACPA和RF，因为ACPA具有中度敏感性，尤其是对早期类风湿关节炎。ACPA和RF的同时评估提供了总体敏感性和特异性之间的权衡。

ACPA也是类风湿关节炎的主要预后标志物。在类风湿关节炎的日常管理中，ACPA是确定临床结果的预后标志物，以便更好地选择合适且成本较低的治疗方法。ACPA和RF都被证明与类风湿关节炎的骨损伤有关。特别是在早期类风湿关节炎中，功能损害被认为主要是由于疾病活动所表达的炎症负担，而在长期类风湿关节炎中，残疾主要与关节损伤有关。ACPA和RF都是类风湿关节炎患者自身免疫反应的表现，大多数研究都集中于每种自身抗体作为独立个体在类风湿关节炎发病中的作用，而只有少数研究调查了它们对类风湿关节炎疾病表现的相互依赖性。作为预后标志物，ACPA主要与心血管导致类风湿关节炎患者死亡率增加有关。最后，ACPA状态与b-DMARDs的良好反应相关，b-DMARDs靶向直接涉及自身抗体产生细胞（如B淋巴细胞）的生物途径，而不是抑制TNFα的b-DMARDs。因此，尽管存在局限性，但日常实践中对ACPA状态的评估似乎提供了一个额外的工具，可以更好地将类风湿关节炎患者从诊断到治疗选择“个性化方法”进行分层。

ACPA阳性和RF阴性患者的关节压痛和肿胀计数以及DAS28评分低于血清阴性患者和RF阳性/ACPA阴性患者，而RF阳性患者的关节压痛和肿胀计数以及DAS28评分显著高于血清阴性患者和RF阳性/ACPA阴性患者。RF和ACPA血清阳性的患者的疾病活动水平最高。当这些研究人员观察炎症细胞因子（如TNF-α、IL-1和IL-6）的血清水平时，只有RF和ACPA阳性的组合与这些细胞因子的显著增加相关。这个结果形成了一个假说，两种抗体，即RF和ACPA，可能具有不同的致病作用。尤其是，RF可能通过疾病活动、单核细胞和促炎细胞因子的激活，以及通过对破骨细胞生成的直接影响诱导结构进展，而ACPA可能对关节有直接的结构影响但对疾病活动没有影响。RF和ACPA的结合可能导致关节损伤的最终结果。因此，尽管ACPA不是类风湿关节炎的驱动力，但它可能扮演第二个驱动力的角色。

ACPA作为类风湿关节炎治疗选择的主要生物标志物，对常规合成DMARDs（csDMARDs）反应不充分的，生物类抗风湿药物（b-DMARDs）已成为类风湿关节炎的标准治疗药物。类风湿关节炎治疗的主要目标是持续缓解，由于患者之间存在显著的异质性，我们需要获得每种药物的反应预测因子，以及理想情况下的不良反应预测因子。因此，它有助于类风湿关节炎患者的分层，从而更有可能获得更好的反应特异性靶向治疗，在选择个体治疗时，主要是在疾病的早期阶段，考虑ACPA状态可能是值得的。

三、抗氨甲酰化蛋白抗体

随着抗高瓜氨酸自身抗体的发现，人们对类风湿关节炎患者免疫途径的精确定义产生了新的希望，这种抗体也被称为抗氨甲酰化蛋白抗体，可识别通过氨甲酰化（而非瓜氨酸化）过程翻译后修饰的蛋白质。重要的是，在ACPA阴性的患者中，抗氨甲酰化蛋白抗体的存在与更严重的侵蚀性病程有关。抗氨甲酰化蛋白抗体也属于类风湿关节炎中描述的抗翻译后修饰蛋白抗体。尽管瓜氨酸和高瓜氨酸之间高度相似，但大多数ACPA和抗氨甲酰化蛋白抗体似乎没有交叉反应，氨甲酰化是一种由氰化物介导的化学反应，其中赖氨酸转化为高瓜氨酸。某些情况下，例如肾脏疾病、吸烟和炎症会增加氰化物水平，从而导致氨甲酰化。与瓜氨酸化类似，单独增加氨甲酰化似乎不足以打破免疫耐受并诱导自身免疫疾病的发生。据研究发现，只有12%的肾病患者携带有抗氨甲酰化抗体，而类风湿关节炎患者约为44%。吸烟可能有助于打破耐受性，因为最近的一项研究表明，在小鼠模型中，吸烟扩大了对氨甲酰化波形蛋白的免疫反应，但流行病学研究未能显示抗氨甲酰化与类风湿关节炎患者吸烟之间的关联。尽管高瓜氨酸和瓜氨酸的分子结构非常相似，但ACPA和抗CarP是不同的自身抗体类别，抗氨甲酰化蛋白存在于ACPA阳性和ACPA阴性患者中。此外，抗氨甲酰化蛋白与RF和ACPA阴性患者的影像学进展相关。类风湿关节炎患者的诊断分类并没有通过增加抗氨甲酰化蛋白测试而得到改善，因为RF和ACPA已经是疾病的良好预测因子。除了肾功能不全外，其他因素也会影响氨甲酰化的数量，如炎症、吸烟和吸入氰酸盐。吸烟会增加氰酸盐的水平，炎症过程中增强的氨甲酰化依赖于髓过氧化物酶，它可以将硫氰酸盐转化为氰酸盐。髓过氧化物酶主要储存在中性粒细胞中，但在炎症过程中它会被释放，导致炎症过程中氨甲酰化增加。与瓜氨酸化类似，氨甲酰化本身不足以打破耐受并诱导自身免疫。

四、抗乙酰化蛋白抗体

在类风湿关节炎患者中最新添加的AMPAs是抗乙酰化蛋白抗体，约40%的类风湿关节炎患者（主要是ACPA阳性组）中描述了这种抗体。血清阴性类风湿关节炎患者的检出率与缓解性关节炎患者相当，因此这些抗体不太可能成为有助于诊断类风湿关节炎的新生物标记物。然而，抗乙酰化蛋白抗体可能为病理生理学提供有用的新见解，尤其是在微生物菌群变得越来越重要的时代。乙酰化是一种酶促过程，可能受到细菌的影响，但其潜在机制尚不清楚。因此，抗乙酰化抗体可能为微生物菌群失调和类风湿关节炎自身免疫的发展之间提供了一种新的联系。

目前有许多的学者认为类风湿关节炎自身抗体的存在可能是致病的因素之一，与骨侵蚀、慢性疼痛及炎症因子的分泌、影像学进展均有关系。它们可能在关节中形成免疫复合物，通过补体激活或直接激活免疫细胞来吸引免疫细胞，分泌趋化因子和细胞因子，从而增强免疫反应，促进慢性炎症和骨质破坏。

五、抗核抗体

部分类风湿关节炎的患者可以出现抗核抗体阳性，尤其是类风湿关节炎患者继发干燥综合征或者合并其他结缔组织病时都会有抗核抗体的阳性。对合并抗核抗体阳性的患者应该定期复查自身抗体谱，并适时调整治疗方案。

自身抗体的形成与类风湿关节炎的遗传和环境风险因素有关，如HLA-SE等位基因、吸烟和微生物群失调，为类风湿关节炎的发展提供了有趣的新观点。关于自身抗体效应器功能的新假设已经提出，ACPA在骨破坏和关节痛中都起作用。然而，尽管对这些自身抗体的效应器功能进行了描述，但尚不清楚它们是否直接与疾病发病机制和关节炎症有关，对血清阴性疾病的免疫反应的了解有限。这仍然是一个值得进一步研究的领域，旨在获得更多关于可能治疗靶点的知识。

第四节　免疫复合物和补体的检测

类风湿关节炎 是一种自身免疫性疾病，在类风湿关节炎患者体内，其血清内高浓度的类风湿因子，能与免疫球蛋白 IgG 结合形成过剩的免疫复合物（immune complex，IC），随着血液循环，沉积于关节滑膜、皮下组织等处引起滑膜炎，这是类风湿关节炎患者关节病变的直接原因。

一、循环免疫复合物

正常情况下，机体防御系统作为清除异物抗原的一种方式，清除体内的免疫复合物，但某些情况下体内形成的免疫复合物不能够被清除，沉积于机体的某一部位，如皮肤、血管壁及脏器，形成局部免疫复合物；也有部分游离于体液中，称为可溶性免疫复合物；随血液循环的称为循环免疫复合物。免疫复合物形成后通过与血液中的补体成分，细胞上的Fc受体，补体受体进一步结合反应，可参与机体的病理性损伤，最终形成免疫复合物病。自身免疫性疾病就是一种免疫复合物病，普遍认为循环免疫复合物通过经典补体激活途径参与炎症的发生及发展，其在类风湿关节炎的发展与预后中也具有很大价值。自身免疫性疾病在长期慢性地发生及发展过程中，往往会激活免疫系统，产生大量的自身抗体，而抗原抗体形成的复合物又容易沉积于关节、滑膜等，从而激活补体系统，引起免疫损伤，加速疾病的进展，这也是类风湿关节炎的发病机制。类风湿关节炎的实验室诊断除了一些特异性强的血清学标志物抗环瓜氨酸肽、抗角蛋白抗体等升高外，还有很多非特异性的血清学标志物的改变，如免疫球蛋白IgA、IgG、IgM的升高，血清补体C3、C4的降低，还有一些炎症因子IL-6、IL-8、TNF-α的升高，并且从类风湿关节炎的病理过程中发现的循环免疫复合物在类风湿关节炎的发生及发展中起着直接的作用，近年来关于循环免疫复合物在自身免疫性疾病中作用的研究也越来越多，普遍认为循环免疫复合物的形成不仅参与了机体T细胞与B细胞的免疫应答，也通过补体的经典激活途径，启动了炎症的级联反应，在自身免疫性疾病的炎症进展中起到重要作用。另外有报道指出，循环免疫复合物在类风湿关节炎检测中具有较高的灵敏度，循环免疫复合物持续增高也常提示预后较差，补体C3、C4在类风湿关节炎的诊断和疗效观察中表现出了很大的检测价值。BMP-7、C3、C4、CRP等都是评价类风湿关节炎活动度的良好指标。

二、补体系统

补体蛋白最初被发现是正常血浆中非特异性、不耐热的成分，通过抗体增强细菌的调理作用，并允许通过特异性抗体杀死细菌。补体最初被视为体液反应的效应臂，在先天免疫系统缺乏抗体的情况下，补体也可以在感染早期被激活。补体系统包括17种血浆蛋白，它们以级联方式相互作用，以介导多种炎症效应，包括颗粒调理吞噬作用、白细胞激活和膜攻击复合物的形成。在这种级联反应中，每次连续的酶切都会极大地放大少量补体蛋白的激活，从而快速产生不成比例的补体反应。补体系统由3条不同的主要途径激活：经典途径、凝集素途径、替代途径和一条次要途径C2/C4旁路。所有这些途径都被各种抗体、IC、分子或微生物激活，或自发激活。首先，大量激活的补体蛋白与病原体共价结合，通过携带补体受体的细胞对其进行调理，从而产生吞噬作用。其次，一些补体蛋白的小切割产物充当化学引诱剂，招募更多吞噬细胞到补体激活部位，并激活吞噬细胞本身。最后，膜攻击复合物的末端补体成分通过在细菌膜上形成孔隙来杀死某些细菌。通过3种蛋白水解途径中的任何一种识别活化剂，可产生组装膜攻击复合物的末端序列。经典途径可以通过补体级联反应中的第一个蛋白质C1q直接与病原体表面结合而启动。在适应性免疫应答期间，它也可以通过C1q与免疫复合物的结合被激活，从而在先天性免疫和适应性免疫的效应机制之间提供关键联系。当一种自发激活的补体成分与病原体表面结合时，另一种途径就启动了。此外，通过在病原体表面重复多糖单元和类似聚合物结构来激活它。甘露聚糖结合凝集素途径是通过将甘露聚糖结合凝集素血清蛋白与细菌、酵母、原生动物和病毒表面含有甘露糖的碳水化合物结合而启动的。

补体系统是免疫系统的主要组成部分，在许多保护性免疫过程中起着核心作用，包括循环免疫复合物的处理和清除、识别外来抗原、调节体液和细胞免疫、清除凋亡细胞和死亡细胞，以及参与损伤和组织再生过程。然而，与这些有益的作用形成鲜明对比的是，不充分调控的补体激活是人类炎症和自身免疫疾病发病机制的基础，包括以软骨、骨和滑膜为靶点的类风湿关节炎。

三、免疫复合物与补体系统的相互作用

多克隆B细胞激活和形成针对“自身”抗原的自身反应性抗体是类风湿关节炎患者免疫系统失调的特征。免疫复合物的产生和随后在体内血管部位（如滑膜）的沉积加剧了类风湿关节炎的进展。因此，免疫复合物介导的炎症反应被归类为Ⅲ型超敏反应（Arthus），在类风湿关节炎的发病机制中起关键作用。1903年发现的Arthus反应是免疫复合物在特定解剖部位的沉积以及随后对这些复合物的炎症反应激活的结果。免疫复合物结合早期补体成分并导致其激活，从而产生C3，这导致了免疫复合物介导疾病机制的广泛模型。免疫复合物直接导致C3激活，随后形成重要效应物，如C5a和膜攻击复合物。免疫复合物通过经典途径激活组织中的补体，从而产生趋化片段，如C3a和C5a。免疫复合物通过补体途径参与下游效应器反应，如水肿、出血、中性粒细胞浸润和促炎症介质（如TNF-α和IL-1）的释放。IgM、IgG1、IgG2、IgG3通过经典途径激活补体。含有IgG4或IgE的复合物通常不固定补体，但含有IgA的复合物，确实固定C1，可以触发替代途径。RF和其他自身抗体形成的免疫复合物，这些抗体固定补体并释放趋化因子，如C5a。炎症细胞，如中性粒细胞，沿着趋化梯度聚集在滑液中，吞噬免疫复合物并释放蛋白水解酶。滑膜是局部产生补体蛋白和RF的来源，这一事实加强了补体蛋白在免疫复合物介导的疾病中的重要性。类风湿关节炎患者补体蛋白的增加很少超过2倍，而CRP患者补体蛋白的增加通常为100至1000倍。此外，低补体血症可能发生在免疫复合物介导的过程中，如类风湿关节炎。类风湿关节炎活动期血清中总溶血活性、C3和C4增加。当与关节外表现（如血管炎）相关时，这些水平会降低。当通过测定补体活性来测量时，类风湿关节炎患者滑液中的补体水平较低。总溶血补体活性、C4和C2降低最常见于RF血清阳性患者。滑液中补体成分蛋白的测量通常是正常的，因为关节间隙中抗原完整但功能不活跃的补体片段清除不足。滑液中的C3裂解片段包括C3a、C3c和C3d。此外，在滑液中发现，C5a和C5b-9水平升高。

四、类风湿关节炎与免疫复合物、补体系统

类风湿关节炎被认为是一种自身免疫性疾病，患者存在针对多种抗原的自身抗体。类风湿关节炎的经典血清学标志物是类风湿因子，一种与免疫球蛋白G（IgG）的Fc部分反应的自身抗体。类风湿关节炎的发病机制涉及多种抗体与关节中的抗原发生反应，并可能在软骨和滑膜血管翳组织中形成免疫复合物。免疫复合物激活补体，被早期补体成分调理，最终被携带补体受体的吞噬细胞吞噬。事实上，类风湿关节炎患者的滑液中可以检测到补体激活产物水平升高以及C3和C4消耗量增加。因此，关节炎患者关节内免疫复合物激活补体很可能是一种介质，吸引效应细胞。促炎细胞因子激活浸润的巨噬细胞、肥大细胞、成纤维细胞和粒细胞，导致其脱颗粒，并随后释放有害的蛋白水解酶，导致关节侵蚀。此外，在vitrostudies中的研究表明，膜攻击复合物的亚溶解浓度可以刺激滑膜成纤维细胞中胶原酶的产生。C3b及其降解产物iC3b也能激活通常存在于滑液中性粒细胞上的补体受体CR1和CR3。这些受体在类风湿关节炎以及其他形式的关节炎中上调。类风湿关节炎患者补体激活可能会由于小过敏毒素C3a和C5a的释放而引起局部炎症。一项有41名类风湿关节炎患者参与的研究显示，与退行性关节疾病或创伤性关节炎患者相比，滑液中C3a的浓度高出7倍。另一项研究表明，C5a浓度足以诱发类风湿关节炎急性炎症期的两个特征：中性粒细胞积聚和微血管血浆蛋白泄漏。在类风湿关节炎患者的滑膜巨噬细胞和滑膜成纤维细胞上也发现了C5a受体（C5aR）。对C5aR表达与临床数据之间关系的分析表明，C5aR表达与肿胀关节的数量显著相关。由于活动性类风湿关节炎患者的血浆C1q-C4复合物水平远高于临床缓解患者，因此经典途径激活的早期事件产生的补体成分被证明反映了疾病的活动性。类风湿关节炎患者的滑液中含有高

浓度的微粒，这些微粒源于凋亡的白细胞，它们激活了经典的补体途径，如免疫球蛋白、C1q、C3和C4沉积在微粒上的研究所示。值得注意的是，循环免疫复合物和C4/C4b之间存在正相关，而不是C3/C3b。然而，类风湿关节炎的补体激活似乎并不局限于经典途径，因为有证据表明，在替代途径的C3转化酶形成过程中产生的Bb片段浓度在受影响患者的滑液中也会增加。关于凝集素途径对类风湿关节炎的作用，我们知之甚少。补体系统的激活被认为在类风湿关节炎的炎症中起重要作用。小鼠CIA是人类炎症性关节炎的模型，其特征是存在补体激活产物。C5缺陷小鼠的CIA发病和严重程度受到抑制。在用抗C5单克隆抗体或可溶性CR1（CD35）治疗后，CIA也会得到预防。可溶性CR1是补体系统的一种抑制剂，通过基因治疗提供。系统性和联合补体激活也发生在类风湿关节炎中，这可能是由免疫复合物的存在引起的。类风湿关节炎患者与健康人群相比，血清IgG浓度可显著升高。当对类风湿关节炎患者和健康献血者的血清进行MBL结合蛋白检测时，患者血清中发现同时含有IgG和IgM RF的免疫复合物，而对照组中仅发现IgG。一旦与MBL结合，这些免疫复合物可以消耗C4。这些结果表明，凝集素途径可能有助于类风湿关节炎的炎症反应。然而，迄今为止获得的临床数据尚未证实这一理论，因为MBL功能不全与临床症状和表明预后不良的影像学体征呈正相关。研究表明，与无MBL缺陷的类风湿关节炎患者相比，有MBL缺陷的类风湿关节炎患者在发病时更年轻，根据临床和放射学发现，其关节疾病更严重。与中国对照组相比，中国类风湿关节炎患者的MBL基因突变率较高，导致血清MBL水平无法检测或较低。因此，MBL缺乏可能会导致类风湿关节炎的发展及严重程度的增加。这可能是因为MBL是识别晚期凋亡和坏死细胞的分子之一。在缺乏MBL的情况下，炎症关节中凋亡细胞和坏死碎片的清除可能受损，导致疾病恶化。值得一提的是，关节滑膜尤其容易受到吸引的免疫细胞介导的损伤，也容易受到滑膜细胞膜攻击复合物形成和溶解的影响。与邻近的基质或内皮细胞相比，主要补体介导的溶解抑制剂CD59在滑膜衬里细胞中表达不足。类风湿关节炎患者的组织学证据反映了这一点，其中C5b-9沉积主要位于滑膜，而不是血管壁。

研究表明，在早期类风湿关节炎患者中，ACPA、RF和全身骨丢失之间存在关系，破骨细胞系细胞表面存在瓜氨酸化抗原，使这些细胞成为循环ACPA的主要靶点，导致促破骨细胞事件。有一种观点认为补体参与了这个过程。细菌抗原、穿孔素和膜攻击复合物导致钙内流，导致细胞溶解。将肽基精氨酸转化为肽基瓜氨酸的PAD酶依赖于钙。有趣的是，穿孔素和膜攻击复合物已被证明复制了类风湿关节炎患者滑液中存在的中性粒细胞中相同的高玻璃化模式。类风湿关节炎患者滑液中存在大量中性粒细胞，是细胞内瓜氨酸化和细胞外瓜氨酸化的主要来源。这些数据表明瓜氨酸化蛋白和补体系统的激活可能有助于类风湿关节炎的发生。

在类风湿关节炎患者以及在类风湿关节炎动物模型中，补体的经典途径和替代途径都在病理上被激活。经典途径可由炎症关节中存在的几种触发因素启动，如沉积的自身抗体、死亡细胞和暴露的软骨蛋白（纤维调节蛋白）。B细胞产生自身抗体，进而形成免疫复合物，部分通过激活补体参与类风湿关节炎的发病。过敏毒素C5a似乎是补体激活的主要产物，负责类风湿关节炎的组织损伤，尽管膜攻击复合物的沉积以及C3b片段的调理作用也很重要。总的来说，类风湿关节炎补体系统关节内激活的大量证据有助于理解疾病的发病机制，同时为控制炎症和预防关节破坏提供了潜在的治疗靶点。

第五节 关节积液的成分检测

正常的关节都是有少量的关节滑液存在的，但是临床诊疗过程中，关节积液鉴别诊断是重要的一部分。如果发现不明确的情况下，关节影像学检查可以提供区分关节内和关节外病变的信息。在非创伤性关节积液中，测定血液中的炎症参数，以区分全身炎症性和局部炎症性关节积液。在炎症指数正常的情况下，使用成像进行进一步诊断。

一、正常关节滑液的组成及意义

正常情况下，每个关节都有少量的关节积液，在关节软骨表面形成薄层界面，以减少关节活动时的表面摩擦力。在膝关节等大关节中，正常的滑液一般少于5 mL，而且关节腔内为负压。正常的滑液为血浆的超滤成分，含有内衬的成纤维细胞、滑膜细胞分泌的蛋白即蛋白多糖。滑液中大多数小分子溶质，如氧、二氧化碳、乳酸盐、尿素、肌酐和糖等，可自由通过滑膜的有孔内皮细胞，其在滑液中的浓度与血浆中大致相同。相关证据表明，糖是主动转运。正常的关节液中，总蛋白浓度为1.3 g/L。血浆蛋白浓度与分子量大小成反比，小分子蛋白（如白蛋白）含量约占血浆中的50%，而大分子蛋白（如纤维蛋白原、巨球蛋白即免疫球蛋白）在血浆中的浓度较低。与之相反，滑液中的蛋白通过滑液淋巴系统清除，不受蛋白体积限制。透明质酸是由滑膜细胞合成并分泌入滑液的，是滑液中的主要黏蛋白。透明质酸为高度聚合物质，分子量超过一百万道尔顿。它使滑液具有黏性，同时起到保留滑液中小分子物质的作用。一种叫润滑素的糖蛋白可使关节液产生润滑作用。

二、类风湿关节炎滑液的检测意义

（一）关节积液的产生及性状

类风湿关节炎患者可以出现关节肿胀及关节积液的产生。关节积液的产生主要是炎症时滑膜微血管通透性增加，这可导致血浆蛋白渗出增多，特别是大分子蛋白，从而使渗透压增高。白细胞经滑膜产生的化学物质刺激后，可通过内皮细胞游走聚集于关节液中。当上述情况超过滑膜淋巴系统清除蛋白、细胞及碎片的能力时，即导致关节腔积液。

关节积液因关节炎症的性质不同可呈现出不同的理化性质。脓性关节液因含有大量的白细胞存在而完全不透明，而非炎性关节液是透明的。活动期的类风湿关节炎所抽出的积液是炎性的，外观浑浊，为半透明状，关节液的透明度与标本中的炎症反应强度及白细胞浓度有关。

（二）关节积液的细胞分类及细胞形态

关节积液中的白细胞计数，正常滑液中的有核细胞数少于180/mm^3，多数为滑膜内衬细胞脱落后形成。根据白细胞计数，可大致将滑液分为非炎症性（白细胞<2000/mm^3）、炎症性（白细胞2000～5000/mm^3）及感染性（白细胞>50000/mm^3），了解滑液的细胞特点是一个重要的诊断步骤，可以通过滑液涂片来观察细胞形态学。对滑液干涂片进行染色观察滑液白细胞特征是最好的方法，瑞氏染色是最常用的方法。白细胞的表型及形态学通过高倍油镜进行观察。早期类风湿关节炎的滑液中白细胞较少且主要是单核细胞，但在类风湿关节炎活动期患者的标本滑液中，多形性中性粒细胞占主要部分。大量“类风湿细胞”是粒细胞吞噬免疫复合物后形成的，与类风湿关节炎病情活动有关，且提示预后不良。

（三）关节积液的检测

滑液的生物化学检查：多种生化检测可用于关节液的诊断，尽管这些生化检查因缺少特异性而降低了它们的应用价值。长期以来，关节液常规检测包括糖、蛋白、乳酸脱氢酶等，经检测后将与血清中的数值进行比较。类风湿关节炎患者高度炎症反应的滑液与感染性关节炎类似，表现为低糖，pH下降和高乳酸，同时蛋白及LDH升高。类风湿关节炎关节液氧分压水平常与乳酸盐水平和二氧化碳分压增加有关。

关节液微生物检测：多种微生物可致感染性关节液，最常见的致病菌是革兰阳性细菌，如葡萄球菌和链球菌。微生物培养是指导敏感抗生素使用的唯一方法。此外，为了提高微生物的敏感性，可以使用聚合酶链式反应来检测滑液中的微生物，有较高的敏感性及特异性，甚至在细菌培养为阴性的患者中也可以如此。

总的来说，类风湿关节积液检测的意义：①可以与其他炎症性关节炎相鉴别；②对疾病的活动度进行评估；③可以进行局部关节的治疗。

第六节　关节影像学的检测

数十年来，风湿病学的影像学检查主要依据传统放射学检查。然而，新的影像学检查方式显著增加了影像学检查的范围，如MRI、超声等。目前，用于评估类风湿关节炎的影像学检查有：常规放射学、超声、骨扫描、CT、MRI和骨密度测定。

一、X线检查

传统X线检查是相对简单和可靠的检查方式，可以直接观察骨质损害并通过关节间隙变窄间接观察关节软骨破坏。但是X线检查也有其缺点，就是不能对关节周围软组织的改变做出明确的评估，且不能对关节炎症的活动性给予评估。

对于类风湿关节炎来说，典型的临床期特征就是小关节对称性的关节炎，故影像学也遵循这样的规律。在类风湿关节炎患者中，双手的掌指关节和近端指间关节、双腕关节以及双足跖趾关节最常受累。在周围小关节中，近端指间关节的骨端骨质疏松是早期类风湿关节炎最具特征性的改变。随着病情进展，骨质疏松可以广泛出现，并逐渐加重。骨侵蚀是类风湿关节炎的特征性表现，常出现于关节的边缘，此处介于关节软骨覆盖的区域也就是关节的“裸区”。这些边缘性的骨侵蚀最初可能比较轻微，表现为骨皮质的破坏，特别是在掌骨头的桡侧面（也称之为囊性变）。当出现骨侵蚀性改变时，提示类风湿关节炎处于进展期。关节间隙狭窄也是类风湿关节炎的特征性改变，很多患者在炎症过程中由于关节软骨进行性的破坏，引起关节间隙在放射学中显示出的狭窄。因为类风湿关节炎患者的关节内所有软骨同时受累，所以类风湿关节炎的关节间隙狭窄常呈广泛性狭窄，有别于骨关节的局限性或非对称性的狭窄。随着疾病的进展，部分患者可以出现关节的部分性或完全性纤维性关节强直，究其原因主要是持续的关节软骨破坏。

1987年版的ACR RA的分类诊断标准明确提出了关于RA X线改变的分级为分类标准的组成部分。该分类标准认为RA X线进展的分期主要分为四期：①第Ⅰ期，称为早期，主要表现为X线检查可以没有明显的破坏，或者可见一些轻度的骨质疏松；②第Ⅱ期，中期，可以见到明显的骨质疏松，还可以有轻度的软骨破坏，或者有软骨下的骨质破坏，可以见到关节活动受限，但是没有关节畸形，有邻近关节肌肉的萎缩；③第Ⅲ期，严重期，常见有明显的骨质疏松以及软骨或骨质的破坏，还可以见到关节畸形，比如半脱位、尺侧偏斜，没有纤维性的或者骨性的强直，但是伴有广泛的肌萎缩，有关节外的软组织病损，比如结节或者腱鞘炎；④第Ⅳ期，末期，除了以上三期的临床表现以外，最后出现了纤维性或骨性的强直（见图8-1）。

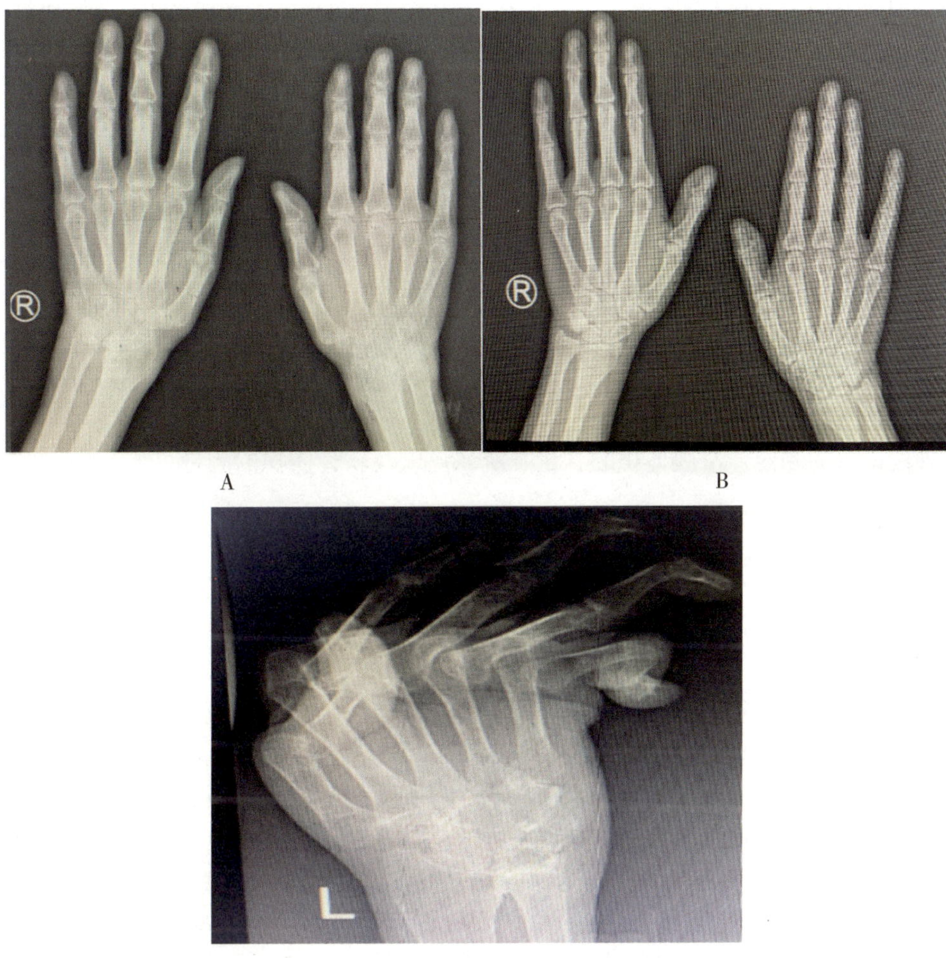

注：A图可以见到典型的骨侵蚀（如三角骨、豌豆骨、舟状骨、桡骨等），并可见广泛的软骨缺损。B图的掌指关节可见明显的骨侵蚀，腕关节可见明显的骨侵蚀及骨性强直。C图可以看到腕关节融合，掌指关节半脱位尺侧偏斜，近端指间关节的骨侵蚀改变，整个指关节天鹅颈样改变（患者A为男性，64岁；B为女性，59岁；C为女性，43岁）。

图8-1　类风湿关节炎手的X线图像

（资料来源：兰州大学第二医院）

临床上对类风湿关节炎的关节及病情监测中，X线评估将手、腕、足的关节间隙变窄、骨侵蚀作为关节结构受损的指征。其中对影像学损伤有效的评分方法为Larsen法和Sharp法，在临床中广泛适用。但X线对类风湿关节炎早期诊断及疾病的活动度评价远远低于核磁（MRI）及超声检查。

二、核磁检查（MRI）

MRI因其没有电离辐射也不增加致癌风险，且造影剂不良反应也非常少见，在临床应用中有其不可替代的作用。对于早期类风湿关节炎的影像学特征如骨髓水肿、滑膜炎症、腱鞘炎，X线及CT均不能显示，但是MRI却能显示，因此，MRI是早期类风湿关节炎必不可少的影像学检查方式。它可以评估所有受影响的结构，如软组织、骨骼和软骨，并检测早期侵蚀（在常规射线照相术前三年）。这些变化的模式和部位可能具有预后意义。在类风湿关节炎患者中使用顺磁造影剂（钆化合物），可以加强对滑膜增厚和异常强化区域的检测，显示软组织和骨骼中的炎症活动；髓样骨的强化区域甚至在出现侵蚀之前就已经出现，这表明它们的发育风险增加。

MRI能正确显示类风湿关节炎的骨侵蚀和腱鞘膜成分，即使是在X线照片上显示几乎正常的。MRI有可能直接显示关节透明软骨，并可以评估其体积、厚度、形态和结构完整性。MRI在显示骨、软组织和关节内的活动性炎症时敏感性较高。炎症组织，如滑膜和腱膜，含有炎症细胞，血管增多，含水量比正常组织高（因此H1离子也更多）。骨侵蚀表现为皮质骨的断裂，而骨髓水肿的特征是脂肪抑制T2加权图像上的信号增加。软骨形态（如变薄区域）也可以通过MRI显示。用于评估软骨基质的新的MR技术可以量化软骨的完整性，并且可能是一种预测临床前疾病和进展的方法，可以评估水含量和蛋白多糖密度变化的能力，以及特定的软骨脉冲序列协议有助于对软骨生物学有新的理解。

MRI测定类风湿关节炎的炎症及疾病活动度通过几个重要的体积测量来反映，包括滑膜体积的测量、骨侵蚀量的测定、滑膜体积的测量、滑液量以及软骨体积的测量。

（一）滑膜体积的测量

为了提高评分系统的再现性和灵敏度，人们提出了各种技术来直接测量（以立方毫米或毫升为单位）滑膜体积。与OMERACT评分一样，炎症滑膜体积测量的可视化需要静脉造影以排除其他组织。使用未增强图像测量的滑膜体积大于从增强图像测量的滑膜体积，这是由于潜在结缔组织、血管化不良、纤维血管翳和关节液的不同贡献造成的。增强性滑膜炎通常被测量，因为它对应于活跃的炎症组织，因此有望成为疾病活动的更好标志。较高的对比剂剂量可改善滑膜的清晰度，并略微增加组织的测量体积。增强T1加权MR序列优化了强化滑膜炎与周围组织之间的对比度。虽然精确的方案会影响滑膜边缘的描绘，尤其是外缘，但这并不重要，除非比较使用不同成像参数获取的图像。对比剂注射和扫描之间的延迟很重要，因为增强型滑膜炎的体积最初增加，然后在大约4 min后稳定下来。6～11 min后，对比剂到达滑膜液，模糊了滑膜、滑液界面。因此，在这两个时间段之间最好进行成像。对比后图像是最重要的，但对比前图像或减法图像有助于确认增强效果。减影图像增强了滑膜炎的显著性，使其更容易与脂肪骨髓区分，尽管噪声增加，解剖关系不太明显。

几项研究通过测量滑膜体积得出了有趣的结果。类风湿关节炎患者与正常对照组或关节痛患者之间存在显著差异，但类风湿关节炎和其他炎性关节炎患者之间没有显著差异。已经证实了疼痛、压痛、肿胀和全球临床评分与ESR和PET代谢活动的相关性。与膝关节组织学的比较表明，滑膜炎的体积与疾病活动有关，并与整体组织炎症相关，尤其是纤维蛋白沉积和细胞浸润。与血管增生的相关性较弱，与血管周围水肿的相关性不显著。滑膜体积作为疾病进展标志的证据来自滑膜体积和侵蚀性进展之间的相关性。治疗后，滑膜体积也发生了变化。滑膜切除术后，滑膜体积的减少与临床缓解的持续时间相关。DMARDs包括甲氨蝶呤、口服类固醇和抗TNF-α治疗，关节内类固醇治疗反应迅速，1 d后滑膜体积显著减少，治疗前体积较小的患者缓解时间更长。滑膜体积与炎症的组织学标志物相关，随着治疗迅速显示变化，并预测糜烂进展。因此，它可能是疾病活动的良好标志。

（二）骨侵蚀体积

骨侵蚀体积与滑膜体积相比，观察骨侵蚀体积所做的研究较少，这反映了精确测量骨侵蚀的困难。大多数研究都是通过专家手工勾勒来测量骨侵蚀量的。对比后，T1加权图像有助于突出诊断侵蚀所需的皮质骨缺陷。然而，它们可能对充满纤维组织的侵蚀不敏感。骨侵蚀体积通常在手腕的冠状面上测量。尽管薄片有望提高准确性，但这一点尚未得到明确证明。已发表的研究表明，手腕的再现性良好，MCP关节的观察者之间的一致性较差，几乎没有证据表明熟练操作或更薄的切片有益，这是由于在侵蚀之前难以估计近端骨轮廓。侵蚀量已被证明与关节排列和运动评分相关。确定侵蚀量的自动化和半自动化方法不区分水肿和侵蚀。尽管有证据表明，这对预测侵蚀性进展很重要，但很少有人对骨髓水肿的独立定量进行研究。因此，目前几乎没有证据表明，与OMERACT评分相比，使用侵蚀体积测量在准确性方面有任何改善，尤其是在MCP关节中。然而，自动化和半自动化评分可能会提供节省时间的优势，并提供客观测量骨体积损失的可能性。

（三）滑液体积

滑液体积的大小从一定程度上反映了疾病的严重程度，MRI可以清晰地投射出关节腔部位的滑液体积大小。使用MRI测量的滑液量与类风湿关节炎的潜在滑液和血浆标志物有关。例如膝关节内类固醇治疗、关节镜和放疗滑膜切除术后，滑液量减少。因此，可以可靠地测量滑液量，并已证明其对膝关节内治疗有反应。然而，目前尚不清楚渗出液量是否比滑膜炎量有优势，而且液体量在手腕和手部不太可能有用。

（四）软骨体积的测量

目前几乎没有发表定量评估类风湿关节炎软骨的研究，类风湿关节炎中已证实存在全身性软骨变薄和局灶性软骨侵蚀。然而，尽管许多测量软骨体积和质量的技术已用于骨关节炎，但很少应用于类风湿关节炎。一项关于类风湿关节炎患者膝关节的研究通过手动分割3D梯度回波图像来测量软骨体积，实现了约35%的互操作和互扫描变异系数。软骨体积低于历史对照组，然而，1年内未发现软骨体积显著减少。由于关节较小，手腕和手部的软骨测量很困难。因此，由于可靠性差，关节间隙变窄被排除在OMERACT系统之外。在尸体MCP关节中测量软骨体积的准确度为2%，并在一名类风湿关节炎患者中成功尝试了该技术。T2测量被广泛用于评估骨关节炎的软骨质量，并已被证明在青少年类风湿关节炎中降低。虽然膝关节的软骨体积和T2测量值对未来尤其有希望，但它们尚未被用于证明疾病进展或治疗反应导致的类风湿关节炎变化。

因此，MRI测量在确定病情缓解、确定最佳治疗和预测长期疗效的常规临床护理中的作用仍有待确定。

三、肌骨超声技术在类风湿关节炎中的应用

关节超声检查有助于早期发现疾病进展。与其他方式相比，超声具有成本效益高、无创和可及性高的特点。超声图像中的软组织、骨和滑膜区域表示为灰度变化。这种灰度变化对应于从成像部位不同区域接收到的回波。骨骼区域具有高回声（亮）强度，因为它们对超声波具有高阻抗。低回声（暗）强度区域包括软组织和滑膜区域。灰色阴影代表内部组织，通过滑膜区域的变化可以确定疾病的进展。因此，检测关节区域是非常重要的，因为滑膜通常位于其表面，关节积液通常发生在有关节炎的情况下，并延伸到邻近区域。根据滑液的范围，滑膜炎的疾病分为四个不同的级别，如0级、1级、2级和3级。膜区域的测定对于确定关节炎的病情是必要的。超声有

其便捷，经济的特点，在临床中已广泛使用，但此项技术仅仅只用于疾病活动度评估，目前尚未纳入诊断标准。

有关类风湿关节炎的肌骨超声研究最多。类风湿关节炎患者的超声异常包括关节间隙增宽、关节积液、滑膜增生、关节软骨缺损、骨侵蚀、腱鞘增粗及肌腱撕裂等。关节间隙增宽是滑膜炎最早的超声表现。对于滑膜炎的检测，使用活动轮廓方法定义不同级别滑液扩展的区域。Nurzynska和Smolka等人定义了滑膜区域的定位状态，以确定手指关节炎。Radlak等人描述了使用种子区域生长方法分割滑膜区域。这项工作的相似性指数比以前的工作要高。在之前的工作中，比较了活动轮廓技术，并将其用于滑膜区域的分割。借助性能指标分析了25种不同的活动轮廓方法。Lankton等值线法被定义为是更有效的方法，即使是少量的关节腔积液和滑膜增生也可被超声发现。在活动性滑膜炎患者中，增厚的滑膜内部区域可见到较强的多普勒血流信号。超声的高空间分辨率甚至可以识别很小的骨侵蚀，关节骨侵蚀在超声检查中表现为高回声的骨皮质回声中断。超声在骨侵蚀上的检测已有研究发现是优于X线片的，尤其是早期的骨侵蚀。肌腱受累也是类风湿关节炎患者常见的特征性表现，超声检查到的肌腱异常表现广泛且多样，包括腱鞘炎和肌腱撕裂，其中腱鞘炎在超声下表现为腱鞘增宽，失去纤维正常回声，肌腱撕裂表现为小片样连续性肌腱纤维节段。

关于超声对类风湿关节炎患者滑膜炎和其他关节病变的评估，国际上还尚未达成一致。但是OMERACT超声工作小组已经界定了各种关节疾病的表现，可用于进一步发展和验证。此外，超声还可以对关节腔药物注射的治疗起到定位作用，使操作的准确性进一步提高，尤其是深大关节。但因其对操作者依赖性的特点使得这项技术不能同质化。操作者依赖性是超声检查的主要缺点。

对于各种影像学技术在临床中的应用都有其优缺点，不管是平片，还是MRI，或超声等都不能互相替代。

第七节　类风湿结节的活检

类风湿结节是类风湿关节炎患者最常见的关节外表现和特征性病变，主要表现为皮肤肿块。然而，它可以出现在各种非皮肤部位，如肺、肌腱、声带、枕骨和骶骨。类风湿结节的诊断通常根据典型的临床特征进行临床确定，无需额外的诊断测试。然而，如果未来存在不确定性类风湿结节的诊断和明确的组织学特征时应通过切除活检予以确认。肺中的类风湿结节是非皮肤类风湿结节的常见病变部位，可被误诊为结核病或肿瘤性疾病等感染。

一、类风湿结节的病理表现

成熟的类风湿结节为坏死组织，伴随纤维蛋白沉积和栅栏状上皮样组织细胞，是类风湿结节的典型组织学特征。中央坏死区含有坏死的内皮细胞和组织细胞。外部区域往往显示有慢性炎症细胞和显著间质纤维化的肉芽组织，还可以发现局灶性血管炎和偶尔出现的巨细胞。总的来说，类风湿结节的组织学表现代表了免疫介导的肉芽肿过程。这些周围的栅栏状上皮样组织细胞是人类白细胞抗原-DR同型（HLA-DR）检测呈阳性的抗原呈递细胞，在其他研究中发现它们分泌白细胞介素（IL）-1、肿瘤坏死因子（TNF）、干扰素、白细胞介素-10、白细胞介素-15、白细胞介素-18和白细胞介素-12。

几项研究结果表明，类风湿关节炎患者类风湿结节的发病率为30%～40%。吸烟被认为是一种危险因素，会影响类风湿结节的形成。在一些接受甲氨蝶呤（MTX）或来氟米特（LEF）治疗的类风湿关节炎患者中，有报道称类风湿结节进展加速。

二、类风湿结节的免疫组化

类风湿结节的组织病理学表现是免疫介导的肉芽肿过程，表现为中央坏死区，周围有栅栏状上皮样巨噬细胞，周围有含有淋巴细胞和组织细胞的肉芽组织。中央坏死区含有大量HLA-DR1染色物质，可能来自坏死的内皮细胞和巨噬细胞。在周围的栅栏细胞中，绝大多数HLA-DR1呈强阳性，并且被认为是具有吞噬特性的单核细胞/巨噬细胞抗原呈递群。后来的研究认为这些巨噬细胞可能是$CD64^+$或者联合或不联合$CD4^+$细胞，而$CD4^+$细胞的定位更靠近中央纤维蛋白样坏死的部位。此外，发现这些HLA-DR1抗原呈递细胞分泌大量白细胞介素（IL）-1。检查类风湿结节细胞因子产生的其他研究显示，TNF、干扰素、IL-10、IL-15、IL-18和IL-12（但不是IL-2、IL-4和IL-17）水平升高。此外，在1/3的类风湿结节患者中观察到局灶性血管炎，在结节内的小血管内皮上也发现RF和补体末端成分的沉积。尽管皮下结节是类风湿结节最常见的表现，但全身结节也特别见于肺实质。这些肺结节的组织学与皮下结节相似，如前所述，不规则的中央坏死被栅栏状CD68阳性巨噬细胞包围，周围有额外的炎性浸润，包括淋巴细胞。由于周围肺实质组织的反应，近50%的肺结节呈空洞状。在另一项研究中发现，尽管只包括2例，但CD20 B淋巴细胞和CD3 T细胞聚集在其中心，CD21阳性滤泡树突状细胞位于其中心，与生发中心形成一致，而生发中心的形成与皮下结节无关。

三、类风湿结节风险因素

风险因素和发病机制研究评估了类风湿结节发生的风险因素和相关性。一个明显的可改变的风险因素是吸烟。一项对420名类风湿关节炎患者的研究结果表明，吸烟的优势比（OR）为1。其他研究表明，曾经吸烟者的OR值为7.3，发生类风湿结节，男女之间无差异。血清RF水平升高也是发生类风湿结节的1个独立风险因素，据报道OR为2。抗CCP抗体在类风湿结节患者中更常见。类风湿结节似乎也是更具侵袭性疾病的标志。与非结节性类风湿关节炎患者相比，结节性类风湿关节炎患者在5年内的影像学进展更明显。类风湿关节炎患者群体中进行的大量研究已经调查了类风湿结节形成的潜在遗传关联。

对3000多名患者进行的分析未发现任何强相关性，但确实显示与HLA-DRB1患者结节形成有弱相关性。一项较小的研究确定HLA-DRB1是一个可能的相关基因，HLA-DRB1*0401纯合子有更严重的结节性疾病。但患者人数太少，无法确定这些发现的意义。尽管有报道称类风湿结节以男性为主，但一项对600多名患者的大型队列研究并不支持这一理论。这一先前的观察结果可能是由于历史上男性吸烟率较高，随着时间的推移，这一比例已趋于平衡。总的来说，遗传不太可能在类风湿结节的风险中起主要作用。

类风湿结节的发病机制尚不清楚，尽管有几种假说。类风湿结节通常形成于伸肌表面和其他易反复创伤的部位，小血管损伤导致炎症产物聚集，尤其是RF复合物，导致巨噬细胞活化和IL-1释放。这种继发性炎症反应随后导致纤维蛋白沉积，由于缓慢的细胞溶解和酶降解导致坏死，最后被周围的栅栏状巨噬细胞遏制。类似的理论暗示RF在结节形成过程中起作用。在这种情况下，局部血管炎导致补体激活。激活的补体成分会导致内皮细胞起泡，伴随IgM RF沉积，从而导致纤维蛋白沉积的累积。然而，这项研究并未揭示这是类风湿结节形成的主要过程还是次要过程。其他研究表明，结节仅仅是Th1肉芽肿，但如果是这样，这些结节应该可以接受当前的DMARD或生物治疗策略。最近的一项研究表明，33个类风湿结节中有47%存在微嵌合体，这表明类风湿结节内可能存在同种异体来源，刺激局部炎症反应。不幸的是，这些理论不能解释为什么只有部分类风湿性关节炎患者出现类风湿结节。此外，在全身性类风湿结节受累的情况下，这些理论不太令人信服。例如，在肺中，人们会认为组织损伤发生在胸膜附近，而不是胸膜周围，而胸膜是这些损伤最常发生的部位。

四、类风湿结节在类风湿关节炎中的意义

类风湿结节通常与类风湿关节炎的高疾病活动性和不良预后相关，在大多数情况下，不一定需要手术切除。因此，经组织学证实的类风湿结节病例数量很少。特别是，很难确定类风湿结节发生的时间，而且有些病例并非临床预期的。研究中的患者数量太少，无法代表所有类风湿关节炎患者。此外，在大多数情况下，患者在诊断为类风湿结节之前接受了类风湿关节炎的药物治疗，并且不能考虑组织学检查结果的变化。总之，类风湿结节是类风湿关节炎患者的特征性病变。因此，类风湿结节的临床病理学检查有助于临床医生了解类风湿结节的病理生理学。

有类风湿结节的类风湿关节炎患者类风湿因子多为阳性。在罕见情况下，类风湿结节（图8-2）也可出现于无明显关节炎的患者。类风湿结节病的特征是手部多发结节和类风湿因子阳性，间歇性滑膜炎急性发作，手和足小关节的软骨下囊性病变。

类风湿结节的鉴别诊断包括良性结节，它通常见于健康儿童，结节无触痛，常位于胫骨前区、足和头皮。此外，许多影像学提示的皮肤组织的增殖性疾病，包括持久性隆起性红斑、慢性萎缩性肢端皮炎、非性病性梅毒、雅司病和麻风病，均有类似类风湿结节的皮肤结节。因此，类风湿结节的活检有助于类风湿关节炎和这些疾病的鉴别。

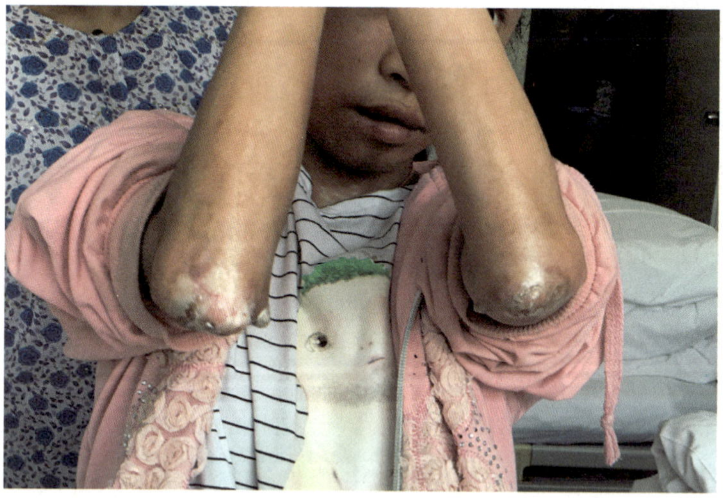

图8-2　类风湿关节炎患者类风湿结节

（资料来源：兰州大学第二医院）

研究表明，类风湿结节的发病率在最初的类风湿关节炎表现期间最高，大约7%的患者在诊断时表现出结节。据报道，类风湿结节总的发病率高达35%，在一项调查亚裔和西班牙裔人口的研究中发现，总患病率约为17%，西班牙裔人口的患病率更高。大多数类风湿结节患者的RF因子呈阳性。在Felty综合征患者中，近75%的患者出现结节性病变。Felty综合征是一种由与类风湿关节炎相关的中性粒细胞减少和脾肿大定义的疾病。类风湿关节炎患者全身（非皮肤部位）的结节患病率要低得多，只有不到1%的类风湿关节炎患者。

五、关节外的类风湿结节

类风湿结节的全身定位很少发生在肺或心脏结构中。在放射学研究中，肺类风湿结节的放射学患病率不到1%，但在尸检标本中有近30%的报道。20个危险因素与皮下结节相关，包括吸烟和RF阳性。多发结节比单发结节更常见，主要位于中上周围叶。大约50%的病变是空洞性的（图8-3），这些空洞性病变可能会破裂，导致气胸、胸腔积液或咯血。一项对5例病例的研究显示，肺类风湿结节具有不可预测性，尽管没有任何治疗改变，但它可以演变、倒退或保持不变。类风湿性肺结节常常需要将其与感染或肿瘤区分开来，尤其是在接受免疫抑制剂治疗的患者中。结核或侵袭性真菌感染在类风湿关节炎患者中更常见，其抗TNF抑制剂治疗更常见，可能模拟空腔或非空腔型肺类风湿结节。肺癌和类风湿结节的共同危险因素（吸烟）和影像学特征，必须加以区分。1989年的一个病例系列证明了这种诊断困境，报告7例类风湿关节炎患者出现新的肺结节，经活检证实为恶性。鉴于这些问题，活检在肺类风湿结节中的比率高于皮下结节。虽然肺结节是类风湿关节炎较少见的关节外表现，但更具诊断困难，建议对这些病例的感染和恶性进行全面评估。

心脏是另一个重要的类风湿结节部位。有报告显示，类风湿结节性病变形成于心包和心肌，最显著的是瓣膜。尽管类风湿关节炎的心脏受累在尸检病例研究中较高（通常报告为30%），但临床表现少见（<3%的病例），但心包炎最为常见。一项37例患者的研究表明，瓣膜结节的发生顺序为二尖瓣为57%，主动脉为48%，三尖瓣为13%，肺结节为11%。另外有32例主动脉瓣病变患者中，发现其中2/3的患者合并二尖瓣结节，两者均与皮下结节（75%）相关。本研究中最常见的瓣膜病并发症是充血性心力衰竭，其次是心包炎。有报告称，中枢神经系统中有类风湿结节发生。这些病例极为罕见，常见于长期结节性疾病的患者。其后遗症包括神经根、脊髓压迫和视网膜炎。与其他系统部位的类风湿结节一样，这些结节的组织学表现相同。大多数报告发生在1980年之前，自从DMARDs和生物制剂治疗出现以来，报告的病例很少。2014年的最新报告对皮质类固醇治疗做出了说明。

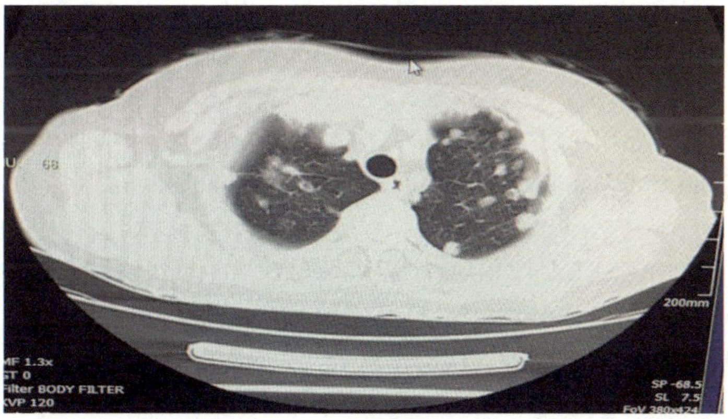

注：患者女性，63岁，类风湿关节炎病史10余年，肺部结节病灶。

图8-3　关节外的类风湿结节

（资料来源：兰州大学第二医院）

（张燕、沈海丽）

参考文献

[1] HARIHARAN P, KABRHEL C. Sensitivity of erythrocyte sedimentation rate and C-reactive

protein for the exclusion of septic arthritis in emergency department patients[J]. Journal of Emergency Medicine,2011,40(4):428-31.

[2] 中国医师协会风湿免疫科医师分会自身抗体检测专业委员会,国家风湿病数据中心,国家皮肤与免疫疾病临床医学研究中心. RA相关自身抗体检测的临床应用专家共识[J]. 中华内科杂志,2021,60(6):516-521.

[3] WU C Y,YANG H Y,LUO S F,et al. From Rheumatoid Factor to Anti-Citrullinated Protein Antibodies and Anti-Carbamylated Protein Antibodies for Diagnosis and Prognosis Prediction in Patients with Rheumatoid Arthritis[J]. Multidisciplinary Digital Publishing Institute,2021,22(2):686.

[4] DERKSEN V,HUIZINGA T W J,VAN D W. The role of autoantibodies in the pathophysiology of rheumatoid arthritis[J]. Seminars in Immunopathology,2017,39(4):437-446.

[5] AJEGANOVA S,HUIZINGA T W. Rheumatoid arthritis:Seronegative and seropositive RA:a like but different?[J]. Nature Reviews Rheumatology,2015,11(1):8-9.

[6] KARSTEN C M,KOHL J. The immunoglobulin,IgG Fc receptor and complement triangle in autoimmune diseases[J]. Immunobiology,2012,217(11):1067-1079.

[7] PÉTER S,ZOLTÁN S,ANIKÓ K,et al. Anti-citrullinated protein/peptide autoantibodies in association with genetic and environmental factors as indicators of disease outcome in rheumatoid arthritis [J]. Autoimmunity Reviews,2010,9(3):140-143.

[8] AL-SHAER S M. Role of CT Scan in Early Diagnosis of Temporomandibular Joint Injury in Patients with Rheumatoid Arthritis[J]. The Journal of Contemporary Dental Practice,2020,21(7):769-775.

[9] DIEKHOFF T,ULAS S T,PODDUBNY Y D,et al. Ultra-low-dose CT detects synovitis in patients with suspected rheumatoid arthritis[J]. Annals of the Rheumatic Diseases,2019,78(1):31-35.

[10] RICH A,MODGI L,KARANDEE P,et al. TMJ Arthritis Imaging:Conventional Radiograph vs CT Scan-Is CT actually needed?[J]. Current Rheumatology Reviews,2019,15(2):135-140.

[11] ZHENG F. Molecular Imaging with Macrophage CRIg-Targeting Nanobodies for Early and Preclinical Diagnosis in a Mouse Model of Rheumatoid Arthritis[J]. Journal of Nuclear Medicine,2014,55(5):824.

[12] SHARMA R,MURALIDHARAN C G,VERMA M,et al. MRI Changes in the Temporomandibular Joint after Mandibular Advancement[J]. Journal of Oral Maxillofacial Surgery,2020,78(5):806-812.

[13] SUTER L G,FRAENKE L L,BRAITHWAITE R S. Role of magnetic resonance imaging in the diagnosis and prognosis of rheumatoid arthritis[J]. Arthritis Care Research,2011,63(5):675-688.

[14] VASANTH L C,PAVLOV H,BYKERK V. Imaging of rheumatoid arthritis [J]. Rheumatic Diseases Clinics of North America,2013,39(3):547-566.

[15] BANG S. Clinicopathologic features of rheumatoid nodules:a retrospective analysis [J]. Clinical Rheumatology,2019,38(11):3041-3048.

[16] ORNETTI P,GUILLIER D,JEUDY G. Perforating Rheumatoid Nodule Mimicking Malignant Soft-tissue Mass of the Forearm[J]. Journal of Rheumatology,2021,48(7):1103.

[17] JEREMY S T,JEREMY S T. Rheumatoid Nodules[J]. Dermatologic Clinics,2015,33(3):361-371.

第九章
现代新型检测方法

第一节　血清学生物标志物

类风湿关节炎是一种慢性炎症性疾病，其发病机制不详，在长期的临床工作中，我们发现，类风湿关节炎的早期诊断至关重要，不仅能显著改善患者的整体预后，还能减少医疗费用的支出。因此，类风湿关节炎新型血清学生物标志物的不断探索是科学研究的前沿领域，现将几个常见的与类风湿关节炎疾病活动及不良预后相关的生物学标记物做一列举。

一、骨保护素

（一）骨保护素与心血管疾病的关系

慢性炎症在动脉粥样硬化和类风湿关节炎的发病机制中起重要作用，并且越来越多的临床对照研究结果表明，类风湿关节炎患者动脉粥样硬化风险显著增高。相关研究认为炎症和动脉粥样硬化相关的介质是主要发病原因，在众多的介质中，骨保护素（osteoprotegerin，OPG）是其中之一。OPG是肿瘤坏死因子（tumor necrosis factor，TNF）受体超家族的成员，是一种天然存在的核因子κB活化因子配体（RANKL）诱导受体，其表达和产生受白细胞介素-1在内的多种炎性细胞因子调节。OPG结合RANKL，阻止RANK的激活并降低破骨细胞的分化、活化和存活，从而调节骨吸收。OPG在骨流失和血管动脉粥样硬化机制方面都起到积极作用。有研究报道小鼠OPG基因的靶向缺失不仅会导致严重的骨质疏松症，还会导致动脉钙化。

OPG是RANKL的可溶性诱导受体，我们检验证实了类风湿关节炎患者OPG浓度升高并与冠状动脉粥样硬化相关的假设。因此，类风湿关节炎患者的OPG浓度升高与炎症有关，并且在长期疾病患者中，OPG与冠状动脉硬化独立相关。

冠状动脉硬化是斑块破裂的危险因素，并且与未来心血管事件的风险增加有关。最近进行的临床研究表明，OPG浓度的增加与冠状动脉疾病的存在和严重程度有关。类风湿关节炎患者的血清OPG浓度升高，然而经抗TNF治疗后即可降低。

OPG存在于晚期动脉粥样硬化病变中，在临床研究中，OPG浓度不仅与冠状动脉疾病的存在有关，而且与冠状动脉疾病的严重程度有关，并预测未来的心血管事件。在一般人群中，根据CRP、ESR和纤维蛋白原，确定血清OPG浓度最高的患者炎症水平较高；OPG也是颈动脉粥样硬化进展更快的独立预测因子。同样，在以快速进展性动脉粥样硬化为特征的人群中，OPG与心血管疾病有关。例如，在接受透析的患者中，较高的OPG浓度预示着主动脉钙化斑块的进展，在糖尿病患者中，OPG浓度与冠状动脉钙化的存在独立相关，并且可预测近期心血管事件。在既往患有心肌梗死并发充血性心力衰竭的患者中，OPG浓度与年龄调整后的心血管和全因死亡率增加四倍相关，并且还与炎症活动相关，如较高的CRP浓度强化了OPG将炎症与心血管疾病联系起来的观点就证明了这一点。

OPG与炎症之间的关系与之前的报道一致，有研究进一步发现类风湿关节炎患者的血清OPG浓度高于对照组。在类风湿关节炎的背景下，有几种机制可以解释这种升高：首先，OPG受免疫系统调节，并且可以作为补偿增加的RANK配体产生负性调节分子。研究还发现OPG浓度与ESR、CRP以及类风湿关节炎的持续时间和活动度呈正相关。Kubota及Ziolkowska的观察结果发现，OPG被TNF-α上调，抗TNF-α治疗后OPG浓度升高正常化，表明OPG是类风湿关节炎炎症活动的标志物。

除了与类风湿关节炎中的炎症标志物相关外，OPG的升高与动脉粥样硬化负担的增加有关。另外发现，OPG浓度随着年龄的增长而增加。此外，OPG浓度也与同型半胱氨酸浓度相关，但与任何其他传统心血管危险因素（如血脂异常、肥胖或吸烟）无关，这表明OPG在动脉粥样硬化中作用的潜在机制可能独立于当前心血管风险干预的目标。

然而，OPG在动脉粥样硬化中的作用机制尚不清楚，但动脉粥样硬化和骨质疏松症之间的联系表明OPG可能是解释为什么这两种情况经常同时发生的基础。潜在的机制可能涉及免疫系统，因为OPG配体由T细胞产生，而这些细胞在动脉粥样硬化的发展中很重要。因此，OPG及其配体都可能是影响骨骼和脉管系统的细胞因子系统的一部分。最初，钙从骨骼到血管的转移似乎很直观地解释了这两种情况，OPG则是关键的调节分子。此外，在基因工程OPG缺陷小鼠中发现，骨质疏松症和血管钙化同时发生，表明OPG的缺乏可能导致血管变化，包括钙沉积增加。因此，预计低而不是高的OPG浓度与冠状动脉钙化有关。我们的研究结果，以及其他报告均提示高OPG浓度与动脉粥样硬化负担和心血管疾病相关，表明OPG可能是一种补偿剂，也可能是保护剂，其浓度随着动脉粥样硬化或炎症的增加而增加。

总之，类风湿关节炎患者血清OPG浓度升高，并且与长病程患者冠状动脉钙化的严重程度独立相关。OPG可能提供了冠状动脉钙化和炎症之间的机制联系。

（二）骨保护素和肿瘤坏死因子相关的凋亡诱导配体比值可作为类风湿关节炎的预后因素

肿瘤坏死因子相关的凋亡诱导配体（tumor necrosis factor related apoptosis inducting ligand，TRAIL）最初被描述为具有以某种肿瘤选择性方式触发细胞死亡的能力。TRAIL系统可能是TNF家族中最复杂的成员之一，因为TRAIL可以结合大量受体，还可参与多个信号通路。TRAIL可以与五种不同的受体相互作用：四种膜锚定受体，即TRAIL-R1（DR4）、TRAIL-R2（DR5）、TRAIL-R3（DcR1）和TRAIL-R4（DcR2），以及一种可溶性诱导受体，即OPG。由于TRAIL受体的多样性，TRAIL可以触发细胞凋亡以及增殖和分化，具体取决于细胞类型。TRAIL在RA中的作用的研究主要集中在TRAIL的治疗潜力上，尤其是类风湿关节炎成纤维样滑膜细胞，因为增生的类风湿关节炎FLS具有肿瘤样特征。然而，发现TRAIL仅在RA FLS的一部分患者中集中诱导细胞凋亡，并在存活细胞中诱导增殖。这一发现对使用TRAIL靶向过度增殖性FLS提出了挑战，尽管有大量报道描述了TRAIL对类风湿关节炎的影响，但其在发病机制中的作用仍未完全阐明。

OPG已被证明与骨侵蚀和骨重塑有关，并且研究表明OPG中的遗传变异与类风湿关节炎中关节破坏的进展有关。RANKL及其受体RANK在调节破骨细胞生成中起关键作用。事实上，RANKL通过RANK信号传导刺激破骨细胞的分化。此外，OPG通过与TRAIL结合来抑制TRAIL

诱导的细胞凋亡。相反，TRAIL可阻断OPG介导的破骨细胞生成抑制。因此，OPG和TRAIL的相互作用，可能同时会抑制它们各自的生物学功能。

由于TRAIL在类风湿关节炎患者中的作用尚未完全确定，在一项前瞻性研究中，测量了早期类风湿关节炎（<2年）患者的血清OPG和TRAIL水平，并调查它们与各种临床参数的关联。基线时的低OPG/TRAIL比值与6个月时的缓解（DAS28<2.6）相关，这表明OPG与TRAIL的比值可能是早期类风湿关节炎缓解的预测因素。根据欧洲抗风湿病联盟（EULAR）标准和快速影像学疾病进展（2年），研究评估了OPG/TRAIL比值在预测1年DAS28缓解方面的独立价值。在一大样本早期类风湿性关节炎中证实，低OPG/TRAIL比值与1年时DAS28缓解相关。此外，高OPG/TRAIL比值可以预测2年内骨侵蚀的快速进展，而与已知的与放射学疾病进展相关的因素无关。

相比之下，OPG/TRAIL比值可以预测侵蚀的快速进展，但不能用总mSharp评分预测快速的放射学进展。然而，射线照相侵蚀是预测长期总mSharp得分的最重要参数，但由于关节空间狭窄而存在局限。此外，OPG/TRAIL比值在预测侵蚀快速进展方面的敏感性和特异性相对较低，这使得我们的研究结果可能是假阳性。为了预测疾病快速发展的风险，一些小组提出了预测模型评分。然而，这些工具需要以最准确的方式构建，以预测快速的放射学进展。总之，我们发现高OPG/TRAIL比值与类风湿关节炎低疾病缓解率和快速的骨侵蚀进展有关。这些结果支持TRAIL对骨的保护作用，可能是由其对破骨细胞分化和细胞凋亡的影响介导的。测量血清OPG和TRAIL水平，以计算OPG/TRAIL比值可以帮助放射学疾病进展高风险的患者诊断。

二、可溶性B细胞刺激因子

许多研究证实，B淋巴细胞功能紊乱在类风湿关节炎发病机制中有着重要的作用。TNF家族的成员及其受体是重要的免疫系统调节成员，而B淋巴细胞刺激因子（B lymphocyte stimulator，BLyS）作为TNF家族的新成员在B淋巴细胞的成熟和存活过程中起到非常重要的作用。大量研究证实，BLyS的过表达与类风湿关节炎等自身免疫病的发病机制和疾病进程有密切联系。因此，BLyS被认为是非常理想的治疗类风湿关节炎的作用靶点。

（一）BLyS是调节B淋巴细胞增殖活化的重要作用因子

BLyS是一种Ⅱ型跨膜蛋白，由285个氨基酸组成。人的BLyS基因编码定位于染色体13q34，而小鼠定位于8号染色体。BLyS主要由来源于骨髓的细胞产生，包括中性粒细胞、树突状细胞、单核细胞、巨噬细胞等。BLyS既能以膜结合的形式发挥作用，也可以在弗林蛋白酶的作用下水解为可溶性的细胞因子。一些细胞因子如干扰素γ（interferon gamma，IFN-γ）和白细胞介素-10（interleukin-10，IL-10），对弗林蛋白酶所介导的BLyS释放具有正向调节作用。弗林蛋白酶水解产生的可溶性三聚体形式是BLyS在体内发挥功能的主要效应器，但BLyS还能以60聚体的形式存在，这使BLyS与受体结合的能力增强，尤其是与跨膜激活、钙调节和亲环素配体相互作用。能与BLyS结合的受体有3个，分别是TACI受体、B细胞成熟抗原（B cell maturation antigen，BCMA）受体以及B细胞活化因子受体（B cell activating factor receptor，BAFF-R）。这3种受体都是Ⅰ型跨膜蛋白，属于TNF家族受体。BCMA和BAFF-R主要表达在B淋巴细胞上，而TACI受体被发现表达于B淋巴细胞和活化的T淋巴细胞。BCMA和TACI还能与增殖诱导配体（A proliferation-inducing ligand，APRIL）结合，而BAFF-R为BLyS的特异性受体。BLyS就是与这3个特殊的细胞表面受体结合从而影响B淋巴细胞的增殖和激活。BLyS可介导外周未成熟B淋巴细胞（2型B淋巴细胞，即T2 B淋巴细胞）的存活，使T2 B淋巴细胞经B细胞抗原受体分化为成熟B淋巴细胞，通过诱导抗凋亡蛋白Bcl-2的表达促进B淋巴细胞存活，并在生发中心形成，在自身抗体的产生和类型转换中发挥重要作用。动物实验发现，BAFF-R表达缺乏的小鼠表现为T2 B淋巴细胞和成熟B2淋巴细胞（T细胞依赖性细胞）数显著减少；而分别缺乏TACI和BCMA，或这2种受体联合缺乏的小鼠，则拥有正常的甚至是增加的成熟B淋巴细胞群。这一遗传学证据表明，BAFF-R受体介导了BLyS依赖的B淋巴细胞存活。BLyS/BAFF-R信号系统通过诱导核转录因子κB（nuclear factor-κB，NF-κB）和Bcl-2，使其作用于B淋巴细胞发育过程的转变期并诱导B淋巴细胞分化标记CD21、CD23表达，从而发挥抗凋亡作用。

研究发现，BLyS的刺激作用能够激活2条相互独立的信号通路——Akt/mTOR和蛋白质丝氨酸苏氨酸激酶Pim-2，这2个蛋白都与细胞的生长和存活有关。新鲜离体的B淋巴细胞在体外培养时通常会发生萎缩，但BLyS能阻断细胞容积的丢失，同时还能增强糖酵解活动度和全部的新陈代谢。BLyS依赖的细胞存活需要抗凋亡蛋白Mcl-1的参与。Mcl-1蛋白的水平会随着BLyS的增加和停药分别上升和下降，并且Mcl-1基因的条件性缺失会致使BLyS介导的B淋巴细胞保护作用无效。BLyS对于所有B淋巴细胞维持内环境稳态是必需的，所以这些数据提示了一个治疗策略，那就是同时抑制mTOR和Pim-2能靶向于致病性B淋巴细胞而发挥作用。

（二）BLyS参与类风湿关节炎的发病机制

类风湿关节炎 患者血清中出现自身抗体类风湿因子（rheumatoid factor，RF），使得B淋巴细胞成为非常明确的治疗靶点。BLyS的过量表达则可使B淋巴细胞异常增殖，分泌自身抗体，从而导致一系列自身免疫性疾病的发生。动物实验发现，转基因小鼠BLyS过表达会导致外周B淋巴细胞的数量显著增加，引起脾脏和淋巴结的肿大，血清中免疫球蛋白M（IgM）、IgG、IgA和IgE水平升高，并出现自身免疫病的症状。而阻断狼疮小鼠和胶原性关节炎（collogen induced arthritis，CIA）小鼠体内的BLyS能够改善疾病症状。此外还发现BLyS表达的增加与CIA小鼠疾病的进展有关，在这一动物模型中，脾脏巨噬细胞和树突状细胞随着类风湿关节炎的疾病发展表达高水平的BLyS。临床研究发现，系统性自身免疫性风湿病患者，如系统性红斑狼疮（systemic lupus erythematosus，SLE）和类风湿关节炎，其血清中的BLyS水平与正常人相比是升高的，并且与血清中的IgG水平和自身抗体的水平（包括RF）有关。类风湿关节炎患者的血清和关节滑液中都存在高表达的BLyS，且关节滑液中BLyS的水平高于血清。局部炎症反应的强度与类风湿关节炎患者关节腔内的BLyS水平呈正相关，这提示炎性滑膜组织也能产生BLyS。

该实验证明，类风湿关节炎患者的成纤维样滑膜细胞（fibroblast-like synoviocytes，FLS）能够表达BLyS，TNF-α和IFN-γ的刺激作用能使其表达上调。另有研究发现，早期类风湿关节炎患者血清中的BLyS水平升高，并与自身抗体水平和滑膜炎症有关。使用甲氨蝶呤治疗后，BLyS水平降低，并伴随有自身抗体滴度的下降和临床活动度的改善，这提示靶向于BLyS的药物也可用于早期类风湿关节炎的治疗。国外研究显示，用利妥昔单抗治疗类风湿关节炎患者后，其血清中的BLyS水平很高并且在B淋巴细胞消融治疗1～2个月后依然升高。BLyS表达的增加可能会促进B淋巴细胞再度增殖，并导致类风湿关节炎复发。而运用TNF-α抑制剂治疗类风湿关节炎，则会抑制BLyS表达，降低血浆BLyS蛋白水平，在临床上取得了不错的应答反应。这些证据都显示，BLyS在类风湿关节炎的发病机制中起重要作用。

（三）以BLyS为作用靶点的治疗类风湿关节炎的药物

1.Belimumab

Belimumab（Lymphostat-B）是一种人化的BLyS单克隆抗体，它能够抑制BLyS的活性，从而降低B淋巴细胞的增殖和活化。对小鼠的研究发现，Belimumab可以预防BLyS诱导的脾脏B淋巴细胞增殖及降低IgA抗体的滴度。此外，对妊娠短尾猴静脉注射Belimumab进行生殖毒性实验发现，该药物安全性和耐受性良好。Belimumab治疗类风湿关节炎患者的Ⅱ期双盲安慰剂对照试验结果表明，将283位类风湿关节炎患者随机分为Belimumab 1、4、10 mg/kg共3个剂量组和安慰剂对照组（使用安慰剂），所有Belimumab治疗组中有29%的患者获得了ACR20（美国风湿病学会20%改善标准，ACR20是指临床研究中观察的每项指标在疗程结束时均需比疗程前的基数改善至少20%，达到70%则可判断所研究的药物为明显有效，40%～69%为有效，20%～39%为改善，<20%为无效）缓解，无明显量效关系。而安慰剂组只有16%的得到缓解。此外，Belimumab治疗组RF和Ig水平降低，总B淋巴细胞数量减少，但记忆B淋巴细胞数量增加，浆细胞数量未受影响。Belimumab治疗SLE患者的Ⅱ期双盲安慰剂对照试验结果也表明，Belimumab治疗用药能使患者血清中的IgM水平降低，总B淋巴细胞数量减少，但对记忆B淋巴细胞和浆细胞数量没有影响。这些结果可能是由于BLyS与其系统内的其他成员存在信号重叠，或是由于Belimumab未能阻断BLyS/APRIL异质三联体。

2.BR3-Fc

BR3-Fc是一种重组融合蛋白，其有二硫键连接的2条多肽链：人BAFF受体-BR3的胞外区序列和IgG131的Fc段连接而成。可溶性的BR3-Fc融合蛋白与BLyS结合，能够阻断BLyS与细胞表面的BR3受体结合，从而抑制B淋巴细胞激活导致细胞凋亡。动物研究发现，BR3-Fc能减少短尾猴外周血中的B淋巴细胞以及淋巴组织中的边缘区B淋巴细胞和滤泡B淋巴细胞。类风湿关节炎患者的Ⅰ期临床试验结果显示，BR3-Fc在降低外周血B淋巴细胞的同时没有发生严重的毒性反应。该药物还处于早期研究阶段。

3.TACI-Ig

TACI-Ig也是一种重组融合蛋白，由TACI受体的胞外部分和IgG1的Fc段连接而成，其能与BLyS、APRIL以及同型三联体和异质三联体结合，从而抑制B淋巴细胞激活。TACI-Ig早期的药名为Atacicept，目前该药物还处于治疗类风湿关节炎、SLE和慢性B型淋巴细胞性白血病（B-cell chronic lymphatic leukemia，B-CLL）的临床研究阶段。动物研究发现，TACI-Ig能使CIA小鼠外周血和淋巴器官中的成熟B淋巴细胞减少，并使循环系统中的Ig水平降低。研究结果显示，采用TACI-Ig治疗可以改善类风湿关节炎患者DAS28疾病活动度评分（DAS28是类风湿关节炎患者病情活动的1个综合评估标准，根据患者关节肿痛数和实验室指标，客观评价疾病的活动性，分值越高，说明关节炎症越严重）。

总之，B淋巴细胞通过促进免疫复合物形成、抗原提呈和分泌自身抗体参与类风湿关节炎的发病，而先前抗B淋巴细胞抗体利妥昔单抗治疗类风湿关节炎的成功事例告诉我们，抑制B淋巴细胞也许会成为类风湿关节炎的一个新的治疗策略。作为B淋巴细胞的刺激因子，BLyS在调控机体免疫应答，尤其是体液免疫应答中具有重要作用，其参与了类风湿关节炎等自身免疫病的发病机制，是具有高度特异性的新靶点。因此，研制BLyS拮抗药，以特异性抗体或其相关受体封闭BLyS信号，阻断BLyS对B、T淋巴细胞的过度活化，将成为类风湿关节炎等自身免疫病高效且安全的治疗方法。

三、可溶性scavenger receptor-A（sSR-A）分子

（一）清道夫受体（scarenger receptor）

遗传性的LDL受体缺陷的杂合子是不能摄取LDL的，但动脉粥样硬化斑块的巨噬细胞有从LDL来的胆固醇酯大量蓄积并泡沫化，其原因用LDL受体途径无法解释，因为从这条途径不能摄取过多的脂质。同时经LDL受体摄入脂类的量是受细胞内胆固醇水平的调节。Brown与Goldstein等人发现使LDL乙酰化，从而导致不受细胞内胆固醇调节的过剩脂质也摄入并出现异常蓄积，进

而推测存在一种LDL受体途径以外的脂质摄取途径，使巨噬细胞摄取乙酰化LDL。Brown等人提出这种设想并命名为清道夫受体（scarenger receptor）。此后许多实验证明了该推测。1984年，Heinecke等人在细胞培养液中添加氧化剂使LDL氧化修饰，其结果使巨噬细胞摄取了这种变性LDL。现在认为，人体内脂质过氧化反应导致的变性LDL，可被巨噬细胞无限制地摄入细胞内，这是因为变性LDL上带有各种分子的负电荷而与清道夫受体结合。

（二）清道夫受体配体

清道夫受体配体广泛，具体有：①乙酰化或氧化LDL等修饰的LDL；②多聚次黄嘌呤核苷酸和多聚鸟嘌呤核苷；③多糖如硫酸右旋糖酐；④某些磷脂，如丝氨酸磷脂，但卵磷脂不是配体；⑤细菌脂多糖，如内毒素等。这样广泛的配体的共同特点是都为多阴离子化合物。Ⅱ型清道夫受体没有srcR域，但仍具有Ⅰ型相同的功能，显然配体结合域不在srcR域，推测其结构域在胶原蛋白样域C末端的22个氨基酸残基可作为配体识别位点，是结合多阴离子配体所必需的位点。

（三）清道夫受体功能

目前，清道夫受体的功能还不十分清楚，它是人们在研究巨噬细胞转变成泡沫细胞的机制时发现的。近年来，大量实验证明LDL可被巨噬细胞、血管内皮细胞和平滑肌细胞氧化成氧化LDL，可通过清道夫受体被巨噬细胞摄取，形成泡沫细胞。氧化LDL还能吸引血单核细胞黏附于血管壁，对内皮细胞有毒性作用等，从而促进粥样斑块形成。这些研究无疑阐明了巨噬细胞的清道夫受体在粥样斑块形成机制中起重要作用。另一方面，研究也推测巨噬细胞通过清道夫受体清除细胞外液中的修饰LDL，尤其是氧化的LDL，是机体的一种防御功能，有清除血管壁过多脂质，清除病菌毒素，摄取内毒素多方面的功能。

清道夫受体分布于胎盘、肝脏、脾脏等网状内皮系统，脑组织也有Ⅰ型和Ⅱ型。清道夫受体不仅在组织巨噬细胞内发现有，在单核细胞分化来的巨噬细胞侵入内皮的过程中也存在该受体。兔和大鼠的高脂肪膳食模型制作过程中，喂饲高胆固醇食物开始的几天，发现LDL样粒子附着于血管壁，其后有单核细胞附着于内膜、巨噬细胞导致脂肪线条病巢形成，并有大量巨噬细胞簇出现，此时还发现有大量的清道夫受体，病灶逐步进入平滑肌细胞内膜，然而其深部巨噬细胞仅有少量残存受体，其量也逐渐减少。当变性LDL显著增加时，清道夫受体摄取的脂质则不受制约，目前认为这是脂质沉积的重要原因，也是动脉粥样硬化发病的重要机制。使LDL变性的主要因素是脂质的过氧化，而何种原因引起脂质过氧化，有待进一步研究。

四、抗氨基甲酰蛋白抗体

目前常用的类风湿关节炎检测指标有类风湿因子（rheumatoid factor，RF）及抗环瓜氨酸肽（cyclic citrullinated peptide antibody，CCP）抗体等，但仍有一部分患者上述两项指标阴性，这促使我们寻找敏感度和特异度更高的实验室指标，以提高类风湿关节炎的早期诊断率。近几年研究发现，在早期类风湿关节炎患者血清中检测出抗氨甲酰化蛋白（carbamylated protein，CarP）抗体，且与病情的严重程度有明显的相关性。

近年研究发现，类风湿关节炎患者体内存在一种抗CarP抗体，35%～69.2%的类风湿关节炎患者可以从血清中检测出抗CarP抗体，然而健康对照组几乎检测不到，这就提示抗CarP抗体较为广泛地存在于类风湿关节炎患者中，可能参与了类风湿关节炎发病过程，也可能与疾病进展相关。Shi等人进一步研究发现，在抗ACPA阴性的类风湿关节炎患者中可有抗CarP抗体阳性，且抗CarP抗体的存在与关节破坏程度相关，而在抗ACPA阳性的类风湿关节炎患者中未发现其相关性。因此，提示抗CarP抗体在ACPA阴性的类风湿关节炎患者中的检测可能更有临床意义，可将

CarP作为类风湿关节炎疾病诊断和关节损伤状态评估的一种有效补充性指标。虽然研究发现，抗CarP抗体与类风湿关节炎患者关节破坏相关，但它作为单一指标与DAS28评分无明显相关性，而当联合ACPA时，与DAS28评分的相关性则大大提升。从产生机制方面来说，CarP不同于CCP，CCP是PAD4催化精氨酸转化为肽酰瓜氨酸而产生，过程属于酶促反应。而CarP的产生是一个化学反应的过程，即在氰酸盐的介导下，赖氨酸转变为高瓜氨酸，这个化学反应过程被称为氨基甲酰化，氰酸盐在氨基甲酰化过程中是必要的、重要的条件。人体生理情况下，尿液中含有氰酸盐，与尿素呈化学动态平衡，所以氰酸盐在人体内的含量很低，不会引起大量氨基甲酰化。但在炎症情况下，中性粒细胞会释放大量的髓过氧化物酶，该酶会催化氰酸盐的产生，使机体氰酸盐合成增加，导致蛋白广泛的氨基甲酰化，蛋白结构和功能发生改变，引发病理反应。

也有研究发现，约45%的类风湿关节炎患者能检测到IgG型抗Carp抗体，43%的类风湿关节炎患者能检测到IgA型抗Carp抗体。更重要的是，约16%ACPA阴性的类风湿关节炎患者IgG型抗Carp抗体阳性，30%ACPA阴性的类风湿关节炎患者IgA型抗Carp抗体阳性。由此可见，抗Carp抗体对类风湿关节炎的早期诊断有比较重要的价值，抗CarP抗体可能成为一个评测类风湿关节炎患者关节损伤及疾病活动性的良好指标。

综上所述，骨保护素/TNF相关凋亡诱导配体比值，可溶性B细胞刺激因子及抗氨基甲酰蛋白（CarP）抗体作为类风湿关节炎新型血清学生物标志物在今后的发展中有重要的作用。

第二节　影像学生物标志物

类风湿关节炎是一种以慢性滑膜炎症和骨质侵蚀为主要特点的自身免疫病，类风湿关节炎病变早期通常累及小关节及肌腱腱鞘的滑膜组织，表现为滑膜炎和腱鞘炎；随着病程进展最终可造成关节畸形，严重影响患者生活质量。目前类风湿关节炎患者的早期治疗、密切随访、及时达标诊断等基本理念已成为EULAR和ACR强烈推荐的，这些基本理念作为类风湿关节炎治疗的基本准则和核心策略也已深入人心，并在类风湿关节炎的诊治实践和预后观察中逐渐得到证实。然而，在类风湿关节炎的早期诊断和疗效评价等方面，临床查体和实验室指标只能对关节炎症进行间接评估，而新型影像学技术，如肌肉骨骼超声和磁共振成像，可以通过具体的影像学生物标志物提供更加客观、有效、全面的关节病变检查方法。因此，在本章节中我们将主要介绍肌肉骨骼超声和核磁共振成像在类风湿关节炎应用中具有标志性的影像学特征，通过总结影像学生物标志物在类风湿关节炎中的研究应用，为国内风湿科医生精准、优化管理类风湿关节炎患者提供参考和帮助。

一、肌肉骨骼超声

随着超声技术在肌肉骨骼系统应用的推广，越来越多的研究证实，肌肉骨骼超声可以对X线检查不能显示或难以显示的关节或关节旁软组织的早期炎症进行评估。目前，在肌肉骨骼超声中最常应用的技术包括常规灰阶超声和多普勒超声，其中能量多普勒超声的应用较彩色多普勒超声更具优势。灰阶超声模式下能够实时动态观测靶关节的关节腔积液状况、滑膜增厚程度、软骨破坏及骨质侵蚀情况，能量多普勒超声可以检测轻微炎症病灶以提供病变的活动性，并对类风湿关节炎滑膜血流信号进行半定量评分。近年来，肌肉骨骼超声检查对类风湿关节炎的诊治有着很大的临床帮助和研究意义，被称为风湿病医师的另一个“听诊器”。在世界范围内，超声技术已经成为许多国家风湿病医师的必备技能。

（一）类风湿关节炎常见病变的超声影像学表现

应用超声对类风湿关节炎的病变关节进行检查，最常见和最具有特征性的表现是滑膜炎和骨侵蚀，其他的炎症性病变还包括滑囊炎、腱鞘炎、肌腱炎、肌腱附着点炎、关节积液等。

1. 滑膜炎

滑膜炎是类风湿关节炎重要的特征性改变之一，常规超声的声像图表现为关节腔扩大，滑膜增生，能量多普勒可显示滑膜内不同程度的血流信号（见图9-1），其中能量多普勒对于血流信号的检出率较彩色多普勒更敏感。根据滑膜增生和能量多普勒血流信号的不同程度，还可以对滑膜炎进行半定量分级。超声检测滑膜炎的敏感性高于临床检查，可检出低至毫米级水平的关节滑膜炎，特别是对于小关节，如腕关节、掌指关节、指间关节、跖趾关节等，具有很好的显示能力，其分辨率甚至超过核磁，有研究认为应用超声技术检测滑膜炎，可将类风湿关节炎诊断准确性提高42%～53%。EULAR专家共识认为，当类风湿关节炎临床诊断出现疑问时，超声是明确诊断的重要辅助手段。

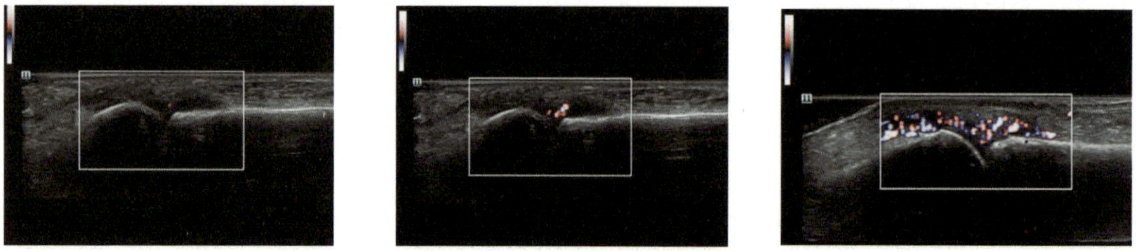

A. 第3掌指关节滑膜增生3级，血流1级　B. 第3掌指关节滑膜增生3级，血流2级　C. 第3掌指关节滑膜增生3级，血流3级

图9-1　能量多普勒超声显示滑膜内不同程度的血流信号

（资料来源：兰州大学第二医院超声中心）

2. 骨侵蚀

骨侵蚀的声像图表现为常规灰阶超声下在两个垂直切面同时看到骨皮质的连续性出现中断，严重者可出现“虫蚀样”表现（见图9-2、9-3）。类风湿关节炎的骨侵蚀常出现在月骨的后角和尺骨茎突的背侧面，以及掌骨桡侧和指间关节基底部，能量多普勒常可在骨侵蚀区域探测出血流信号。骨侵蚀是类风湿关节炎骨质破坏与结构性损伤的早期改变。目前已经证实超声检测骨侵蚀的敏感性优于传统的X线检查。EULAR指南建议对于手足X线检查阴性的类风湿关节炎患者，未达到早期检测的目的时可以考虑采用超声检查技术。但是超声也存在一定的局限性，MRI能够发现骨髓水肿，软骨下骨髓水肿已经证明是类风湿关节炎骨侵蚀病变的最强预测因素，而超声不能穿透骨骼，因此无法探查骨内病变。

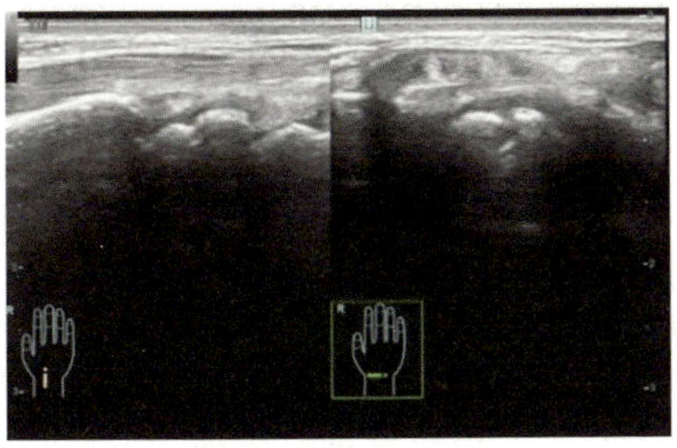

图9-2 两个垂直切面显示腕骨骨皮质连续性中断

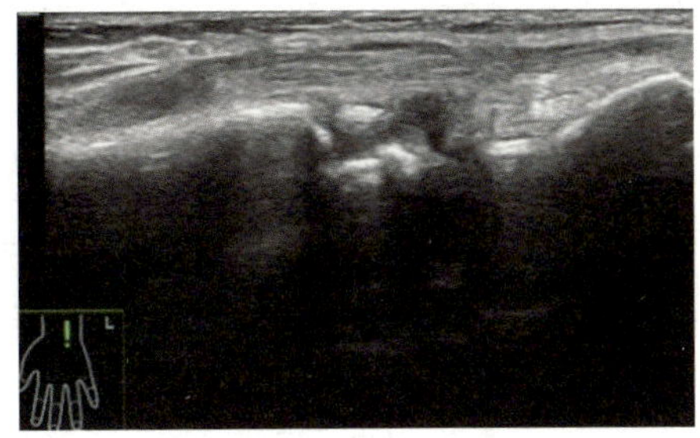

图9-3 腕骨骨侵蚀且关节隐窝出现游离体

（资料来源：兰州大学第二医院超声中心）

3.其他

肌肉骨骼超声还可以发现类风湿关节炎中其他的炎症性病变，包括滑囊炎、腱鞘炎、肌腱附着端炎、关节腔积液等。滑囊炎的超声灰阶检查显示为滑囊扩张，内可见积液以及增生滑膜，应用能量多普勒技术常可在部分滑膜中检测到血流信号。腱鞘炎表现为包绕肌腱的腱鞘扩展，内可见增生滑膜及滑膜内的血流信号。关节腔积液表现为关节腔扩展，内见不规则的液性暗区，探头加压可被压缩，内部无血流信号，以此可以与增生滑膜相鉴别。

（二）超声对于类风湿关节炎的应用价值

1.早期诊断与鉴别诊断

类风湿关节炎是一种炎症性侵蚀性疾病，如果得不到及时有效的治疗，患者将发生骨质的破坏甚至畸形、致残。越来越多的研究已经证实，早期诊断治疗可减慢甚至阻止类风湿关节炎进展，减少关节的骨质破坏和畸形。

以往关于类风湿关节炎的分类标准及评价预后多依赖于关节病变的临床评估，但是由于临床评估的敏感性较低，因此很难做到早期诊断。近年来，肌肉骨骼超声在类风湿关节炎评估中的价值已经被证实，它不仅在滑膜炎检出方面的敏感性明显高于临床检查，而且在探查骨侵蚀方面的敏感性也远高于普通的X线片。因此，肌肉骨骼超声在类风湿关节炎的早期诊断和未分化关节炎中早期预测类风湿关节炎等方面承担着越来越重要的角色。超声可以检测出低至毫米级的关节滑膜增生，能量多普勒血流可以敏感地检测滑膜内炎性血流信号，特别是对于在2010年分类标准中占重要地位的小关节滑膜炎具有很好的显示，其分辨率甚至超过MRI。目前，大多数研究都是采用的灰阶超声和多普勒血流分级两种方式对滑膜炎进行评价，尽管各项研究之间存在一定的差异，但是它们都得到了相似的结论，就是肌肉骨骼超声可以发现更多临床无法发现的滑膜炎，并且对血清阴性的类风湿关节炎有更重要的作用。

除了早期诊断，肌肉骨骼超声检查技术在类风湿关节炎的鉴别诊断中也具有重要作用。一方面，超声有助于类风湿关节炎和其他原因导致的关节炎进行鉴别，例如骨性关节炎常累及膝关节、远端指间关节，其超声表现主要是骨赘的形成、软骨的磨损变薄、关节间隙变窄等特征性改变；脊柱关节炎的常见超声表现为肌腱附着端的病变，如肌腱的附着端回声减低和血流信号的出现，肌腱附着端腱体内的钙化灶，肌腱附着处骨皮质的改变及周围滑囊的扩张等；痛风性关节炎的主要超声表现包括软骨表面的“双轨征”，以及聚集体、痛风石的形成；痛风性关节炎在急性期也常可以出现滑膜炎的表现，可与类风湿关节炎鉴别的是痛风性关节炎患者增生的滑膜内常可探测到点状的强回声，即尿酸盐结晶的沉积。另一方面，超声还能对造成局部关节症状的多种病因提供鉴别诊断依据。超声可以有效鉴别关节症状是来源于关节滑膜炎还是腱鞘炎或者邻近的滑囊炎，而这些病变在声像图上从病变部位到结构改变均有各自特征性表现，另外，肌肉骨骼超声动态检查的优势还有助于将滑膜炎与某些创伤性病变进行鉴别。

2.检测疾病的活动性

应用超声检查可以有效地检测软组织内的血流情况，包括检测增生滑膜内血管翳的形成，以及肌腱、腱鞘、韧带等出现的活动性炎性血流的情况。其中，超声能量多普勒相较于彩色多普勒在肌肉骨骼超声对类风湿关节炎检查中应用得更加广泛，因为能量多普勒对于软组织内的低速血流更加敏感。有研究运用超声对缓解期和活动期的80例类风湿关节炎患者共960个关节进行检测，研究发现缓解期的关节滑膜厚度、滑膜的血流评分、关节腔积液量及骨侵蚀程度均明显高于缓解组，认为超声对类风湿关节炎活动期的评价有很高的意义。滑膜内血管翳的出现提示炎症的活动期，也是类风湿关节炎出现骨侵蚀进展的重要信号。大量研究已经证明，血流信号的多少与增生滑膜内新生血管以及血管内皮生长因子的表达量呈显著正相关，提示能量多普勒超声评价类风湿关节炎早期的炎症变化是十分可靠的。另有学者通过比较类风湿关节炎患者的临床表现、实验室指标和超声观察指标（活动性滑膜炎的节数目及能量多普勒超声滑膜炎评分）与治疗随访的疾病活动度评分（DAS28）的相关性，结果发现超声的观察指标的相关性明显较另外两者高，提示肌肉骨骼超声不仅可以更敏感、更可靠地评价早期类风湿关节炎炎症程度的变化，而且对病变的进展也具有预测作用。能量多普勒血流信号已经成为目前临床判断类风湿关节炎活动性和进展情况的重要指标。此外，超声还有助于将增生滑膜与坏死组织、出血、纤维组织以及复杂性积液等进行有效鉴别。

3.监测疗效及对复发的预测

肌肉骨骼超声技术在监测类风湿关节炎的疗效方面有着十分显著的优势，是检测滑膜变化情况敏感、高效的手段。有国内研究应用肌肉骨骼超声对比观察关节腔内注射肿瘤坏死因子抑制剂的中、重度类风湿关节炎患者一月后滑膜厚度、滑膜血流分级、关节腔积液的变化，研究发现滑膜厚度、滑膜血流分级及关节腔积液程度均明显减轻，结果表明超声可以快速、准确地对药物疗效进行量化评估。2010年开始欧洲风湿病学会推荐已达到持续缓解或低疾病活动度为目标的治疗，并且已经成为类风湿关节炎治疗的核心策略，因此肌肉骨骼超声在目前类风湿关节炎的治疗方面起到了越来越重要的作用。超声可以检出无临床症状患者关节的亚临床滑膜炎，其敏感性高于临床体格检查及实验室检查。而亚临床滑膜炎不仅与类风湿关节炎缓解后的复发密切相关，而且是导致已经临床达标的类风湿关节炎患者骨侵蚀继续发展的重要原因，因此亚临床滑膜炎的检出对于临床的达标治疗具有很重要的价值。近年来，有学者应用多项方法对肌肉骨骼超声在类风湿关节炎的诊断策略中的作用开展了深入研究，认为通过加强对超声下亚临床滑膜炎的随访，应用临床活动度评估与超声评价相结合的方法来指导和调整治疗，有助于降低疾病的复发率和改善类风湿关节炎患者的长期预后。

4.超声评分在类风湿关节炎中的应用

虽然超声检查技术在风湿免疫疾病的诊治中具有重要价值，但其操作者依赖性强、观察者一致性差以及缺乏量化指标等缺陷限制了该技术的进一步应用，特别是在疾病的病情监测、疗效评价和预后判断等方面。因此，经过多年的研究，风湿病专家逐渐倾向于采用半定量超声评分系统以弥补上述不足。目前，临床上常采用的关节积液、滑膜炎、腱鞘炎、POI及骨侵蚀评分方法有助于对相关超声征象进行初步量化，有利于患者治疗前后的对照。

滑膜增生的超声半定量分级于2003年由Szkudlarek首先提出，这个分级也是至今被应用最为广泛的分级方法，而后Mcnally等人依照滑膜增生的厚度，提出了新的半定量评价标准，至2010年Dougados也提出了一个新的分级标准（见表9-1）。

表9-1 滑膜增生的分级方法

分级	Szkudlarek标准(2003)	Mcnally标准(2008年)	Dougados标准(2010年)
0级	无滑膜增生	0 mm	正常
1级	滑膜轻度增生,不超过骨面的最高连线	<2 mm	轻度
2级	滑膜增生超过骨面的最高连线,但不超过骨干	2～4 mm	重度
3级	滑膜增生超过骨面的最高连线,并延伸超声一侧骨干	>4 mm	明显

注:表格引自KAVUNCU V,EVCIK D. Physiotherapy in rheumatoid arthritis[J]. Med Gen Med,2004,6(2):3.

滑膜炎的超声能量或彩色多普勒分级标准目前最常用的是2001年的Szkudlarek标准和2009年Schueller标准，2010年Kamishima等也提出了新的分级标准（见表9-2)。

表9-2 滑膜炎的超声能量或彩色多普勒分级标准

分级	Szkudlarek标准(2001年)	Schueller标准(2009年)	Kamishima标准(2010年)
0级	无血流信号	无血流信号	无血流信号
1级	单一的血流信号	点状血流信号	点状血流信号
2级	融合的血流信号<1/2滑膜区域	多个点状或融合血流信号	血流信号覆盖关节腔<1/3
3级	融合的血流信号>1/2滑膜区域	多处融合血流信号覆盖滑膜一半以上	血流信号覆盖关节腔1/2～2/3
4级			血流信号覆盖关节腔>2/3

注:表格引自KAVUNCU V,EVCIK D. Physiotherapy in rheumatoid arthritis[J]. Med Gen Med,2004,6(2):3.

超声可以敏感地探查到骨侵蚀，因此能够较准确地计数关节侵蚀的部位和面积。另外，可以用骨侵蚀范围半定量地将关节内骨侵蚀的程度分为0～3级（见表9-3)。也有很多研究采用二进制“1”和“0”来表示，即“1”表示有骨侵蚀，“0”表示无骨侵蚀。

表9-3 关节骨侵蚀的超声分级方法

分级	Szkudlarek评分标准
0级	骨面规则,回声连续
1级	骨面不规则,回声不连续,但纵、横切面均未见明显缺损
2级	纵、横切面均可见骨面有缺损
3级	骨面可见多个损伤导致骨组织破坏明显

注:表格引自KAVUNCU V,EVCIK D. Physiotherapy in rheumatoid arthritis[J]. Med Gen Med,2004,6(2):3.

超声对于关节积液的分级常用的评价方式有两种：一种为定性评价，即有或无（可用1或0来表示)，另外一种即Szkudlarek评分标准，包括0～3级（见表9-4)，其较依赖操作者的主观判断。

表9-4 关节积液的超声分级方法

分级	Szkudlarek评分标准
0级	无关节积液
1级	少量关节积液
2级	中量关节积液,无关节囊膨隆
3级	大量关节积液,有关节囊膨隆

注:表格引自KAVUNCU V,EVCIK D. Physiotherapy in rheumatoid arthritis[J]. Med Gen Med,2004,6(2):3.

（三）超声新技术在类风湿关节炎中的应用

1.介入超声在类风湿关节炎中的应用

类风湿关节炎的超声介入主要包括超声引导下的抽吸和超声引导下的组织活检。超声引导关节腔穿刺可以明显提高穿刺的准确性，使穿刺的成功率达90%以上。另外，超声引导下关节穿刺还可以减少并发症，如肌肉、神经损伤等。穿刺成功后，还可以在超声引导下在可视的条件下指导药物的局部注射。超声还可以指导类风湿关节炎关节滑膜活检，包括膝关节和手腕关节等小关节，为进一步行滑膜组织病理学检查奠定基础，有助于从组织学角度早期确诊类风湿关节炎，同时可以加深我们对类风湿关节炎发病机制的理解，还可以进一步评价疾病过程中的一些生物学标记物的变化，甚至为探索新的治疗靶点提供线索。

2.微血流成像技术在类风湿关节炎中的应用

传统超声检测滑膜血流主要是应用彩色多普勒和能量多普勒，但由于彩色多普勒受声束角度及方向的限制，对血流检测的敏感度不高，能量多普勒不受声束和血流方角度的限制，对低速血流的检测高于彩色多普勒，但是能量多普勒受组织运动的干扰，会产生一定的伪像。微血流成像技术是利用高级杂波抑制技术将组织低速运动的干扰滤除，利用自适应算法将各级血管的血流信号逐像素提取出来，经处理后将这些信息以高帧频图像显示出来。该技术可以清晰显示更低速的血流信息，减少运动假象，降低假阳性率。近年来，有许多国内外研究均发现，微血流成像技术相较传统的能量多普勒对于类风湿关节炎患者滑膜内的低速血流检出率更高，图像质量更清晰，同时微血流成像与DAS28的相关性较PDUS更好，说明微血流成像在类风湿关节炎患者活动性的监测中具有重要的临床应用价值。

3.超声造影在类风湿关节炎中的应用

超声造影技术相对于能量多普勒超声和微血流成像技术来说，其对于滑膜炎的检出更加敏感，超声造影技术可以发现PDUS和微血流成像不能检出的滑膜内的低流速微血管。超声造影剂通常是一种含有直径小于8 μm的微气泡的悬浊液体，作为一种血池示踪剂通过静脉注入后可均匀分布于体内各个脏器的毛细血管网。因此，超声造影技术可以准确地反映滑膜内的血管变化并且通过对达峰时间、消退时间等做具体分析，从而有助于对类风湿关节炎的滑膜炎做进一步的研究。2003年国际关节炎超声造影研究组在一项多中心研究中发现，超声造影可鉴别97.3%的活动性滑膜炎，诊断效能远高于能量多普勒。还有研究发现，超声造影可以对滑膜炎和疾病活动的程度进行量化，能动态反映滑膜炎新生血管形成的病程变化，因此，超声造影技术及其参数的分析应用可以对类风湿关节炎患者的治疗效果做更加准确的判断并指导临床进一步的治疗。

4.剪切波弹性成像在类风湿关节炎中的应用

剪切波技术是利用超声声速产生的声辐射力对组织进行扰动，这种压力能够沿着它的传播方向对组织产生推力，人体组织由于其自身的恢复力会对这种来自超声声速的辐射力产生反应，从而引发机械波。这种超声新技术使人体组织的弹性可以量化。近年来，许多学者开始了对于超声剪切波弹性成像技术在肌肉骨骼及神经系统的应用研究，认为这种可以提供组织硬度量化值的技术对于肌骨关节疾病有较好的诊断价值，而且具有实时便捷、可重复评价的优点。有学者通过对类风湿关节炎患者中缓解组和活动组的关节滑膜的剪切波弹性值进行对比，发现缓解组的剪切波弹性值低于活动组，提示活动期类风湿关节炎患者滑膜组织硬度更强，并进一步研究发现活动组类风湿关节炎患者剪切波弹性值与抗环瓜氨酸肽抗体呈正相关，说明超声剪切波弹性值不仅可用于类风湿关节炎关节病变的病情评估，并且可以为临床的早期发现和后期治疗方案的制订提供可靠的影像学参考。

总之，随着超声技术的不断进步和对肌肉骨骼超声日益广泛深入的研究，超声对于类风湿关节炎的早期诊断、病情发展、预测疾病复发和指导临床确定治疗方案等起到了日益重要的作用。

二、磁共振成像（magnetic resonance imaging，MRI）

（一）MRI成像原理

MRI是指使用氢原子核在磁场内运动所形成的信息，经重构编码为图像的一类影像技术。人体内氢质子排列杂乱无章，可视为许多小磁石，若将其放入强外磁场中，将进行自由编排，按平行或反平行于外磁场磁力线的两个方位编排。平行于外磁性线的质子自旋位于较低能级，反平行于外磁场磁力线的电子位于高能级，但前者较后者略多。发射固定频率的射频脉冲时，有些低能阶的质子跃入最高能级，在射频信号脉动终止后又再回归为最初的状态，在过程中以射频信息的形式释放出了电能，这部分产生出的能量完成了三维空间编码的射频信息被体外线圈所接受，经电脑处理之后重建为图像。MRI图像信息的强度取决于质子密度和T1、T2弛豫时间，各组织弛豫时间不同，在T1和T2成像上则表现为信息强度不同，如液体在T1WI像上为黑色，在T2WI上为白色，脂肪组织在T1WI为白色，在T2WI上为灰白，信号强度差异也较大。脂肪组织在T2WI显示为白色，与液体信号类似，而T2压脂序列能抑制脂肪信号，从而鉴别脂肪组织与积液、水肿等病变。此外，为了显示组织或病变的血供，常以此作为造影剂进行增强MRI扫描，以判断疾病的活动度。

（二）MRI对类风湿关节炎的诊断

MRI因为具有很高的分辨率，已成为类风湿关节炎关节病变诊断的“金标准”之一，能清晰分辨关节中的滑膜、腱鞘与肌腱、韧带、软骨、骨等结构，全面评价受检部位的滑膜炎、腱鞘炎、积液、骨侵蚀、软组织中等病理变化，对滑膜炎、骨侵蚀等病变进行分期，较临床检查及X线、CT能提供更重要的价值信息。同时，MRI检查是目前能够显示骨髓水肿的唯一成像方法。虽然骨髓水肿不是类风湿关节炎的特有表现，但它和类风湿关节炎病情发展密切相关。根据类风湿关节炎关节病变的病理活动和MRI损伤特点（包括滑膜炎、骨髓水肿、腱鞘炎），高评分为不良预后的可靠指标。

1.滑膜炎

作为类风湿关节炎的最基本病变，滑膜炎对于类风湿关节炎的确诊和评估病变活动性有着非常关键的意义。MRI对于滑膜炎的检测精度较高，通过比较T2压脂相与T1增强压脂相的轴位切面，能够较好地观测到滑膜厚薄、范围，以及滑膜炎信号的强度。在T2压脂序列上，滑膜炎显示为在关节内及关节周围高信号，T1增强压脂序列图像上，则可直观地观察到滑膜炎的强化程度。MRI平扫图像上，纤维或者炎性毛细血管翳、结缔组织、关节腔积液等和滑膜往往无法辨别，而这些组织在增强MRI的T1压脂序列成像，不会出现像滑膜组织一样的强化。在对滑膜体积大小的估计上，MRI检查与关节镜检查和滑膜的穿刺活检检查结果相同，因此滑膜病变程度不仅可以为类风湿关节炎的早期检测，也为评估疾病活动度奠定了基础，而且也是骨质侵蚀的重要预测指标。

2.骨髓水肿

骨髓水肿也是骨髓炎症的表征，与骨质侵蚀有关，可出现在类风湿关节炎病程炎症活动期或者稳定期等各个阶段，通常被认为是骨侵蚀前期表现，并可预测骨侵蚀的发生。MRI是目前唯一能显示骨髓水肿的成像方式（图9-5、9-6），T2压脂序列与STIR序列都能够十分灵敏地显示骨髓水肿病灶。最常采用冠状位图像进行观察，主要表现为松质骨内存在边界模糊不清的斑片状改变，T1WI为低信号，T2WI为高信号，早期类风湿关节炎骨髓水肿可单独发生，也可在骨质侵蚀等病灶附近发生，与滑膜炎比较，骨髓水肿对骨侵袭的预后价值更高。因为MRI的骨髓水肿是类风湿关节炎患者出现骨侵袭的独立风险，也是必须积极处理的重要指征之一，在类风湿关节炎的预后评估方面具有比较重要的实用价值。

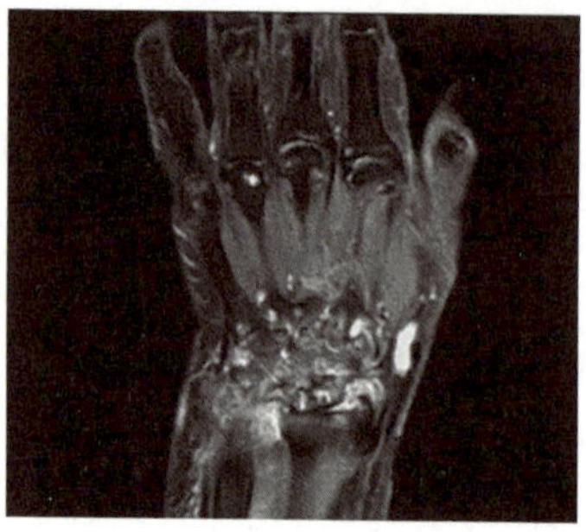

图9-5 质子加脂肪抑制序列，右手冠状位显示腕骨、掌骨骨髓水肿

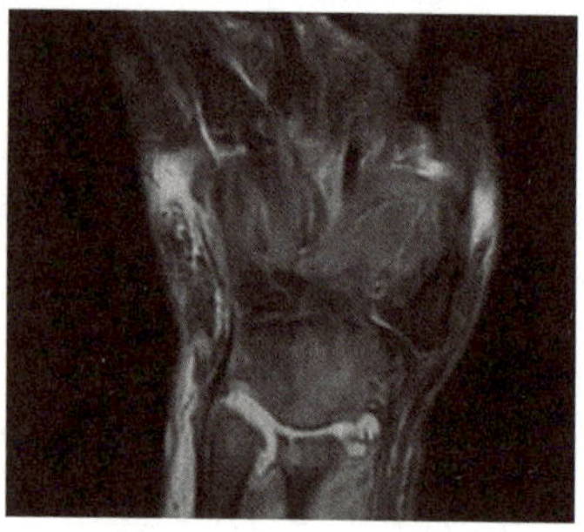

图9-6 质子加脂肪抑制序列，右腕骨质融合，尺桡骨关节面下骨髓水肿

（资料来源：兰州大学第二医院）

3. 骨侵蚀

类风湿关节炎慢性活动性炎症会导致骨侵蚀、破坏、关节间隙狭窄，甚至融合。尽管在传统X线检查中也可以看到骨质破坏，但检出率较低，通过MRI检测出骨质侵蚀的敏感度远高于X线，以T1平扫或T1增强观察较为理想，常发生在滑膜关节软骨旁。在T1WI时，骨皮质受侵，通常出现正常低信号的骨皮质连续性不规则中断，信号丢失，在被侵蚀的疏松骨内则出现了边界清晰的低信号，T1增强压脂相上，骨侵蚀部位的血管翳增多，且出现显著强化，较易观察。除了上述表现之外，类风湿关节炎在MRI上的常见表现也包括关节腔积液、肌腱炎、腱鞘炎及软骨改变等，其中关节积液表现为关节腔内出现水样信号。肌腱炎可表现为肌腱周围的软组织水样信号，为水肿及腱鞘积液所致，这两种病变较易被观察到，而软骨的改变不易被发现。MRI由于其高空间清晰度和高组织分辨率的优点，可显示类风湿关节炎各个阶段的病理变化，特别是在早期可以发现滑膜炎，这对类风湿关节炎的早期治疗有很重要的帮助。

（三）MRI在类风湿关节炎诊断中的价值

1.MRI在类风湿关节炎早期诊断中的应用

MRI检测虽然可以识别普通X线检查不能检测到的滑膜炎，但对通过MRI检测的滑膜炎和滑膜组织病变的炎症、疾病活动度，以及对患者的自我评分等均存在着显著相关性。另外，MRI检查可早期发现骨髓水肿病灶，辅助类风湿关节炎早期确诊，且与抗CCP抗体比较，MRI检查对于类风湿关节炎的早期诊断敏感性更高，更有实用价值。MRI也在类风湿关节炎疾病活动度判断方面具有显著优势，滑膜炎及骨髓水肿病变能够预示骨侵蚀改变，可提示进行早期干预及治疗，因此，MRI技术可以在传统疾病活动程度评定结论基础上，为类风湿关节炎的治疗监测和预后评价提供更多有价值的信息。但不可否认的是，MRI虽然对类风湿关节炎的诊断效能较高，但特异性不高，很多免疫性疾病都可出现类似表现，因此不能仅依靠MRI做出类风湿关节炎的诊断。

2.MRI在类风湿关节炎疗效监测中的应用

MRI对滑膜炎、腱鞘炎、骨髓水肿等炎症病灶的改变非常灵敏，并有低辐射、无操作者依赖等的优点，也可用来评判类风湿关节炎效果和观察患者反应。广泛应用于MRI中的滑膜炎、腱鞘炎、骨髓水肿结合评定衡量临床治疗反应，结果明显高于传统临床病例活动程度评定。另外，MRI中发现的炎症反应也预示着X线中骨侵蚀的发展。因此，MRI技术可以在传统疾病活动程度评定基础上，为类风湿关节炎的治疗监测和预后评价提供更多有价值的信息。

3.MRI在预测类风湿关节炎影像学进展中的作用

MRI检测也可以看到类风湿关节炎患者亚临床滑膜炎的出现。调查表明，在已获得临床改善或疾病活动度较低的类风湿关节炎患者中，采用MRI技术检测到滑膜炎以及骨髓水肿的比例较高，而在已获得早期临床治愈目标的类风湿关节炎患者中，MRI亚临床滑膜炎和骨髓水肿的出现也是预测未来影像科学技术发展方向的关键。

（四）MRI新技术

1.DCE-MRI

类风湿关节炎患者随着病情发展，常出现病情反复，疾病的活动期与稳定期滑膜内的毛细血管容量、渗透性存在显著差异。活动期由于滑膜内的炎性反应加重和毛细血管显著增生，滑膜内出现炎性血管翳，DCE-MRI表现为迅速显著强化，经治疗后疾病处于稳定期，炎性血管翳减少，滑膜内主要为纤维血管翳，DCE-MRI呈现出中度的延迟增强，且增强程度不如活动期显著。据此可反映、监测疾病的活动度，指导临床医师对疾病的整体把握及后续治疗方案的制订。

2.3D-WATS

三维水选择图像序列及3D水选择图像序列都拥有超高空间分辨率、高度对比以及超高的软骨信号强度，目前被公认为软骨图像的最佳序列。关节软骨损伤是类风湿关节炎早期病理变化中的一个关键阶段。3D-WATS序列中，关节软骨表现为均匀高信号，而骨髓与关节积液表现为低信号，肌腱及韧带呈现出中等信号，通过这样对比可以检测出软骨病变。另外，3D-WATS是使用空间和频率的二项脉冲，实现脂肪控制，产生了短TR、短TE效果，软骨显示更为清晰，对磁场改变也不灵敏，具备良好的压脂效应，且扫描速度快的优势。

3.PDW-SPAIR

不同组织内质子密度及自旋浓度存在很大差异，质子密度越大，则MRI信号强度越强，MRI利用质子密度的加权频谱衰减率与翻转恢复序列，添加了频率有选择地进行180°反转脉冲，促使脂肪组织的纵向磁化技术在Z轴上进行了倾斜，而水的质子自旋位置不受影响，其压脂过程比较平稳并且更能表现水质子的分布状况，也能够促使骨髓、软组织间隙脂肪信号衰减得更为完全，以便较好地表现软骨损伤、水肿和积液等病灶和变化，对类风湿关节炎的诊断进行很好的补充。

第三节　类风湿关节炎与HLA-DRB1

类风湿关节炎是一种自身免疫性疾病，发病机制尚不清楚。然而，已经证明，遗传是关键的潜在风险因素，在诱发慢性炎症的因素（如环境因素）激活后，使个体易患该疾病的遗传因素的作用似乎起着重要影响。HLA-DRB1基因的关联研究清楚地表明了它在类风湿关节炎发病中的重要性。HLA-DRB1基因既是患者基因组的组成部分，也是环境风险因素。本节介绍了已知的HLA-DRB1风险变异对多态HLA-DR分子特定结构和表位亲和力的影响，还讨论了HLA-DRB1对非关节疾病的发生和治疗反应的潜在影响问题。深入了解HLA-DRB1基因的作用对于探索类风湿关节炎的复杂性至关重要，类风湿关节炎是多种因素促成的结果，包括遗传、表观遗传和环境因素。因此，了解HLA-DRB1的作用也为类风湿关节炎开发现代和个性化的治疗形式创造了新的机会。

一、类风湿关节炎中ACPA病与HLA的致病联系研究现状

类风湿关节炎是一种慢性自身免疫性疾病，免疫失衡是发病的关键。一个正常运转的人体免疫系统需要在识别和清除外来抗原与保持对自身抗原的免疫耐受之间取得平衡，当自身反应性淋巴细胞不能被上述维持体内平衡的机制抑制时，免疫耐受丧失。它是一个复杂过程的结果，其中环境因素影响遗传易感个体，这可能导致全身性自身免疫性疾病的发展，包括类风湿关节炎。类风湿关节炎的发展风险很大程度上取决于遗传因素，该疾病是一种多基因的疾病。多个全基因组关联研究已经发现了100多个与类风湿关节炎风险增加相关的基因位点，就类风湿关节炎发病机制的相关性而言，人类基因组中最受认可的部分是位于6号染色体上的人类白细胞抗原（HLA）区域，该区域由编码负责调节免疫反应的分子的基因组成。人类白细胞抗原分子是细胞表面结合的糖蛋白，分为三类。人类白细胞抗原Ⅰ类和Ⅲ类分别参与来自细胞内的呈递肽和补体激活。HLA类在抗原呈递细胞（包括巨噬细胞、B细胞和树突状细胞）表面表达，是向T辅助CD4$^+$细胞展示肽，诱导其激活所必需的。HLA Ⅱ类抗原由DR、DQ和DP（经典）和DM、DO（非经典）基因座编码。人类白细胞抗原Ⅱ类分子中个别氨基酸位置的差异，特别是在形成抗原结合槽的人类白细胞抗原-脱氧核糖核酸分子中，在很大程度上解释了人类白细胞抗原区域在类风湿关节炎中的重要性。HLA分子由位于6号染色体短臂6p 21.1～21.3位置的三类基因编码。在DR亚区中，有一个多态性显著的HLA-DRB1基因，它在类风湿关节炎的发病机制中具有关键作用。在人类白细胞抗原区域内，人类白细胞抗原-DRB1基因的贡献远远大于其他人类白细胞抗原位点。到目前为止，HLA-DRB1基因分型既没有用于日常临床实践，也没有纳入目前的ACR/EULAR 2010类风湿关节炎分类标准。然而，已经表明，一些HLA-DRB1变异体可能会预测疾病的预后，包括更高的影像学进展风险、更高的间质性肺病或淋巴增生性疾病发生的风险。在个性化治疗中，识别HLA-DRB1风险等位基因的高危患者也很重要。据观察，早期和积极的免疫抑制治疗对具有HLA-DRB1高风险等位基因的患者特别有益，进一步研究HLA-DRB1对类风湿关节炎发病机制、诊断和治疗开辟了新的途径。

ACPA的产生反映了免疫耐受的破坏，并且依赖于遗传、表观遗传和环境因素的出现。根据最近的研究结果可知，HLA-DRB1风险等位基因使ACPA-IgG中的N-糖基化位点易于形成，但确切机制尚不清楚。

二、HLA-DRB1高变区（HVR）的作用在类风湿关节炎的发病机制

人类白细胞抗原决定簇和类风湿关节炎易感性之间的联系在40多年前首次被报道。研究发现，HLA-DRB1复合物具有高度多态性，尤其是在DRβ1链中。迄今为止，已鉴定出编码1899种蛋白质的HLA-DRB1的2690个不同等位基因。HLA-DRB1基因由6个外显子组成，每个外显子编码不同的蛋白质结构域。HLA-DRB1外显子2是变异最大的外显子，与抗原识别位点的氨基酸序列相同。不同HLA-DRB1分子内的氨基酸变异聚集成3个主要的高变区（HVR），第三个区域（HVR3）由外显子2编码，位于DRβ1链α螺旋的第67～74位氨基酸之间，这是初级T细胞识别最重要的位点。HLA-DRB1等位基因变异可导致HVR3电荷差异，可影响与T细胞的相互作用。类风湿关节炎中显示了电荷对疾病易感性的影响。携带正电荷的HVR3的氨基酸序列与患类风湿关节炎的风险增加有关，而中性或负电荷的氨基酸序列可以预防类风湿关节炎。除此之外，由外显子1编码的9～13位氨基酸形成的HVR1区提示也增加了ACPA阳性类风湿关节炎的风险，氨基酸残基11和13显示出更强的关联。

三、HLA-DRB1共享表位假说

30多年前，Gregersen等人提出了一个假设，即位于70～74位，即DRβ1链HVR3内的3个氨基酸序列（70QRRAA74、70RRRAA74 or 70QKRAA74）具有致病作用，它们形成了所谓的“共享表位”（shared epitope，SE）。推测这些SE序列的存在使得自身抗原能够呈现给T淋巴细胞，因此在类风湿关节炎的发展中起着关键作用。最近的研究证实，类风湿关节炎的自身免疫过程可能主要是由含有SE序列的人类白细胞抗原-脱氧核糖核酸分子优先结合瓜氨酸肽触发的。共享表位的等位基因（HLA-DRB1 SE）存在于64%～82%的类风湿关节炎患者中，其一级亲属（53.9%～55%）明显多于健康对照人群（39%～52%）。HLA-DRB1共享表位的存在与ACPA阳性类风湿关节炎的发展密切相关。HLA-DRB1 SE在抗CCP阳性患者中的出现频率（82%～89.6%）明显高于抗CCP阴性患者（53%～70%）。

HLA-DRB1 SE与临床症状有重要相关性，其诱发更具破坏性的关节疾病和导致死亡率增加。尽管类风湿关节炎在女性中更常见，但在男性中发现SE等位基因的频率更高。SE编码等位基因包括：DRB1*0401，DRB1*0409，DRB1*0413，DRB1*0416，DRB1*0421，DRB1*1419，DRB1*1421（编码70QKRAA74序列）；DRB1*0101，DRB1*0102，DRB1*0105，DRB1*0404，DRB1*0405，DRB1*0408，DRB1*0410，DRB1*0419，DRB1*1402，DRB1*1406，DRB1*1409，DRB1*1413，DRB1*1417，DRB1*1420（编码70QRRAA74）；DRB1*1001（编码70RRRAA74）。个体SE等位基因的频率因疾病的发病年龄而异。早发病的类风湿关节炎（≤40岁）与DRB1 *0401和DRB1*0404的存在有关，而晚发病的类风湿关节炎（≥60岁）与DRB1*0101有关。早发病的类风湿关节炎和多关节幼年特发性关节炎患者的人类白细胞抗原区域显示出高度相似性，其共同点是人类白细胞抗原-DRB1 *0401。这一事实可能表明两种疾病可能具有非常相似的病理发病机制。

SE的免疫作用可能与适应性免疫的影响有关，SE患者的特征是与T细胞受体相互作用的B细胞上HLA-DR的表达增加。因此，它促进了记忆性$CD4^+$ T细胞上CXCR4的表达。免疫表型分析表明，至少有一个易感SE等位基因的类风湿关节炎患者记忆$CXCR4^+CD4^+$ T细胞的频率更高。此外，在SE阳性患者中，观察到Th1和Th17淋巴细胞亚群的频率显著增加。

四、其他HLA-DRB1等位基因

经典的SE等位基因只决定HLA-DR分子的外部结合位点的形状。因此，共享表位假说不能解释编码结合槽内部的HLA基因内等位基因变异的意义。由于其巨大的多态性，很难在人类白细胞抗原区域识别新的偶然变异体。然而，原始SE序列之外的一些蛋白质差异也被确定为类风湿关节炎的风险因素。Raychaudhuri等人分析了20000名个体的基因组，包括5000多名抗CCP阳性类风湿关节炎患者，并确定了导致类风湿关节炎风险的基因变体，其编码位于HLA-DRβ1链HVR1位置11和13的两个氨基酸。虽然密码子13在类风湿关节炎风险中的作用仍不确定，但据报道Val 11和Leu 11对类风湿关节炎风险有很大影响（OR分别为3.8和1.3）。此外，最近在猕猴的实验模型显示，在诱导针对瓜氨酸肽的T细胞反应的过程中，Val 11和Phe 13位置甚至可能比SE位置更重要。Val 11也被证明与更高的抗CCP抗体发生率相关，类似于SE变体。Val 11、Lys 71和Ala 74与类风湿性关节炎的发生关联性最强。该氨基酸序列对应于DRB1*0401等位基因。Lys 71与类风湿关节炎的高风险相关，存在于携带SE等位基因HLA-DRB1*0401的患者中。尽管如此，这种特定的氨基酸序列也出现在携带非SE阳性等位基因的患者中，如HLA-DRB1*1303和HLA-DRB1*0301。

五、HLA-DRB1基因的保护等位基因

DRβ1链HVR3中70～74位氨基酸的DERAA（D为天冬氨酸，E为谷氨酸，R为精氨酸，A为丙氨酸）序列被认为是血清阳性类风湿关节炎最重要的保护因子，然而，这种基于等位基因的保护机制尚不清楚。已经鉴定出几个含有DERAA的等位基因：HLA-DRB1*0103、HLA-DRB1*1102、HLA-DRB1*1103、HLA-DRB1*1301、HLA-DRB1*1302、HLA-DRB1*1304和HLA-DRB1*0402。四项欧洲试验的分析强调了HLA-DRB1*13的保护作用。这表明HLA-DRB1*13等位基因，而不是整个DERAA，与保护作用有关。此外，在HLA-DRB1*13中，只有HLA-DRB1*1301被鉴定为具有保护性。日本的研究证实了HLA-DRB1*1302等位基因的保护作用。目前HLA-DRB1*0402的重要性仍然是一个有争议的问题，这个等位基因在十几年前就被确定具有保护作用，然而，在随后的研究中没有得到证实。一些报道也证实了对应于HLA-DRB1*03等位基因的DRβ1 Ser 11的保护作用。然而，这仍然是有争议的，因为HLA-DRB1*03等位基因在抗CCP阴性类风湿关节炎发展中的作用也曾被报道过。

六、种族差异

在非SE等位基因中发现了实质性的种族差异，例如，在东亚人中，已经确定了与DRB1*09、DRB1*01和DRB1*0405/*0901杂合子的人群特异性关联。有趣的是，个体等位基因的保护性影响也因种族而异。在亚洲人中，与HLA-DRB1* 0301、HLA-DRB1* 0403、HLA-DRB1* 0406、HLA-DRB1* 0701和HLA-DRB1* 1405等位基因相反，含有DERAA的等位基因无保护意义。在墨西哥南部的人群中，HLA-DRB1*08显示出明确的保护作用。

七、HLA-DRB1基因与遗传和环境风险因素的相互作用

（一）HLA-DRB1基因与遗传相互作用

患类风湿关节炎的风险由来自母亲和父亲的HLA-DRB1基因的两个等位基因决定。Balandraud等人分析了特定风险基因型和抗CCP抗体状态之间的关联，并确定了30种“高风险”基因型，其中10种含有诱发类风湿关节炎的“双剂量”等位基因。风险最高的基因型为：HLA-DRB1*0401/* 10（OR = 28.2）、HLA-DRB1*0401/*09（OR = 15.3）。共有27种基因型被视为低风险，即HLA-DRB1*12/*13、HLA-DRB1*07/*08、HLA-DRB1*11/*14、HLA-DRB1*03/*03、HLA-DRB1*08/*11（OR = 0.2）。有趣的是，该组中还有HLA-DRB1 *01/*13基因型，包含一个类风湿关节炎相关的SE等位基因。这种现象可以用第二个保护性等位基因的影响来解释。抗CCP阳性类风湿关节炎也可能是两种不同基因的等位基因相互作用的结果，如H和蛋白酪氨酸磷酸酶（一种非受体22型P等位基因）的情况。

（二）HLA-DRB1基因与吸烟的相互作用

在类风湿关节炎发病机制中，我们可以看到基因和环境之间具有相互作用，在HLA-DRB1 SE等位基因和吸烟之间发现了强相互作用，促进了抗CCP阳性类风湿关节炎疾病的发展。最近的研究表明，吸烟不仅会增加类风湿关节炎的发病，还会导致ACPA和RF水平上升。吸烟会导致类风湿关节炎患者的RF水平升高，但ACPA的升高仅在SE等位基因患者中观察到。类风湿关节炎发病前戒烟降低了未来ACPA阳性的风险。有趣的是，加性相互作用分析表明，吸烟者过量摄入盐会使患HLA-DRB1 SE阳性类风湿关节炎的风险增加一倍以上，这表明这两种类风湿关节炎风险因素之间存在重要的加性效应。

（三）HLA-DRB1基因与饮酒的相互作用

众所周知，酒精会促进全身炎症，加重多种慢性健康状况。因此，酒精也可能被认为是自身免疫性疾病的危险因素。然而，来自人类和动物研究的新数据表明，酒精实际上可能对自身免疫性疾病有保护作用。研究指出了酒精在自身免疫性疾病中复杂的剂量依赖性关系，由饮酒持续时间和类型、文化背景和性别引起的潜在调节决定。当然，这还需要更进一步进行系统研究，才能得出确切的结果。

（四）HLA-DRB1基因与病毒感染的相互作用

EBV是影响类风湿关节炎发展风险增加的另一个重要环境因素。对病毒结构的分析显示，糖蛋白gp110内存在QKRAA序列，该序列也由HLA-DRB1*0401等位基因编码。此外，来自体外研究的数据表明，抗CCP抗体对EBV编码的脱亚胺蛋白具有亲和力。分子模拟引起的交叉反应性自身免疫反应是类风湿关节炎的可能机制。一些研究表明，HLA-DRB1*04与细小病毒B19感染之间也存在协同作用，但其机制尚不清楚。

（五）HLA-DRB1基因与牙周感染的关系

在类风湿关节炎的情况下，牙龈卟啉单胞菌感染的作用也被强调。这种病原体已被确定为牙周炎发病的关键因素，也与HLA-DRB1等位基因相关。此外，在动物模型中，HLA-DRB1 SE对人体肠道微生物群的组成也有影响。最近研究发现，HLA-DRB1 SE等位基因和生物失调之间的联系已在人类中得到证实，但其机制仍不清楚，需要进一步研究。

八、微嵌合体与非遗传母源抗原

绝大多数类风湿关节炎患者至少有一个可能导致类风湿关节炎的SE等位基因。然而，有些患者没有任何SE等位基因。孕妇暴露于胎儿基因型可能促进了母亲类风湿关节炎的发生，这也解释了为什么类风湿关节炎在女性中更常见的事实。少数非宿主干细胞可以在另一个个体中持续存在，这被称为微嵌合现象（Mc）。胎儿和母体细胞交换在怀孕期间很常见，这可能导致胎儿细胞植入母体（胎儿Mc）和母体细胞植入胎儿（母体Mc）。产后母体Mc也可能是母乳喂养的结果，因为母乳富含细胞和可溶性母体HLA抗原。微嵌合体细胞在宿主体内持续存在多年。为了评估Mc的发病率，研究对HLA-DRB1基因进行了分析，总Mc频率为28.2%，32.0%的母亲观察到胎儿Mc，而23.4%的新生儿观察到母体Mc。一些报道显示Mc增加了患自身免疫性疾病的风险，如类风湿关节炎、1型糖尿病、系统性红斑狼疮和系统性硬化症。胎儿Mc可能是没有自身SE等位基因的母亲中影响类风湿关节炎发展的关键现象之一。在至少有一个孩子带有SE等位基因的母亲中，无论她们自己的基因型如何，患类风湿关节炎风险都会增加3倍。

九、HLA-DRB1基因的甲基化

表观遗传因素通过调节基因的表达来影响基因的功能。最重要的表观遗传过程之一是脱氧核糖核酸甲基化，它阻止转录因子与基因启动子的结合，从而抑制转录过程。越来越多的证据表明，HLA-DRB1基因启动子的低甲基化导致的HLA-DRB1过表达与各种自身免疫性疾病的发生相关。脱氧核糖核酸甲基化的丧失已被证明与银屑病和多发性硬化的发病机制有关。一直以来，rs9267649保护性变异体与多发性硬化中的DNA甲基化增加和HLA-DRB1表达降低相关。此外，HLA-DRB1位点的低甲基化也诱导了HLA-DRB1在系统性红斑狼疮$CD8^+$ T细胞中的表达。HLA-DRB1甲基化状态也可能与类风湿关节炎有关。

十、HLA-DRB1基因与临床表现的关联

HLA-DRB1中的一些氨基酸单倍型可用于患者进行分层，即死亡率、影像学进展风险、疾病活动的实验室指标和对治疗的反应。类风湿关节炎疾病的严重程度和总体预后也表现出基因剂量依赖性，这意味着与单拷贝携带者相比，具有两个易感等位基因拷贝的患者预后更差。HLA-DRB SE等位基因的存在，特别是HLA-DRB 1 * 01/* 04基因型和HLA-DRB 1 * 0401等位基因的纯合性，也增加了患者过早死亡的风险，主要是心血管疾病。

导致类风湿关节炎影像学进展的确切机制尚不清楚，然而，抗CCP抗体的存在、高水平的C反应蛋白和更高的影像学进展风险之间的联系已得到充分证实。HLA-DRB1单倍型影响CRP水平，其主要由抗CCP抗体介导。类风湿关节炎影像学进展的遗传力中等，估计遗传率为45%～58%。在以前的研究中，HLA-DRB1 SE、Val 11和Leu 11氨基酸都具有更具破坏性的病程风险，这表明侵蚀倾向发展得更早、更快，而DERAA基序与放射进展风险较低相关。

类风湿关节炎是一种不仅以进行性关节损伤为特征，而且以潜在威胁生命的关节外表现为特征的一种疾病。Turesson等人的一项研究中，分析了基因型对关节外表现发展的影响，如间质性肺病、血管炎、神经病、Felty综合征（类风湿关节炎、脾肿大和中性粒细胞减少的三联征）、多浆膜炎（胸膜炎、心包炎）、巩膜炎和肾小球肾炎。任何单个HLA-DRB1 SE等位基因的存在与关节外类风湿关节炎总体上没有显著相关性。然而，DRB1*0401等位基因和DRB1 *0401/0401基因型与费尔蒂综合征之间存在显著的统计学关联。

肺纤维化是类风湿关节炎相关间质性肺疾病和心血管疾病的结果，是增加类风湿关节炎死亡率的最重要的关节外特征。HLA-DRB1*07等位基因在这种关节外表现的发展中起着特别重要的作用。在英国进行的研究中发现，类风湿关节炎继发性肺纤维化患者组的HLA-DRB1*07显著高于单纯类风湿关节炎患者组。除此之外，HLA-DRB1区某些氨基酸单倍型的鉴定还有助于预测类风湿关节炎患者滤泡性淋巴瘤发展的风险。类风湿关节炎患者患非霍奇金淋巴瘤的风险增加了三到五倍。

十一、HLA-DRB1与治疗反应

（一）常规合成抗风湿药物和环孢素A

类风湿关节炎中关节破坏的严重程度不仅取决于遗传和免疫因素，而且对特定HLA-DRB1氨基酸位置的检测可能会在未来实现更好的个性化治疗和成本优化。目前类风湿关节炎的治疗基于传统合成的改善病情抗风湿药物（conventional synthetic disease-modifying anti-rheumatic drugs，csDMARDs），如甲氨蝶呤、柳氮磺吡啶、来氟米特和抗疟药（氯喹、羟氯喹）。甲氨蝶呤被认为是大多数类风湿关节炎患者的一线治疗方法，估计ACR 50（至少改善50%）的有效率约为41%。共享表位等位基因不仅与高类风湿关节炎活性和DMARD未缓解相关，而且也是对csDMARDs（主要是甲氨蝶呤）无效的预测指标。HLA-DRB1*04，尤其是HLA-DRB1*0405等位基因，已被证明对欧洲和日本人群特别重要。数据还显示，在SE阳性患者中，三联DMARD疗法（由甲氨蝶呤、柳氮磺吡啶和羟氯喹组成）比单独使用甲氨蝶呤治疗带来更多益处（应答者分别为94%和32%，$P<0.01$），但是在SE阴性患者中没有发现这种差异。HLA-DRB1*04阳性（尤其是HLA-DRB1*0401/*0404基因型）的患者也更有可能接受环孢菌素A（CsA）治疗，这是一种偶尔用于严重类风湿关节炎的免疫调节剂。据报道，CsA在HLA-DRB1*04阳性组中比在HLA-DRB1*04阴性组中更有效（分别为52.2%和5.9%）。

（二）肿瘤坏死因子-α阻断剂和阿巴西普

生物药物是当代类风湿关节炎治疗的基石，TNF-α抑制剂是最常用的药物。约68%接受抗TNF-α药物和甲氨蝶呤治疗的患者能够达到中度反应，但仍有约三分之一的患者没有反应。关于HLA-DRB1基因，大多数研究表明等位基因的出现作为类风湿关节炎破坏性过程的危险因素，对TNF-α药物具有更好的反应。类风湿关节炎中使用的生物制剂不仅包括TNF-α抑制剂，还包括阿巴西普（一种融合人细胞毒性T淋巴细胞相关抗原4胞外结构域的蛋白质）。与TNF-α抑制剂组相比，SE阳性患者在接受24周的阿巴西普治疗后，获得ACR 20、50和70反应的受试者比例明显升高，具有更好的疗效。

十二、临床实践中影响HLA-DRB1基因分型实施的难点

目前，已经有几种人类白细胞抗原等位基因的基因分型在临床选择治疗中使用。2012年美国风湿病学会痛风管理指南中提到在开始使用别嘌醇前，需要检测人类白细胞抗原-B*58、01等位基因，因为这被证实与亚洲人群别嘌醇超敏反应综合征风险升高有关。此外，临床药物遗传学实施联盟指南中推荐对阿巴卡韦进行人类白细胞抗原-B*57、01基因分型，亚洲人对卡马西平进行HLAB*15、02基因分型。但是迄今为止，人类白细胞抗原基因分型既没有应用于诊断，也没有应用于类风湿关节炎治疗。这与疾病的多基因特征有关，目前缺乏对不同位点的致病等位基因之间可能的遗传联系的了解，以及对人类白细胞抗原区域的广泛多态性的了解，特别是HLA-DRB1基因，这意味着许多罕见的致病等位基因具有可变外显率。大多数类风湿关节炎患者表现出复杂的非孟德尔遗传模式，尽管具有家族聚集特征。在远交人群中鉴别罕见和低渗透致病变异还是有问题的，需要收集大量的患者才能获得足够的统计数据。然而，在一个不相关个体的队列中发现，一种基于不相关个体对之间的分析来测量单倍型共享程度的统计方法——具有血统同一性作图的全基因组测序，可能有助于识别风险单倍型。新的统计方法，包括非参数连锁分析方法，无论遗传模式和估计的突变外显率如何，都能够进一步评估复杂家系中的罕见变异。

单个单核苷酸多态性和肿瘤坏死因子-α阻滞剂反应性之间的关联不明，因为候选基因可能形成不清楚的决定簇。此外，HLA-DRB1易感性单核苷酸多态性大概只占抗肿瘤坏死因子反应性总体贡献的一小部分。只有对所有单倍型进行分析，包括HLA-DRB1的候选变异体，才能使我们在临床实践中将HLA-DRB1基因各种SNP更好地应用，包括抗肿瘤坏死因子-α治疗的选择。

十三、展望

随着对HLA-DRB1基因中显著影响类风湿关节炎风险的遗传变异的了解，有助于更全面地理解诱导T细胞反应的免疫细胞之间的相互作用。近年来，已经清楚地证明HLA-DRB1的致病变异不仅仅局限于编码氨基酸位置70～74的等位基因，构成SE位置的11和13基因同样重要。我们越来越了解HLA-DRB1 SE与环境风险因素（如酒精和吸烟）之间的复杂相互作用，以及微嵌合现象，这可能是类风湿关节炎妇女中HLA-DRB1风险变异的来源。此外，HLA-DRB1基因的许多变异体已经被鉴定出来，这可能会影响对单个药物的治疗效果。最近的报告表明，在HLA-DRB1 SE患者中优先使用Abatacept（2个CTLA-4分子的细胞外功能区与人IgGI的Fc段结合而成的可溶性融合蛋白，属于T细胞抑制剂的一种）是这种个体化治疗的一个有效的方法。然而，目前HLA-DRB1等位基因分型并未广泛用于临床和公共卫生。尽管如此，现在是以NGS为基础的基因组序列分析的新时代，伴随着连锁分析和不断发展的生物信息学工具出现，为识别罕见的低渗透等位基因以及常见的风险单倍型开辟了新的途径。HLA-DRB1基因对人类类风湿关节炎的遗传贡献最大，将对类风湿关节炎患者基因型匹配精细诊断和个体化治疗方案的选择起到至关重要

的作用。

（朵瑞雪、王媛、白俊）

参考文献

[1] RADNER H, NEOGI T, SMOLENJ S, et al. Performance of the 2010 ACR/EULAR classification criteria for rheumatoid arthritis: a systematic literature review [J]. Annals of the Rheumatic Diseases, 2014, 73(1): 114-123.

[2] 冯秀媛，门婧，王妍，等.彩色多普勒超声评价中重度类风湿关节炎患者关节腔肿瘤坏死因子抑制剂治疗疗效研究[J].中华风湿病学杂志，2018，22(6):396-400.

[3] LIU H, HUANG C, CHEN S, et al. Value of contrast-enhanced ultrasound for detection of synovial vascularity in experimental rheumatoid arthritis: an exploratory study[J]. Journal of International Medicine Research, 2019, 47(11): 5740-5751.

[4] SMOLEN J S, ALETAH A D, MCINNES I B. Rheumatoid arthritis [J]. Lancet, 2018, 388 (10055): 2023-2038.

[5] AHMAD H A, BAKER J F, STERGAARD M. et al. Baseline Objective Inflammation by Magnetic Resonance Imaging as a Predictor of Therapeutic Benefit in Early Rheumatoid Arthritis With Poor Prognosis[J]. Arthritis Care & Research, 2020, 72(7): 959-964.

[6] 胡绍先.风湿病诊疗指南(第3版)[M].北京：科学出版社，2021.

[7] WYSOCKI T, M OLESIŃSK A, PARADOWSKA-GORYCKA A. Current Understanding of an Emerging Role of HLA-DRB1 Gene in Rheumatoid Arthritis - From Research to Clinical Practice[J]. Cells, 2020, 9(5): 1127.

[8] OKADA Y, WU D, TRYNKA G, et al. Genetics of rheumatoid arthritis contributes to biology and drug discovery[J]. Nature, 2014, 506: 376-381.

[9] TING Y T, PETERSEN J, RAMARATHINAM S H, et al. The interplay between citrullination and HLA-DRB1 polymorphism in shaping peptide binding hierarchies in rheumatoid arthritis[J]. Journal of Biological Chemistry, 2018, 293(9): 3236-3251.

[10] RAYCHAUDHURI S, SANDOR C, STAHL E A, et al. Five amino acids in three HLA proteins explain most of the association between MHC and seropositive rheumatoid arthritis [J]. Nature Genetics, 2012, 44(3): 291-296.

[11] SUNDSTROM B, JOHANSSON I, RANTAPAA-DAHLQVIST S. Interaction between dietary sodium and smoking increases the risk for rheumatoid arthritis: Results from a nested case-control study [J]. Rheumatology, 2015, 54(3): 487-493.

[12] HEDSTROM A K, HOSSJER O, KLARESKOG L, et al. Interplay between alcohol, smoking and HLA genes in RA aetiology[J]. RMD Open, 2019, 5(1): e000893.

[13] KONIG M F, ABUSLEME L, REINHOLDT J P, et al. Aggregatibacter actinomycetemcomitans-induced hypercitrullination links periodontal infection to autoimmunity in rheumatoid arthritis [J]. Science Translational Medicine, 2016, 8(369): 369ra176.

[14] ZHAO M, MAUE R, SAYLES H, et al. HLA-DRB1 Haplotypes, Shared Epitope, and Disease Outcomes in US Veterans with Rheumatoid Arthritis[J]. Rheumatology, 2019, 46(7): 685-693.

[15] LING S F, VIATTE S, LUNT M, et al. HLA-DRB1 Amino Acid Positions 11/13, 71, and 74 Are Associated With Inflammation Level, Disease Activity, and the Health Assessment Questionnaire Score in Patients With Inflammatory Polyarthritis [J]. Arthritis & Rheumatology, 2016, 68(11): 2618-

2628.

[16] BAECKLUND F, FOO J, ASKLING J, et al. Possible Interaction Between Cigarette Smoking and HLA-DRB1 Variation in the Risk of Follicular Lymphoma [J]. American Journal of Epidemiology, 2017, 185(8):681-687.

[17] SKAPENKO A, SMOLEN J S, KAVANAU G H, et al. Genetic markers associated with clinical and radiographic response in adalimumab plus methotrexate-or methotrexate-treated rheumatoid arthritis patients in OPTIMA[J]. Clinical and Experimental Rheumatology, 2019, 37(5):783-790.

[18] ORYOJI K, YOSHIDA K, KASHIWADO Y, et al. Shared epitope positivity is related to efficacy of abatacept in rheumatoid arthritis[J]. Annals of Rheumatic Disease, 2018, 77(8):1234-1236.

[19] MARTIN M A, HOFFMAN J M, FREIMUTH R R, et al. Clinical Pharmacogenetics Implementation Consortium Guidelines for HLA - B Genotype and Abacavir Dosing: 2014 update [J]. Clinical and Experimental Rheumatology, 2014 , 95(5):499-500.

[20] TARNOWSKI M, PARADOWSKA-GORYCKA A, DABROWSKA-ZAMOJCIN E, et al. The effect of gene polymorphisms on patient responses to rheumatoid arthritis therapy [J]. Expert Opinion on Drug metabolism & Toxicology, 2016, 12(1):41-55.

[21] YARWOOD A, VIATTE S, OKADA Y, et al. Loci associated with N-glycosylation of human IgG are not associated with rheumatoid arthritis: A Mendelian randomization study [J]. Annals of the Rheumatic Diseases, 2016, 75(1):317-320.

第十章
类风湿关节炎的鉴别诊断

类风湿关节炎是一种严重的风湿病，它与其他类型的关节炎有着明显的不同之处。因此，在诊断和治疗时，应当特别注意这一点，具体情况可参见表10-1。此外，风湿病以外的许多其他类型疾病也可出现与类风湿关节炎相似的临床表现，均需与类风湿关节炎进行鉴别。

表10-1　几种常见关节炎的鉴别诊断要点

疾病名称	典型临床表现	特异性检查	疾病特点
类风湿关节炎	多对称性，小关节受累，晚期可导致“天鹅颈”“纽扣花”改变	RF或CCP多阳性，X线可出现骨质破坏	20~45岁占80%左右，女性较男性多见，男女之比为1:3
骨性关节炎	多累及负重关节，活动可加重症状，有晨僵，时间较短，累及远端指间关节可见Heberden结节，累及近端指间关节可见Bouchard结节，一般无关节外症状	自身抗体阴性，X线多为骨质增生	多在老年发病，女性略高于男性，随年龄的增高，发病率也增高
反应性关节炎	外周大关节受累多见，关节外可出现眼炎、尿道炎、发热等表现	HLA-B27可为阳性	青年男性多见，起病较急，发病前多有呼吸道、肠道、尿路感染病史
银屑病性关节炎	远端指间关节易受累，有银屑病皮疹，指甲可见顶针样改变	RF阴性	多数患者有银屑病或银屑病家族史
强直性脊柱炎	多出现骶髂及脊柱受累，活动后症状可减轻，可出现下肢不对称关节肿胀及疼痛，关节外表现可出现虹膜炎、心脏传导阻滞、主动脉关闭不全等	HLA-B27可为阳性，X线骶髂关节可出现破坏甚至融合	青年男性多见，隐匿性起病，可存在家族发病

第一节　与骨性关节炎的鉴别

骨性关节炎（osteoarthritis，OA）是一种常见的关节炎，它是由软骨退行性变引起的，通常在老年人中发病。女性发病率略高于男性，随着年龄的增长，发病率也会增加。在绝经前，女性患OA的比例较男性低，但在绝经后，女性患OA的比例较男性高。相关文献指出这与性别间激素类型的差别及各年龄阶段人体性激素水平的差别相关。OA的发生可能是由于力学和生物各种因素相互作用引起软骨细胞、细胞外基质和软骨下骨之间的分解和组合失调，从而引起关节软骨的退行性转变和继发性骨骼生长。此外，全球范围内肥胖症患病率的迅速增高也是OA发生的原因之一，脂肪组织释放的肥大因子（一般指瘦素、脂联素以及抵抗素）均可能引起OA的发生，因此，为了预防和治疗OA，应该采取有效的措施，控制体重，减少肥胖症的发生，并采取有效的治疗方法，保护关节健康。较长时间的坐姿不好、过度负重和体型过胖都可能引起慢性劳损，从而引起关节软组织的损害。此外，膝关节的骨折、软骨破坏和韧带破坏也可能是骨性关节病发生的原因。

OA被认为是由多因素造成的，其病理变化包括软骨、软骨下骨、韧带、滑膜、关节囊以及周围组织肌肉等全部关节组织在内的关节整体参与的病理学演变过程。OA易感基因的研究有很多，其中已经发现的基因包括白细胞介素1（IL-1）、白细胞介素6（IL-6）、白细胞介素17（IL-17）、白细胞介素24（IL-24）、转化生长因子β、生长分化因子5、胰岛素样生长因子、无孢蛋白、瘦素、雌激素受体等。OA是一种慢性疾病，其发展速度较慢，持续数年，关节周围少有炎症表现，其中10%的患者症状明显，主要表现为软骨退行性变、骨增生成为骨赘，即骨刺，而且在情况较重时会导致软骨下骨损坏。此外，它还可能侵及远端指间关节，有时近端指间关节也可受累，分别称为赫伯登结节和布夏尔结节（见图10-1）。髋关节、膝关节和脊椎等负重关节也可能受到影响，而腕、掌指关节则极少受到影响，多见于中老年人及体重偏胖的妇女，而且通常伴有长期的劳累史。活动时痛感会加剧，开始表现为阵发性，随后变得持续，特别是在劳累、夜间和上下楼梯时痛感更加强烈。随着时间的推移，肌肉疼痛会逐渐发展为活动受限，甚至出现跛行的情况。而类风湿关节炎很少累及远端指间关节，最常见于近端的指间关节，其次是双手掌指关节、腕关节、膝关节、肘关节等，疾病的主要受累关节通常是对称性的，随疾病的发展，关节可因软组织松弛无力，出现尺偏畸形，当掌指关节屈曲，近端指间关节过伸，远端指间关节屈曲，可出现“鹅颈”畸形，如近端指间关节完全丧失主动伸直能力，固定于屈曲位，远端指间关节过伸则表现为“钮扣花”畸形（见图10-2）。OA通常只严重影响骨头和关节，除去由于骨质生长挤压神经系统和毛细血管而继发的症状外，不会直击其他脏器。然而，类风湿关节炎则可能会严重影响身体所有脏器，如肺部、心肌和胃肠道等。如果肺部受到损害，患者可能会出现干咳、乏力和呼吸困难，严重的情况下可能会造成肺间质纤维化，从而引发低氧血症和呼吸衰竭。类风湿关节炎患者如果发生心脏瓣膜受损，有3%～5%的患者能够在瓣膜上看到类风湿结节，超声心动图可以发现临床上无症状和体征的患者，其中二尖瓣最常见，造成瓣膜功能不全。由于类风湿关节炎患者长期大量使用非甾体抗炎药物治疗疾病，他们常常会发生胃肠道不适，可能表现为上腹部疼痛、呕吐、食欲缺乏，甚至会发生消化道出血等现象。黑便是其中一种表现形式。类风湿关节炎还可引起周围神经纤维病变可致感觉异常或减退，表现为肌无力和肌萎缩，腕、足下垂，腕管综合征等。脊髓病变主要是类风湿结节、血管炎、椎体半脱位等导致的脊髓和脊神经根受压。寰枢椎半脱位病变最常见，约占36%，可见颈背部疼痛、四肢无力、瘫痪甚至突然死亡。椎基底动脉受压可引起眩晕、一过性脑缺血、四肢无力等不适。此外，OA一般无特异性的血液学变化，X线检测可以出现骨赘和关节缝隙变窄，免疫学指标大多正常，关节液清亮。而类风湿关节炎则可能会出现各种自身抗体，包括类风湿因子等，X线检测可以出现骨侵蚀，MRI检测可以出现滑膜炎。此外，ESR、CRP等免疫学方面也可能出现异常。

患者活动多时又加重，休息后症状缓解。后期疼痛持续，关节活动明显受限，股四头肌萎缩，关节积液，甚至出现畸形和关节内游离体。查体时膝关节屈伸活动时可扪及摩擦音。膝关节正、侧位X线照片显示髌骨、股骨髁、胫骨平台关节缘呈唇样骨质增生，胫骨髁间隆突变尖，关节间隙变窄，软骨下骨质致密，有时可见关节内游离体，此时可以明确诊断为OA。非甾体类消炎药能够有效地缓解疼痛，而局部膝关节腔注射透明质酸钠则是一种同样有效的治疗方案，它是人体关节腔滑液的重要成分，也是软骨基体的一部分，能够起到润滑剂效果，减小运动组织间的摩擦，改变滑液组织的炎症反应速度，增加人体关节液的黏稠性和润滑剂效应功能，维护人体关节软骨，促使人体关节软骨的愈合与再造，从而起到治疗的目的，使患者痛感能够得到减轻，关节的活动度也会增加。此外，氨基葡萄糖对软骨保护发挥一定的作用，氨基葡萄糖为构成关节软骨基质中聚氨基葡萄糖和蛋白多糖的最重要的单糖，正常人可通过葡萄糖的氨基化来合成聚氨基葡萄糖，但在OA者的软骨细胞内聚氨基葡萄糖合成受阻或不足，导致软骨基质软化并失去弹性，胶原纤维结构破坏，软骨表面腔隙增多使骨骼磨损及破坏。氨基葡萄糖可阻断OA的发病，促使软骨细胞合成具有正常结构的蛋白多糖，并抑制损伤组织和软骨的酶（如胶原酶、磷脂酶A2）的产生，减少软骨细胞的损坏，改善关节活动，缓解关节疼痛，延缓骨关节炎症病程。当局部炎症较重时可行膝关节镜检查，镜下给予治疗。对于那些长期接受非手术治疗而无法改善关节状况、影响生活质量的患者，膝关节置换术是一种有效的选择。相比之下，治疗类风湿关节炎的药物可能对OA会产生不良影响。因为肥胖是OA发病的重要原因，在膝关节OA早期的治疗中，降低体重可以有效地缓解膝关节OA的症状，改善预后。

OA是一种典型的关节病，其特点是关节软骨退化、损坏和骨骼生长。相比之下，类风湿关节炎患者可能会发生滑膜炎症，因此他们的晨僵时间较短。此外，OA患者通常会发现大关节和负重关节损害，如累及手骨关节，可能会发现Heberden和Bouchard结节。相比之下，类风湿关节炎患者常常会出现近端指间关节和掌指关节等小关节损害，并可能发现“天鹅颈”和“纽扣花”样改变。以上两点是两种疾病最大的区别，可用于鉴别诊断。

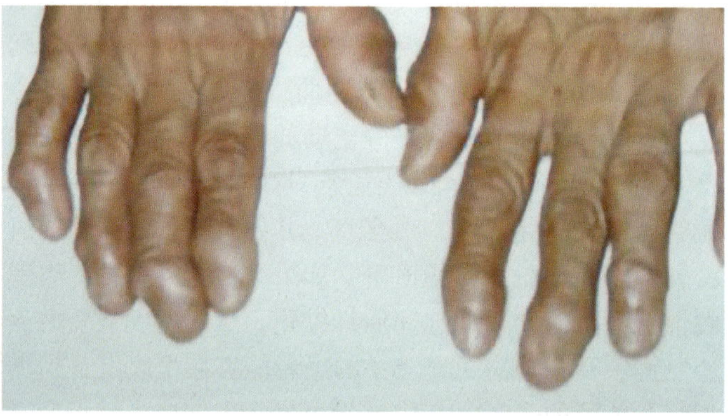

图10-1　OA患者远端指间关节Heberden结节，近端指间关节Bouchard结节

（资料来源：兰州大学第二医院）

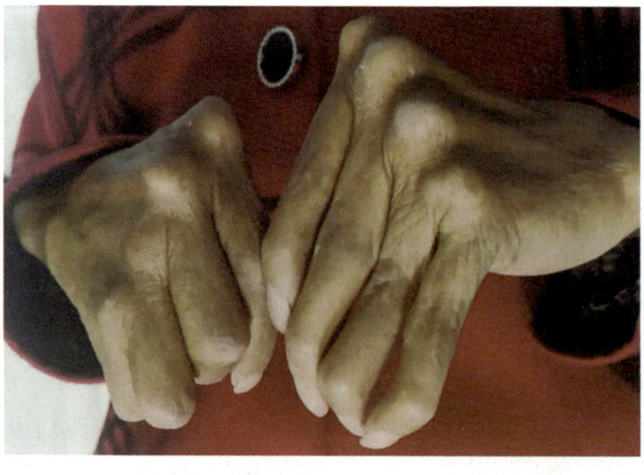

图10-2　类风湿关节炎患者手指“天鹅颈”“纽扣花”改变

（资料来源：兰州大学第二医院）

第二节 与强直性脊柱炎的鉴别

强直性脊柱炎（ankylosing spondylitis，AS）是一种慢性炎症性疾病，它可以侵袭骶髂关节、周围关节以及关节周围组织，严重者可能会导致骨骼畸变和强直，并可能引发眼部、肾脏、肺部、心肌等多种主要关节外症状，从而危害患者的生活。据报道，AS的患病率在0.1%～1.4%，我国患病率初步调查为0.3%左右。本病男女之比为（2～3）：1，女性发病较缓慢且病情较轻。发病年龄通常在13～31岁，高峰为20～30岁。40岁以后及8岁以前发病者少见。相关研究指出，遗传因素是AS发生的主要原因，而MHC区在AS发病因素中的比率可占40%～50%。HLA-B27与AS之间存在着密切的联系，80%～90%的AS患者都有HLA-B27阳性，而在我国，有2%～7%的健康患者HLA-B27呈阳性。以往报道发现HLA-B27在整个遗传因素中只占20%～30%，因此其他非MHC区基因也参与了AS的发病，如内质网氨基肽酶1可能通过调节HLA Ⅰ类分子表达，白介素23受体（IL-23R）可能通过调节Th17细胞活化参与疾病过程。遗传学研究还发现了其他众多与AS相关的基因位点或区域，但机制尚待阐明。AS有明显家族聚集倾向，1/5～1/4患者有相关疾病家族史。环境因素与AS的发生存在密切的关系。研究表明，感染性因素，特别是胃肠道和泌尿生殖道感染，在AS发展中起着重要作用，其中与肺炎克雷白杆菌病毒感染的关系尤为突出，但仍存在争议，其中机理仍需要继续研究。AS的基本病理变化为附着点炎，即关节囊、肌腱和韧带的骨附着点炎症，导致韧带骨赘形成、椎体方形变、椎骨终板破坏、跟腱炎和其他改变。早期病理检查可见附着点炎症细胞浸润，以淋巴细胞、浆细胞为主，伴少数多核白细胞。然后出现附着点的侵蚀，附近骨髓炎症、水肿，乃至造血细胞消失。随着病情发展，肉芽组织增生，破坏松质骨，肉芽组织纤维化。在骨组织修复过程中，受炎症的刺激，骨质生成过多，新生的骨组织不仅填补了骨质缺损处，而且向附近的韧带、肌腱和关节囊内延伸，形成骨赘。如此反复发生附着点炎症与修复，导致韧带完全骨化，形成骨桥或骨板，导致各关节功能丧失和形态破坏。

AS的典型症状包括逐渐发生的腰背部或骶部酸痛和晨僵，夜间酸痛可能会影响睡眠，严重者可能会在半夜痛醒，而在起床或久坐后，腰部晨僵会变得明显，活跃后症状会减轻。此外，还可能会发生臀部钝痛或骶部及腹股沟区剧痛，偶尔会向周围放射。早期，臀部痛感常为单侧，呈间断性或交互性，但伴随疾病的进一步快速发展，痛感会变得更加明显，双侧痛感也会经常出现，甚至持续数月。此外，患者还可能发生腰椎向胸、颈部脊椎进一步快速发展的情况，导致相关部位剧痛、活动受限或脊柱畸形。约半数AS患者在病初或病程中出现髋关节和外周关节受累，以下肢单关节多见，如膝和踝关节，肘及手、足小关节偶有受累。肌腱附着点疼痛是部分患者的首发症状。炎症性腰背痛是AS最显著的临床表现，2009年全球AS评审工作组提出了判断炎性背痛的准则：①发病年龄<40岁；②隐匿起病；③活动后症状好转；④休息时加重；⑤夜间痛（起床后好转）。符合上述5项指标中的4项，可诊断为AS炎性背痛。其诊断的敏感性为79.6%，特异性为72.4%。此外，关节外表现也可能存在，包括前葡萄膜炎、结膜炎、肺上叶纤维化、升主动脉根和主动脉瓣疾病、IgA肾病及其心传导功能系统失常等，还可能存在神经系统、肌腱表现，如肢体麻痹、感受反常及肌腱收缩等。一般血液学检查AS患者可有轻度贫血和免疫球蛋白升高，出现肾脏受累时可出现蛋白尿和镜下血尿。疾病活动期患者ESR、CRP等炎性指标升高，稳定期可在正常范围。RF一般阴性，但并非排除标准。骶髂关节影像学检查在AS诊断中具有决定性意

义，最具特征性的改变位于骶髂关节。X线片能显示骶髂关节软骨下骨缘模糊，骨质糜烂，关节间隙模糊，骨密度增高及关节融合。一般采用骶髂关节俯卧正位照片，根据本病骶髂关节改变的X线表现一般分为5级：0级，正常，关节间隙正常，关节面光整，骨纹与软骨下骨小梁结构清楚；Ⅰ级，有可疑异常，关节面欠清晰，可疑的轻微骨质硬化；Ⅱ级，有轻度异常，可见局限性侵蚀、硬化，但关节间隙正常；Ⅲ级，明显异常，为中度或进展性骶髂关节炎改变，伴有侵蚀、硬化，关节间隙增宽或狭窄或部分关节强直；Ⅳ级，严重异常，完全性关节强直。CT虽然在发现早期骨质侵蚀方面较X线平片敏感，但由于放射线辐射较大，国内外多数学者并不推荐作为常规检查，更不应反复检查。早期无X线改变的患者可以行MRI检查，MRI可显示骨髓水肿、滑膜炎、脂肪沉积、软骨及骨质破坏、骨质硬化及关节强直等改变，但MRI的最大意义是早期发现骶髂关节急性炎症。在ASAS新的分类标准中骶髂关节MRI急性炎症被定义为明确的骨髓水肿或骨炎。在AS的临床和研究中，超声主要用于检查肌腱端病变、指（趾）炎、滑膜炎和滑囊炎，其中又以肌腱端病变为主。肌腱端炎症早期的超声表现包括肌腱端回声不均匀减低和由纺锤状肌腱肿胀引起的肌腱端厚度增加，多普勒超声观察可发现点状、条索状乃至网状的血流形成。晚期的超声影像表现为骨糜烂性病变、骨刺形成、肌腱端萎缩及不规则或是钙化等。

AS目前无法根治，主要治疗原则包括缓解症状和体征、恢复关节功能、防治关节损伤、提高生活质量及防止脊柱疾病外的并发症。NSAIDs可迅速改善患者腰背部疼痛和晨僵，减轻关节肿胀和疼痛，以及增加活动范围，是AS患者治疗的一线用药。临床上不推荐同时使用两种NSAIDs。长期坚持用药而非按需用药可能会减缓关节结构病变进展。对于AS患者的治疗，NSAIDs类药以缓解症状为主，二线类药DMARDs可缓解和改善病情，应及早使用。该类药物较NSAIDs发挥作用慢，临床症状的改善需要1～6个月。常用的口服DMARDs药物有柳氮磺吡啶（sulfasalazine，SSZ）、甲氨蝶呤（methotrexate，MTX）、沙利度胺（thalidomide）、来氟米特（leflunomide，LEF）等，近年来，随着对疾病认识的进展，生物制剂的应用越来越广泛，主要是肿瘤坏死因子（TNF）-a拮抗剂，包括依那西普（etanercept）、英夫利西单抗（infliximab）和阿达木单抗（adalimumab），一般对于疾病活动度较高且其他治疗疗效欠佳的患者可以使用。

综上所述，首先，类风湿关节炎和AS累及的关节不同。AS主要累及骶髂和脊柱关节，活动后症状可以缓解，可出现外周关节受累，类风湿关节炎多对称性累及小关节。其次，影像学AS的主要特点是骶髂关节关节面变得不清晰、狭窄、损坏或融合（见图10-3），而类风湿关节炎则主要表现为受累小关节关节面变得不清晰，甚至出现融合和缺损（见图10-4）。最后，AS患者可能出现HLA-B27阳性，而类风湿关节炎的患者可出现类风湿因子增高、抗CCP抗体阳性。通过以上不同特点可对两种疾病做出鉴别诊断。

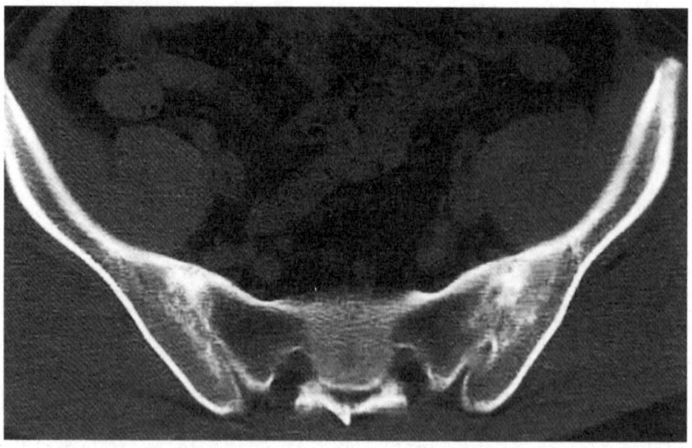

图10-3　AS患者骶髂关节面模糊、狭窄、破坏或融合，呈Ⅳ级改变

（资料来源：兰州大学第二医院）

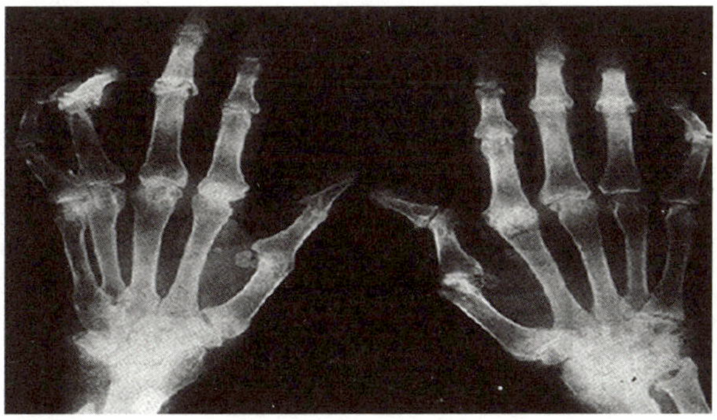

图10-4　类风湿关节炎患者晚期双手关节面模糊，部分融合、缺损

（资料来源：兰州大学第二医院）

第三节　与银屑病关节炎的鉴别

银屑病关节炎（psoriatic arthritis，PsA）是一类与银屑病密切相关的炎症性关节病变，症状为银屑病皮疹、指甲损害、关节和周边软组织酸痛、水肿、压痛、僵硬以及锻炼功能障碍，有些患者可能会发生骶髂关节炎和（或）肌肉炎，病情可能会持续数月，晚期可能会发生关节强直、关节残毁等严重后果。大约75%的PsA患者会发生皮疹，其中10%会发生在关节炎以前，而另外15%则会同时发生。这种疾病可以在任何年龄发生，但最高发病年龄为30～50岁，男性患者更容易受到脊柱损伤。美国国家银屑病基金会最新的一项调查显示，PsA的患病率为1.5%。根据最新统计，我国PsA患病率高达1.23%。PsA的确切病因不明，可能与遗传、免疫、环境因素等相关。全基因组关联研究已经表明，PsA是一种由多基因介导的具有高度遗传性的复杂疾病。研究表明，IL-23R、HLA-Cw6、TNIP1、TNFAIP3以及TNF多态性等在PsA患者中显著高于健康对照组。研究还鉴定出PsA和银屑病患者共同的易感等位基因包括IL-12A、IL-12B、IL-23R、NF-B、TNIP1和MHC，尤其是HLA-Cw06、HLA-B27。PsA中高表达Th1细胞因子（如TNF-α、ILβ和IL-10），Thl7细胞和$CD4^+CD25^+$Treg也参与其中，两者比例失衡在PsA发生发展中发挥重要作用，并且PsA患者血清中还发现了能与角质层抗原反应的抗核抗体。PsA患者血清中可能存在抗上皮角质蛋白和抗细胞角质蛋白18抗体，这些抗体可能会对治疗产生影响。更多的研究也表明，IL-23/Th17通路在PsA中发挥着关键作用。尽管确切的免疫机制目前还不清楚，但众多的研究都已说明免疫因素在PsA的发病机制中发挥着重要的作用。有报道显示，20%的PsA患者会出现异常的大肠黏膜渗透性，而局部的细菌定植导致皮肤屏障功能减退也与银屑病皮损斑块相关。创伤、肥胖、心理应激等也会增加罹患PsA的风险。PsA的炎症性滑膜与类风湿关节炎相类似。T淋巴细胞的数量及其亚群和B细胞数量与类风湿关节炎相似，但滑膜增生程度和细胞浸润程度较类风湿关节炎轻，且血管增生显著。一些研究指出，PsA的滑膜纤维化倾向更明显。在PsA的关节滑膜衬里细胞中发现MMPs和TIMPs升高，这与类风湿关节炎中的发现相似。但有研究发现，PsA在内的脊柱关节病患者滑膜血管增生、中性粒细胞数量增加以及较多的$CD163^+$巨噬细胞浸润，从而可靠地与类风湿关节炎区分开来。

PsA关节症状多种多样，除四肢外周关节病变外，部分可累及脊柱。依据临床特点可分为五种类型，60%类型间可相互转化，合并存在。单关节炎或寡关节炎型占70%，受累关节以膝、踝、髋等大关节为主，也可同时累及一两个指（趾）间关节。因伴发远端和近端指（趾）间关节滑膜炎和腱鞘炎，受损指（趾）可呈现典型的腊肠指（趾），常伴有指（趾）甲病变。1/3～1/2此型患者可演变为多关节炎类型。远端指间关节型占5%～10%，病变累及远端指间关节，为典型的PsA，通常与银屑病指甲病变相关。残毁性关节型占5%，是PsA的严重类型，好发年龄为20～30岁，受累指、掌、跖骨可有骨溶解，指节为望远镜式的套叠状，关节可强直、畸形，常伴发热和骶髂关节炎，皮肤病变严重。对称性多关节炎型占15%，病变以近端指（趾）间关节为主，可累及远端指（趾）间关节及大关节如腕、肘、膝和踝关节等。脊柱关节病型约占5%，男性、年龄大者多见，以脊柱和骶髂关节病变为主，常为单侧，下背痛或胸壁痛等症状可缺如或很轻，脊柱炎表现为韧带骨赘形成，严重时可引起脊柱融合，骶髂关节模糊，关节间隙狭窄甚至融合，可影响颈椎导致寰椎和轴下不全脱位。皮肤银屑病变好发于头皮及四肢伸侧，尤其肘、膝部位，呈散式或泛发分布，要特别注意隐藏部位的皮损，如头发、会阴、臀、脐等；皮损表现为丘疹或斑块，圆形或不规则形，表面有丰富的银白色鳞屑，去除鳞屑后为发亮的薄膜，除去薄膜可见点状出血（Auspitz征），该特征对银屑病具有诊断意义。存在银屑病是与其他炎性关节病的重要区别，皮肤病变严重性和关节炎症程度无直接关系，二者仅35%相关。约80%PsA患者有指（趾）甲病变，而无关节炎的银屑病患者指甲病变为20%，因此，指（趾）甲病变是PsA的特征。其常见表现为顶针样凹陷，炎症远端指间关节的指甲有多发性凹陷是PsA的特征性变化，其他表现有甲板增厚、浑浊，色泽发乌或有白甲，表面高低不平，有横沟及纵嵴，常有甲下角质增生，重者可有甲剥离，有时形成匙形甲。

PsA的实验室检查并无特殊，但在病情活跃时可能会发生ESR、CRP、IgA、IgE和补体水平升高等异常反应。滑液呈非特异性变化，白细胞数量轻微增加，以中性粒细胞居多。RF阴性，极少数患者可能会出现低滴度RF和ANA。大约半数患者的HLA-B27阳性，且与骶髂关节和脊柱的损伤有显著关联。X线观察可以看到关节周围的骨骼损坏，如虫蚀样或穿凿样的畸形，以及关节脱位、间隙变窄或融合等症状。通过关节超声检查，我们可以看到关节内有积液、滑膜增生和血管增生，“铅笔帽”或“望远镜”样畸形，关节脱位、间隙变窄、融合等。MRI特征性表现为炎症水肿、滑膜增生、关节软骨破坏、肌腱韧带附着点炎症等。X线检查显示，中轴关节的骶髂关节间距不对称，变窄并整合，韧带骨赘生成，椎旁骨化。CT扫描则表现为关节面模糊不明，骨骼腐蚀和硬化，关节间隙不规则且狭小，甚至发生骨性强直。CASPAR是目前常用银屑病关节炎常用的分类标准，该标准对PsA的早期诊断敏感性和特异性分别为91.4%和98.7%。

NSAIDs可以缓解银屑病关节炎的症状，但目前尚无证据表明其可以改变疾病的进程和发展，适用于轻、中度活动性关节炎者，但对皮损和关节破坏无效。DMARDs较NSAIDs起效慢，可防止病情恶化及延缓关节组织的破坏，也称为慢作用药。临床上有足够证据支持治疗PsA的DMARDs有甲氨蝶呤、柳氮磺吡啶、环孢素和来氟米特。目前批准治疗PsA的生物制剂有TNF-α抑制剂，如阿达木单抗、依那西普、戈利木单抗、英夫利西单抗和赛妥珠单抗以及抗细胞因子IL-12/IL-23p40亚单位的药物如乌司奴单抗，针对IL-17及其相关受体的抑制剂司库奇尤单抗对于中度至重度斑块状银屑病的成年患者有很好的效果。

PsA最大的特点是患者多存在银屑病病史，有银屑病皮肤损害，但类风湿关节炎患者则没有，同时PsA患者多是远端指间关节病变，部分破坏严重呈“铅笔帽”或“望远镜”样畸形（见图10-5），类风湿关节炎则常见近端指间关节和掌指关节病变。通过以上两点可对两种疾病进行鉴别。

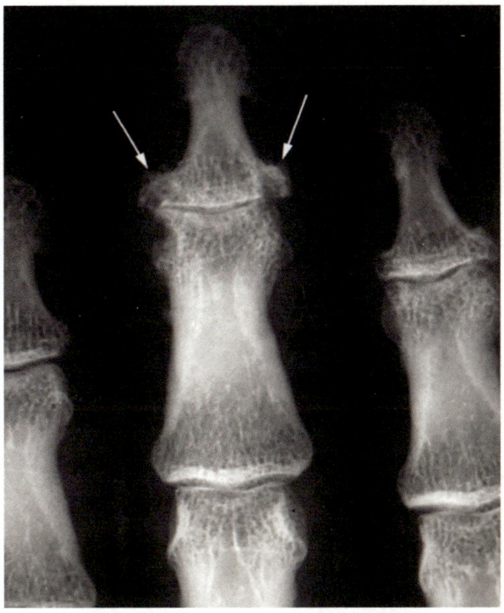

图10-5　PsA患者远端指间关节“铅笔帽”样畸形

（资料来源：兰州大学第二医院）

第四节　与系统性红斑狼疮的鉴别

系统性红斑狼疮（systemic lupus erythematosus，SLE）的患者中，80%会发生关节疼痛及肿胀，其中近端指间关节、膝、腕、掌指关节最容易受到侵犯，但是与类风湿关节炎相比，其肿胀程度、疼痛程度和关节受损程度都要轻一些，大约有一半的患者会发生短暂的晨僵症状，而极少会发生关节畸变，X线检测也没有发现关节侵袭性变化或骨骼变化。随着疾病的发展，如果不加以控制，患者可能会发生手掌关节尺侧偏斜及半脱位，拇指及近端指间关节过分伸直，这些畸形被称为Jaccoud关节病（见图10-6），这些畸形可能是由于关节囊、肌腱及韧带受损所致，而非类风湿关节炎时软骨和骨的损坏所致。SLE患者多为女性，特别是青春期及年轻人。患者常可发现蝶形红斑、盘状红斑等皮肤损害，以及脱发、日晒性皮疹等。本病可累及多种器官，其临床表现可以多种多样：呼吸系统受累可因狼疮性胸膜炎、肺炎而出现发热、无痰性咳嗽甚至呼吸困难；心脏受累可因狼疮性心肌病、心包炎而出现心动过速、心律不齐及心电图改变；肾脏受累可因狼疮性肾炎而出现蛋白尿、管型尿。检查可发现血沉增快，C反应蛋白升高，出现血液系统损害患者可有贫血、白细胞计数减少、血小板降低，疾病处于活动期时，补体水平常减低，原因是免疫复合物的形成消耗补体和肝脏合成补体能力的下降，抗核抗体及Sm抗体、抗dsDNA抗体、抗心磷脂抗体等多项自身抗体阳性是本病重要的诊断依据。

SLE患者关节表现与类风湿关节炎最大的区别是该病受累关节多为非侵蚀性，除关节表现外可出现多系统的临床特征，此外，SLE多种抗体呈阳性也可用于区分两种疾病。

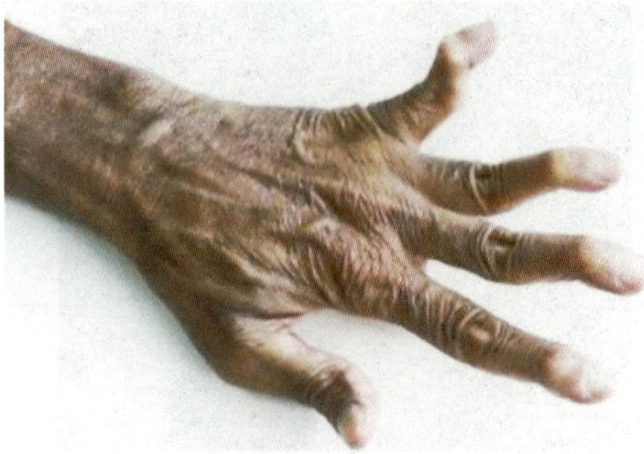

图 10-6　SLE 患者近端指间关节出现过度伸展的“Jaccoud”关节炎
（资料来源：兰州大学第二医院）

第五节　与干燥综合征的鉴别

干燥综合征（sjogren syndrome，SS）与类风湿关节炎有相似之处，都可能导致多个关节肿痛，但大多数情况下可以自行缓解，而发生关节破坏的情况则极少见。检查也常显示血沉增快，类风湿因子阳性。但本病是一种以侵犯泪腺、唾液腺等外分泌腺体、B 淋巴细胞异常增殖、组织淋巴细胞浸润为特征的弥漫性结缔组织病。临床上多数患者表现为干燥性角结膜炎和口腔干燥症，还可累及内脏器官。患者还会表现不同程度的口干、眼干，严重者甚至吃饭需用水送，哭泣而无眼泪。有 70%～80% 患者诉有口干，但不一定都是首诊症状或主诉，严重者因口腔黏膜、牙齿和舌发黏以致在讲话时需频频饮水，进固体食物时必须伴水或流食送下，有时夜间需起床饮水等。猖獗性龋齿是本病的特征之一。约 50% 的患者出现多个难以控制发展的龋齿，表现为牙齿逐渐变黑，继而小片脱落，最终只留残根。50% 的患者表现有间歇性交替性腮腺肿痛，累及单侧或双侧。大部分在 10 d 左右可以自行消退，但有时持续肿大。少数有颌下腺肿大，舌下腺肿大较少。舌部表现为舌痛、舌面干裂、舌乳头萎缩而光滑。口腔黏膜出现溃疡或继发感染。40%～50% 的干燥综合征患者发热，长期疲劳乏力是干燥综合征患者的主诉之一。约 1/4 的患者出现皮疹，可为高出皮面的紫癜样皮疹，多见于下肢，为米粒大小、边界清楚的丘疹，压之不褪色，分批出现，反复发作者可遗留色素沉着，还可有荨麻疹样皮疹、结节性红斑等。上、下呼吸系统均可受累，表现为鼻干、干燥性咽喉炎、干燥性气管、支气管炎，引起干咳，小气道受累者可出现呼吸困难。部分患者还可出现神经系统损害，周围和中枢神经系统均可累及，以周围神经损害多见，可出现感觉、运动神经异常，偏瘫，横断性脊髓炎等。

第六节　与白塞病的鉴别

贝赫切特综合征（Behcet's syndrome，BD），也称白塞病，是一种慢性疾病，其症状为口腔和外阴溃疡、结节性红斑、眼炎等，可能会影响多个系统，严重时可能会导致严重的后果。除典型的症状以外，患者也可出现多关节受累，但白塞病造成的关节炎症通常无功能障碍，也不遗留骨及软骨的破坏或关节畸形。患者常表现出多次发生的口腔溃疡、生殖器溃疡以及虹膜睫状体炎等关节外症状，这些症状是其主要特征。目前该病发病原因尚不完全清楚，可能与遗传、感染、生活环境有关。多数人认为贝赫切特综合征是一种多基因遗传病，遗传因素是发病的重要内源性因素，并在外源性因素（如结核感染）的诱发下，有遗传背景的个体易发生免疫紊乱，进而导致本病。本病由Behcet于1937年首先报道，多见于地中海、中东、中国及日本等地区。这种病症通常在25～35岁的青壮年中发生，男性患者略多于女性患者。最常见的表现是口腔溃疡、生殖器溃疡、眼炎性病变，出现眼睛红肿、疼痛、畏光或视力下降等。此外，部分患者还会出现皮肤病变，表现为面部、胸背部或其他部位毛囊炎样皮疹、结节性红斑等。有些患者还可出现吞咽困难或吞咽时胸痛，以及反酸、烧心、腹痛、腹泻、血便等消化道症状。其他诸如呼吸系统、泌尿生殖道、神经系统、心血管系统均可出现不同程度病变。疾病活动期可能出现贫血、红细胞沉降率增快、C反应蛋白升高等，结核菌素试验约40%呈现强阳性，HLA-B51检查有助于判断患者的遗传易感性。贝赫切特综合征治疗的主要目的是控制现有症状，防止重要脏器损害，减缓疾病进程，具体情况视患者的病情轻重、受累范围而定，做出有针对性的治疗。

第七节　与反应性关节炎的鉴别

反应性关节炎（reactive arthritis，ReA）是一种常见的急性非化脓性关节炎，它可能由任何接触部位的病毒感染引起，除了关节的症状外，还可能伴有多种关节外的表现。反应性关节炎目前发病机制尚不清楚，可能与感染、遗传、免疫有关，反应性关节炎常好发于免疫力低下人群和有免疫缺陷性疾病患者。研究表明，志贺菌属、衣原体属、沙门菌属和耶尔森菌属都可能是导致反应性关节炎发病的原因，而这些细菌的核酸和抗原成分也已被证实存在于反应性关节炎患者的滑膜和单核细胞中，从而可能会引发这种疾病。HLA-B27基因阳性的个体更容易患上肠道和泌尿系统感染后的反应性关节炎，而且家族中有强直性脊柱炎的患者发病率也会显著增加。这种疾病主要发生在18～40岁的青年男性中，国外的发病率介于0.06%～1%之间，而国内尚无相关的流行病学数据报道，此外，儿童和老年人的发病率也没有明显的差异。这种疾病在全球范围内都有发生，但是它的典型特征是肌腱起止点炎。大约70%的患者会出现跟骨骨刺或跟腱炎的症状，膝关节常常会有大量积液。受影响的外周关节主要是下肢，呈非对称分布的单关节或寡关节。1/3的患者多次发作，5%～20%的患者变为慢性，约10%的患者会出现肌腱末端炎和指（趾）炎表现（腊肠指或腊肠趾）。多数患者可出现结膜炎、虹膜炎和角膜溃疡等症状，多表现为眼睛发红，眼角分泌物增加，部分患者可出现眼痛、角膜溃疡、眼部瘙痒等症状。赖特综合征是一种临床表现，往往由关节炎、尿道炎和结膜炎三联征组成。男性患者可能会发生尿频、尿道烧灼感、血尿、尿道口红肿等现象，有时还会发现清亮的黏液样排出物。女性患者则可能会发生尿痛、尿量增多，或者产生少量阴道分泌物或排尿困难等病症。反应性关节炎的全身症状可能包括高热、体重减轻、出汗等，一般在感染后数周发生。这种疾病的高热可能是中度到高度，一天会出现1～2次高峰，一般维持10～40 d，可以自行缓解。反应性关节炎患者的治疗旨在减轻疼痛和炎症，最大程度地避免残疾，防止复发或进展。反应性关节炎主要采用一般治疗和药物治疗，本病易反复发生及进展，因此，要长期持续性治疗。非甾体类抗炎药物是治疗的首选，如布洛芬、吲哚美辛和塞来昔布等，虽不能改变病程，但可改善不适症状，是患者对症治疗的首选。

反应性关节炎与类风湿关节炎区别点在于前者起病前常有呼吸道、肠道或尿路感染病史，且受累关节以外周大关节为主，关节外表现累及眼部及泌尿生殖系统等，可出现HLA-B27阳性，通过以上不同点可进行鉴别。

第八节　与痛风性关节炎的鉴别

痛风性关节炎是嘌呤代谢紊乱、尿酸排泄减少所引起的一种尿酸盐沉积所致的晶体相关性关节炎。其可分为原发性痛风性关节炎和继发性痛风性关节炎，原发性痛风性关节炎主要受遗传因素影响，临床上的10%～20%的患者有家族遗传病史。体内尿酸来源分为外源性和内源性两种，内源性尿酸代谢受遗传和基因因素的影响。内源性尿酸占体内来源的80%，是体内尿酸生成增多的首要原因，发病机制包括嘌呤生物合成增多和分解加速。内源性尿酸合成增多的主要因素是体内酶的缺陷。继发性痛风性关节炎受饮食等其他因素影响，外源性尿酸占体内尿酸来源的20%。食物是外源性尿酸的来源，从食物中摄入的嘌呤在体内几乎都将转变成尿酸，所以海鲜、内脏等高嘌呤饮食的过度摄入是导致近年来痛风性关节炎发病率迅速增高的主要因素之一。痛风性关节炎患者多见于40岁以上男性及绝经后女性，男女比例约为7:1，但随着人类生活方式的改变，发病年龄近年来已经趋于年轻化。痛风与啤酒、动物内脏和海产品的过量摄取有关，患病率存在地域性差异，这与不同地区的生活水平和经济发展程度有一定的关系。痛风性关节炎的多发人群包括长期高嘌呤饮食者，如过多进食海鲜、内脏等，直系亲属（父母、兄弟姐妹）有痛风性关节炎病史者，高尿酸血症患者和有痛风家族史的人群，体型肥胖、高血压、糖代谢异常的人。疲劳、酗酒、精神紧张、感染及创伤、手术、温度、pH值是诱发和加重痛风性关节炎的重要诱因。典型临床症状表现为夜间突然发作、关节疼痛进行性加剧，在12 h内达到高峰。痛风性关节炎首次发作多发生在第一跖趾关节处，其后累及其他关节部位（见图10-7）。痛风性关节炎发作进入间歇期后，多在1年内复发，频繁发作，累及关节增多，症状持续时间加长。患者进入慢性痛风石发病期的主要临床表现包括持续性关节肿痛、压痛、畸形和功能障碍。此外，痛风控制不佳还可能出现痛风性肾病及心血管疾病等并发症。痛风性关节炎的治疗，根据不同临床阶段及痛风性关节炎患者本身所带有不同危险因素来综合考虑治疗，痛风性关节炎最佳治疗方案应包括非药物治疗和药物治疗两方面，必要时可选择手术剔除痛风石，对损坏关节进行矫形等手术治疗，以提高患者生活质量。

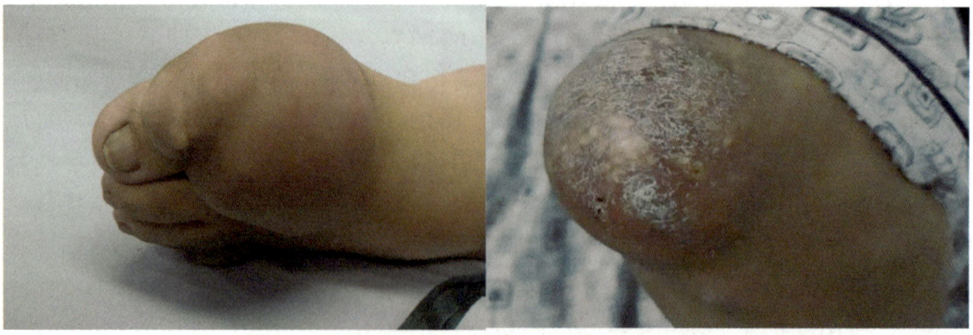

图10-7　痛风患者第一跖趾关节及肘关节痛风石形成

（资料来源：兰州大学第二医院）

第九节　与风湿性关节炎的鉴别

风湿性关节炎属于全身性自身免疫性疾病，发病与A组链球菌密切相关。风湿性关节炎发病率在性别上无明显差异，任何年龄均可发病，以7～16岁学龄期儿童较多见，而3岁以下的婴幼儿罕见。好发于冬、春季节，受寒冷、潮湿天气影响而易诱发症状。近年来，随着生活和医疗条件的进步，发病率已明显降低。风湿性关节炎好发于膝、踝、肩、肘、腕等大关节部位，以病变部位红、肿、灼热、肌肉游走性酸楚、疼痛为特征，疼痛游走不定，可由一个关节转移到另一个关节。除关节症状外，风湿性关节炎还可出现发热，热型不规则，可为弛张热、稽留高热，也可能是低热。一般来说，超过39 ℃的高热多见于关节炎，而极少见于心肌炎。发热多于2～3周后自然消退，若使用阿司匹林后，则可迅速消退。部分患者出现心悸、气短及心前区不适等表现。心肌炎严重时患者可出现端坐呼吸、咳粉红色泡沫样痰、肺底湿啰音等充血性心力衰竭的症状和体征。皮下结节常在患心肌炎时出现，出现率不到2%，多见于关节伸侧的皮下组织，质地稍硬，与皮肤无粘连，也无红肿炎症。约2.4%的患者出现环形红斑，为指压褪色的淡红色环状红晕，彼此可互相融合，多分布于躯干及肢体近端。4～7岁儿童还可能出现舞蹈症，为炎症侵犯基底结所致，表现为一种无目的、不自主的躯干或肢体的动作，如伸舌歪嘴、挤眉弄眼、耸肩缩颈。实验室检查白细胞计数不同程度增高，中性粒细胞稍增高。尿中有少量蛋白、红细胞和白细胞。血清中抗链球菌溶血素“O”多在500单位以上，血沉多增快。风湿性关节炎患者的治疗原则为消除链球菌感染灶，抑制急性期炎症反应，通常使用抗生素治疗是清除病因的首要措施，其次为抗风湿治疗。

第十节　与感染性关节炎的鉴别

感染性关节炎是由细菌或真菌、病毒等病原微生物引起的滑膜或关节及其周围组织炎性病变的一种疾病。多见于年老体弱者，常累及一个或多个关节，膝关节和髋关节为常见的部位。感染性关节炎的发病率在世界范围内差异较大，在美洲、欧洲等发达国家的发病率较低，但在非洲，拉丁美洲和亚洲发病率较高。本病好发于免疫功能低下者，细菌、病毒等致病性微生物侵袭时，只有在全身免疫能力下降，致病性微生物大量繁殖，才出现症状。感染源多见于血源性传播、开放性损伤、医源性感染，以及邻近关节化脓性病灶的蔓延等。急性感染常由奈瑟淋球菌、金黄色葡萄球菌、链球菌及革兰阴性菌，如肠杆菌、沙雷杆菌引起。金黄色葡萄球菌可发生于任何年龄，但以儿童为多见。可继发于金黄色葡萄球菌败血症，但也可由邻近的骨髓炎或软组织感染蔓延，或关节外伤细菌直接侵入所致。链球菌性关节炎多并发于猩红热。猩红热多发生于儿童，其临床特点为突然高热、咽峡炎、弥漫性猩红色皮疹，继而脱皮。淋球菌性关节炎由淋菌或其毒素侵入关节腔所引起，由淋菌直接引起者是化脓性关节炎，常为单发性，最后可致关节强直。由淋菌毒素所引起者为变态反应性炎症，通常侵犯多个关节，在淋病任何时期均可发生。慢性感染可由分枝杆菌、真菌和其他一些致病性较弱的细菌引起。如流行性腮腺炎、腺病毒感染、风疹、病毒性肝炎、登革热、虫媒病毒感染、传染性单核细胞增多症等可出现多发性关节炎，病变多为自限性，特别多见于病程的前驱期。医源性感染中有2/3的患者关节置换术后1年以内出现，这可能是因为手术操作引入细菌或术后细菌感染，如皮肤感染、肺炎、牙科感染等。关节感染厌氧菌常伴有兼性或需氧菌感染，如金黄色葡萄球菌、表皮链球菌和大肠杆菌。结核性变态反应性关节炎也称作Poncet综合征，安东宁·庞塞在1897年首次将其描述为与结核病相关的多关节炎，并以其名字命名，该病是由结核分枝杆菌毒素引起的机体变态反应，多并发于成人原发性肺结核和淋巴结结核，个别并发于肠结核或肾结核，不属于罕见病例。其病因与由结核分枝杆菌直接感染引起的单发性结核性关节炎不同。患者密切接触的人员（如家属、亲友或同事）中常有人患肺结核，患者本人也常患有肺结核或其他脏器结核。多为单关节受累，常累及指（趾）、腕、肩、踝及膝关节，关节可出现红肿热痛等炎症性反应，也可出现结节性红斑等症状，但皮温常不升高，关节骨质无破坏。血沉增快，类风湿因子及抗链“O”正常，白细胞增高不明显。X线检查可见软组织肿胀、关节间隙狭窄、骨质疏松、骨质破坏并有死骨形成。关节液结核菌培养发现结核分枝杆菌可以协助诊断。感染性关节炎的症状分为局部症状和全身症状，患者关节出现局部肿胀、疼痛、局部皮温升高等症状，关节腔内有大量的脓性、浆液性或者是浆液性渗出液，关节按压有波动感。如果经久不愈，关节软骨受到破坏，可出现骨质增生。后期发展为骨性、纤维性关节愈合，关节僵硬。部分患者还可能出现发热、乏力、寒战等全身症状，严重的感染性髋关节炎，因为关节囊内液压增高，造成关节填充，个别在数月后出现股骨头缺血性坏死。感染性关节炎根据临床表现、实验室检查以及影像学检查可以确诊：患者关节肿胀、热痛，关节腔内积聚大量浆液性、纤维素性或脓性渗出液，关节囊膨胀，按压有波动感。患肢跛行，常伴有体温的升高等表现。实验室检查提示血白细胞计数增多，血沉增快及C-反应蛋白增高，病原体培养结果阳性，关节液白细胞计数>5000/μL、中性粒细胞数0.75以上提示可能存在膝感染性关节炎。X线提示肿胀软组织阴影和滑膜渗液现象，关节间隙增大，出现边缘骨腐蚀和骨质硬化现象等，99 m锝骨扫描可见异常表现，感染滑膜血流丰富，摄入增加，骨的新陈代谢加快，即可做出诊断。感染性关节炎首先是抗感染治疗，选择局部或全身应用抗感染药物，根据患者的临床分类用药。其次针对疼痛等症状，对症治疗。据患者感染类型，全身使用足量、有效的抗感染药物。如果是细菌感染，应该做关节液培养和药敏试验，来帮助选择抗生素治疗。有条件的患者可行关节腔穿刺，抽取关节腔内积液，关节腔内注入有效的抗生素。疼痛严重时，可以使用对乙酰氨基酚、阿司匹林等镇痛药物来对症治疗。若抗感染治疗24～48 h无效时，考虑外科手术治疗，监测血沉、C反应蛋白水平决定是否停药。感染性关节炎患者经过有效规范的治疗，一般均可治愈，能够有效地缓解疼痛、肿胀等症状，改善关节活动，维持正常的生活质量。

第十一节　与肿瘤相关性关节炎的鉴别

癌肿性关节炎诱发因素不太明确，可能是因为患者的免疫力低下或是关节长期磨损，但是决定性因素为患者本身癌症引起的，本病可发生于癌症患者的任何类型，但癌肿性关节炎不是因为癌细胞直接转移到骨或关节引起的。癌肿性关节炎的直接发作病因为癌症。不同类型的癌症均有可能发病，但是肺癌、前列腺癌以及乳腺癌患者最为常见。肿瘤的癌细胞很容易发生骨转移，即癌细胞扩散到人体骨组织，引起骨肿瘤，在转移的过程中极易引起肿瘤性关节炎，但是不意味着肿瘤转移到了骨关节，该病可以理解为癌症转移的并发症。目前其具体的发病原因还尚不明确。根据调查显示，肿瘤性关节炎在癌症患者中的发病率为1%～3%，其中50～60岁人群占据70%，并且女性的发病率约为男性的2倍。当患者免疫力低下，即使患者体内的为良性肿瘤也会很容易发生转移，从而引发肿瘤性关节炎。对于一些有着不良生活习惯或者从事一些体力工作人群，关节磨损比较严重，容易造成关节处产生一系列的增生或者病变，会大大增加患者的癌肿性关节炎的发病概率。患者的关节本身就存在炎症或者增生等问题，在该情况下，即使体内的癌细胞不发生转移，也很容易引发癌肿性关节炎。癌肿性关节炎的典型发作一般出现在癌症体征前一年，很少与癌症体征同时或以后出现，在急性期，关节可有发热、红、肿胀及疼痛。恶性病控制后，可完全或部分缓解。在慢性病程中，可以急性发作，直到出现严重的功能障碍。关节疼痛，主要见于膝、踝、掌、指及趾等关节，其次为肩、肘、腕、髋及脚等关节，一般患者可为单关节或非对称性关节发作。

最常见的关节症状为关节部位发红、肿胀，在急性期可能会出现发热以及剧烈疼痛，甚至出现活动障碍。部分患者特别是曾经有过关节病史或者症状的人群晨起关节会伴有僵硬感，无知觉以及类似于抽筋的感觉。当患者发现关节出现红肿、疼痛时，应引起注意，特别是患有癌症的患者，应高度怀疑癌肿性关节炎，及时到医院就医，以明确病情。就医时主要检查血常规、尿常规、便常规，目的是检测患者是否有肿瘤的疾病指征。X线检查在骨科疾病的诊断中有着广泛的应用，是临床早期发现、早期诊断和鉴别某些疾病有效的手段之一。通过该检查，医生可以观察患者骨质是否破坏。癌肿性关节炎以缓和症状为主，同时积极治疗原发症状的肿瘤，一般来说，当肿瘤得到治疗或者控制时，癌肿性关节炎大多都会自动消退。阿司匹林证明对缓解轻度或中度疼痛有效，可以有效地缓解患者关节疼痛，同时对于关节红肿、发热也有一定的抑制作用。对乙酰氨基酚别称泰诺林、必理通、百服宁、扑热息痛，通过抑制下丘脑体温调节中枢前列腺素合成酶，可以有效地缓解疼痛，但是有尚不明确的致癌性，因此使用时要注意药量。少部分患者的骨质病变可能比较严重，关节自我恢复能力下降，即使控制了原发病，病症也无法彻底消退，需要经过医生的评估后进行骨髓移植。如果能有效地控制原发病，那么该症状大多能得到根治，原发疾病得到治疗后，该病症状即可消除，并且可以维持正常的生活质量。癌肿性关节炎治疗，以预防原发性疾病为主，尤其是中老年人以及有家族肿瘤史的人群，要及早做好肿瘤筛查工作，平时要适当运动，但是要避免剧烈运动，保护关节不受损伤，养成良好的饮食习惯。即使治愈后，建议患者每半年进行一次全面的关节检查。

第十二节　与进行性假性类风湿性发育不良的鉴别

进行性假性类风湿性发育不良（progressive pseudorheumatoid dysplasia，PPRD）是骨骺发育不良类病变的一种，又称为晚发型脊柱骨骺发育不良伴进行性骨关节病（spondyloepiphyseal dysplasia tarda with progressive arthropathy，SEDTPA）或儿童进行性假类风湿性关节病（arthropathy progressive pseudorheumatoid of childhood，APPRC），因为在临床上模拟类风湿关节炎，从而被命名为假性类风湿关节病，是一种进展性的、可能致残的遗传性关节病，属于常染色体隐性遗传，主要病变为持续性软骨丢失和骨破坏。其特征性表现为扁平椎及椎体终板不规则，外周关节的骨膨大，继发性骨关节炎，广泛骨质疏松，无滑膜炎及其他炎性反应，不出现骨质侵蚀。该病患病率估计为1/1000，主要发生在地中海东岸、中东以及北非的马格里布地区，国内极为罕见。研究发现，PPRD是由于WISP3基因缺陷，WISP3编码蛋白参与软骨形成和软骨发育信号通路，该基因突变干扰了出生后软骨细胞的稳定性，使未成熟的软骨细胞处于高增生状态，关节软骨提前退化而导致全身各关节畸形和运动障碍。影像学检查对该病有诊断性意义，主要特点有脊柱侧或后凸畸形，颈、胸、腰段普遍呈扁平椎，椎体前后径及横径增宽，椎体终板不规则，椎弓根变短，椎间隙普遍变窄，椎体前部上下缘骨化缺失，呈“横置花瓶”状。骶髂关节和耻骨联合间隙显著增宽，髂骨基底部增宽，髋臼窝加深。外周关节间隙狭窄，干骺骨端增大，可伴骨质疏松，继发骨关节炎，股骨颈粗短，年龄偏大者可见股骨头变扁、表面不平。该病缺乏有效的病因治疗，以合理的对症治疗及康复锻炼为主要治疗手段，疾病晚期可行关节成形、关节置换术，提高患者生活质量。PPRD虽然不影响寿命，但严重影响患者运动功能和生活质量。关节疼痛可用非甾体抗炎药缓解，其他抗感染治疗疗效甚微。还可以配合物理治疗和康复训练，后期可能需要外科干预，行关节成形术和人工关节等。但是若能早期诊断，可避免不必要的过度治疗，早期行对症支持治疗。

第十三节　与近端指间关节周围胶原沉积症的鉴别

近端指间关节周围胶原沉积症是一个少见的、主要发生于青少年男性的、以近端指间关节周围非炎症性膨大为特征的胶原沉积症。1973年，Bazex首先描述了“非常有趣的近端指间关节侧面肥厚”的临床病例。时隔2年，Verbov-f第一次提出了pachydemaodactyly这一病名。迄今为止，本病的发病机制尚不清楚。部分学者认为皮肤和关节的反复机械性微创伤是可能的假说之一，皮肤的改变在部分患者中可能归因于经常性，或强迫性的手指交叉、手指摩擦。临床以近端指间关节扁平，梭形肿胀为典型表现，累及第二指至第五指，多数患者受累关节无其他症状。体格检查示关节侧面软组织增生，受累关节无红热，触压痛或关节活动受限。该病主要发生于年轻男性，青少年起病，无痛性缓慢发展，受累关节基本对称。少数患者可为远端指间关节受累而表现为晨僵、关节畸形、关节活动功能受限。实验室检查均正常，无ESR、CRP等炎症指标的异常，无类风湿因子等免疫学指标阳性的发现。超声检查示近端指间关节外侧软组织均匀且低回声增厚。X线检查仅显示软组织肿胀，而无关节和骨质的破坏。MRI检查具有良好的软组织分辨率，可清楚地显示关节、软骨及滑膜的累及情况，明显优于X线检查。本病MRI主要表现为关节囊外软组织肿胀明显，信号呈T1稍长于T2，关节囊内无积液，软骨无破坏，无明显滑膜增厚。组织病理学检查示成纤维细胞增殖和皮肤胶原蛋白沉积，真皮弹性纤维减少，黏蛋白沉积。本病一般为良性，临床上不需要特殊治疗。常规肿胀处敷用激素无效，局部注射激素效果也不稳定。有晨僵者可用非甾体消炎药治疗，可取得预期疗效，部分存在强迫症的患者可选择心理治疗。

第十四节　与糖尿病关节病的鉴别

长期糖尿病引起的骨关节、软组织（血管、肌腱等）等基础病变均可导致糖尿病手的发生。临床上常见的主要有两类：一是由于周围神经病变引起的骨关节病变，导致手的畸形，此类最常见；二是在手部有细微内部变化的基础上由外伤所引发，如剪指甲不小心受伤等。由于糖友血糖较高，免疫力下降，受伤后易感染，组织修复能力又差，常导致手部疾患的迅速恶化。糖尿病手是手部并发症，由于上肢血管神经支配比下肢丰富，其发病率远低于糖尿病足。据不完全统计，糖尿病手的发病率仅有0.37%，女性患病率远高于男性。糖尿病手的早期表现为关节活动受限、掌腱膜挛缩及扳机指，糖尿病手最常见的一个临床表现就是关节活动受限，主要表现为两只手掌的掌心相对的时候，手指难以伸直贴合，手指之间的缝隙会比较大。因为临床检查时看起来像是正在祈祷的样子，所以又名为"祈祷手"。此外，还会有手部皮肤干燥、表面增厚、关节僵硬或紧绷感等表现。

除了"祈祷手"外，糖尿病患者还可能出现"扳机指及弹响指"，其是一种在弯曲和伸直手指时会导致疼痛、僵硬以及锁定或抓住感的情况。这种情况也被称为"狭窄性腱鞘炎"。无名指和拇指最常受扳机指的影响，但也可能出现在其他手指上。在扳机指严重的情况下，手指锁定并且卡在弯曲位置。有时患者必须用另一只手伸直手指。糖尿病手首要治疗方案是控制血糖。糖尿病手患者应遵照所制订的饮食和运动计划，保持身体的最佳状态。病情程度较轻或中度情况的患者，常在控制血糖的基础上行保守治疗，最常见为手部的物理治疗。例如矫正夹板、微波疗法及热疗等，以此增加手部的关节活动范围，促进血管扩张，增加微血管的血液循环，进而缓解手部僵硬症状。但目前大部分物理治疗效果不理想，仅为辅助治疗方案，可在一定程度上延缓糖尿病手的进展。糖尿病手表现较为严重且对生活工作产生严重不良影响时，需行外科手术治疗，但术前血糖水平应在较短时间内达到较理想水平再行手术。糖尿病手外科医生给予患者相应的局部类固醇注射或外科手术治疗方案。

（张燕、鲁锦玥）

参考文献

[1] SHOWERY J E, KUSNEZOV N A, DUNN J C, et al. The Rising Incidence of Degenerative and Posttraumatic Osteoarthritis of the Knee in the United States Military[J]. Journal of Arthroplasty, 2016, 31(10): 2108-2114.

[2] SCANZELLO C R. Chemokines and inflammation in osteoarthritis: insights from patients and animal models[J]. Journal of Orthopaedic Research, 2017, 35(4): 735-739.

[3] CHIO Y, NATALIE M, HYON K C. The role of diet in hyperuricemia and gout[J]. Current Opinion in Rheumatology, 2021, 33(2): 135-144.

[4] FATIMA F, FEI Y, ALI A, et al. Radiological features of experimental staphylococcal septic arthritis by micro computed tomography scan[J]. PLoS One, 2017, 12(2): e0171222.

[5] ENDO Y, KAWASSHIRI S Y, KOGA T, et al. Reactive arthritis induced by active extra-articular tuberculosis: a case report[J]. Medicine, 2019, 98(49): e18008.

[6] 王福斌，王广芬，孙永宁，等. 常规检查在感染性关节炎诊疗中的临床应用[J]. 中国卫生检

验杂志,2018,28(12):1488-1489.

[7] ZABOTTI A, ERRICHETTI E, CERESER L, et al. Pachydermodactyly: the role of ultrasonography and dermoscopy for diagnosis [J]. Rheumatology,2017,56(5):703.

[8] LIU W,MA D L. Pachydermodactyly[J]. Mayo Clinic Proceedings,2020,95(10):2280-2281.

第十一章
类风湿关节炎的常规治疗

类风湿关节炎是一种慢性、进行性的累及关节和关节外的全身性致残性疾病，需要终身治疗，类风湿关节炎治疗原则包括：首先，强调达标治疗，主要是尽可能降低类风湿关节炎患者疾病活动度，尽快达到临床缓解目标，并长期处于临床缓解状态。其次，强调个体化的治疗，即风湿免疫科医师在接诊每一位类风湿关节炎患者后，综合考虑患者的疾病活动情况、关节破坏程度、有无并发症、病程长短、性别、年龄和个体经济条件等各种因素，进一步制订个体化的治疗方案，以达到最大程度的规范治疗。

第一节　一般治疗

类风湿关节炎患者的一般治疗方式主要有：针对性的患者教育、适当的休息、物理治疗、康复锻炼、职业康复等，上述治疗对于缓解患者症状、改善关节功能具有重要的意义。

一、健康教育

健康教育是通过有计划、有组织、系统地开展健康教育，促使患者和家属积极自觉地选择有利于他们的健康行为和生活方式，从而减少疾病对他们的危害。通过进行健康教育，可以让类风湿关节炎患者在急性期积极配合治疗，缓解期积极进行康复治疗，最大程度地提高患者的生活自理能力，减轻家庭和社会的负担。针对类风湿关节炎患者和家属的健康教育，必须由风湿科和康复专科医生及其他多学科小组的人员共同努力，疾病一旦确诊，就必须立即开展健康教育，而且要在整个诊疗过程中持续深化。

（一）疾病认识

中国类风湿关节炎2019年年度报告指出：目前，关于类风湿关节炎疾病知识的相关科普材料较少，民众缺乏有效获取疾病知识的渠道，导致广大民众对类风湿关节炎的整体认识和了解有限。有研究显示，患者了解类风湿关节炎疾病相关知识主要通过亲朋好友（35.8%）、药物广告（25.3%）及互联网（18.8%）。另一方面，患者不了解什么是类风湿关节炎规范治疗，对其重要性也认知不足，部分患者痴迷于“偏方、秘方、除根”治疗，在疾病早期未能得到正规治疗，错过了治疗的最佳时机。因此，在患者诊疗过程中，通过科室宣教、杂志、宣传画册等，对患者及其家属、陪护进行宣传教育至关重要，让患者及家属了解 类风湿关节炎是一种以疼痛、肿胀和功能减退为主要临床症状的慢性疾病，临床上有哪些有效的治疗方法等。治疗目标为：缓解或消除关节炎所致的病症，控制病情发展，加速受损关节骨的修复，提高关节功能。疾病认知教育中，应强调达标治疗，早期就医，配合治疗，定期复查。

（二）用药指导

据统计，我国超过60%的类风湿关节炎患者曾经漏服或自行减量、停用药物，由此导致致残率和病死率的升高，不仅增加患者的生理和心理负担，而且也增加了经济负担，降低生活品质，且占用了更多的公共医疗资源。类风湿关节炎治疗以药物为主，必要时可行手术治疗，因此，对类风湿关节炎患者及家属进行用药指导显得尤为重要。医生向患者进行用药指导时应告知何时需要服用非甾体消炎药，病程中使用非甾体消炎药的必要性和禁忌证。在使用糖皮质激素类药物时，要告知患者糖皮质激素的正确减停方法以及可能的不良反应及处理方案，在服药期间需加强口腔护理，预防口腔感染等。此外，对于服用经典DMARDs药物、生物DMARDs药物及小分子靶向DMARDs药物的患者，应向其充分告知其用药目的及具体方案、注意事项及不良反应等。

（三）心理指导

在类风湿关节炎疾病发作时，身体的不适可能会降低患者对疾病的理解和接受程度。患者会滋生困惑、绝望、忧虑（对治疗、用药、残疾、死亡率等）等情绪，对正规治疗产生排斥和拒绝心理，进而产生抵触、不信任专科医生或依赖偏方等行为，拒绝常规合理治疗。此时，风湿科医生及护理人员应当对患者的情绪和反向行为进行科学评估，积极、主动、热情地与患者沟通病情，鼓励患者树立战胜疾病的信心，让患者认识到情绪对疾病治疗的重要性，正确对待疾病的发生、发展及转归，并从心理上接纳自己和疾病共存。适当的心理指导可以明显缓和患者情绪，使患者减轻思想压力，放下精神负担，并树立战胜疾病的信心，更好地配合专科医生的诊疗。

（四）健康教育网站推荐

患者和家属可以从各个官方网站、公众号、关节炎基金会、公共图书馆、书店、病友会及互联网上获得教育材料（如表11-1所示）。另外，医生应提醒患者注意并警惕从非官方渠道（如非正规互联网咨询网站）获取信息，并鼓励患者获取相应信息后在疾病随访时向专科医生求证。积极有效的健康教育可以减少患者的焦虑，提高依从性，并有助于避免疾病进展或药物并发症的发生。

表11-1 为类风湿关节炎患者推荐的教育网站（原创）

网站名称及公众号	网址
关节炎基金会（Arthritis Foundation）	https://curearthritis.org
美国风湿病学会（American Collaege of Rheumatology，ACR）	https://www.niams.nih.gov/health-topics/rheumatoid-arthritis
美国国立卫生研究院（National Institute of Health，NIH）	https://rheumatology.org
加拿大关节炎协会（Arthritis Society of Canada）	https://arthritis.ca/type/arthritis/rheumatoid arthritis/default
医疗网	https://www.medicine net.com/rheumatoid arthritis
中华风湿病学会	风湿科普入口

二、休息

休息主要有以下几种方式：全身休息，指卧床让全身的关节及肌肉得以休息；局部休息，利用夹板、石膏、吊带使部分关节休息；连续休息，指连续休息数小时至数十小时；间歇休息，指短时间（0.5 h、1 h）的休息。休息一般适用于类风湿关节炎活动期，在此期间，患者可能有发热、疲倦、关节肿痛等症状，因此需要充分休息。适当的休息能缓解患者关节疼痛及不适感，促使关节恢复到原来的状态，约1/3的类风湿关节炎患者休息后症状改善。在整体的治疗方案中，短时间的休息能使患者更好地参与到功能锻炼和重返工作。需要关注的是休息时长，类风湿关节炎患者一般除疾病活动期外，不建议长久地全身休息和连续休息，还是应当积极进行功能锻炼。长时间休息会造成肌力减退、关节挛缩、骨质疏松、褥疮、肺部感染、心肺功能下降等并发症，仅仅几周的局部制动就会使肌肉容积减少21%。越来越多的证据表明，长时间卧床休息作为基本治疗是没有帮助的，不应该作为常规治疗方法推广。

三、物理治疗

关节疼痛、肿胀、僵硬感可能会妨碍行走、自理或日常生活活动，类风湿关节炎患者应在疾病早期尽早就诊或咨询物理（或职业）治疗师。物理治疗通常用于行走或下肢功能障碍占主导的患者，治疗师在治疗前应对患者的健康或残疾程度、行走能力、日常生活能力进行评估，治疗方式包括制订休息和锻炼计划，维持关节功能和关节保护的指导、预防或纠正挛缩或畸形，行走辅助装置或固定装置（如矫形器、夹板）的使用。固定装置或夹板可能有助于缓解关节疼痛或炎症，纠正畸形或错位关节，支撑虚弱或不稳定关节。使用固定装置必须控制在必要的时间内，否则将会促发患者肌肉萎缩、无力及失用性萎缩。治疗师会根据患者自身情况提供定制的自适应装置，以进一步保证患者能独立进行日常生活（如自理、洗漱、穿衣、开门、开瓶、开车门、启动汽车等）。

四、功能锻炼

类风湿关节炎患者的功能锻炼以有氧运动、力量训练、关节体操、日常生活能力训练为主，在组织训练的过程中应充分评估患者情况，有计划地组织科学、合理、可重复的运动。积极功能锻炼的意义在于消除肌肉失用性萎缩、肌肉无力和关节不稳，并且同时能缓解关节疼痛和全身疲劳感。风湿科医师及康复科治疗师在为患者制订功能锻炼方案时应遵循从休息方案向锻炼方案过渡，尽管关节疼痛及活动受限使患者初期参与锻炼存在困难，但实际上多数情况下，科学制订的循序渐进的锻炼方案是帮助患者恢复正常生活的重要手段，具体如表11-2所示。

表11-2　类风湿关节炎患者运动方案

项目	急性期、高疾病活动状态	亚急性期	稳定期
表现	低热、疲乏、关节肿痛	关节肿痛等症状较前改善	无明显关节肿痛
锻炼目的	增强体质，保持关节活动和稳定	增强肌肉力量和耐力，预防关节挛缩畸形	提高柔韧度和平衡能力
运动原则	休息为主，适度运动，必要时辅具支持固定	适度增加训练，中等强度锻炼	持之以恒，中等强度锻炼为主

续表11-2

项目	急性期、高疾病活动状态	亚急性期	稳定期
运动重点	被动和主动关节活动度锻炼 等长收缩运动(以受限制的关节为重点)	主动关节活动度锻炼 等长收缩运动逐渐过渡至动态锻炼(有氧和力量锻炼) 柔韧性锻炼 平衡锻炼	主动关节活动度锻炼 力量锻炼 有氧运动 柔韧性锻炼 平衡锻炼
可选择的运动方式	(1)关节活动度训练:手、腕关节等关节活动度锻炼 (2)等长收缩运动:四肢肌肉的等长运动 (3)柔韧性训练:瑜伽、水上运动(应有轻微的拉伸感,但无疼痛感) (4)平衡训练:太极、足跟足趾式行走、水上运动 (5)力量训练:自重或负重锻炼、阻力训练		
每次锻炼步骤	不建议运动	(1)热身:锻炼前应进行热身,避免关节、肌肉损伤,采取较为轻柔的有氧运动,如慢走、原地踏步,持续5～10 min (2)锻炼 (3)放松:运动后行轻微有氧运动,防止运动后肌肉痉挛,可进行慢走或拉伸,持续5 min左右	
运动时间	小量分次,如每日2次,每次3～5组,每周3～5日	逐渐增多	每周3～5次,每次30 min
注意事项	(1)中等锻炼强度:在锻炼过程中微微气喘,但能够交谈 (2)锻炼时穿合脚的鞋子 (3)运动后可适当补充水 (4)水上运动避免在冷水中进行 (5)若有髋关节、膝关节、足部和踝关节问题,建议在平整的地面上进行锻炼 (6)开始锻炼时出现轻微疼痛是正常的,但如果疼痛严重或锻炼后2 h仍存在,则可能需要改变锻炼方式 (7)如果在运动中出现以下症状,应立即停止运动,并联系医护人员 ①胸口、背部、颈部或手臂疼痛或有压迫感 ②头晕或昏倒 ③恶心、呕吐 ④自觉心脏跳动非常快速		

注:表格内容引自方霖楷,黄彩鸿,谢雅,等.类风湿关节炎患者实践指南[J].中华内科杂志,2020,59(10):772-780.

(一)有氧运动

类风湿关节炎缓解期，患者膝、踝关节及相关肌肉神经功能较好，临床医师及治疗师应鼓励并教育患者进行常规有氧运动。有氧运动是指在氧气充分供应条件下进行体育锻炼，其常见运动方式有爬楼梯（老年人、肥胖、合并骨关节炎患者不建议采取此种运动方式）、散步、慢跑、骑自行车、打太极拳、跳健身舞等，需根据患者具体病情、身体素质以及患者的运动偏好，临床医生指导适当选择合适的运动方式，指导并帮助患者进行相关运动锻炼。每次锻炼时长尽量在30 min及以上，但不可过度运动，一旦患者有疲劳状态，则需及时停止运动锻炼，每周3～5次。

(二)力量训练

负重或阻力训练对于活动性滑膜炎患者可能是有害的，但是当关节炎症控制后仍可以进行。

除去关节不稳、放射学损伤或急性炎症（即有积液、滑膜炎、皮温升高）的情况下，中低强度的负重活动对类风湿关节炎患者是相对安全的。常见训练方式有深蹲、平板支撑、弓步蹲、仰卧触踝、举哑铃等，同样需根据患者病情及康复情况，选择合适的训练方式，每周2次。如病变部位在肩关节，则可指导患者通过举哑铃来上下伸展手臂，以锻炼手臂肌肉及肩部关节，使患者肩部周围的肌力能得到有效提升。

（三）关节体操

关节体操主要是针对关节部位进行运动锻炼。首先，需进行训练前的准备，包括对患者病变处关节进行热敷，指导患者进行简单热身运动。其次，待患者完全无晨僵等症状时，可指导患者进行全身各关节活动训练，如肩部，护理人员可指导患者进行前伸、上举及向前合拢等运动；指关节，可让患者按手指关节进行屈伸运动，并双手各指交叉，带动手指各关节运动；腕关节，可让患者通过交叉抱拳、对掌等运动方式活动腕关节；膝关节，可指导患者进行下肢“钟摆”运动，以扩大膝关节活动度。上述运动每日2次，每次15～30 min，维持12周。以手腕部关节功能锻炼为例，总结起来就是：一搓二焐三屈指，四伸五压六相对，压掌5回，门打开。具体方式为：第一式，大拇指依次分别与其他四指轮流碰触，保持3 s，来回触碰，共10次；第二式，用力握拳，保持3～5 s，用力伸5只手指，尽量让手掌和手指扩张，保持3～5 s；第三式，掌心向下，以腕关节为支点，手向上抬起，类似向别人打招呼尽量做到摆动的最大幅度，然后缓慢放下。

（四）日常生活能力训练

日常生活自理能力的锻炼对改善患者生活质量和减轻家庭负担具有重要意义。鼓励患者进行一些简单居家活动，如自己吃饭、洗澡、洗碗、晾洗衣物、不依靠器械走路等，利用编织、填充颜色、练字、搓橡皮泥、丢沙包、拾豆子等简单动作训练关节灵活度，提高患者日常自理能力。避免运用患关节，必要持物时使用正常肢体作为辅助。能坐时则不站，尽量不进行弯腰动作。

五、职业康复

类风湿关节炎 患者疾病确诊后引起的主要生活变化涉及就业和工作，继续积极工作已被证明对类风湿关节炎患者身心有益，因为工作可以提高患者自尊心，并确保财务独立，更多的社会参与减少了患者疲劳症状并改善其心理亚健康。活动性类风湿关节炎患者可能需要调整生活方式及职业，以适应疾病导致的衰弱状态。与同龄人相比，类风湿关节炎患者可能会发生更多的病假、工作失误或过早的残疾。对于遇到困难、无法工作或无法获得雇佣的患者而言，应考虑咨询职业康复专家。他们会对患者当前的工作表现、职业兴趣、教育背景、体能、潜在的就业机会、是否需要进行工作能力强化或再培训等多个方面进行评估。职业康复人员需要和多学科合作帮助类风湿关节炎患者重返工作岗位，实际的干预措施根据患者个人经历或现实所遇到的问题而有所不同，如果患者现有条件不足以解决与工作相关的问题，则可能需要对患者进行新工作的再培训。类风湿关节炎患者残疾后强调尽早进行职业康复干预，以防止陷入延迟重返工作岗位的消极态度，以及雇主对其再就业产生抵制。当类风湿关节炎患者适合重返工作岗位时，职业康复人员可以联系其雇主、经理或人事官员，必要时可以访问公司，以确定类风湿关节炎患者是否能接受及适应目前的工作环境和工作内容。职业康复人员协助类风湿关节炎患者保留工作的目的是防止工作损失，而制订重返工作计划可帮助类风湿关节炎患者在病假或残疾假之后能重新从事相同或不同的工作。协调解决工作问题的职业康复在促进类风湿关节炎患者诊断后重返工作中的意义重大，通过职业康复干预后，患者重返岗位成功率为62%～71%。

第二节　药物治疗

目前类风湿关节炎尚不能被根治，但国内外专家均主张应早期积极进行治疗，避免因为疾病反复发作、病情逐渐进展而导致关节软骨和骨质破坏，造成患者活动受限、生活质量降低甚至残疾，以最大程度维持患者正常功能活动和社会角色。类风湿关节炎的治疗药物大体包括六大类：非甾体抗炎药；传统合成的改变病情抗风湿药；生物合成的改变病情抗风湿药；靶向合成的改变病情抗风湿药；糖皮质激素；植物药等。现将常用的治疗类风湿关节炎传统治疗药物，简述如下。

一、非甾体抗炎药（non-steroidal anti-inflammatory drugs，NSAIDs）

（一）作用机制

非甾体抗炎药是一组不含甾体结构的抗炎药，能够通过抑制环氧化物酶（cyclooxygenase，COX）的活性，阻止前列腺素（prostaglandin，PG）的合成，从而起到抗炎、解热、镇痛的作用，在缓解类风湿关节炎患者疼痛和僵硬的症状方面起到显著疗效，因此被认为是治疗类风湿关节炎的一线药物。

PG是脂肪酸代谢的最终产物，通过COX途径产生。长期以来，PG一直被认为是重要的生理和病理介质，它与炎症、疼痛、发热、癌症、青光眼、男性性功能障碍、骨质疏松、心血管疾病、分娩和哮喘等多种疾病有关。花生四烯酸（arachidonic acid，AA）是一种以磷脂形式嵌入细胞膜的不饱和20碳脂肪酸，是PG合成的前体。在各种刺激的作用下，游离的AA被释放，随后通过COX、脂氧合酶（lipoxygenase，LOX）等催化转化为各种脂质介质，统称为二十烷基类化合物。在COX途径中，已知的两种COX亚型催化PG、血栓素（thromboxane，TXA）和其他二十烷类化合物的生物合成的第一步。最初的COX反应将AA转化为前列腺素G_2（PGG_2）。随后的过氧化物酶反应将前列腺素G_2还原为前列腺素H_2（PGH_2），然后被各种细胞特异性异构酶和合成酶转化为五种具有生物活性的初级PG，包括前列腺素D_2（PGD_2）、前列腺素E_2（PGE_2）、前列腺素$F_{2\alpha}$（$PGF_{2\alpha}$）、前列腺素I_2（PGI_2）和血栓素A_2（TXA_2）。这些产物通过与前列腺素G蛋白偶联受体和其他受体相互作用而发挥第二信使的作用。NSAIDs阻断最初的COX反应，即PGG_2的合成。

现在已知COX至少存在两种异构体，即COX-1和COX-2。通常，COX-1在人体许多正常器官及细胞中表达，其表达不受炎症刺激所调节，称之为结构性活化性亚型。COX-1是在成熟血小板上表达的唯一亚型，并且是在胃十二指肠黏膜上高度表达的优势亚型，且是可以被目前大多数NSAIDs抑制的一种亚型，这是大多数NSAIDs发生血液系统及胃肠道不良反应的生理基础。与COX-1不同的是，COX-2通常是对炎症刺激起反应的诱导性亚型。许多促炎细胞因子，如白介素-1β（interleukin-1β，IL-1β）和肿瘤坏死因子-α（tumor necrosis factor-α，TNF-α），细菌产物（如脂多糖）和分裂素，生长因子等都能够诱导COX-2的表达。在受到以上物质刺激后，COX-2的转录mRNA水平在数分钟内开始增高，蛋白表达水平在数小时内升高。同时，糖皮质激素可抑制COX-2的表达。另外，越来越多的研究表明，COX-2也可以在一些正常组织（如脑、肾、胰腺和心血管系统）中表达，这说明COX-2不只在炎症中发挥重要作用，在正常的大脑、泌尿、心血管及骨骼的生理活动中也起到重要作用，NSAIDs简要作用机制如图11-1所示。

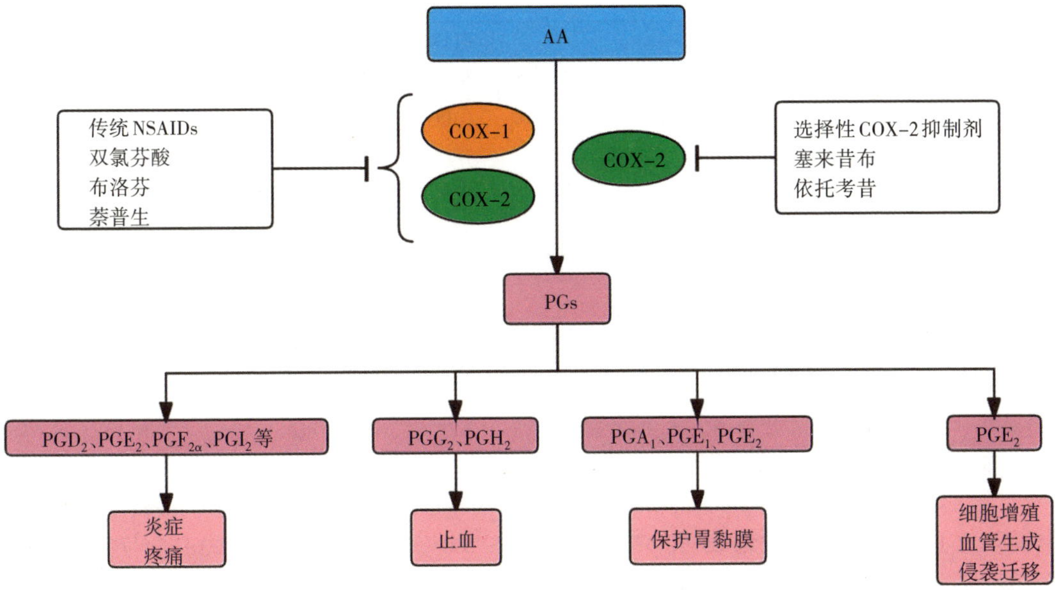

注：COX为环氧合酶，PGs为前列腺素，PGD$_2$为前列腺素D$_2$，PGE$_1$为前列腺素E$_1$，PGE$_2$为前列腺素E$_2$，PGF$_{2\alpha}$为前列腺素F$_{2\alpha}$，PGI$_2$为前列腺素I$_2$。

图11-1　NSAIDs作用机制（原创）

（二）分类、药理学和剂量

根据对COX-1/COX-2选择性抑制的不同，NSAIDs可以分为传统NSAIDs和选择性COX-2抑制剂（昔布类）两类。其中，传统NSAIDs依据化学结构又可以分为水杨酸类、乙酸类、灭酸类、昔康类和非酸性化合物等。

大多数NSAIDs与血浆蛋白结合，可在关节滑液中持续存在，这与其持续的治疗作用有关。它通常是经过肝脏代谢后产生无活性的代谢产物，最终经胆汁及尿液排泄。依据半衰期的不同，不同NSAIDs的给药次数也存在差异，半衰期大于12 h的药物可以每日给药1～2次。2002年ACR关于类风湿关节炎治疗的指南强调，NSAIDs可减轻关节疼痛和肿胀，改善关节功能，但不能改变疾病进程，不能防止关节破坏，不应作为唯一药物使用。在最新的ACR RA指南中，NSAIDs甚至没有被提到。一般来说，相对骨关节炎而言，治疗类风湿关节炎推荐使用较高剂量的NSAIDs。例如塞来昔布，类风湿关节炎患者的最大日剂量为400 mg。对于依托考昔，治疗类风湿关节炎的推荐剂量为60 mg（最大剂量为90 mg）。另外，半衰期较长以及缓释类的NSAIDs更容易引起患者不良反应。常用NSAIDs的分类、给药次数及特别注意事项见表11-3所示。

表11-3　常用NSAIDs的分类表

药名	商品名	可用剂型(mg)	每日最大剂量(mg)	T_{max}(h)	$T_{1/2}$(h)	剂量调整或特别注意事项
水杨酸类						
乙酰水杨酸	阿司匹林	片剂:81、165、325、500、650 儿童剂型:81 栓剂:120、200、300、600	3000	0.5	4～6	肾衰竭和肝功能不全患者剂量减半
双水物酯	Disalcid Amigesic Salflex	胶囊:500 片剂:500、750	3000	1.4	1	

续表11-3

药名	商品名	可用剂型(mg)	每日最大剂量(mg)	T_{max} (h)	$T_{1/2}$ (h)	剂量调整或特别注意事项
二氟尼柳	Dolobid	片剂:250、500	1500	2～3	7～15	肾衰竭患者剂量减半
乙酸类						
双氯芬酸	扶他林	片剂:25、50、75	225	1～2	2	比其他NSAIDs更容易出现转氨酶升高
	扶他林缓释剂 凯扶兰	缓释剂:100				
双氯芬酸+米索前列醇	奥斯克	片剂:50、75,加米索前列醇200 μg	200	1～2	2	比其他NSAIDs更容易出现转氨酶升高
吲哚美辛	Indocin	胶囊:25、50	200	1～4	2～13	可用于动脉导管未闭
	Indocin SR	缓释剂:75 混悬液:25 mg/mL 栓剂:50	栓剂:50			
舒林酸	奇诺力	片剂:150、200	400	2～4	16	前体药物代谢为有效成分,肾病、肝病及老年患者需减量
酮咯酸	痛力克	心内注射/静脉注射15或30 mg/ mL	120 iv/im(iv代表静脉注射,im代表肌肉注射)	0.3～1	4～6	肾衰竭和老年患者剂量应减半,不能持续使用>5 d
托美丁	托来汀	片剂:200 胶囊:200	1800 胶囊:400	0.5～1	1～1.5	
依托度酸	罗丁 罗丁缓释片	胶囊:200、300 片剂:400 缓释剂:400、500、600	1200	1～2	6～7	
丙酸类						
布洛芬	美林雅维	片剂:200(OTC)、300、400、600、800	3200	1～2	2	严重肝病者禁用
萘普生	Naprosyn Aleve Anaprox	片剂:125(OTC)、250、375、500 缓释剂:375、500 悬液:25 mg/mL	1500	2～4	12～15	肾病、肝病和老年患者需减量
非诺洛芬	Nalfon	胶囊:200、300、600	3200	1～2	2～3	比其他NSAIDs更容易出现特异性肾病
酮洛芬	Orudis	片剂:12.5(OTC)	300	0.5～2	2～4	严重肾病、肝病和老年患者应减量

续表 11-3

药名	商品名	可用剂型(mg)	每日最大剂量(mg)	T_{max}(h)	$T_{1/2}$(h)	剂量调整或特别注意事项
氟比洛芬	欧露维 Ansaid	胶囊:25、50、75 缓释剂:100、150、200 片剂:50、100	300	1.5～2	3～4	
奥沙普泰	Daypro	片剂:600	1800或26/(kg·d)	3～6	49～60	肾衰竭和体重<50 kg的患者减量
灭酸类						
甲芬那酸	Meclomen	胶囊:50、100	400	0.5	2～3	
昔康类						
吡罗昔康	费啶	胶囊:10、20	20	2～5	3～86	肝病和老年患者需减量
美洛昔康	莫比可	片剂:7.5、15	15	5～6	20	
萘丁美酮	瑞力芬	片剂:500、750	2000	3～6	24	食物可增加药物峰浓度,肾病患者减量,禁用于严重肝病患者,老年患者最大用量不超过1 g/d
选择性COX-2抑制剂(昔布类)						
塞来昔布	西乐葆	胶囊:100、200、400	400	3	11	禁用于对磺胺类药物过敏的患者
依托考昔	安康信	片剂:60、90、120	120	1～1.5	22	禁用于严重肾病或肝病患者,慎用于轻中度肾病或肝病患者

注：表格内容引自FIRESTEIN G S，BUDD R C，GABRIEL S E，et al. Firestein & kelley's testbook of rheumatlolgy [M]. Elsevier Health Sciences，2020.

（三）治疗效果

NSAIDs可使类风湿关节炎患者的炎症症状得到明显缓解，研究表明，对于之前没有接受过激素或其他抗感染治疗的活动性类风湿关节炎患者，明显观察到NSAIDs的治疗效果优于安慰剂，NSAIDs可以明显改善患者关节疼痛和僵硬的症状，但是对于减轻急性炎症反应物的效果较差，且不能改善患者的影像学进展。最新的一项meta分析结果显示，布洛芬及酮洛芬能够有效缓解类风湿关节炎患者的关节疼痛症状，且酮洛芬效果更佳。

（四）不良反应

NSAIDs药物有许多共同的不良反应，见表11-4所示。

表11-4 非甾体抗炎药的不良反应

脏器	不良反应
胃肠道	消化不良、消化性溃疡、溃疡并发症(出血、穿孔、梗阻)、小肠损伤(红斑、糜烂、溃疡、出血、狭窄)、结肠损伤(出血、腹痛、狭窄、溃疡)
肾脏	急性肾衰竭、高血压、水肿、低钠血症、高钾血症、急性间质性肾炎、慢性肾脏病
心血管	高血压、心肌梗死、心功能不全、脑卒中、心血管事件死亡
肝脏	转氨酶升高、致死性肝不良反应(少见)、Reye综合征*(仅阿司匹林)
哮喘/过敏	非选择性NSAIDs可导致哮喘病情恶化、出现皮疹
血液系统	再生障碍性贫血、粒细胞减少、血小板减少
神经系统	头痛、头晕、嗜睡、认知障碍、抑郁、幻觉、癫痫

注：*Reye综合征是一种罕见的急性脑病和肝脏脂肪浸润综合征，长期应用水杨酸的患儿，如发生某些急性病毒性感染，可能会出现此症。

1.对胃肠道的影响

消化不良：非溃疡性消化不良是NSAIDs最常见的不良反应，基本所有传统的NSAIDs均可以引起消化不良症状，且在年轻人当中更多见。选择性COX-2抑制剂可以减少此症状的发生，但不能完全杜绝。

消化性溃疡：研究表明，定期服用NSAIDs的患者中，约有一半有胃溃疡，15%至30%有内窥镜检测到的溃疡。每年服用NSAIDs的患者中有3%～4.5%可出现临床上的上消化道事件（穿孔、梗阻、出血和不复杂的溃疡），大约1.5%可出现严重的消化道事件（穿孔、梗阻或大出血）。一项meta分析结果显示，在发生消化性溃疡的风险方面，多种NSAIDs中酮铬酸、吡罗昔康远高于平均水平，萘普生、吲哚美辛、美洛昔康、双氯芬酸次之，而塞来昔布和布洛芬风险最低。同时抑制COX-1和COX-2最容易产生消化性溃疡，且较选择性COX-2更能延缓溃疡愈合。许多研究已经检验了质子泵抑制剂（proton pump inhibitor，PPI）、米索前列醇以及H_2受体拮抗剂均能够有效减少消化道溃疡。一项大型meta分析比较了PPI、前列腺素类似物和H_2受体拮抗剂在预防NSAIDs诱导的消化性溃疡疾病中的作用，结果显示PPI对上消化道出血的减少程度明显高于H_2受体拮抗剂和前列腺素类似物。针对不同的胃肠道发生风险的患者，在使用NSAIDs时通常有不同的策略，具体见表11-5所示。

表11-5 减少胃肠道风险的策略

胃肠道风险	可能的策略
低危	间断应用NSAIDs
	小剂量应用NSAIDs
中危(1～2个危险因素)	间断应用NSAIDs
年龄>65岁	NSAIDs+PPI
大剂量NSAIDs	NSAIDs+米索前列醇
既往有溃疡史	NSAIDs+大剂量H_2受体拮抗剂
高危	替代治疗
>2个危险因素	选择性COX-2 NSAIDs+PPI
既往存在复杂溃疡	选择性COX-2 NSAIDs+米索前列醇
近期幽门螺杆菌阳性	对中-高危患者考虑根除幽门螺杆菌

注：内容引自ROSTOM A，DUBE C，WELLS G A，et al. Prevention of NSAID-induced gastroduodenal ulcers [J]. Cochrane Database Syst Rev，2003，4（4）：2296.

小肠损伤：NSAIDs引起的肠病在内镜下可具有多种表现，如红斑、糜烂、溃疡、隔膜状狭窄和小肠出血等。在接受短期非选择性NSAIDs治疗的健康志愿者中，内镜下发现68%的志愿者有明显的小肠黏膜变化，包括黏膜破裂（40%）、红斑（35%）、瘀斑（33%）、黏膜裸露（20%）和管腔内出血（8%）。在长期（>6个月）使用NSAIDs治疗的患者中，8.4%的患者出现了小肠溃疡。另外，有研究表明，选择性COX-2抑制剂造成的小肠黏膜损伤小于非选择性NSAIDs，且狭窄、梗阻和穿孔远不常见。PPI、前列腺素类似物和H_2受体拮抗剂也能缓解NSAIDs造成的小肠损伤，但对于穿孔和梗阻必要时需要外科介入治疗。

结肠损伤：与胃、十二指肠和小肠损伤相比，NSAIDs引起的结肠损伤并不常见，可表现为缺铁性贫血、直肠出血、隐性出血和腹痛，进行结肠镜检查时，能够发现纤维性狭窄和溃疡。

2.对肾脏的影响

PG分泌的中断可以在多个方面影响肾脏，包括血管收缩，从而导致高危患者发生缺血性急性肾损伤（acute kidney injury，AKI）。同时，PG减少会引起水盐排泄减少，导致浮肿和高血压。其他并发症包括高钾血症、低钠血症、肾病综合征、急性间质性肾炎（acute interstitial nephritis，AIN）和慢性肾脏病（chronic kidney disease，CKD）等。

AKI：现有研究表明，传统的NSAIDs和选择性的COX-2抑制剂都可以增加AKI的风险，尽管选择性的COX-2抑制剂与AKI的相关性可能没有传统的NSAIDs那么强。一项回顾性队列研究表明，选择性COX-2抑制剂与CKD患者短期（<1年）和中期（1～2年）的肾小球滤过率（estimated glomerular filtration rate，EGFR）快速下降有关，并且在停药后EGFR继续下降。在传统NSAIDs中，与其他NSAIDs相比，吲哚美辛可能具有最高的AKI风险。

高血压：NSAIDs已被证明在血压正常的人和高血压患者中都会升高血压。早期的研究表明，吲哚美辛、萘普生和吡罗昔康对血压的影响最大，而舒林酸的影响最小。然而，最近的一项研究结果表明，与其他NSAIDs相比，布洛芬对血压的影响最大。事实上，COX-2抑制剂对血压的影响很小，在使用过程中只会增加2.3%的血压。有几种可能的机制可以解释血压升高，包括AKI、血管收缩、盐分和水分滞留以及血管内皮功能障碍。

水肿：NSAIDs引起的水肿发生率相当低（<10%）。

低钠血症：与NSAIDs相关的症状性低钠血症很少见。它通常发生在有其他低钠血症危险因素的患者中，如心力衰竭、肝硬化、低血容量和使用噻嗪利尿剂。

高钾血症：PG可促进肾血流量，增加肾小球滤过率和钾清除。这些机制在NSAIDs使用者中受到损害，导致钾清除减少。通常，血清钾会上升0.2～0.6 mEq/L。患有慢性肾脏病、糖尿病和同时使用血管转换酶抑制剂的患者患高钾血症的风险增加。

AIN：在所有的AIN病例中，药物引起的AIN占2/3以上，NSAIDs是常见的罪魁祸首之一。NSAIDs诱发的AIN患者的中位年龄约为50岁，可合并肾病综合征，但经常有肾病范围内的蛋白尿，尿蛋白中位数为1.1 g/d。

CKD：非甾体抗炎药的NSAIDs使用与CKD风险之间的联系尚未得到很好的证实。在一项社区研究中发现，NSAIDs使用者发生CKD的概率更高，同时面临着CKD进展的风险增加。

3.对心血管系统的影响

一直以来，NSAIDs引起的心血管系统的不良反应没有得到重视，直到选择性COX-2抑制剂出现。与其他系统不良反应不同的是，选择性COX-2抑制剂更容易引起心血管系统的损伤。2004年，选择性COX-2抑制剂罗非昔布因其能明显增加心肌梗死发生风险而宣布撤市，此后，大量研究开始验证NSAIDs在心血管方面的安全性。NSAIDs对心血管系统的影响可表现为：冠心病、高血压、心功能不全等。

一项大型网状meta分析显示，在心血管安全方面，很少有证据表明任何NSAIDs是安全的，而萘普生可能是对心血管系统影响最小的。另外，一些临床试验通过对比传统NSAIDs和选择性COX-2抑制剂，证明萘普生可以降低心血管风险。一项针对观察性试验的meta分析结果也显示，罗非昔布和双氯芬酸的心血管总体风险最高，布洛芬和萘普生最低。在低剂量时，罗非昔布、塞来昔布和双氯芬酸会增加患者心血管风险，而布洛芬只在高剂量时增加患者心血管风险，萘普生在所有剂量下均不增加患者的心血管风险。因此，研究者得出结论，对于担心心血管风险的患者，萘普生和低剂量布洛芬是最安全的NSAIDs。

高血压：研究表明，传统NSAIDs和选择性COX-2抑制剂都会使易感人群的血压升高，并抵消降压药的作用。从长远来看，这种影响也能够增加患者心血管风险甚至导致心力衰竭。

心肌梗死：已有随机对照试验证明，与萘普生相比，罗非昔布与塞来昔布均能够增加患者心肌梗死的风险。观察性研究结果表明，使用NSAIDs患者心肌梗死风险增加35%。队列研究结果表明，使用NSAIDs患者心肌梗死后死亡或再发心肌梗死的风险增加约50%。

4.对肝脏的影响

约15%的患者在使用NSIADs过程中出现过一项或多项肝化验指标的异常，通常不伴有临床症状，在停药或减药后相关指标可恢复正常。与肝不良反应最相关的药物是双氯芬酸和舒林酸。当患儿存在病毒感染时服用阿司匹林，可能会导致肝细胞衰竭和脂肪变性，称之为Reye综合征。

5.哮喘与过敏反应

10%～20%的哮喘患者对阿司匹林高敏感，哮喘患者摄入非选择性NSAIDs可能会导致病情恶化。有研究表明，选择性COX-2抑制剂不会诱发上述反应，因此它可能对哮喘患者相对安全。

几乎所有NSAIDs都有可能导致皮肤出现过敏反应，此外，塞来昔布及伐地考昔含有活化的磺胺基团，磺胺过敏者应禁用。

6.对血液系统的影响

患者较少见再生障碍性贫血、粒细胞减少、血小板减少等不良反应，但一旦发生则比较严重，需警惕。

7.对中枢系统的影响

服用NSAIDs的老年人较易出现头痛、头晕、认知障碍、抑郁等中枢神经系统的不良反应。

8.水杨酸中毒和NSAIDs过量

使用阿司匹林或水杨酸的患者，如剂量太大（5 g/d）可出现头痛、头晕、视听减退，严重者有精神紊乱、酸碱平衡紊乱和出血等，应立即停药、强制利尿、对症治疗及输氧，可给予维生素K，补充维生素K依赖性凝血因子。

急性NSAIDs过量毒性小于水杨酸中毒，通常表现为头痛、头晕、耳鸣、低血压、恶心、呕吐、腹痛、意识模糊、视物模糊、抽搐等，治疗包括及时清除残留药物、观察、对症治疗及适当补充液体。

二、改善病情抗风湿药

改善病情抗风湿药（disease-modifying antirheumatic drugs，DMARDs）是治疗类风湿关节炎的经典药物，从20世纪40年代柳氮磺吡啶获批治疗类风湿关节炎到21世纪白介素6受体拮抗剂获批治疗类风湿关节炎，DMARDs治疗类风湿关节炎已有近百年的历程（图11-2）。2019年欧洲抗风湿病联盟年会（EULAR）提出一旦确诊类风湿关节炎，应立即开始DMARDs治疗，在类风湿关节炎治疗中DMARDs仍占据举足轻重的地位。2016年EULAR正式将DMARDs分为以下三类：传统合成DMARDs（csDMARDs）、生物制剂DMARDs（bDMARDs）及靶向合成DMARDs（tsDMARDs），其代表药物可见表11-6所示，本节我们主要介绍甲氨蝶呤（methotrexate，MTX）、羟氯喹（hydroxychloroquine，HCQ）、柳氮磺吡啶（sulfasalazine，SSZ）、来氟米特（leflunomide，

LEF）、艾拉莫德（iguratimod，IGU）等几种常用csDMARDs的药理作用、作用机制、给药途径、剂量、不良反应及禁忌证等内容。

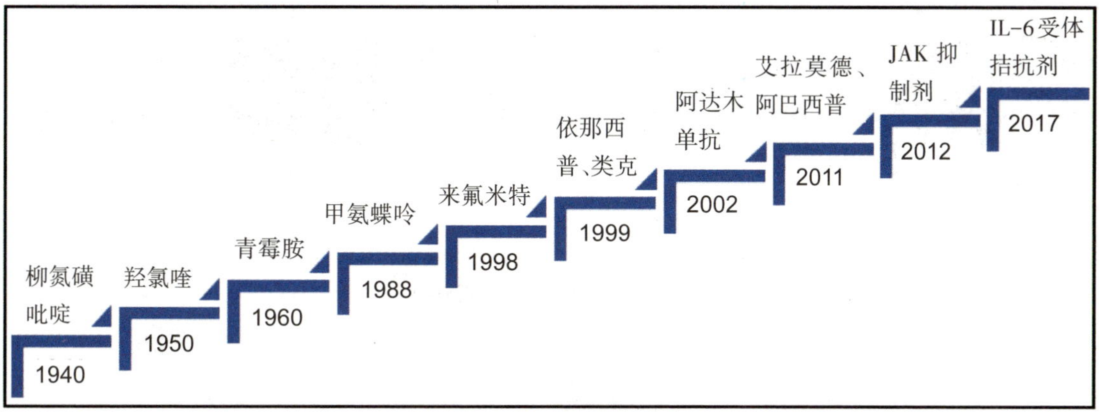

图11-2 DMARDs发展史（原创）

表11-6 DMARDs分类及代表药物

分类	代表药物
传统合成DMARDs	甲氨蝶呤、羟氯喹、柳氮磺吡啶、来氟米特、艾拉莫德、环磷酰胺、硫唑嘌呤、环孢素、吗替麦考酚酯、他克莫司、青霉胺、金制剂等
生物制剂DMARDs	肿瘤坏死因子-α抑制剂、白介素-6受体拮抗剂、共刺激因子调节剂（如阿巴西普）
靶向合成DMARDs	JAK抑制剂

（一）作用机制

各种csDMARDs通过不同的机制来达到改善病情的目的，而不同的csDMARDs药理机制对于各种细胞的作用各不相同，这就为类风湿关节炎的联合治疗奠定了基础，以下主要介绍MTX、HCQ、SSZ、LEF、IGU等常用csDMARDs的作用机制。

MTX是类风湿关节炎单药治疗使用时间最长、频率最高的csDMARDs，也是类风湿关节炎联合治疗的基石，2018年中国类风湿关节炎诊疗指南、2021年ACR指南均强调，一经诊断为类风湿关节炎，尽早开始使用DMARDs治疗，推荐首选MTX单用，从20世纪80年代至今，MTX在类风湿关节炎的治疗中占据着不可撼动的地位。MTX是二氢叶酸还原酶抑制剂，能拮抗叶酸，与二氢叶酸还原酶的亲和力比二氢叶酸大10万倍，竞争性地与二氢叶酸还原酶结合并阻止二氢叶酸向四氢叶酸转化，导致细胞内池还原叶酸的耗竭，阻断5-氨基咪唑-4-羧基酰胺核糖核苷酸（amidoimidazolecarboxamidoribonucleotide，AICAR）甲酰化，导致AICAR的积累，从而抑制腺苷脱氨酶，细胞内形成的腺苷通过细胞外核苷转运体（extracellular nucleoside transporter1，ENT1）转运出细胞。细胞外的三磷酸腺苷（adenosine triphosphate，ATP）和二磷酸腺苷（adenosine diphosphate，ADP）依次被跨膜核苷三磷酸水解酶（nucleoside triphosphate phophohydrolase，NTP）去磷酸化形成一磷酸腺苷（adenosine monophosphate，AMP），AMP被跨膜5'核苷酸酶（ecto-5 nucleotidase，CD73）转化为腺苷，腺苷可转化为次黄嘌呤核苷或通过腺苷受体发挥作用，从而激活各种下游通路，减少炎性因子生成，降低细胞内谷胱甘肽水平，减轻有氧代谢物造成的组织损伤，发挥抗细胞增殖及抗炎作用，作用过程如图11-3所示。

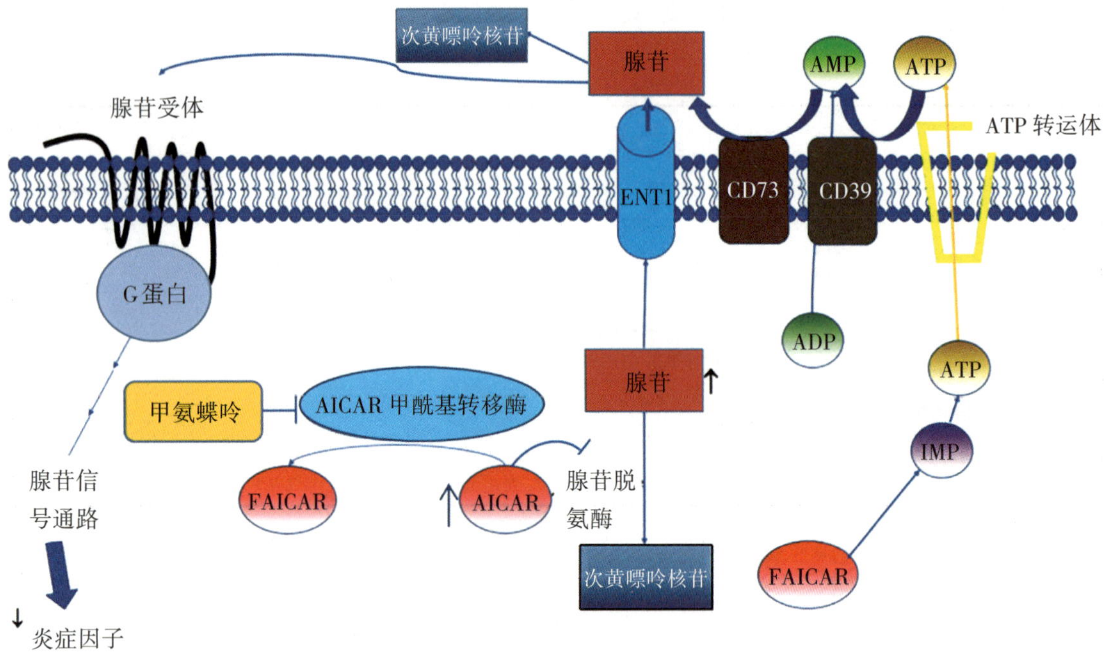

图11-3　MTX作用机制图（原创）

HCQ于20世纪50年代起用于治疗风湿性疾病，根据指南推荐，目前仍常用于类风湿关节炎的联合治疗。现代药理研究证实，羟氯喹可以抑制参与免疫激活的某些细胞功能和分子途径，从而发挥免疫调节和抗炎作用。目前认为，主要有以下两个作用机制：HCQ沿着pH梯度进入溶酶体并积累，在溶酶体内，HCQ通过增加pH来抑制溶酶体酶的活性，从而抑制外部（通过内吞或吞噬）或内部（通过自噬途径）产生物质的降解，进一步抑制主要组织相容性复合体Ⅱ（major histocompatibility complex class Ⅱ，MHCⅡ）表达、抗原呈递和免疫激活；HCQ也可以在自噬体中积累，并与双链DNA的小凹槽结合，通过改变自噬体的pH［参与Toll样受体（Toll-like receptors，TLR）加工］和/或阻止TLR7和TLR9结合它们的配体（分别为RNA和DNA）来抑制TLR信号传导；同时还可以通过干扰核酸传感器环GMP-AMP合酶（cGAS）的结合来抑制其活性，最终通过阻止TLR信号通路和cGAS-STING信号通路，从而减少促炎细胞因子的产生。

SSZ是20世纪30年代由5-氨基水杨酸（5-aminosalicylic acid，5-ASA）与磺胺吡啶（sulfapyridine，SP）通过偶氮键结合而成的，最初作为抗菌药物用于临床，经反复验证后，于20世纪40年代开始用于治疗类风湿关节炎，现常作为治疗类风湿关节炎的联合用药之一。其作用机制目前仍不明确，研究者们认为SASP通过抑制前列腺素和白三烯的合成从而起到抗炎作用；同时，通过抑制T淋巴细胞增殖和NK细胞及B淋巴细胞活化，以及抑制多种细胞因子释放，从而发挥免疫调节作用。

LEF是一种低分子量的异恶唑类化合物，自20世纪90年代沿用至今，在类风湿关节炎治疗中的地位日渐提高。它的活性形式A77 1726在一定浓度时，通过抑制二氢乳清脱氢酶（dihydroorotate dehydrogenase，DHODH）阻断二氢乳清酸在线粒体中向乳清酸的转化，从而抑制嘧啶核苷酸（thymidine mono phosphate，TMP；uridine mono phosphate，UMP）从头合成途径（图11-4）。当A77 1726达到高浓度时，膜受体受到刺激，使细胞从静息期（G0期）进入DNA复制前期（G1期），然后是细胞周期的DNA复制期（S期）、有丝分裂期（M期）和DNA合成后期（G2期），在G1期早期，细胞内钙离子动员，活化T细胞核因子（nuclear factor of activated T cells，NFAT）等转录因子，在G1期中期，核糖核苷酸从头合成的途径被上调，以满足嘧啶核糖核苷酸池约8倍的扩张的需要，在S期，免疫球蛋白（immunoglobulin，Ig）和T细胞抗原受体（T cell receptor，TCR）基因片段发生基因重组和剪接。而高浓度A77 1726导致嘧啶核苷酸水平不足，从而使得细胞质细胞传感器p53被激活并易位到细胞核，p53激活p21，抑制细胞周期蛋白D和E的激活，导致G1期阻滞，此外，p53可以检测到Ig或TCR基因重组导致的任何DNA错配，如图11-4所示。

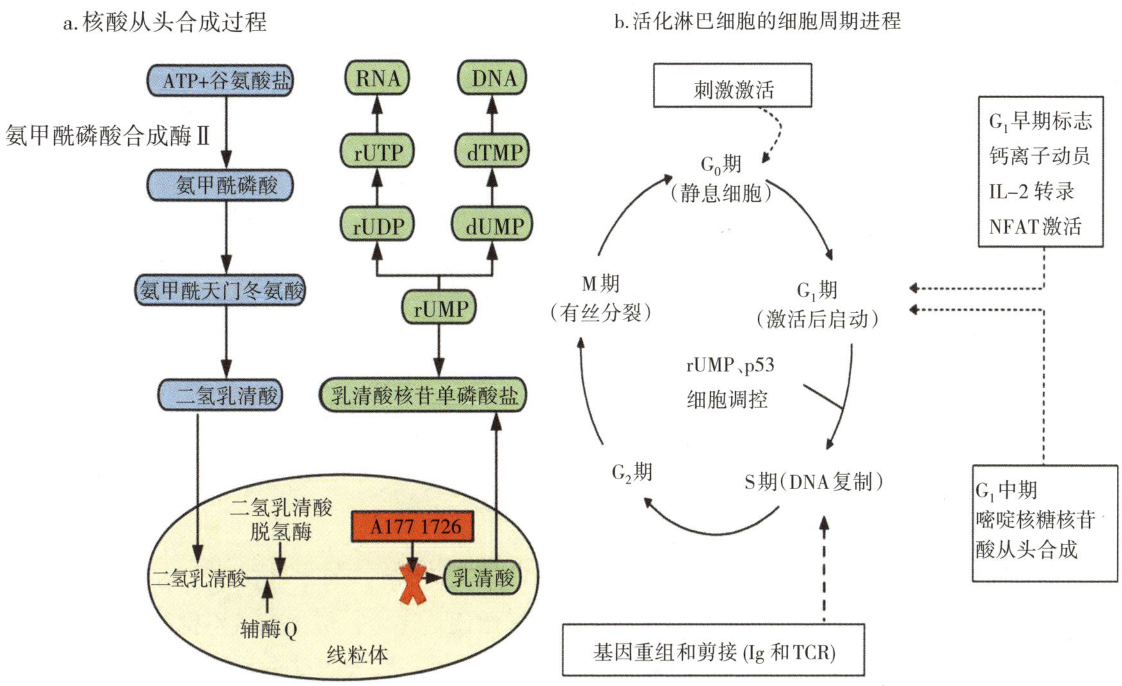

图11-4　LEF的作用机制图（原创）

IGU是一种新型的小分子DMARDs，于2014年正式写入亚太和日本类风湿关节炎治疗指南，目前是治疗类风湿关节炎的一线用药。研究表明，IGU具有抗炎、免疫调节、骨保护作用，其作用机制如下：①IGU通过抑制巨噬细胞移动抑制因子（macrophage migration inhibitor factor，MIF）的活性，从而抑制MIF诱导的促炎作用。此外，IGU可以通过干扰核因子κB激活剂1（nuclear factor κb activator 1，ACT1）与TNF受体关联因子5（TNF receptor associated factor 5，TRAF5）和核因子κB抑制因子激酶i（inhibitor of kappa B kinase i，IKKi）相互作用，抑制白介素17（interleukin 17，IL-17）介导的信号转导，从而抑制IL-17诱导的多种炎症因子的表达。同时，IGU可以干扰TNF-α诱导的NF-κB从细胞质向细胞核的移动，从而抑制TNF-α诱导的IL-6、IL-8的产生；②IGU通过增加调节性T细胞（regulatory cells，Treg）、减少辅助性T细胞17（T helper cell 17，Th17）细胞分化、下调促炎细胞因子来调节免疫平衡，同时，还可通过PKC通路和下游靶点早期生长应答因子1（early growth response protein 1，EGR1）来抑制B细胞末端分化的调控，阻断浆细胞分化，导致自身抗体产生减少，但却不抑制B细胞的增殖，从而发挥免疫调节作用；③多种信号通路在成骨细胞的增殖和分化以及骨和软骨损伤的修复过程中发挥着重要作用，包括BMP2-Smads信号通路、P38-MAPK通路和NF-κB通路。IGU通过增加Osx及其上游因子Dlx5的表达，导致P38的活化从而促进成骨细胞分化。同时IGU可抑制破骨细胞分化因子（receptor activator of nuclear factor-κB ligand，RANKL）在PPARγ/c-Fos信号通路中诱导的破骨细胞生成和骨吸收，同时IGU还能降低NFATc1和下游破骨细胞标记基因的表达。

总体来看，虽然各种csDMARDs作用机制各不相同，但是它们都主要作用于淋巴细胞、滑膜细胞、成骨细胞、破骨细胞等细胞，从而发挥不同的药理作用，具体见表11-7所示。

表11-7　不同csDMARDs的药理作用

作用细胞	MTX	HCQ	SSZ	LEF	IGU
T淋巴细胞	促进凋亡	抑制迁徙，诱导凋亡	影响较小	抑制增殖	影响较小
B淋巴细胞	无明显抑制	抑制	影响较小	抑制，但不明显	显著抑制，作用强于LEF和MTX
滑膜细胞	抑制	抑制增殖	尚无报道	抑制	抑制增殖
成骨细胞	抑制分化	抑制凋亡	无	无显著作用	促进分化
破骨细胞	抑制细胞生成，影响细胞增殖	尚无报道	基本不抑制	抑制细胞生成，影响细胞增殖	抑制细胞生成，不影响细胞增殖
MMP-1、MMP-3	尚无报道	尚无报道	尚无报道	促进	明显抑制

注：MMP-1、MMP-3是基质金属蛋白酶1、3，在类风湿关节炎骨破坏中发挥关键作用。

（二）药理学特征

不同的csDMARDs由于其半衰期不同，给药频率也存在差异，对于类风湿关节炎患者而言，MTX通常给予7.5～15 mg/w，一次性给药，从小剂量开始逐渐递增，最大剂量不得超过0.7 mg/kg；HCQ根据患者实际体重常维持于5 mg/（kg·d），并分次给药，最大剂量不超过400 mg/d；SSZ起始剂量一般为250～500 mg/d，然后每周增加500 mg，最大剂量不超过3000 mg/d，可分次给药；LEF则予以20 mg/d，一次性给药；IGU起始剂量为25 mg/d，用药4周后，增加为50 mg/d，分次给药，最大剂量不超过50 mg/d。各药物具体剂量、半衰期、注意事项等详见表11-8所示。

表11-8　csDMARDs药理学及临床用药特点

药名	剂型	最大剂量	T_{max}	$T_{1/2}$	剂量调整或注意事项
MTX	片剂：2.5、5、10、15 溶液：25 mg/mL	0.7 mg/(kg·w)	<15 mg/w：口服，1～2 h；皮下/肌肉，0.1～1 h >15 mg/w：皮下/肌肉，2 h	6 h	老年人：低于起始剂量(5～7.5 mg/w)，剂量取决于肌酐清除率。服药期间可同时补充叶酸以降低副作用
HCQ	片剂：200 mg	400 mg/d	8 h	40～50 d	皮肤和视网膜分布浓度最高，肾小球滤过率<60 mL/min者需调整剂量
SSZ	片剂：250、500 mg 肠溶片：250、500 mg 悬液：50 mg/mL	3000 mg/d	3～5 h	6～17 h	与食物同服会降低血药浓度，肾功能不全者应减少剂量
LEF	片剂：10、20、100 mg	40 mg/d	6～12 h	2 w	用药期间避免接种活疫苗
IGU	片剂：25 mg	50 mg/d	3～5 h	10 h	由于药物肝毒性大，用药前须查肝功，并定期随访监测；体重<40 kg的患者发生不良反应风险大

（二）不良反应

csDMARDs的不良反应可累及多系统，其中以消化系统、呼吸系统、血液系统及皮肤黏膜最为常见，同时，需要特别注意的是，MTX、SSZ、LEF对生育能力有影响，而MTX、LEF、IGU均有致畸作用，故需根据患者情况慎重选择治疗方案。通常，不良反应的发生率和严重性与用药剂量、给药频率、给药方式和暴露时间相关，用药期间，根据ACR发表的关于DMARDs使用指南对患者进行监测，及时调整治疗方案，必要时可停药处理，可有效规避MTX不良反应的发生。各药物的不良反应见表11-9所示。

表11-9 不同csDMARDs的不良反应（原创）

药物名称	受累系统	不良反应
MTX	消化系统	消化不良、恶心、食欲减退，肝毒性反应较少见
	血液系统	骨髓抑制、全血细胞减少、白细胞减少、贫血、血小板减少
	呼吸系统	骨髓抑制、全血细胞减少、白细胞减少、贫血、血小板减少
	皮肤黏膜	口腔溃疡、食管溃疡、肠道溃疡、阴道溃疡
	生育能力	女性：无影响；男性：可逆性不育
	妊娠、哺乳	禁用，有致畸、流产、早产、分泌至母乳风险
	恶性肿瘤	淋巴瘤（目前尚无定论）
	其他	甲氨蝶呤流感、新发结节或原有结节增加、白细胞破碎性血管炎
HCQ	眼部	早期：调节障碍、暗适应障碍、视物模糊；晚期：视觉丧失；最严重时：视网膜毒性作用（双侧牛眼样黄斑病变）
	皮肤	皮疹、光过敏、脱发
	神经肌肉	头痛、失眠、易激惹、耳鸣、耳聋、隐匿性近端肌无力
	心血管	偶见传导阻滞和心肌病变
	胃肠道	食欲减退、恶心、呕吐、腹泻、腹部痉挛
	代谢	降低血糖、降低糖化血红蛋白
	生育能力	无影响
	妊娠、哺乳	基本安全
SSZ	消化系统	恶心、上腹部不适、腹泻、一过性转氨酶升高
	血液系统	白细胞减少、巨红细胞病、溶血、血小板减少罕见
	皮肤	皮疹、光过敏
	呼吸系统	肺部可逆性渗出、咳嗽、呼吸困难
	生育能力	女：无影响；男：可逆性不育
	妊娠、哺乳	基本安全
	其他	焦虑、头痛、易激惹、失眠、药物性狼疮、低丙种球蛋白血症、无菌性脑膜炎、发热、体重下降
LEF	消化系统	腹泻、腹痛、消化不良、恶心、转氨酶升高
	循环系统	高血压、血脂升高
	呼吸系统	间质性肺疾病

续表11-9

药物名称	受累系统	不良反应
LEF	血液系统	全血细胞减少
	皮肤	皮疹、脱发、史蒂文斯-约翰逊综合征(Stevens-Johnson)、中毒性表皮坏死松解
	生育能力	可能导致流产
	妊娠、哺乳	禁用,致畸作用、胚胎致死作用,不确定母乳中是否存在
	其他	体重下降
IGU	消化系统	恶心、食欲缺乏、腹痛、腹泻、便血、消化不良、转氨酶升高
	呼吸系统	咳嗽、流感样症状、上呼吸道感染
	神经系统	视物模糊、头痛、失眠、眩晕
	血液系统	白细胞减少、血小板减少、贫血
	皮肤	皮疹、脱发、皮肤瘙痒、光过敏
	生育能力	尚无明确报道
	妊娠、哺乳	禁用,致畸作用,不确定母乳中是否存在
	其他	发热、血压升高、月经失调、面部水肿、尿蛋白阳性、血肌酐升高

（三）禁忌证

MTX禁用于以下患者：严重肝、肾、肺功能损害者；酒精性肝病者；存在骨髓抑制者；妊娠及哺乳期者；感染者。一般情况下，嗜酒患者、轻中度肾功能不全患者慎用MTX治疗，如要使用需要严密监测其不良反应。

HCQ禁用于以下患者：对4-氨基喹诺酮类衍生物过敏者；曾因使用4-氨基喹诺酮类衍生物导致视力改变者；部分未经治疗的乙型肝炎或丙型肝炎患者。

SSZ禁用于以下患者：磺胺类药物过敏者；血小板减少症患者；转氨酶升高大于正常上限2倍者；严重肝病和活动性病毒性肝炎患者。

LEF禁用于以下患者：对该药物过敏者；肝功能不全者、急慢性乙型肝炎/丙型肝炎患者；严重肾功能不全者；严重免疫缺陷、严重低蛋白血症患者；有骨髓发育不良史或近期有淋巴增生障碍者；活动性感染者；妊娠期、哺乳期患者。

IGU禁用于以下患者：对该类药物过敏者；妊娠、哺乳期患者；严重肝病者；既往有消化道溃疡病史或活动性消化道溃疡者；骨髓功能低下、贫血、白细胞减少症、血小板减少症患者；严重肾功能不全者。

（四）其他csDMARDs

环磷酰胺（cyclophosphamide，CTX）、硫唑嘌呤（azathioprine，AZA）、环孢素（cyclosporine A，CsA）、吗替麦考酚酯（mycophenolate mofetil，MMF）、他克莫司（tacrolimus，TAC）等药物通过抑制免疫系统，主要是抑制T/B淋巴细胞的功能及数量来达到缓解和改善病情的目的，故常被称作免疫抑制剂，一般可作为治疗类风湿关节炎关节外器官损伤的联合用药。青霉胺、金制剂等药物是早期发现的改善病情类药物，曾用于治疗类风湿关节炎，但随着各种新药的开发，现在已逐渐退出历史的舞台。

三、糖皮质激素

糖皮质激素（glucocorticoid，GC）自20世纪问世以来，已广泛应用于治疗类风湿关节炎，尽管出现了各式各样的新型药物，但其地位仍不可撼动。GC是一种强大的广谱抗炎药物，但它的使用由于同样广泛的副作用而变得复杂。

作用机制：GC在治疗类风湿关节炎方面发挥着强有力的抗炎效果和免疫调节作用，同时可减少循环系统中单核-巨噬细胞的数量，抑制致炎因子和前列腺素的合成及Fc受体的表达等。与此同时，GC能防止炎症细胞的渗出，减少破骨细胞的生成及关节软骨的破坏。在抗炎过程中，GC对免疫细胞、体液因子、成骨细胞、软骨细胞的作用是其产生治疗作用的主要因素。目前的研究认为，GC通过与糖皮质激素受体相互作用进行信号传导，最终作用于不同的靶细胞而发挥其作用，具体过程如图11-5、表11-10所示。

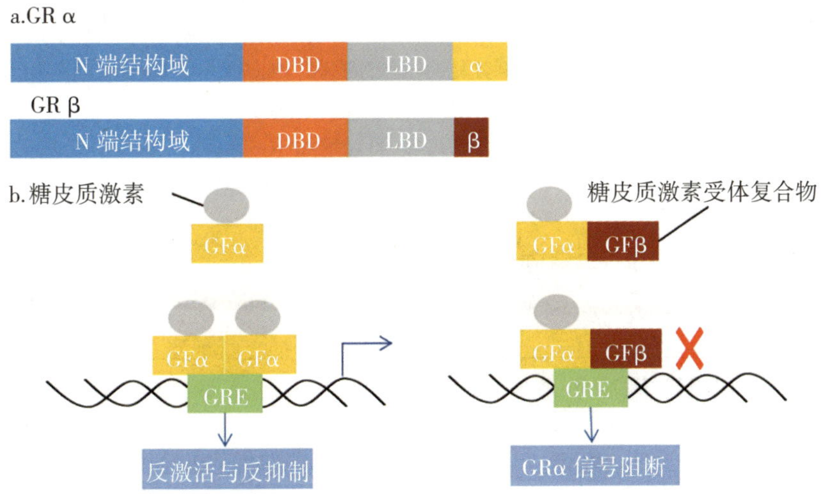

注：a.糖皮质激素受体亚型，糖皮质激素受体-α（GRα）和GRβ的结构域；b.在GC与糖皮质激素受体结合过程中，GRα的同型二聚体与糖皮质激素反应元件（GRE）结合，调节基因表达，而GRα-GRβ异型二聚体作为显性负性抑制剂，拮抗GRα的活性。

图11-5　GC与糖皮质激素受体结合（原创）

糖皮质激素受体信号传导涉及转录激活、转录抑制及其他机制。这些机制可能涉及二聚体或单体，可能涉及这些受体复合物与DNA的直接结合或对其他DNA结合因子的间接影响，可能涉及细胞质或细胞膜上的相互作用。对于直接二聚体反激活和反抑制，配体结合糖皮质激素受体α（GRα）同型二聚体与糖皮质激素反应元件（GREs）结合，直接诱导或抑制下游基因表达。对于单体信号传导，配体结合的单体GRα与GREs结合，并招募共激活因子或共抑制因子来影响二级转录因子对基因表达的调控（分别介导反转录激活或反转录抑制）。对于单体系，配体结合的单体GRα直接与二级转录因子结合，正或负调控下游基因表达（分别为反激活或反转抑制）。对于细胞膜受体信号传递，糖皮质激素与细胞膜的受体结合，并介导跨膜活性，导致非基因组信号传导。对于伴侣蛋白信号传导，配体与GRα的结合可以导致伴侣蛋白的解离，一旦被释放，就会影响细胞内的信号通路。对于磷酸肌醇3-激酶的竞争，配体结合的GRα可以隔离磷酸肌酸3-激酶，阻止其激活丝氨酸/苏氨酸蛋白激酶，并调节下游蛋白激酶信号通路。

表11-10 GC对不同细胞类型的作用

细胞类型		GC对细胞的影响
适应性免疫细胞	辅助性T细胞	降低Th1和Th17细胞的分化和细胞因子的产生；促进细胞凋亡；减弱T细胞信号；增加Th2细胞的分化和细胞因子的产生
	细胞毒性T细胞	细胞因子产生减少；促进细胞凋亡；减弱T细胞信号；降低细胞毒性能力
	B细胞	减弱BCR信号；促进细胞凋亡；抑制TLR7和BCR信号通路；BLIMP1和IL-10的表达上调
固有免疫细胞	肥大细胞	减弱TLR信号；促进组胺释放
	巨噬细胞	减少促炎细胞因子；增加前分解细胞因子；促进细胞吞噬作用；M2极化增加；TLR信号减少
	中性粒细胞	促进细胞增殖；抑制外渗
	嗜碱性细胞或嗜酸性粒细胞	TLR信号减少；促进细胞凋亡；CXCR4的表达增加，并向脾脏、骨髓和淋巴细胞迁移
间充质细胞	成骨细胞或骨细胞	抑制分化；促进细胞凋亡；促进RANKL通路；抑制OPG通路
	软骨细胞	MMP活性增强；GAC产生减少
	肌细胞和融合肌管	蛋白水解增加；自噬增加
	间质成纤维细胞	细胞因子和趋化因子的产生减少；侵袭性降低；淋巴细胞黏附减少；抑制伤口愈合
连接先天免疫和适应性免疫的细胞	自然杀伤细胞	激活增加
	树突状细胞	细胞因子产生减少；成熟细胞减少；细胞凋亡增加；抗原呈递减少

注：表格内容引自ORAY M，ABU S K，EBRAHIMIADIB N，et al. Long-term side effects of glucocorticoids［J］. Expert Opin Drug Saf，2016，15（4）：457-465.

注：BCR代表B细胞抗原受体；BLIMP1代表B淋巴细胞诱导成熟蛋白1；CXCR4代表趋化因子受体4；OPG代表破骨细胞抑制因子。

不良反应：由于糖皮质激素的作用机制及作用靶点不同，可出现多种不良反应，主要涉及大多数重要器官系统，如肌肉骨骼、消化道、心血管、内分泌、神经精神疾病、皮肤、眼部等，具体可见表11-11所示。但大多数不良反应具有剂量及时间依赖性，研究表明服用糖皮质激素超过60 d后，多达90%的患者可能会出现不同的不良反应，而定期监测并及时调整药物剂量可减少不良反应发生的风险。

表11-11 GCs的不良反应

受累系统	不良反应
骨骼肌肉	骨质疏松、无菌性骨坏死、肌病
内分泌	高血糖、糖尿病、脂质代谢异常、肥胖、库欣综合征、生长受限、肾上腺抑制
胃肠道	胃炎、消化性溃疡、消化道出血穿孔、脂肪肝、胰腺炎
心血管	高血压、冠心病、缺血性心肌病、心力衰竭
皮肤	皮疹、皮肤萎缩、瘀斑、紫癜、糜烂、伤口不愈、痤疮、多毛症、脱发
神经	情绪改变、抑郁、亢奋、情绪不稳定、易激惹、焦虑、认知障碍、精神病、痴呆、谵妄
眼部	白内障、青光眼、眼睑下垂、瞳孔散大、机会性眼部感染、中心性浆液性脉络膜视网膜病变
免疫	抑制细胞介导的免疫、易感染、潜伏感染再激活

注：内容引自CURTIS J R，WESTFALL A O，ALLISON J，et al. Population-based assessment of adverse events associated with long-term glucocorticoid use［J］. Arthritis Rheum，2006，55（3）：420-426.

治疗原则：虽然GC具有强大的抗炎及免疫调剂作用，但由于其副作用较多，目前多用于类风湿关节炎的联合治疗，为充分发挥其作用并能够减少其不良反应的发生风险，近年来各大指南对其治疗均做出建议，对激素的使用有了更严格的限定，具体指南更新见图11-6所示。

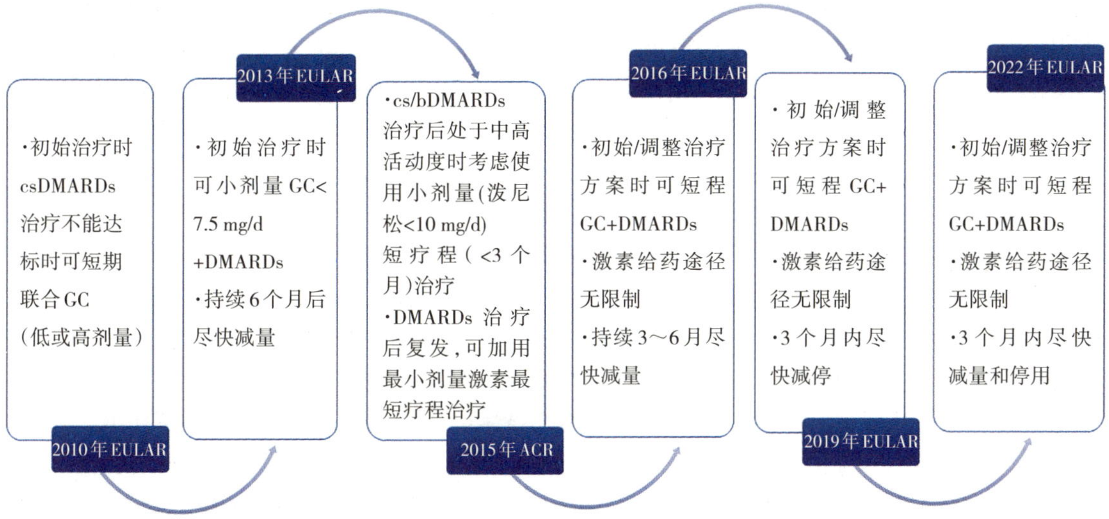

图11-6　各指南推荐GC治疗类风湿关节炎的方案（原创）

四、植物药

植物类药雷公藤、青风藤、白芍总苷自古以来在我国就被用于类风湿关节炎的治疗。雷公藤能够发挥抗炎、镇痛、免疫抑制等多种功能作用，青藤素具有抑制关节滑膜细胞增殖、促进细胞凋亡的作用，白芍能有效地抑制炎症因子的分泌。植物药治疗类风湿关节炎的机制研究也逐渐并入现代医学轨道。

（一）雷公藤（Celastrol）

1.药理机制

雷公藤属于卫茅科雷公藤属植物，性寒，味苦、辛，具有祛风湿、活血通络、消肿止痛、杀虫解毒的功效，临床中内服外用兼可，目前在治疗风湿类疾病中应用广泛，被中华中医药学会风湿病分会修订为《类风湿关节炎病证结合诊疗指南》的推荐性用药。雷公藤的有效成分为雷公藤多苷，体外实验证明雷公藤多苷可有效减少PGE_2的生成并抑制多种促炎介质释放。此外，雷公藤还能抑制滑膜成纤维细胞分泌MMP-1和MMP-3，通过诱导T细胞凋亡以抑制T/B细胞增殖。雷公藤内酯作为雷公藤的另一种有效成分可明显抑制环氧化酶、氧化性一氧化氮、PGE_2的产生，并可抑制滑膜成纤维细胞中NF-κB信号通路，进一步减少炎性因子如TNF-α、IL-1β和IL-6的分泌，发挥缓解炎症反应的作用。雷公藤内酯通过调控骨保护素（osteoprotegerin，OPG）/核因子κB活化因子受体配体（nuclear factor κB activator receptor ligand，RANKL）通路，调节破骨细胞分化，从而发挥抑制骨质破坏的作用。

2.临床用法

目前雷公藤在类风湿关节炎治疗中的临床用药以雷公藤多苷为主，基础用法为30～60 mg/d，3次/d，饭后口服。雷公藤多苷在用药7～14 d后发挥作用，建议首次足量给药，当病情有效控制后可逐渐减停，雷公藤多苷无药物反跳作用，停药后再次使用仍可发挥其药效。在类风湿关节炎的治疗中，建议雷公藤与经典DMARDs连用，经过药物独用及联合用药比对试验发现，单用雷公藤多苷或甲氨蝶呤的临床效果与临床单用来氟米特效果相似，雷公藤多苷及甲氨蝶呤联合应用效果明显优于此类药物单独应用。雷公藤多苷联合甲氨蝶呤治疗可明显降低类风湿关节炎患者TNF-α、C反应蛋白（C-reactive protein，CRP）、类风湿因子（rheumatoid factor，RF）、血清炎症因子水平，同时雷公藤多苷联合甲氨蝶呤对类风湿关节炎患者关节及软骨破坏和侵蚀具有明显抑制作用，对类风湿关节炎患者改善病情预后发挥重要作用。在类风湿关节炎患者中，将雷公藤多苷与艾拉莫德联合治疗，可以观察到患者晨僵时间明显缩短，细胞炎性因子及类风湿因子水平明显下降，骨细胞的破坏减少，骨组织生长明显增加，提示雷公藤多苷在恢复类风湿关节炎患者关节功能、缓解疾病症状、改善预后中的作用明显。

3.不良反应

生殖内分泌系统：长期使用雷公藤能够抑制男性性腺，致使精子生成减少，而女性则表现为月经紊乱、卵巢功能早衰。两者都可出现生育能力下降、性欲减退等不良反应。虽然多数人认为雷公藤制剂抑制性腺是用药期间的暂时不良反应，待药物从体内代谢完全后，性腺功能可恢复，但发表在《中华肾脏病杂志》中的一项研究表明，有36例女性患者经雷公藤制剂治疗后出现卵巢功能早衰、月经紊乱和闭经症状，停用雷公藤制剂后，只有15例月经自然恢复正常。消化系统：其中以胃肠道不良反应为主，在使用雷公藤制剂后会出现口干、恶心、呕吐、疲乏、腹痛、腹泻等症状；其次雷公藤可引起肝毒性，出现转氨酶、胆色素上升，临床表现为黄疸等，出现药物性肝炎，严重者会出现肝功能衰竭。泌尿系统：雷公藤因其有效治疗剂量与造成肾损害的计量接近，因此雷公藤制剂使用过量会引起肾毒性，临床表现为药物性肾损害，出现少尿、血尿、蛋白尿、水肿等症状，严重者会出现急性肾功能不全。另外，雷公藤制剂会引起血液系统损害、皮肤损害、心脏毒性、神经系统不良反应等。

4.雷公藤使用注意事项

①在青年人中慎用，如必须要用，最好是已婚或已有子女的患者，以免疗程较长而影响生殖功能；②在疾病活动期，不宜单用雷公藤治疗；③对伴有这些脏器功能障碍患者，雷公藤可能对肝肾及造血系统产生毒性，应慎用，肾小球肾炎急性期不宜用雷公藤治疗，因为可能引起急性肾功能不全；④老年患者应适当减小剂量，孕妇及哺乳期妇女禁用。

（二）青藤碱（sinomenine，SIN）

1.药理机制

青风藤为防己科植物青藤及毛青藤的藤萃，具有祛风湿、通经络、利小便等功效。青藤碱（sinomenine，SIN）是从青风藤中提取的生物碱单体，SIN能够减少炎性介质释放，具有镇痛、调节免疫的作用。在类风湿关节炎患者中，SIN可以减少炎性因子IL-8和IL-1β的释放，并且可以抑制单核细胞CD147蛋白的表达，降低单核细胞活性，致使MMPs分泌减少，从而发挥减少细胞外基质降解、抑制单核细胞和滑膜细胞的迁移和浸润的作用。动物研究显示，SIN可明显改善大鼠佐剂性关节炎继发病变，使用SIN后炎症大鼠关节液中一氧化氮、PEG_2、炎性细胞因子IL-1β和TNF-a水平明显下降。

2.临床用药

SIN的基础用量为每次20～60 mg，饭前口服，3次/d，在类风湿关节炎患者中使用可减轻关节肿痛。正清风痛宁作为常见的关节炎治疗药物，已被广泛使用，而SIN作为正清风痛宁的主要成分，目前已广泛使用于临床，在类风湿关节炎的治疗中疗效显著。SIN可以降低类风湿关节炎患者血清中IL-1β、TNF-α的含量，以达到抗炎目的。临床研究中发现，SIN能够通过调节类风湿关节炎中破骨细胞相关通路，针对性地抑制破骨细胞对骨质的破坏，且有效缓解关节炎症。在类风湿关节炎中，SIN联合MTX用药，临床疗效理想，发现两者联合使用后患者实验指标CRP、

ESR水平下降明显，关节疼痛肿胀明显减轻。SIN联合MTX除了可以降低类风湿关节炎患者体内炎症水平外，还能显著降低患者的滤泡辅助性T细胞及IL-21水平，发挥免疫抑制作用，明显改善患者病情。综上，SIN在类风湿关节炎的治疗中具有良好的抗炎作用，同时具有镇痛、免疫抑制作用，适用于临床推广应用。

3.不良反应

过敏反应：大剂量使用SIN容易发生过敏性皮疹，建议在治疗类风湿关节炎时遵剂量使用。据报道，具有青霉素过敏史的患者使用SIN后出现口唇麻木、鼻腔及咽喉部水肿、双下肢麻木。消化系统：最常见的是恶心、呕吐以及腹痛，实验发现SIN总体上在体内无蓄积作用，连续用药6周及停药1周后在肝脏中浓度最大，提示可能肝毒性较大，应用时须注意监测肝功能。血液系统：使用SIN制剂可能发生粒细胞缺乏症、再生障碍性贫血、自身免疫性溶血性贫血、血小板减少，建议使用时监测患者骨髓功能。其他系统：研究发现实验组动物的肾组织与正常组动物相比无明显变化，提示SIN的肾毒性不明显。使用SIN制剂可能出现心律失常、头晕等相关症状，但是无明显心脏毒性。

（三）白芍总苷（total glucosides of paeony，TGP）

1.药理机制

白芍属毛茛科植物芍药的根，微寒、性苦、味酸，中医认为白芍具有平抑肝阳、养血柔肝止痛的作用。白芍发挥药用价值的主要有效成分是一种糖苷类物质，即白芍总苷（total glucosides of paeony，TGP）。TGP可以调控炎性细胞因子IL-1、IL-2、TNF-α等的表达，参与调控NF-κB信号通路，发挥抑制关节滑膜细胞增殖，减轻自身免疫反应，维持机体免疫耐受等作用。研究表明，TGP在类风湿关节炎的治疗中发挥抗炎、止痛、免疫抑制等药理作用，毒副作用较少，可能通过调节酪氨酸蛋白激酶（janus kinase，JAK）/信号传导及转录激活因子（signal transducer and activator of transcription，STAT）信号通路显著抑制类风湿关节炎滑膜成纤维细胞的过度增殖和炎症反应，并促进细胞凋亡。在动物试验中，发现TGP对大鼠/小鼠急性、亚急性炎症反应、免疫炎症反应以及醋酸致小鼠扭体反应的影响都具有积极作用，TGP具有良好的抗炎镇痛作用。胶原诱导性关节炎（collagen-induced arthritis，CIA）大鼠模型实验显示，TGP对CIA大鼠足和多发性关节炎肿胀可明显缓解，并且可显著降低关节指数，具有明显的消炎消肿作用。

2.临床用药

TGP临床常用剂量为600 mg，2～3次/d。TGP在类风湿关节炎中发挥着激活和调节免疫细胞的作用，能够抑制炎性介质的产生，并通过参与调节多种信号通路发挥治疗作用，对减轻关节肿痛效果良好。一般将TGP与传统DMARDs药物连用。研究证明，在老年类风湿关节炎患者中，小剂量TGP联合小剂量MTX用药，临床效果较单用MTX或单用TGP好，患者关节症状明显改善。同样，TGP联合来氟米特可以通过抑制磷脂酰肌醇3激酶（phosphoinositide3-kinase，PI3K）/缺氧诱导因子1α（Hypoxia induced factor-1α，HIF-1α）信号通路降低类风湿关节炎患者滑膜炎性细胞因子分泌，抑制滑膜成纤维细胞增殖，抑制滑膜内血管生成，以达到治疗目的。类风湿关节炎患者使用柳氮磺吡啶联合TGP方案治疗，可明显改善关节症状，减轻关节炎症反应，临床效果良好。HCQ作为类风湿关节炎患者治疗中的辅助用药，在使用MTX联合TGP治疗类风湿关节炎中，加用HCQ后的治疗效果明显好于单用TGP的治疗效果，且患者对这种联合治疗方案的耐受性较好。

3.不良反应

TGP的不良反应主要以消化道症状为主，包含腹痛、腹泻、纳差等。经长期临床观察和动物毒性实验研究发现，TGP毒性小，无明显的肝肾毒性，在联合经典DMARDs药物及激素时不会增加明显不良反应，可使用的安全范围较广。

类风湿关节炎是一种慢性疾病，需长期药物治疗及疾病管理。DMARDs可有效控制或延缓疾病的发展，是治疗类风湿关节炎最关键的药物。类风湿关节炎治疗的总体目标是改善关节肿痛的症状，控制疾病进展，降低致残率，改善患者的生活质量，且必须基于患者与风湿病专科医生的共同决策。类风湿关节炎患者的治疗应以风湿病专科医生为主导，因类风湿关节炎发病机制复杂，需要应用多种不同作用机制的药物来解决类风湿关节炎的异质性，并且可能需要终生多次连续治疗。在制订治疗决策的时候应考虑疾病活动度安全问题，以及并发症和结构损伤等因素，且类风湿关节炎带来了较高的个体、医疗以及社会成本，这些因素都是风湿病专科医生需要考虑的。为了达到治疗总体目标，临床实践中需要采取严格的治疗策略，在疾病早期开始使用改善病情药物进行强化治疗，定期应用合理的检查检验指标评价疾病活动程度，并依此评价调整治疗方案，最大程度地控制病情，辅以系统、规范的健康教育，包括药物依从性、健康锻炼、生活方式、心理状态及就诊复诊等，相信在未来可有效改善类风湿关节炎患者的预后。

（王晓元、沈海丽）

参考文献

[1] GENEEN L J, MOORE R A, CLARKE C, et al. Physical activity and exercise for chronic pain in adults: an overview of Cochrane Reviews[J]. Cochrane Database of Systematic Reviews, 2017, 1(1): CD011279.

[2] SVANSTROM H, LUND M, MELBYE M, et al. Concomitant use of low-dose methotrexate and NSAIDs and the risk of serious adverse events among patients with rheumatoid arthritis [J]. Pharmacoepidemiological Drug Safety, 2018, 27(8): 885-893.

[3] FRAENKEL L, BATHON J M, ENGLAND B R, et al. 2021 American College of Rheumatology Guideline for the Treatment of Rheumatoid Arthritis[J]. Arthritis Care Research, 2021, 73(7): 924-939.

[4] ATZENI F, MASALA I F, BAGNASCO M, et al. Comparison of Efficacy of Ketoprofen and Ibuprofen in Treating Pain in Patients with Rheumatoid Arthritis: A Systematic Review and meta-Analysis [J]. Pain Therapy, 2021, 10(1): 577-588.

[5] RUSCHITZKA F, BORER J S, KRUM H, et al. Differential blood pressure effects of ibuprofen, naproxen, and celecoxib in patients with arthritis: the PRECISION - ABPM (Prospective Randomized Evaluation of Celecoxib Integrated Safety Versus Ibuprofen or Naproxen Ambulatory Blood Pressure Measurement) Trial[J]. European Heart Journal, 2017, 38(44): 3282-3292.

[6] ROSEN R J, BOMBACK A S. Acute Hyponatremia After a Religious Fast[J]. AACE Clinical Case Report, 2021, 7(4): 236-238.

[7] SAHIL F, KUMAR J, RAIZ G, et al. Association Between Long-Term Use of Non-steroidal Anti-inflammatory Drugs and Hyperkalemia in Diabetic Patients[J]. Cureus, 2021, 13(6): e15648.

[8] ZHANG X, DONNAN P T, BELL S, et al. Non-steroidal anti-inflammatory drug induced acute kidney injury in the community dwelling general population and people with chronic kidney disease: systematic review and meta-analysis[J]. BMC Nephrology, 2017, 18(1): 256.

[9] NISSEN S E, YEOMANS N D, SOLOMON D H, et al. Cardiovascular Safety of Celecoxib, Naproxen, or Ibuprofen for Arthritis[J]. New England Journal of Medicine, 2016, 375(26): 2519-2529.

[10] SMOLEN J S, LANDEWE R, BIJLSMA J, et al. EULAR recommendations for the management of rheumatoid arthritis with synthetic and biological disease-modifying antirheumatic drugs: 2019 update [J]. Annals of the Rheumatic Diseases, 2020, 79(6): 685-699.

[11] SMOLEN J S, LANDEWE R, BIJLSMA J, et al. EULAR recommendations for the management of rheumatoid arthritis with synthetic and biological disease-modifying antirheumatic drugs: 2016 update [J]. Annals of the Rheumatic Diseases, 2017, 76(6): 960–977.

[12] 中华医学会风湿病学分会. 2018中国类风湿关节炎诊疗指南[J]. 中华内科杂志, 2018, 57(04): 242–251.

[13] FRAENKEL L, BATHON J M, ENGLAND B R, et al. 2021 American College of Rheumatology Guideline for the Treatment of Rheumatoid Arthritis[J]. Arthritis Care Research, 2021, 73(7): 924–939.

[14] FRIEDMAN B, CRONSTEIN B. Methotrexate mechanism in treatment of rheumatoid arthritis [J]. Joint Bone Spine, 2019, 86(3): 301–307.

[15] SCHREZENMEIER E, DORNER T. Mechanisms of action of hydroxychloroquine and chloroquine: implications for rheumatology[J]. Nature Reviews Rheumatology, 2020, 16(3): 155–166.

[16] HARDY R S, RAZA K, COOPER M S. Therapeutic glucocorticoids: mechanisms of actions in rheumatic diseases[J]. Nature Reviews Rheumatology, 2020, 16(3): 133–144.

[17] ORAY M, ABU S K, EBRAHIMIADIB N, et al. Long-term side effects of glucocorticoids[J]. Expert Opinion on Drug Safety, 2016, 15(4): 457–465.

[18] ZHANG Y, MAO X, LI W, et al. Tripterygium wilfordii: An inspiring resource for rheumatoid arthritis treatment[J]. Medical Reearchs Reviews, 2021, 41(3): 1337–1374.

[19] TONG B, YU J, WANG T, et al. Sinomenine suppresses collagen-induced arthritis by reciprocal modulation of regulatory T cells and Th17 cells in gut-associated lymphoid tissues [J]. Molecular Immunology, 2015, 65(1): 94–103.

[20] ZHANG L, YU J, WANG C, et al. The effects of total glucosides of paeony (TGP) and paeoniflorin (Pae) on inflammatory–immune responses in rheumatoid arthritis (RA)[J]. Functional Plant Biology, 2019, 46(2): 107–117.

第十二章
类风湿关节炎的生物治疗

第一节 生物合成药物概述

随着对类风湿关节炎发病机制和细胞因子在其中作用的不断深入研究（图12-1），使得过去针对类风湿关节炎的治疗药物得以发展，尤其是用激素治疗类风湿关节炎的方法令整个医学界为之震动，亨奇、肯德尔和赖希施泰医生也因此发现肾上腺皮质激素及其结构和生理效应，荣获1950年诺贝尔生理学或医学奖，但对于类风湿关节炎的治疗，激素与改善病情抗风湿药（disease-modifying anti-rheumatic drugs，csDMARDs）仍未能达到足够的临床反应，受累关节影像学恶化的证据越来越多，这些都成了刺激DMARDs发展的重要因素。1983年，Bruce Beutler教授通过跟踪小鼠肿瘤坏死因子（tumor necrosis factor，TNF）在脂肪细胞上的分解代谢活性，第一次分离并证明了TNF是宿主对细菌脂多糖（lipopolysaccharide，LPS）产生反应并介导炎症发生的关键，揭示了TNF的促炎作用，1986年，他开发出了一种可以抑制TNF的活性融合蛋白分子，进而达到治疗慢性炎症的目的。随后，经过多年对TNF的深入研究，Bruce Beutler证明了Toll样受体4（toll-like receptors 4，TLR4）是LPS受体的核心信号，并提出其他TLR也可以是识别感染的各种保守分子，他也因此与Jules Hoffmann和Ralph Steinman共同获得了2011年诺贝尔生理学或医学奖。直到21世纪，生物性的改善病情的抗风湿药物（biological disease modifying anti-rheumatic drugs，bDMARDs）的广泛应用才给类风湿关节炎患者带来了新的曙光，作为针对特定细胞和炎性因子的靶向药物，bDMARDs以起效快、疗效佳为显著特征，大大改善了类风湿关节炎的治疗方法。近年来，类风湿关节炎患者的bDMARDs使用率已从不到1%提升到了接近20%，bDMARDs已然成为目前实现类风湿关节炎达标治疗最有效的药物。

bDMARDs是生物合成的改变病情抗风湿药，即生物制剂，是指通过生物来源或生物技术制备的，利用微生物（细菌、立克次体、病毒等）及其代谢产物的有效抗原成分、动物毒素、人或动物的血液或组织等加工而成作为预防、治疗、诊断相关疾病的具有生物活性的制品，具有调节机体免疫反应的作用。bDMARDs往往具有高度特异性，能够明确针对类风湿关节炎发病机制的特定途径，旨在中和循环内能与细胞结合的促炎因子，干扰抗原呈递细胞和T淋巴细胞的相互作用，抑制T细胞活化所需的“第二信号”，阻碍B细胞等免疫活性细胞的胞内信号传导，消耗B细胞或抑制活化B细胞的因子，从而起到抑制炎症发生和发展的作用。其中一部分bDMARDs是单克隆的、嵌合的人源化融合抗体，另一部分是人类免疫球蛋白或小分子。生物治疗为风湿病的治疗带来了新的希望，类风湿关节炎作为最为常见的一种风湿病，也是目前生物治疗中最为成功的病种。

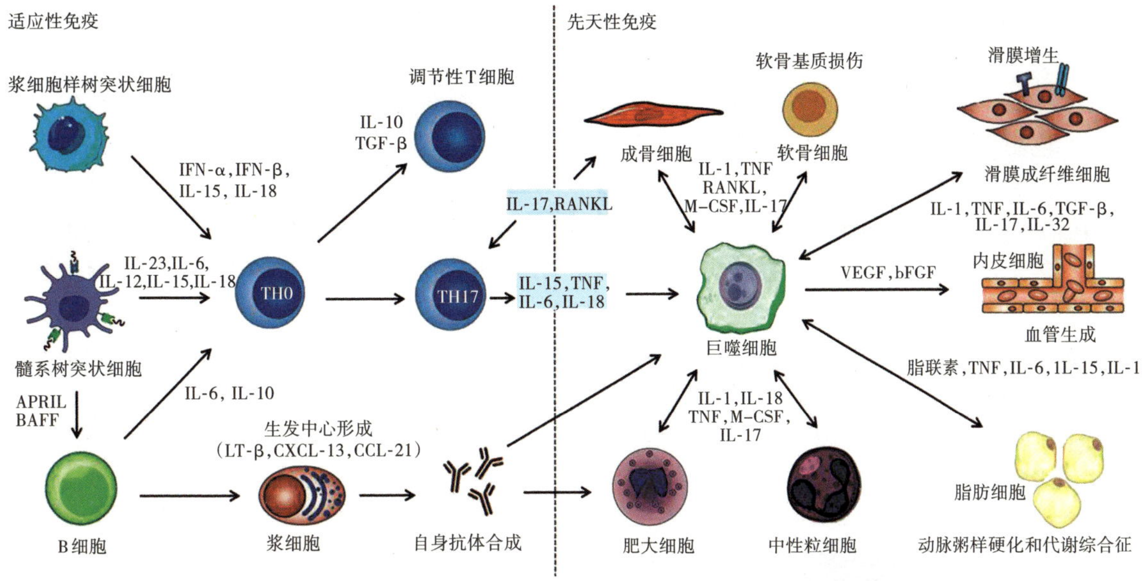

图 12-1　细胞因子在类风湿关节炎发病机制中的作用（原创）

第二节　生物制剂的分类及作用机制

目前已确定的bDMARDs包括三大类：第一类为TNF-α（tumor necrosis factor-α，TNF-α）抑制剂，包括英夫利西单抗、ENT、ADA等；第二类为白细胞介素-1（interleukin-1，IL-1）和白细胞介素-6（interleukin-6，IL-6）抑制剂，例如阿那白滞素、托珠单抗等；第三类为B细胞耗竭剂和T细胞共刺激抑制剂，例如利妥昔单抗（rituximab，RTX）和阿巴西普。已批准的bDMARDs见表12-1所示。

表 12-1　国内外已批准的生物制剂（原创）

靶点	英文通用名	中文通用名	类型	批准时间(年)	
				美国	中国
TNF-α	Infliximab	英夫利西单抗	人鼠嵌合 IgG1 抗体	1999	2007
	Adalimumab	阿达木单抗	全人源 IgG1 抗体	2003	2010
	Etanercept	依那西普	TNF-α受体IgG1 F融合蛋白	1998	2010
	Golimumab	戈里木单抗	人源 IgG1 抗体	2009	2017
	Certolizumab pegol	培赛利珠单抗	抗TNF-α抗体Fab片段	2009	2019
IL-6R	Tocilizumab	托珠单抗	人源化 IgG1 抗体	2010	2013
	Sarilumab	-	全人源抗体	2017	-
IL-1	Anakinra	阿那白滞素	IL-1 受体拮抗剂	2003	-
CTLA-4	Abatacept	阿巴西普	CTLA-4抗原胞外区-Fc融合蛋白	2006	2019
CD20	Rituximab	利妥昔单抗	人鼠嵌合 IgG1 抗体	2006	-

一、TNF-α抑制剂

以TNF-α抑制剂为主的早期bDMARD是治疗类风湿关节炎的第四代药物，可有效与TNF受体结合，抑制其生物活性并阻断其所介导的细胞反应，具有药理作用选择性高和毒副作用较小的优点，具有广泛的应用前景。

在诸多参与炎性反应的细胞因子中，TNF-α是类风湿关节炎的核心促炎因子，主要由单核细胞、巨噬细胞及T细胞产生，通过与其受体结合，诱导内皮细胞黏附分子的表达，介导白细胞向血管外的迁移，还可以引起其他促炎症因子的释放，例如IL-1β、IL-6、IL-8、前列腺素等；另外，TNF-α也可以诱导中性粒细胞、成纤维细胞和软骨细胞分泌胶原酶、金属蛋白酶等细胞损伤介质，导致骨破坏，刺激滑膜增生，在类风湿关节炎的发病过程中处于关键地位。抑制TNF-α可阻断由此导致的细胞因子网络失衡，起到治疗作用，对控制类风湿关节炎病情和改善预后非常重要，如图12-2所示。

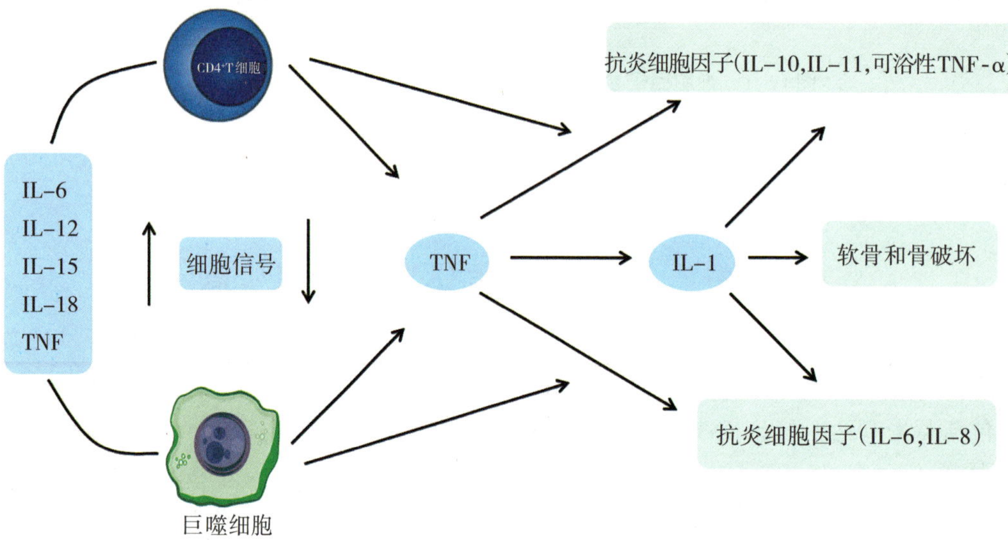

图12-2　TNF在类风湿关节炎中的细胞网络（原创）

TNF-α抑制剂分为大分子抑制剂和活性小分子抑制剂，大分子抑制剂临床应用广泛，主要由单克隆抗体类和蛋白质类组成。单克隆抗体类包括英夫利西单抗（infliximab，INF）、阿达木单抗（adalimumab，ADA）、赛妥珠单抗（certolizumab，CDP）和戈利木单抗（golimumab，CNTO-148），蛋白质类包括依那西普（etanercept，ENT）等。活性小分子抑制剂临床应用较少，主要包括TACE抑制剂和P38促丝裂原激活蛋白激酶（mitogen-activated protein kinase，MAPK）抑制剂。目前，已有多种TNF-α抑制剂广泛应用于类风湿关节炎治疗，临床应用最广泛的有ENT、ADA、INF，尽管这些都可以用于治疗类风湿关节炎，但这3类TNF-α抑制剂的结构、给药方式等都存在一定的区别，2022年EULAR指南提出，如果一种TNF-α抑制剂治疗失败，可应用另一种作用机制相似的药物或其他TNF抑制剂。

（一）依那西普

bDMARDs用于治疗类风湿关节炎已有几十年的历史，最开始使用的就是ENT，ENT是全人源化的可溶性TNF-α受体竞争性抑制剂，由人类TNF-α受体P75胞外段的二聚体与IgG1的Fc段连接而成，能与可溶性及细胞膜表面的TNF-α结合，阻断TNF-α与其特定受体的结合，抑制类风湿关节炎滑膜细胞增生和淋巴细胞浸润，降低与增生及黏附相关分子的表达，缓解类风湿关节炎滑膜组织炎性病变，减轻炎症反应，可以作为ACR指南推荐的一线bDMARD有效控制病情发展。目前联合使用ENT和甲氨蝶呤（methotrexate，MTX）的疗效已经得到公认，已成为难治性类风湿关节炎的理想治疗方案。

ENT已被EULAR列为治疗类风湿关节炎的一线药物，其推荐给药方式为皮下注射，注射部位可为大腿、腹部和上臂，每次需在不同部位注射，与前次注射部位至少相距3 cm，禁止注射于皮肤柔嫩、瘀伤、发红或发硬部位。成人推荐剂量为25 mg，每周2次（间隔72～96 h）或50 mg每周1次，青少年推荐剂量为0.4 mg/kg，每周2次。值得注意的是，对于肝肾功能损害的类风湿关节炎患者无需进行ENT剂量的调整。该药其最常见的副作用是注射部位的反应，但这种副作用似乎具有自限性，通常出现在接受治疗的第1个月，于注射后的1～2 d发生，持续3～5 d，一般无需治疗即可恢复。另外，还发现其他一些副作用，包括上呼吸道感染、头痛、鼻炎、腹痛、呕吐、胃肠道感染和皮疹，但有实验证明，应用ENT治疗组与对照组相比，治疗组感染率没有明显增加，从长远来看ENT持续性治疗类风湿关节炎是安全、有效的。

（二）英夫利西单抗

英夫利西单抗是25%鼠蛋白和75%人蛋白的人鼠嵌合体，其作用机制是与可溶性和跨膜型的TNF-α结合，阻断其作用。这种嵌合分子结构可能会导致人抗嵌合抗体的产生，其免疫原性可能会降低功能性药物的水平，并且因此影响临床疗效。英夫利西单抗作为第二个被FDA批准用于临床的bDMARD，能明显改善类风湿关节炎患者病情，缩短临床缓解时间，延缓影像学进展。一项多中心前瞻性观察研究指出，使用英夫利西单抗治疗类风湿关节炎效果显著，其能改善患者临床体征，降低患者疾病活动度，提高患者生活及工作能力，还可减少csDMARDs的使用，减轻患者经济负担。

根据EULAR指南中提出的关于类风湿关节炎的治疗方法，英夫利西单抗的推荐用药方式为静脉滴注，静脉给药时间不得少于2 h。接受本品给药的所有患者应在输注后至少观察1～2 h，以观察急性输液后的相关反应。对于类风湿关节炎患者的推荐剂量为首次3 mg/kg，然后在首次给药后的第2周、第6周及以后每隔8周各给予1次相同剂量，对于疗效不佳或病情处于中重度的患者，可考虑将剂量调整至10 mg/kg，和（或）将用药间隔调整为4周1次，并建议与MTX合用。临床试验显示，上呼吸道感染是最常见的药物不良反应，最严重的药物不良反应包括乙型肝炎病毒再激活、充血性心力衰竭、严重感染（包括败血症、机会性感染和结核病）和严重的输液反应，但一般情况在予以对症治疗后症状均可好转，比较英夫利西单抗与安慰剂治疗的研究发现，英夫利西单抗治疗组患者心血管系统副作用发生率和病死率有升高，不过死亡者仅见于接受10 mg/kg治疗的患者，对5mg/kg推荐剂量的患者无影响。

（三）阿达木单抗

ADA是一特异性针对TNF-α的完全人单克隆抗体，与人IgG1非常相似，是第一个完全的人单克隆TNF抗体。其于2002年被批准上市治疗类风湿关节炎，可显著减轻类风湿关节炎患者的症状和体征，抑制放射学进展，改善关节功能。ADA可单药使用或与MTX联合应用。一项为期2年，有799例类风湿关节炎患者参加的多中心、随机、双盲临床试验比较ADA联合MTX、ADA单用或MTX单用治疗早期进展型类风湿关节炎的疗效。结果表明，联合治疗效果显著优于单药治疗。另有一项为期1年的前瞻性研究发现，57例对MTX治疗无反应的类风湿关节炎患者使用ADA，治疗后类风湿因子和抗环瓜氨酸多肽抗体的抗体滴度均有显著下降。

目前对于患有类风湿关节炎的成人患者，ADA的推荐用量为40 mg，每2周1次，以皮下注射方式给药，且在用药期间应该继续使用MTX，如某些患者出现治疗效果下降，还可以将用药剂量增加为40 mg，每周1次以改善疗效。一项西班牙的研究结果显示，ADA 40 mg每2周1次，或20 mg每周1次，可显著改善类风湿关节炎的活动性和放射学进展。已有数据表明，在治疗12周内，患者即可获得临床应答，如果在该治疗期间内未出现临床应答，则应谨慎考虑是否继续治疗。由于是全人源抗体，ADA很少产生过敏反应，但发生严重感染的危险性有所增加，危险度比值为2.0，其增加肿瘤的危险性比值为3.3，且呈剂量相关性，大剂量者发生率高于小剂量者。

与安慰剂相比，ADA、ENT和INF是csDMARDs控制不佳的类风湿关节炎患者的有效治疗方法，可控制病情发展，改善身体功能，减缓关节放射学变化。在类风湿关节炎早期，TNF抑制剂与MTX的组合比单独使用MTX更有效，尽管这种额外益处的临床相关性尚未确定，不能排除MTX联合ADA或INF会增加严重感染的风险，但基于BRAM的经济学评价结果与临床疗效评价来看，TNF抑制剂作为最后的积极疗法时仍然最具成本效益。在这个分析中，其他条件相同的情况下，ENT可能是TNF抑制剂的最佳选择，但仍然需要对类风湿关节炎患者的生活质量和TNF抑制剂对生活质量的影响进行更长期的研究。不同TNF-α抑制剂的组成及特异性结合位点、给药方式、剂量等如表12-2所示。

表12-2 不同TNF-α抑制剂组成及特异性结合位点、给药方式、剂量表

名称	组成	结合位点	给药剂量	给药方式
依那西普	人p75TNF和IgG1的Fc片段的融合蛋白	SolTNF/tmTNF/淋巴毒α	每周50 mg	皮下注射
英夫利西单抗	人鼠嵌合的TNF单克隆IgG1抗体	Sol TNF/tmTNF	第0、2、6周每周1次，后每8周1次，每次3 mg/kg	静脉注射
阿达木单抗	人源化NF单克隆IgG1抗体	Sol TNF/tmTNF	每2周1次，每次40 mg	皮下注射

一些接受经过TNF抑制剂治疗的患者可能会出现的不良反应，如感染、恶性肿瘤、急性输注和注射反应、自身免疫和心血管反应等。数据结果一致表明，特别是在前6个月，抗TNF药物的确会略微增加皮肤、软组织和关节严重感染的风险，但似乎不会增加非黑色素瘤皮肤癌以外的癌症风险，使用抗TNF药物治疗的患者需要定期监测。

二、IL-1抑制剂

IL-1受体拮抗剂IL-1是类风湿关节炎发病机制中关键性致炎因子，主要由单核细胞和巨噬细胞产生，并通过激活滑膜细胞、内皮细胞、淋巴细胞和巨噬细胞产生各种趋化因子和炎症介质，从而诱导炎症发生。有实验表明，IL-1β在兔膝关节中的过度表达导致具有类风湿关节炎特征的临床和组织学特征的关节炎，而IL-1缺乏与关节损伤减少有关，在类风湿关节炎实验模型中，包括IL-1受体拮抗剂在内的IL-1阻断剂可显著降低临床和组织学疾病参数。IL-1受体拮抗剂是一种天然存在的IL-1结合分子，可以阻断促炎性细胞因子IL-1的生物学效应。

（一）阿那白滞素

阿那白滞素作为一种重组形式的人类IL-1受体拮抗剂，可以与IL-1竞争细胞表面的IL-1受体来改善类风湿关节炎的病情，已被批准用于风湿病的治疗。在472例严重类风湿关节炎患者的随机对照试验中发现，治疗组较对照组患者ACR20反应有显著好转，放射学进展显著减慢。与TNF-α拮抗剂相比，阿那白滞素治疗效果并不显著，但Ricart等人研究证明在一定条件下其可以用于治疗小儿关节炎。

阿那白滞素已经通过FDA认证，批准用于治疗经过一种或多种DMARD治疗无效的类风湿关节炎患者，推荐剂量是100 mg/d，采用皮下注射的方式给药，但该药物半衰期较短，需每日约在同一时间给药。对于患有严重肾功能不全或终末期肾脏疾病的类风湿关节炎患者，医生应考虑减少剂量，改为每隔一天给药100 mg。临床试验表明，患者对阿那白滞素具有很好的耐受性，最常见的副作用是注射部位存在剂量依赖性的皮肤刺激，但通常表现轻微并且范围有限。在类风湿关节炎患者中，如果发生严重感染，则停止使用，活动性感染患者不得启用阿那白滞素治疗，且不建议与抗TNF抑制剂联合使用。

（二）可溶性IL-1受体

IL-1生物活性通过与可溶性IL-1受体结合体现出来，存在于受累关节滑液中的可溶性IL-1受体也是IL-1的天然抑制物。目前，重组的IL-1受体也已应用于类风湿关节炎的临床试验研究。应用人重组可溶性IL-1受体与免疫球蛋白的融合蛋白进行关节内注射的I期临床试验表明，患者对用药的耐受性很好，16例患者中仅有2例出现了轻微的副作用，而患者整体临床表现都有缓解的趋势。

三、IL-6抑制剂

IL-6拮抗剂 IL-6在类风湿关节炎的发病中也起着一定的作用，类风湿关节炎患者血清和滑膜中IL-6均呈现高表达，且其浓度与类风湿关节炎的疾病活动度及影像学的关节破坏程度呈正相关，阻断IL-6信号传导通路是治疗类风湿关节炎的有效方法之一。IL-6是与IL-1β或TNFα协同诱导血管内皮生长因子（vascular endothelial growth factor，VEGF）产生的关键细胞因子，这也可能是IL-6受体拮抗剂有效抑制类风湿关节炎病情进展的主要机制。2022年EULAR指南提出，bDMARDs 和 靶 向 合 成 DMARDs （targeted synthetic disease-modifying antirheumatic drugs，tsDMARDs）应与一种csDMARDs联合应用，对于不能联合应用csDMARDs的患者，IL-6受体抑制剂和与其他b/tsDMARDs相比或具优势。如果一种TNF抑制剂或IL-6受体抑制剂治疗失败，可应用另一种作用机制相似的药物或其他TNF抑制剂或IL-6受体抑制剂。

托珠单抗是全球首个针对IL-6受体的人源化单克隆抗体，直接作用于类风湿关节炎的致病因子，有效地帮助类风湿患者保护关节结构，控制疾病进展，于2010年通过FDA批准，2012年ACR指南推荐将TNF抑制剂作为疾病活动度高、预后较差，以及疾病活动度低但对csDMARD反应不佳的类风湿关节炎患者的首发治疗选择。在该指南中，RTX与阿巴西普的地位低于TNF抑制剂，而托珠单抗完全没有被提及。与之相比，2013年EULAR指南不仅提升了托珠单抗与阿巴西普的地位，还进一步将托珠单抗作为必须接受生物DMARD单药治疗患者的优先选择药物。针对托珠单抗的多项三期临床试验的数据证明，托珠单抗能够一周快速起效、持续增效、持续抑制关节结构破坏，且安全性良好。目前，托珠单抗已在全球70多个国家和地区上市，惠及数十万名类风湿患者。托珠单抗有希望成为中重度活动性类风湿关节炎的一线生物治疗药物，能有效地、快速地、持续地改善类风湿关节炎的体征和症状，且安全性可控。

托珠单抗的成人推荐剂量是8 mg/kg，每4周静脉滴注1次，须由医疗专业人员以无菌操作方法将托珠单抗用0.9%的无菌生理盐水稀释至100 mL，建议静脉滴注时间在1 h以上，可与MTX或其他cDMARDs药物联用。如果患者出现转氨酶异常、中性粒细胞计数降低、血小板计数降低等不良反应时，可减量至4 mg/kg。对于体重>100 kg的患者，每次推荐的滴注剂量不得超过800 mg。临床研究报告中最常见的不良反应是上呼吸道感染、鼻咽炎、头痛、高血压和谷丙转氨酶轻微的可逆增加。值得注意的是，接受托珠单抗治疗的患者发生严重感染的风险升高，甚至可导致住院或死亡，如发生严重感染，应中断托珠单抗治疗，直至感染得到控制。故在使用托珠单抗之前，应排除肺结核和病毒性肝炎，如果需要，在接受治疗之前应该对患者结核或其他感染进行治疗。

四、B细胞耗竭剂和T细胞共刺激抑制剂

B细胞和T细胞是类风湿关节炎发病机制的重要参与者，自身反应性B细胞、类风湿因子（rheumatoid factor，RF）和抗瓜氨酸肽抗体（anti-cyclic citrullinated peptide antibody，Anti-CCP）是类风湿关节炎进行性关节破坏、早期残疾和死亡的既定标志。在类风湿关节炎患者的关节滑液中，B细胞和T细胞水平较高，这两种细胞聚集在关节滑膜中相互作用，导致患病关节产生大量的促炎细胞因子并产生多种自身抗体，损伤病变部位的细胞，对关节功能造成障碍。B细胞耗竭剂的作用机制是与患者体内的B细胞结合，促进细胞凋亡，使B细胞耗竭，而T细胞阻断剂可有效阻断T细胞和病变部位细胞的特异性结合，从而减轻其对病变关节部位的损害。

（一）抗CD20单抗

CD20抗原是表达于B细胞表面的抗原分子，发生在B细胞发育的早期阶段，可通过调节跨膜钙离子流动直接对B细胞起作用，在B细胞增殖和分化中起重要的调节作用。抗CD20单抗可以特异性地结合B细胞表面的CD20抗原，通过直接诱导细胞凋亡、介导抗体依赖细胞的细胞毒性作用机制清除B淋巴细胞，从而抑制免疫反应。

RTX是一种针对表达CD20抗原B细胞的嵌合单克隆抗体，通过包括介导抗体依赖性细胞毒性、补体依赖性细胞毒性和B细胞凋亡等机制，消耗几乎所有的外周B细胞，其他生态位的B细胞也被不同程度的消耗，其中就包括滑膜。当类风湿关节炎对csDMARDs和抗TNF-α抑制剂无反应时，它是治疗类风湿关节炎的一种普遍和高效的药物。Emery等研究指出，对于类风湿关节炎患者起初给予TNF抑制剂效果不佳者，给予RTX较给予第二种TNFi治疗组能明显改善临床疗效，与安慰剂组相比，接受500 mg或1000 mg RTX注射的治疗组患者在第24周时ACR反应的患者比例分别为55%和54%，明显多于安慰剂组的28%，ACR50反应分别为33%、34%和13%，ACR70反应分别为13%、20%和5%。Peterfy等研究指出，对于MTX反应不充分的活动期类风湿关节炎患者，给予RTX能明显减少骨侵蚀及软骨丢失。

RTX的推荐剂量和用法是：第一个疗程可先予静脉输注500～1000 mg，2周后重复1次，根据病情可在6～12个月后接受第二个疗程，在每次注射RTX之前的30 min内先静脉给予适量甲泼尼龙。RTX常见的不良反应是输液反应，静脉给予糖皮质激素可将输液反应的发生率和严重度降低。其他不良反应包括高血压、皮疹、瘙痒、发热、恶心、关节痛等，可能会增加感染率。2022年EULAR指南提出，对于开始使用抗CD20方案治疗的HBsAg阳性患者或乙肝病毒携带者，均可考虑预防性治疗，从预防治疗中受益，而不考虑监测HBV-DNA水平。

（二）阿巴西普

阿巴西普是人CTLA-4和抗体重组融合蛋白，通过阻碍CTLA-4部分与抗原递呈细胞（antigen-presenting cells，APC）表面的CD80或CD86的结合，抑制CD80或CD86介导的共刺激信号从APCs至T细胞的传导，进一步抑制T细胞活化，这表明B细胞和T细胞之间的相互联系可能是阿巴西普治疗类风湿关节炎的潜在靶点。阿巴西普是类风湿关节炎领域全球首个也是目前唯一的选择性T细胞共刺激调节剂，最早于2005年在美国获批，2019年EULAR指出，对早期类风湿关节炎患者给予阿巴西普联合MTX较单用MTX有着明显疗效，具有很好的安全性，部分患者在停用阿巴西普后仍能达到持续缓解。

阿巴西普推荐静脉滴注给药，具体剂量根据患者的体重决定，体重在60 kg以下的成人，可

在30 min内一次性静脉滴注500 mg；体重在60～100 kg者推荐滴注750 mg；体重在100 kg以上者推荐滴注1000 mg。在首剂后的第2周和第4周再各用药1次，此后则每4周用药1次。阿巴西普最严重不良反应为严重感染和恶性肿瘤，最常见的不良反应包括头痛、上呼吸道感染、鼻咽炎和恶心，其中需要临床干预的最常见的不良反应为感染，包括上呼吸道感染（1.0%）、支气管炎（0.7%）和带状疱疹（0.7%）。

bDMARDs的出现代表着类风湿关节炎治疗进入靶向治疗时代，但目前bDMARDs主要为单一靶点药物，且价格昂贵，临床中仅部分患者能获得临床缓解。类风湿关节炎发病机理复杂，随着对类风湿关节炎发病机理的认识加深，在未来研究中是否会出现具有多靶点的bDMARDs，能否预测bDMARDs的不良反应及毒性，能否研发出既具有有效控制病情，又具有最少不良反应的药物，是临床的重大挑战。

第三节　靶向合成药物（Janus激酶抑制剂）分类及作用机制

尽管bDMARDs在类风湿关节炎治疗上取得了成功，但是靶向单一细胞因子并不能适用于所有风湿病患者。此外，随着治疗时间的延长，许多此类药物免疫原性增加而失效，并且这些药物的静脉内或皮下给药方式也是阻止其应用的一个重要障碍。细胞因子作为类风湿关节炎发病的关键驱动因素，许多细胞因子参与免疫介导疾病的发病机制都是与Ⅰ/Ⅱ型细胞因子受体结合有关。这类受体的信号传导机制相同，即为Janus激酶（Janus kinase，JAK）信号传导子和转录激活因子（JAK-signal transducer and activator of transcription，JAK-STAT）通路。JAK-STAT通路在介导细胞因子于免疫调节和免疫病理学中的作用显著，特别是在基因敲除动物模型的研究中，该通路能够显著影响或调节多种免疫介导的疾病，因此细胞内关键信号分子JAK已被靶向开发，应用于治疗多种自身免疫性疾病与肿瘤。该通路的主要传导方式如图12-3所示。

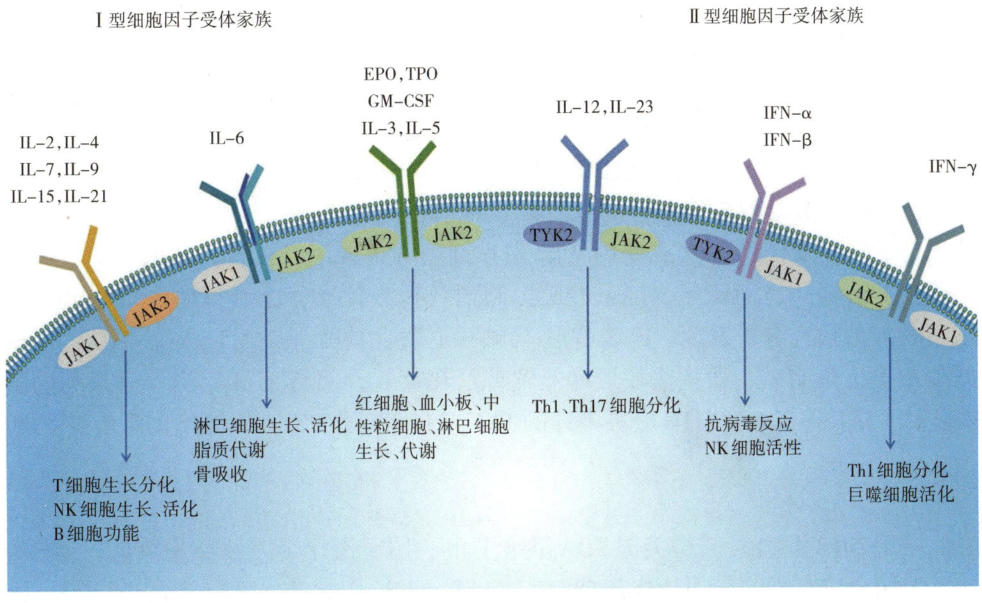

图12-3　JAK-STAT通路传导方式（原创）

JAK属于酪氨酸激酶（tyrosine kinase，TYKs）家族，其包含4种亚型，分别是JAK1、JAK2、JAK3和TYK2。1996年，研究人员通过高通量测序筛选，在40万种化合物中发现了JAK激酶的先导分子，随后于1997年初开始了药物化学研发项目。由于JAK结构域在4种亚型的JA中显示出高度的同源性，因此选择性JAK抑制剂的开发一直具有挑战性。JAK-STAT参与调控的相关疾病以及相关抑制剂如图12-4所示。

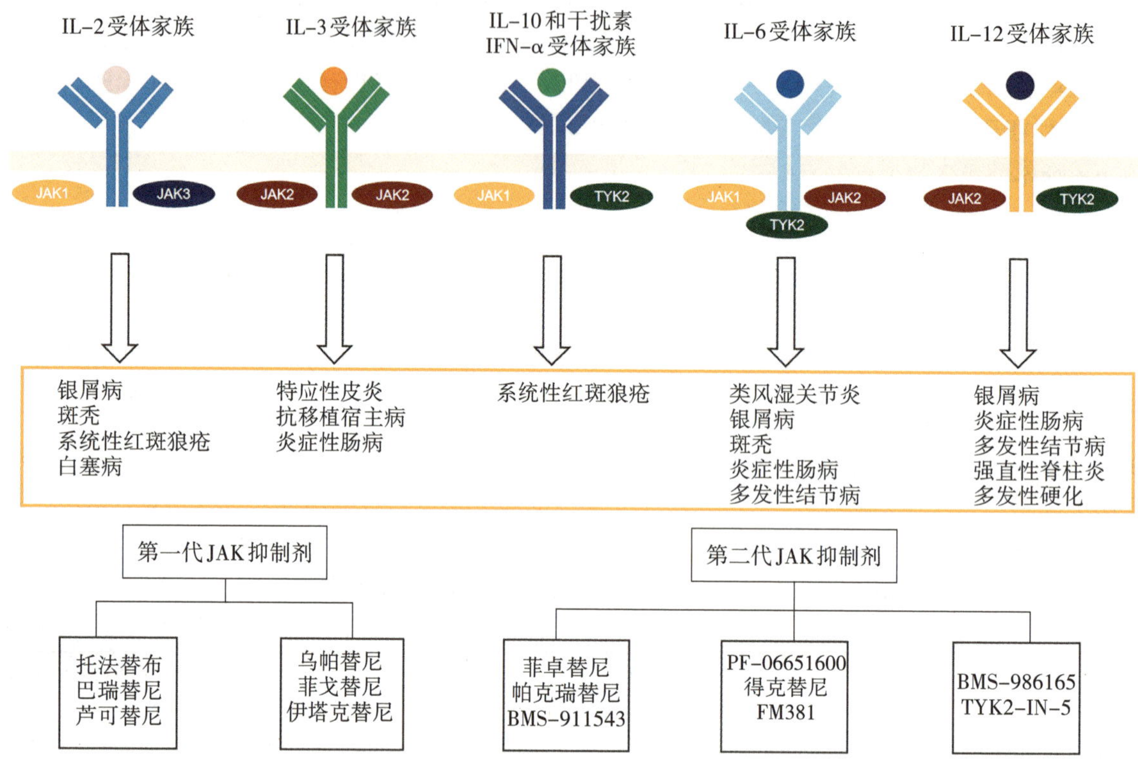

图12-4　JAK-STAT通路调控的疾病及代表性抑制剂（原创）

自2011年首个JAK抑制剂药品经FDA批准上市，截至目前，全球已有8款JAK抑制剂获批上市，用于自身免疫性疾病以及肿瘤的治疗，包括类风湿关节炎、银屑病性关节炎、炎症性肠病以及骨髓纤维化等，其中广泛用于治疗类风湿关节炎的JAK抑制剂包括托法替尼（tofacitinib）、巴瑞替尼（baricitinib）、非洛替尼（filgotinib）和乌帕替尼（upadacitinib）。其中托法替尼是最早上市的JAK抑制剂，2012年首次在美国上市，2017年进入中国。JAK抑制剂可用于多种情况，包括对MTX和/或bDMARDs治疗应答不佳的患者以及难治性的类风湿关节炎。托法替尼、巴瑞替尼、乌帕替尼单药治疗在未使用MTX或使用MTX治疗剂量的患者中，在减轻类风湿关节炎的体征和症状以及减少关节损伤方面优于MTX。JAK抑制剂（托法替尼、巴瑞替尼、乌帕替尼、非戈替尼）和ADA比较的研究分析发现，巴瑞替尼/乌帕替尼联合MTX是对MTX应答不佳的活动性类风湿关节炎在ACR上最有效，而托法替尼和非戈替尼在疗效方面与ADA相当。一系列的随机对照试验结果显示，JAK抑制剂对MTX应答不佳的TNF抑制剂或非TNF的bDMARDs是有效的。

一、托法替尼

托法替尼于2012年11月获得美国FDA批准上市，用于治疗类风湿性关节炎，通过结合JH1结构域的ATP结合位点而起作用，优先抑制JAK1和JAK3。Eun Bong Lee等人进行的一项为期24个月的托法替尼单药与MTX单药治疗的队列试验结果表明，在接受托法替尼治疗的患者中，第6

个月时ACR 70的达标人数，5 mg/d组为25.5%，10 mg/d组为37.7%，而MTX组仅为12.0%，具有明显统计学差异。一项研究分析总结了5项随机安慰剂对照试验，这些结果评估了托法替尼或bDMARDs对照安慰剂治疗类风湿关节炎的疗效，这5项试验共包括2136名患者，发现托法替尼5 mg每日两次联合MTX在ACR反应及健康评估问卷-残疾指数评分中，均与阿巴西普、戈利木单抗、RTX和托珠单抗联合csDMARDs效果相当。

托法替尼主要用法为口服，对于无特殊情况的成年类风湿关节炎患者，推荐剂量为5 mg，每天2次，有无进食皆可服药，对于中重度肾功能损伤或中度肝功能损伤者，一般予以5 mg，每天1次给药。托法替尼的耐受性一般与bDMARDs相似，感染和侵袭是托法替尼受者最常见的不良事件。严重感染的发生率与其他bDMARDs类似，机会性感染，包括结核、带状疱疹等，其中带状疱疹的发生率略高于bDMARDs，但感染是可控的，停用或者减少托法替尼的剂量可以降低感染事件的发生率。

尽管需要进一步地研究来更明确地定位托法替尼相对于bDMARDs和其他tsDMARDs的优势，但目前的证据表明口服托法替尼是治疗类风湿关节炎患者的最佳选择。

二、巴瑞替尼

巴瑞替尼是一种选择性的JAK1/JAK2抑制剂，可抑制多种促炎细胞因子（包括IL-6、IL-12、IL-23和IFN-γ）的细胞内信号传导，但其对JAK3和TYK2的抑制活性较弱。巴瑞替尼，在2018年获美国FDA批准用作单一疗法或与MTX联合用于治疗对≥1种bDMARD反应不足或不耐受的中度至重度活动性类风湿关节炎的成年人。在关键的试验中发现，每天一次的巴瑞替尼4 mg，加或不加MTX，均能改善对csDMARDs或TNF-α抑制剂反应不足的类风湿关节炎患者的症状、体征、疾病活动，巴瑞替尼治疗也减缓了DMARD初治的类风湿关节炎患者和对MTX等csDMARD反应不足的患者的结构性关节损伤。对于对MTX反应不足的患者，巴瑞替尼联合MTX比ADA联合MTX更有效。每天一次的巴瑞替尼作为单药治疗或与MTX联合治疗，对于≥1种bDMARD反应不足或不耐受的中度至重度活动性类风湿关节炎患者，是一种有效且通常耐受性良好的新兴治疗方法，并扩展了该人群的可用选择性。

巴瑞替尼的推荐剂量为2 mg，每天一次，口服给药，餐时或空腹时均可，可以在一天中的任何时候给药。在患者长达5.5年的治疗期间，巴瑞替尼的耐受性一般良好，最常见的不良反应是上呼吸道感染、低密度脂蛋白胆固醇升高、恶心和血小板增多症。据报道显示，在每天两次服用10 mg托法替尼治疗类风湿关节炎的安全性试验及巴瑞替尼治疗类风湿关节炎的安慰剂对照试验中，巴瑞替尼组发生静脉血栓栓塞的风险更高，而且可能引起磷酸肌酸激酶升高，但无相关临床症状。另外，肌酐升高也已被观察到，但没有肾功能衰竭或其他如高血压等的临床后遗症。

三、非洛替尼

非洛替尼对JAK1具有选择性，与JAK2相比，非洛替尼对JAK1具有30倍的选择性，被批准为单一疗法或与MTX联合用于治疗对一种或多种DMARDs反应不足或不耐受的成年人的中度至重度活动性类风湿关节炎。在3期临床试验中发现，每天一次的非洛替尼通常耐受性良好，并且与类风湿关节炎体征和症状以及对正在进行的MTX反应不足的患者的身体功能改善有关，对正在进行的常规合成DMARDs的反应不足，对以前的bDMARDs反应不足或不耐受，或者有限或没有事先暴露于MTX。此外，在对MTX反应不足的患者中，非洛替尼在低疾病活动反应率（DAS28-CRP ≤3.2）方面不亚于ADA。非洛替尼还可抑制关节损伤的影像学进展，维持低疾病活动度或疾病缓解（DAS28-CRP<2.6）。非洛替尼有持续疗效，长期使用菲戈替尼的安全性与2期和3期临床试验相似。

非洛替尼的推荐口服剂量为200 mg每天一次或100 mg每天两次，这两种方案都显示出令人鼓舞的早期疗效，血清CRP水平在1周内恢复正常，而且安全性相似。非洛替尼一般耐受良好，最常见的不良反应包括恶心、乏力和血液系统损害，所有报道的治疗中出现的不良事件在治疗期间都是轻度或中度和短暂的，且目前没有研究参与者由于治疗出现的不良事件而永久停止治疗。

四、乌帕替尼

乌帕替尼作为一种新开发的口服选择性JAK1抑制剂，能减少JAK2和JAK3潜在的副作用。在一项Ⅲ期类风湿关节炎研究中，每日15 mg和30 mg的乌帕替尼，与MTX相比明显抑制类风湿关节炎患者关节损伤的放射学进展，并显示出快速和持续的临床和功能疗效。乌帕替尼作为单一疗法时，在MTX和csDMARDs反应不足的类风湿关节炎患者中，疗效优于MTX。另外，有试验表明，乌帕替尼在ACR70反应中优于ADA，并减少疼痛VAS值，能够改善HAQ-DI评分。

乌帕替尼口服生物利用度高，治疗类风湿关节炎的推荐剂量为15 mg，每天一次，用药方式为口服给药，可以和MTX或其他csDMARDs联合使用，也可以单独使用。乌帕替尼的安全性较高，可能会对肠胃功能、血液系统、新陈代谢造成影响，主要副作用为上呼吸道感染、恶心、咳嗽和发热，最常见的不良反应是严重感染，患者用药期间要注意自身反应，如果出现了不耐受，及时联系医生，采取新的治疗方案。

鉴于通过JAK-STAT通路发出信号的细胞因子数量众多，因此JAK抑制剂已成为用于治疗风湿病的首批激酶抑制剂，并且托法替尼已被证明该靶点在自身免疫性疾病方面的重要作用和巨大的应用潜力。作为一种口服药物，JAK抑制剂可以克服bDMARDs需要注射所带来的疼痛和不便，而在备受关注的严重感染和恶性肿瘤的不良反应上，托法替尼与bDMARDs相当。由于JAK抑制剂的靶点不同，药物间存在疗效与安全性的差异，加上上市时间相对较短，与bDMARDs全面的研究数据相比，还需研究评估JAK抑制剂的长期安全性及疗效。

鉴于JAK抑制剂在现有研究中的风险数据，2022年EULAR指南对JAK抑制剂的应用风险有了更详细的考量，EULAR专家组认为，使用JAK抑制剂时必须考虑其相关心血管事件和恶性肿瘤的风险因素，包括65岁以上、吸烟史（既往/现在）、有其他心血管风险因素、有其他恶性肿瘤风险因素、有血栓栓塞事件风险因素。此外，到目前为止，JAK抑制剂的临床疗效和安全性数据都更加集中于类风湿关节炎的治疗，只有当其针对正在进行的各种免疫介导疾病的临床研究数据发布后，我们才能更加清晰地明确其抑制不同JAK家族激酶而受益的疾病和规避的风险。JAK1选择性抑制剂——乌帕替尼以及非洛替尼的成功上市将该靶点的研发热潮又推向了一个新的高度。但是从临床研究的数据中可以获知，虽然选择性的JAK抑制剂达到了与泛抑制剂相似的作用效果，但其副作用以及用药风险并没有得到过多的改善，较常见的不良反应仍然是恶心、上呼吸道感染、尿路感染和头晕。因此，研究应考虑是否应该在小分子的活性与选择性这两方面找到一个平衡点，争取将副作用降到最低以提高用药安全。

JAK-STAT通路在细胞中同时参与了多条调控机制，未来也可以考虑将其与其他靶点联合设计或使用，以期为研究药效最大化同时保证毒性最小化的优良小分子药物提供参考。

第四节　生物靶向药物在治疗类风湿关节炎中的研究进展

传统DMARDs已被证明能改善类风湿关节炎患者的疾病症状并预防疾病进展，但临床上30%～50%的患者对传统DMARDs应答不佳。在过去20年中，生物靶向药物的开发和应用彻底改变了类风湿关节炎的治疗，下面就对生物靶向药物进行概述。

一、bDMARDs

（一）TNF-α抑制剂

20世纪末，美国食品和药物管理局批准TNF-α抑制剂用于类风湿关节炎治疗，其顺序如下：依那西普（1998年）、英夫利西单抗（1999年）、阿达木单抗（2002年）、赛妥珠单抗（2009年）和戈利木单抗（2009年）。其通过中和TNF-α和这种细胞因子诱导的炎症过程，可以有效抑制关节炎症以及软骨和骨损伤。TNF-α抑制剂可与MTX或其他DMARDs联合使用，当患者对合成的DMARD单药治疗无效时，也常用作二线治疗。

依那西普是第一个获批的TNF-α抑制剂，在TEMPO试验中，与接受依那西普或MTX单药治疗的患者相比，接受依那西普和MTX联合治疗的患者的临床反应率更高，影像学进展更慢。PRESERVE试验研究了在达到持续低疾病活动度后停用依那西普，发现与停用依那西普患者相比，继续使用MTX和依那西普联合治疗的患者在维持低疾病活动度方面表现更好。多项临床试验显示了英夫利西单抗与MTX联合使用的疗效，与MTX加安慰剂治疗的患者相比，英夫利西单抗能更好地改善疾病活动度和预防影像学进展。PREMIER或OPTIMA等临床试验表明，阿达木单抗与MTX联合使用优于单独使用MTX，可抑制影像学的进展并达到临床缓解。在TEMPO试验中，与接受依那西普或MTX单药治疗的患者相比，接受依那西普和MTX联合治疗的患者的临床反应率更高，影像学进展更少。多项随机对照试验评估了戈利木单抗在不同类风湿关节炎患者组中的疗效和安全性，显示出与相应对照组相比更高的反应率。在MTX应答不佳的类风湿关节炎患者中，赛妥珠单抗联合MTX治疗显示出更好的临床和影像学结果。由于赛妥珠单抗特殊的结构，该类药物不会引起抗体依赖补体介导的细胞毒作用，可以用于妊娠期和哺乳期女性患者。

总的来说，所有TNF-α抑制剂与MTX联合使用都显示出持续的临床疗效和预防影像学进展。使用标准的美国风湿病学会反应标准，所有药物中获得20%、50%和70%改善的患者比例（称为ACR20、ACR50和ACR70反应率）相似。尽管不同药物之间的疗效和安全性似乎没有显著差异，但它们都具有不同的药代动力学和动力学特性，在为个体患者选择药物治疗时必须考虑这些特性。例如，个体代谢的半衰期存在明显差异，其中依那西普的半衰期最短。此外，给药方案和给药途径不同，导致不同的患者和/或医生偏好，以及在潜在剂量优化方面的不同程度的灵活性。

（二）IL-6抑制剂

托珠单抗是一种人源化抗IL-6受体亚单位α的单克隆抗体，被批准用于治疗对MTX或TNF-α抑制剂耐药的类风湿关节炎，并广泛用于临床实践。ACR20、ACR50、ACR70应答率也证实了托珠单抗（8 mg/kg）与安慰剂相比，其具有的显著疗效。在这些初步研究之后，多项Ⅲ/Ⅳ期临床研究证实了托珠单抗对类风湿关节炎患者的安全性和有效性。RADIATE研究表明，即使对

TNFi应答不佳的患者，托珠单抗加MTX组也比安慰剂加MTX组更有效。此外，U-Act早期研究表明，在类风湿关节炎早期给予托珠单抗治疗更有效，如果在诊断后1年内使用托珠单抗治疗类风湿关节炎，86%的托珠单抗加MTX组、84%的托珠单抗组和44%的MTX组表现出持续缓解。即使药物逐渐减少并在达到缓解后停止，托珠单抗联合MTX在达到持续无药物缓解的比例及时间上均优于托珠单抗组和MTX组。这表明，如果在诊断后1年内开始使用托珠单抗，约三分之一的患者有望实现无药缓解。随后的临床经验也证实，托珠单抗可快速并持久改善患者临床及影像学预后，并提高患者生活质量。

Sarilumab是第二个上市的IL-6R拮抗剂，Sarilumab加MTX比安慰剂加MTX更有效，对于不能服用MTX的类风湿关节炎患者，Sarilumab单药治疗比阿达木单抗单药治疗更有效。此外，Olokizumab是一款特异性针对IL-6的人源化单克隆抗体，一项Ⅲ期临床试验纳入对MTX应答不佳的活动性类风湿关节炎患者，结果显示Olokizumab联合MTX相较MTX，在ACR20、ACR50上更优，但也报告了更严重的感染。

（三）抗CD-20单抗

利妥昔单抗通过阻断B细胞的生长，减少分泌异常抗体的B细胞和炎症从而治疗类风湿关节炎。这种药物最初用于治疗淋巴瘤，随着研究的不断深入，在类风湿关节炎治疗中也得到广泛应用。利妥昔单抗对未使用过MTX、MTX应答不佳以及对TNF-α抑制剂应答不佳的患者治疗是有效的。在DANCER研究中，与安慰剂组（28%）相比，接受两次500 mg或两次1000 mg利妥昔单抗治疗患者在第24周达到了ACR20有效率（分别为55%和54%）。此外，在TNFi应答不佳的患者中，单疗程的利妥昔单抗（两次1000 mg输注，间隔15 d）联合MTX能显著地改善类风湿关节炎的症状。尽管这种药物会导致B细胞的消耗，研究分析发现利妥昔单抗治疗患者与安慰剂治疗患者相比严重感染的风险增加。利妥昔单抗在治疗类风湿关节炎的并发症血管炎、冷球蛋白血症、肺间质病变等方面表现出巨大优势。

利妥昔单抗由于其独特的作用机制，是类风湿关节炎治疗的重要补充药物，已被确定为是相对安全的，与所有类风湿关节炎生物制剂一样，利妥昔单抗还需要更多的研究继续评估其安全性及疗效。此外，FDA2022年批准利妥昔单抗类似药联合MTX，用于治疗对一种或多种TNF抑制剂应答不足的中度至重度活动性类风湿关节炎。

（四）B细胞耗竭剂和T细胞共刺激抑制剂

阿巴西普包含CTLA-4和免疫球蛋白G1的Fc部分的可溶性融合蛋白，抑制T细胞活化所需的第二信号（CD80和CD86共刺激抗原），被批准用于治疗中度至重度类风湿关节炎。在临床试验中，阿巴西普已在不同情况下被证明了其的有效性和安全性，如TNF-α抑制剂失败，对bDMARDs应答不佳和未使用bDMARDs和csDMARDs患者中。在AGREE试验中，阿巴西普联合MTX治疗比单独使用MTX治疗更有效，在DAS28-CRP、ACR20、ACR50、ACR70缓解率方面优于MTX，且接受联合治疗的患者群体的放射治疗进展率显著较低。研究结果显示，阿巴西普的治疗反应与抗CCP抗体有关，抗CCP抗体阳性的患者CDAI应答显著高于抗CCP抗体阴性患者。静脉注射阿巴西普临床试验的安全性数据汇总显示，肺间质病变的发病率非常低，甚至低于类风湿关节炎本身和其他DMARD的发病率。与其他生物制剂一样，阿巴西普治疗的患者也出现了严重感染，但总体上感染率较低。

（五）IL-1抑制剂

阿那白滞素是通过基因重组技术所产生的人IL-1受体拮抗剂，通过与炎症的化学信使IL-1

结合，阻断IL-1的信号。2001年先后在美国、欧洲批准上市（该药暂未在我国上市），用于治疗中重度的类风湿关节炎，阿那白滞素可以与其他DMARDs联合使用或作为单一疗法。阿那白滞素和MTX的联合使用也被证明是安全且耐受性良好，可以用于实现比MTX单药更大的临床益处。阿那白滞素与其他已批准的RA bDMARDs相比疗效较低，且每日皮下给药，仅被少量用于类风湿关节炎的治疗。

二、bDMARDs和tsDMARDs在生殖健康管理及疫苗接种中的应用

（一）生殖健康管理

类风湿关节炎患者的生殖健康管理与健康人的不同，并非所有bDMARDs药物对男性和女性在备孕、怀孕和哺乳期间使用都是安全的。因此，类风湿关节炎患者在生育期均有可能出现与药物和原发病相关所导致的严重的母体或胎儿不良结果。如若患者生育期很难避免要使用药物，临床医生必须经常与患者讨论在生育期使用bDMARDs并为他们提供指导。

女性备孕、妊娠：大多数bDMARDs的胎盘转移和胎儿暴露因妊娠期而异，多数bDMARDs都含有Fc-IgG1，直到孕中期才以显著浓度进入胎儿循环。在妊娠晚期使用TNF-α抑制剂（英夫利西单抗、依那西普、阿达木单抗和戈利木单抗）可导致新生儿胎盘转移水平升高，药物浓度升高。少量证据表明，这些TNF抑制剂不会产生不良影响，尤其是在妊娠早期。2020年ACR颁布的生殖健康管理指南关于母亲妊娠前、妊娠期间和哺乳期间用药推荐（见表12-3）建议在妊娠前和妊娠期间有条件地继续使用英夫利西单抗、依那西普、阿达木单抗或戈利木单抗进行抗TNF-α治疗。由于赛妥珠单抗不含Fc链，因此具有最小的胎盘转移，可在怀孕前和怀孕期间继续使用赛妥珠单抗治疗。虽然缺乏安全性数据，但如果患者的疾病活跃，可以考虑在分娩期间继续使用TNF-α抑制剂，同时了解到新生儿在一段时间内会有显著的血清药物水平。为了降低新生儿出现免疫抑制的风险，建议患者在妊娠晚期停药。

表12-3　2020年ACR关于母亲妊娠前、妊娠期间和哺乳期间用药推荐

药物	备孕期	妊娠期	哺乳期
赛妥珠单抗	++	++	++
英夫利西单抗	+	+	++
依那西普 阿达木单抗	可持续到怀孕	妊娠早中期可继续使用，晚期应在生产前提前数个半衰期停用	
戈利木单抗	+	+	++
利妥昔单抗	怀孕后停用	生命及重要脏器损伤时考虑使用	
阿那白滞素	+	×	+
阿巴西普 托珠单抗	怀孕后停用	停用	因为其是大分子结构，通过乳汁分泌较少，但缺乏证据
托法替布 巴瑞替尼	由于缺乏数据，无法确定；其小分子结构提示可能可以通过胎盘及哺乳分泌		

*注：++代表强烈推荐；+代表有条件推荐；×代表有条件反对。表格内容引自李云，高文昌．雷公藤多苷联合氨甲蝶呤对类风湿性关节炎患者的临床观察［J］．中国医药指南，2022，20（06）：61-64.

关于其他生物制剂在妊娠期使用的数据有限。鉴于这些药物可能要到孕中期才能穿过胎盘，研究建议非TNF抑制剂IgG类分子在备孕期有条件地使用，但在妊娠期间应停止使用。女性在备孕期时继续使用阿那白滞素、阿巴西普、托珠单抗治疗，但一旦发现怀孕就停止。女性在使用利

妥昔单抗治疗时怀孕，如果病情严重到危及生命或器官，有条件的建议在怀孕期间继续使用利妥昔单抗，妊娠后半期可能会使胎儿在分娩时出现B细胞抑制。关于小分子药物托法替尼、巴瑞替尼在妊娠期间的使用或安全性，尚无证据证明。

哺乳：母乳喂养的好处很多，美国儿科学会建议头6个月纯母乳喂养，并持续母乳喂养至1岁。因为患有类风湿关节炎的女性在产后可能会出现疾病发作并需要治疗，所以必须平衡疾病控制的益处和婴儿通过母乳暴露的风险。由于TNF-α抑制剂多数为大分子药物，仅有少量可随乳汁分泌，哺乳期患者可以使用。ACR指南建议强烈推荐患者使用赛妥珠单抗、英夫利西单抗、依那西普、阿达木单抗、戈利木单抗、利妥昔单抗，同时阿那白滞素、阿巴西普、托珠单抗，因为都是大分子结构，考虑通过哺乳分泌较少，但缺乏证据。国内的用药规范指出，患者接受阿巴西普治疗期间应停止哺乳。小分子药物可能通过哺乳分泌，故不推荐使用。

男性类风湿关节炎患者在计划备孕阶段药物的选择有所不同。当男性备孕时，需要考虑的是药物是否存在于精液中，是否可以通过阴道黏膜转移，穿过胎盘，从而导致胎儿畸形。关于bDMARDs药物的潜在影响，发表的数据很少。停用药物治疗必须权衡其对患者疾病活动的影响。目前ACR指南建议，TNF-α抑制剂的药物可以继续使用，建议有条件的患者继续使用阿那白滞素、利妥昔单抗。由于数据有限，医生不能给出阿巴西普、巴瑞替尼、托发替布、托珠单抗等用药建议。国内的用药规范不建议使用除TNF-α抑制剂外的多种生物靶向药物。

（二）疫苗接种管理

患者在使用bDMARDs过程中感染的风险增加，而疫苗接种是感染性疾病最经济有效的防治方法。对于类风湿关节炎患者，应在最初体检时评估疫苗接种状况，并应按照指南的建议，在疾病稳定期间规划疫苗接种策略，然后在理想情况下实施。ACR对开始或目前接受DMARDs的类风湿关节炎患者使用疫苗的建议指出，在类风湿关节炎治疗过程中，可以随时接种死疫苗或重组疫苗（包括肺炎球菌、流感、HBV和人乳头瘤病毒疫苗）；在开始bDMARDs或tsDMARDs之前，患者应接种活疫苗，尤其是带状疱疹疫苗。此外，其他的灭活疫苗、狂犬病疫苗、破伤风-白喉类毒素、甲肝疫苗，对风湿病患者是相对安全的，可考虑接种。在特定情况下，有感染甲型和/或乙型肝炎风险的患者接种相应疫苗，需要加强免疫。EULAR关于自身免疫病患者疫苗接种的指南共识指出，若风湿病患者在妊娠后半期进行TNF-α治疗，新生儿在出生前6个月内，应该避免注射减毒活疫苗，具体如表12-4所示。

表12-4　ACR关于在开始或目前接受DMARDs的类风湿关节炎患者使用疫苗的建议

使用药物名称	死疫苗		重组疫苗		减毒活疫苗
	肺炎	流感(肌肉)	乙肝	人乳头瘤	带状疱疹
开始治疗前					
DMARDs单药	√	√	√	√	√
DMARDs联合	√	√	√	√	√
抗TNF-α生物制剂	√	√	√	√	√
非抗TNF-α生物制剂	√	√	√	√	√
已经在治疗					
DMARDs单药	√	√	√	√	√
DMARDs联合	√	√	√	√	√
抗TNF-α生物制剂	√√	√√	√√	√	不建议
非抗TNF-α生物制剂	√√	√√	√√	√	不建议

*注：DMARDs包括羟氯喹、来氟米特、甲氨喋呤和柳氮磺胺嘧啶；联合DMARDs治疗包括双联治疗（大多

数以MTX为主)、羟氯喹、MTX、柳氮磺吡啶；抗TNF-α生物制剂包括阿达木单抗、赛妥珠单抗、依那西普、戈利单抗和英夫利西单抗。非抗；TNF-α生物制剂包括阿巴西普、利妥昔单抗和托珠单抗。√代表建议；√√代表强烈建议。数据引自ZHOU H，WONG Y F，WANG J，et al. Sinomenine ameliorates arthritis via MMPs，TIMPs，and cytokines in rats［J］. Biochem Biophys Res Commun，2008，376（2）：352-357；高晨鑫，张湛明，陈继红，等. 青藤碱对类风湿关节炎细胞因子影响的研究进展［J］. 风湿病与关节炎，2017，6（02）：72-75.

风湿免疫病患者是2019年新型冠状病毒感染的高危人群，故此类人群应优先考虑疫苗接种。现阶段尚缺乏大规模高质量循证医学证据来指导这些人群接种新型冠状病毒疫苗。新型冠状病毒疫苗主要分为灭活疫苗、腺病毒载体疫苗和重组蛋白疫苗。在特殊人群（慢性肝病、结核病和风湿免疫病患者）新型冠状病毒疫苗接种专家建议中指出，成人风湿免疫病患者病情稳定期如无其他禁忌证，建议接种新冠疫苗。TNF抑制剂、IL-6拮抗剂和IL-1拮抗剂应继续使用，无需改变免疫治疗和疫苗接种时间。JAK抑制剂、阿巴西普和利妥昔单抗，则需进行免疫治疗和疫苗接种时间的相应调整。需要注意的是，bDMARDs的应用可能会降低疫苗的有效性，同时疫苗的接种应全面考虑个人和社会因素，并由风湿免疫科医师、接种医师、初级保健医师和患者共同执行。

第五节　类风湿关节炎临床前期药物的治疗进展

类风湿关节炎的治疗目标主要是缓解关节炎症，防止不可逆的骨质破坏，以及尽可能地保护关节功能，治疗药物包括非甾体抗炎药、皮质类固醇、不同类别的DMARDs、JAKi和其他细胞靶向药物，包括T细胞、B细胞和单核/巨噬细胞靶向治疗。但是，由于长期使用带来的严重不良反应、经济因素限制、部分患者对治疗药物无响应或不能持续响应等因素，仍有部分患者无法达到疾病缓解，甚至治愈的目的。随着研究不断深入，正在出现不同靶点的新治疗策略，旨在延缓类风湿关节炎进展、改善患者生活质量。

一、粒细胞-巨噬细胞集落刺激因子（GM-CSF）

GM-CSF是一种糖蛋白，不仅可以促进树突状细胞（DCs）、中性粒细胞和巨噬细胞等免疫细胞的增殖和分化，还促进内皮细胞的迁移和增殖。LPS、IL-1、IL-23、TNF-α等多种细胞因子均可促进GM-CSF的产生。GM-CSF可与GM-CSF异二聚体受体（GM-CSFR）中的α链和β链结合，从而导致GM-CSFR复合物的信号传导形成。当GM-CSFR被激活时，与GM-CSFR连接的JAK2被磷酸化，进一步使JAK2 / STAT5信号通路被激活。此外，GM-CSFR上酪氨酸残基的磷酸化还可激活其他信号通路，如MAPK、PI3K-AKT和NF-κB，从而介导炎症反应。GM-CSF不仅可以促进骨髓细胞增殖，而且能调节成熟髓系细胞的功能，包括调节中性粒细胞趋化和黏附、DCs功能、促炎细胞因子产生、吞噬作用等，在先天免疫调节中起着至关重要的作用。

GM-CSF存在于滑膜组织中，且在类风湿关节炎中表达升高。在类风湿关节炎患者外周血单核细胞中，GM-CSFR的表达增加，进一步刺激滑膜中巨噬细胞的激活和成熟。此外，GM-CSFR在类风湿关节炎滑膜组织中上调，体外研究结果表明，GM-CSF可促使类风湿关节炎成纤维样滑膜细胞增殖。滑膜组织巨噬细胞群与关节损伤相关，巨噬细胞群的减少是类风湿关节炎患者治疗反应的生物标志物，而抑制GM-CSF活性可影响巨噬细胞功能。来源于单核细胞的DCs在GM-CSF的作用下可发挥其功能，并且在体外可调节IL-10的免疫抑制作用，还可以产生大量细胞因子（IL-1、IL-6、TNF-α等），并通过MHC分子呈递自身抗原，参与类风湿关节炎发病。因此，它可阻断GM-CSF的炎症通路进而抑制炎症反应，为类风湿关节炎的治疗带来了新希望。

多项临床试验表明，Mavrilimumab是一种与受体α链结合并阻断GM-CSF的单克隆抗体，可显著改善对DMARDs应答不佳的类风湿关节炎患者的ACR20、ACR50、ACR70和DAS28-CRP；一项长达74周的研究发现，Mavrilimumab具有较好的长期安全性和耐受性。一项Ⅰb/Ⅱa期临床试验发现，抗GM-CSF单克隆抗体MOR103的耐受性良好，且对活动性类风湿关节炎具有初步疗效。虽然GM-CSF应用于临床研究的时间较短，但靶向GM-CSF的单克隆抗体在对DMARDs和TNFi反应较差的类风湿关节炎患者中表现出明显的优势，这表明靶向GM-CSF的抑制剂对于难治性类风湿关节炎是一种潜在的治疗选择。

二、酪氨酸残基

由于类风湿关节炎血管翳的发生依赖于新生血管的生成，抑制新生血管形成可以最大限度地减少免疫细胞外渗及促炎细胞因子的浸润，延缓关节炎症的进展，而VEGF作为血管生成中的主要信号蛋白，在类风湿关节炎滑膜组织中起重要作用，抑制VEGF信号通路可能是抗血管生成的主要靶标。贝伐珠单抗，是一种人源化单克隆抗VEGF-A抗体，通过阻止VEGF-A和受体的结合来抑制血管生成信号传导通路的激活。在胶原诱导性关节炎（collagen induced arthritis，CIA）模型中，贝伐珠单抗和依那西普可以显著降低类风湿关节炎指数、滑膜损伤程度以及VEGF和TNF-α的表达水平。同时，在佐剂诱导性关节炎（adjuvant induced arthritis，AIA）大鼠模型中使用人源化血管内皮生长因子受体-2（VEGFR-2）抑制剂雷莫芦单抗，发现其可以有效降低关节炎评分、血管生成、炎性细胞因子、骨侵蚀和细胞凋亡标志物。综上，靶向VEGF信号通路在类风湿关节炎中似乎是一种更有效的策略。

三、细胞疗法

（一）间充质干细胞（mesenchymal stem cells，MSCs）

MSCs是存在于多种组织中并具有自我更新和分化能力的非造血干细胞，能够分化成不同的特定细胞类型产生细胞因子，其免疫调节活性使其成为治疗类风湿关节炎的新选择。MSCs可从骨髓、外周血、脐带血、脂肪、滑膜等中分离出来，并表达CD73、CD90、CD105特异性分子，而缺乏CD11b、CD14、CD19、CD31、CD34、CD45、CD79a和HLA-DR的表达。此外，这类细胞在特定条件下可分化为成骨细胞、软骨细胞、脂肪细胞，从而参与受损组织和器官的修复。

许多临床前研究表明，在CIA小鼠模型中，各种来源的MSCs治疗可显著缓解类风湿关节炎滑膜炎和骨侵蚀。已有研究证明，应用MSCs治疗的CIA大鼠的关节炎症、滑膜增生、软骨损伤和关节破坏得到了显著改善。此外，MSCs移植也显著下调了破骨细胞IL-17和TNF-α的表达，同时增加IL-10和TGF-β1在踝关节中的mRNA表达。MSCs也被证明可以促进调节性T细胞（regulatory T cells，Tregs）分化并减少Th17细胞分化。在MSCs移植后的CIA小鼠中，发现滤泡辅助性T细胞（follicular helper T cell，Tfh）的数量和功能均被下调，同时促进B细胞产生高亲和力自身抗体。

在临床试验中，MSCs移植已被证明是安全有效的。我国的一项大型临床试验纳入了172例难治性类风湿关节炎患者，其中64例随访期为3年，所有患者均维持低剂量csDMARDs治疗。研究结果表明，根据健康评估问卷（HAQ）、DAS-28评分给予MSCs的患者病情显著缓解，并且CRP、RF和抗CCP抗体及血清中TNF-α和IL-6水平显著降低，外周血中Tregs的百分比增加，首次证明了基于MSC的治疗与低剂量DMARDs联合对类风湿关节炎患者的长期疗效。此外，在治疗期间未发现严重的不良反应，只有4%的患者表现出轻微的不良反应。进一步的研究表明，

MSCs治疗组的Treg/Th17比值增加，MSCs在调节类风湿关节炎的免疫稳态中起重要作用。最近的一项研究发现，MSCs治疗的难治性类风湿关节炎患者IL-10和TGF-β1基因表达水平明显增加，表明MSCs对难治性类风湿关节炎有发现重要免疫调节作用。以上临床前研究和临床试验的证据均支持MSCs移植可能是一种新兴的、安全且有效的类风湿关节炎治疗策略，未来需要更多的多中心临床试验来验证MSCs在类风湿关节炎治疗中的有效性。

（二）DCs疗法

DCs作为一种抗原呈递细胞，不仅是诱导初级免疫反应的关键，也在调节T细胞介导的免疫反应和免疫耐受方面发挥着重要作用。未成熟的DCs在促炎细胞因子、免疫复合物、病原体或内源性危险信号分子的作用下分化为成熟DCs，成熟的DCs通过MHC分子向幼稚的T淋巴细胞呈递抗原。类风湿关节炎患者的滑膜DCs在各种促炎因子的作用下被激活，MHC和共刺激分子表达上调；还可以产生IL-12和IL-23，从而促进Th1和Th17细胞分化。耐受性树突状细胞（tolDCs）是一种具有免疫抑制特性的未成熟的DCs，主要来源于单核细胞和骨髓细胞，可通过GM-CSF、IL-4刺激在体外培养中获得，通过释放免疫抑制因子并诱导T细胞失活或凋亡发挥免疫耐受作用。类风湿关节炎患者DCs疗法的主要目标是诱导和维持免疫耐受，并通过tolDCs恢复免疫稳态。

在CIA模型中，使用体外获得的tolDCs可通过上调Tregs细胞部分抑制关节炎症。负载热休克蛋白（HSP）的tolDCs可诱导CIA模型中抗原特异性T细胞中Tregs细胞比例增加，并且可有效抑制CIA鼠的关节炎，负载HSP的tolDCs在类风湿关节炎中的应用值得未来进一步探索。此外，血管活性肠肽负载的DCs（VIP-DCs）有助于改善CIA小鼠关节炎，低表达MHC-Ⅱ、CD40和共刺激分子（CD80和CD86）的VIP-DCs可产生低水平的促炎细胞因子，在抑制类风湿关节炎炎症和骨破坏方面有显著的优势。

除了tolDCs外，半成熟的DCs在类风湿关节炎中的研究也逐渐出现。半成熟的DCs可由寻常拟杆菌和促炎细胞因子诱导得到，从而使DCs失去产生促炎细胞因子的能力。在CIA大鼠模型中，DNA诱导的半成熟DCs可增加Tregs细胞比例；此外，同种异体tolDCs和自体tolDCs都可以抑制促炎介质的表达并改善CIA大鼠关节炎。

一项Ⅰ期临床研究表明，通过NF-κB抑制剂（地塞米松+维生素D3）处理tolDCs，使tolDCs表达低水平的CD40、CD86、CD83和MHC-Ⅱ，将不同剂量的tolDCs注射到类风湿关节炎患者膝关节腔，发现接受高剂量tolDCs治疗的患者关节炎症状明显改善，治疗1个月、3个月、6个月均未见明显不良反应，且效应T细胞和炎症介质减少；另一项研究也表明，关节腔内注射tolDCs治疗也显示出较好的疗效和安全性。

四、基因疗法

非编码RNA（ncRNA）是一类无法编码蛋白质的RNA，主要包括microRNA（miRNA）、长链非编码RNA（lncRNA）、小干扰RNA（siRNA）、环状RNA（circRNA）等。近年来，多项研究表明，ncRNA通过多种途径参与类风湿关节炎的发生和进展。靶向lncRNA LOC100506036和LOC100652951可以抑制类风湿关节炎的炎症反应。最近的一项研究表明，过表达LINC01197可通过抑制RA-FLS增殖和炎症反应、促进细胞凋亡从而减轻类风湿关节炎小鼠关节炎严重程度；LINC01197可与miR-150结合，使TLR4/NF-κB信号通路失活，从而减轻类风湿关节炎炎症。miRNA在类风湿关节炎的炎症反应的调节中也起着关键作用，可能成为未来治疗的有效靶点。在类风湿关节炎患者的细胞和滑膜组织中发现了miR-155和miR-146a表达上调，miR-155表达增加与MMP的抑制有关，miR-146a上调可持续产生TNF-α，下调miR-135a后发现RA-FLS增殖、迁移和侵袭表型受到抑制。在另一项研究中发现，抑制RA-FLS中miRNA-21可导致RA-FLS的增殖减少，而miRNA-21的过表达则增加了正常FLS的增殖速率。miR-124a可通过下调MMP3/13和IL-1β的表达来抑制RA-FLS增殖和侵袭。

类风湿关节炎的基因治疗近年来受到广泛关注，例如RNA干扰（RNAi）和反义寡核苷酸（ASO）。RNAi是通过miRNA和siRNA分子与互补RNA分子的相互作用导致mRNA降解。研究发现，使用siRNA破坏FLS中LncRNA S56464.1的表达可以抑制FLS的增殖。最近一项研究发现，靶向dickkopf相关蛋白1（DKK-1）的siRNA对RA-FLS表现出显著的抑制作用，但效果略弱于抗DKK-1抗体。此外，类风湿关节炎常常伴随软骨损伤、骨破坏，通过设计适当的siRNA来减少炎性细胞因子的分泌，从而调节骨稳态可能是类风湿关节炎治疗的可靠方法。MMP-9 siRNA与MTX混合的共递送系统已被用于治疗类风湿关节炎，结果表明，这种治疗手段逆转了软骨破坏并降低了感染风险。因此，基于siRNA的药物设计为类风湿关节炎的临床治疗提供了新的机遇。ASO是一种新型的基因治疗手段，是由12～30个化学合成的（脱氧）核糖寡核苷酸组成，可通过碱基配对原则与靶RNA结合，进一步促进RNA降解，抑制聚腺苷酸化，调节翻译过程从而调节RNA功能。基于抑制TNF-α活性在类风湿关节炎治疗中取得的显著疗效，研究者们开发了一种可抑制TNF-α的ASO。在CIA大鼠模型中，一种命名为Cytos-11的ASO已被证明可有效降低TNF-α的水平从而减轻关节炎症，并减少血管翳的发生；此外，该研究还发现Cytos-11与阿达木单抗（修美乐）的疗效相似。另一项研究报告，使用基于ASO的慢病毒载体沉默miR-223可以降低CIA小鼠关节炎严重程度，使用ASO可降低LncRNA NEAT1在外周T细胞中的表达，进一步降低了TNF-α的表达，从而可以缓解T细胞的炎症反应。

5-氮杂-2-脱氧胞苷作为一种甲基化抑制剂，可抑制LncRNA MEG3启动子的高甲基化并增加LncRNA MEG3在FLS中的表达水平，从而降低FLS中炎性细胞因子的表达而发挥抗炎作用。紫草素通过增加LncRNA NR024118启动子处组蛋白H3的乙酰化抑制FLS中IL-6和IL-8等炎性细胞因子的分泌和表达，而降低LncRNA NR024118则可以逆转该作用。以上研究表明，靶向ncRNA的药物在类风湿关节炎的临床治疗中具有广阔的前景。

五、表观遗传学治疗

近年来，大量研究结果表明，表观遗传学修饰（如DNA甲基化、组蛋白修饰、miRNA表达）也与类风湿关节炎发病机制密切相关。抑制DNA甲基转移酶（DNMT）可使甲基化沉默的基因重新激活并恢复其正常功能，而抑制组蛋白去乙酰化酶（HDAC）则可促进乙酰化，导致更高的DNA转录活性，减少细胞增殖，并引发细胞死亡。目前，DNMT和HDAC抑制剂可作为类风湿关节炎潜在的治疗靶点。临床前研究发现，HDAC抑制剂（包括曲古抑菌素A、伏立诺他、MI-192、恩替诺特、CKD-506等）可减少炎症、水肿、滑膜血管生成和关节损伤。曲古抑菌素A（TSA）已被证明在缺氧环境下可显著抑制RA-FLS增殖、侵袭和凋亡；另一项研究表明，伏立诺他（SAHA）可通过抑制Th17细胞分化和Th17细胞相关转录因子表达缓解CIA小鼠关节炎，SAHA可能是类风湿关节炎的潜在治疗药物；MI-192对TNF-α和IL-6的表达具有抑制作用；恩替诺特可抑制FLS中的NF-kB途径，从而下调炎性细胞因子；最近的一项研究发现，在类风湿关节炎巨噬细胞中过表达HDAC6可导致TNF-α和IL-6的表达上调，HDAC6抑制剂CKD-506治疗可显著减少类风湿关节炎患者单核细胞/巨噬细胞产生的TNF-α和IL-6，同时改善AIA大鼠关节炎严重程度。此外，目前广泛应用于恶性肿瘤的化疗药物如阿扎胞苷、地西他滨，是一种DNMT抑制剂，有研究发现其可通过减少IL-6、TNF-α等炎症因子的释放调节类风湿关节炎的滑膜炎症。目前，类风湿关节炎的表观遗传学疗法处于起步阶段，仍需要大量的临床前研究及临床试验进行深入探索和验证。

六、肽基精氨酸脱氨酶

肽基精氨酸脱氨酶（peptidyl arginine deaminase，PAD）是类风湿关节炎中异常瓜氨酸化的重要启动子，可以启动和调控瓜氨酸化相关抗原的自身免疫。根据遗传学、组织学和动物学研究，PAD2和PAD4是类风湿关节炎发病机制的主要相关因素。在类风湿关节炎患者的不同亚群中发现了抗PAD4、PAD2的自身抗体，并有不同的临床表现，这表明抗PAD抗体可能成为未来类风湿关节炎的预后生物标志物。一项研究结果表明，在炎症性关节炎小鼠模型中敲除或抑制PDA酶可显著降低疾病的严重程度，导致炎症、蛋白瓜氨酸化、自身抗体产生减少以及T辅助细胞亚群从Th1细胞和Th17细胞向Th2细胞分化。抗PAD4抗体与严重的关节损伤相关，其活性对于蛋白瓜氨酸化至关重要，抑制PAD4活性可能是一种有效的治疗策略。一些可逆的抑制剂（GSK199、GSK484）和不可逆的抑制剂（F-amidine、YW3-56、TDFA）已经出现，但其临床疗效尚未明确。未来研发能够抑制瓜氨酸化和中性粒细胞胞外诱捕网形成的特定PAD4抑制剂以治疗类风湿关节炎，值得我们期待。此外，由于目前PAD4抑制剂在关节中有效浓度较低且副作用明显，还需更深入地研究确定可能的药物递送位点以提高靶向治疗的特异性，并确定新型、安全的药物载体以提高药物的生物利用度。

在过去20年，类风湿关节炎治疗药物不断发展。不同种类的新药物被研发并应用于临床，并取得了令人满意的治疗效果。目前关于针对新靶点药物，例如针对新细胞及细胞因子药物也在进一步地研发中。类风湿关节炎的DMARDs药物日新月异，从传统的DMARDs、植物DMARDs，再到生物DMARDs、靶向DMARDs，如何正确使用DMARDs是目前面临的临床挑战。以上药物在起到良好临床效果的同时，也有药物相关不良反应的报道。临床上也有少部分难治性类风湿关节炎患者，对上述药物应答不佳，我们相信，未来细胞治疗、基因治疗等精准医疗方法会被广泛应用于类风湿关节炎的治疗中，会极大地弥补现有临床治疗的不足，提高患者的缓解率和生存率。

第六节　类风湿关节炎的新型治疗

类风湿关节炎目前常用的治疗药物虽能在一定程度上改善疾病活动，但仍有6%～21%的患者未能实现达标治疗，表现为病情进展快、关节破坏明显、致残率高，即使达到了临床缓解，组织损伤依然存在，药物不耐受、不良反应多、耐药性强等问题非常普遍，传统治疗后疾病复发率高、副作用大，长期使用激素或免疫抑制剂等药物导致患者免疫力下降，易出现感染、水钠潴留、骨质疏松、肿瘤等并发症，给患者、家庭和社会带来了沉重的疾病负担，最重要的是，药物治疗并不能真正改变疾病进展，无法实现受损组织的再生和修复，因此，急需考虑其他具有潜在疗效的治疗手段。

一、干细胞移植

干细胞被称为“万用细胞”，免疫原性低，能够“无限”增殖，多向分化，具有造血支持、免疫调控和自我复制等潜能，按发育阶段可分为胚胎干细胞和成体干细胞，成体干细胞能够在特定条件下按程序分化为新的功能细胞，维持机体生长衰退的动态平衡，在组织修复中发挥关键作用。

干细胞移植治疗是指把健康的干细胞移植到患者体内，以修复或替换受损细胞或组织，从而达到治愈疾病的目的，其治疗效果基于干细胞迁移到受损组织并分化为具有治疗潜力的前体细胞的能力，干细胞移植的治疗范围广，近年来被认为是难治性类风湿关节炎的新疗法，主要分为间充质干细胞移植（mesenchymal stem cell transplantation，MSCT）和造血干细胞移植（hematopoietic stem cell transplantation，HSCT）。

（一）间充质干细胞移植

MSCs是来源于发育早期中胚层的一类多能干细胞，主要存在于各种结缔组织以及器官间质中，以骨髓和脂肪中含量最为丰富。MSCs免疫原性较弱，不表达主要组织相容性复合体Ⅱ类分子、凋亡基因配体和T细胞共刺激分子（B7-1、B7-2、CD40和CD40L），不诱导体外免疫应答，有免疫抑制作用。现有证据表明，MSCs可产生大量可溶性免疫调节因子和生长因子，对体内多种免疫细胞都具有调节作用，在炎症刺激下表达高水平细胞间黏附分子-1等，抑制T细胞活性，并通过分泌CXCL8和TGF-β1促进$CD4^{+}$T细胞的迁移及分化，刺激Treg细胞分化，诱导促炎性Th1和Th17细胞凋亡，使B细胞生长周期停滞，使浆细胞生成受损、免疫球蛋白水平降低，这些特征均为MSCT治疗自身免疫性疾病奠定了理论基础。

有研究发现，脂肪来源的MSCs能显著下调类风湿关节炎患者外周血单个核细胞中TNF-α、IL-17A和IL-21水平，促进TGF-β 1水平升高，增加类风湿关节炎患者外周血单个核细胞中的Treg细胞，并下调Th17细胞比例。MSCT能够调节伤害性反应，促进软骨损伤修复，在类风湿关节炎中发挥双重治疗作用。

一项多中心研究证实，难治性类风湿关节炎患者静脉注射1、2和400万个细胞/ kg的MSCs1个月后，ACR20反应率分别为45%、20%、33%，3个月后分别为25%、15%、17%；一项来自伊朗的临床试验同样介绍了自体骨髓MSC移植治疗难治性类风湿关节炎的成功经验，该试验表明，与基线相比，难治性类风湿关节炎患者血清Treg细胞百分比在术后的1个月末显著升高，Th17细胞百分比在第12个月末显著下降，RF水平在术后第1、6个月显著下降，患者疾病活动得到显著改善。

（二）造血干细胞移植

造血干细胞具有自我更新和分化的能力，尽管已有报道异基因造血干细胞移植可根治自身免疫疾病，但由于其移植死亡率高，因而现在自身免疫疾病的HSCT多采用自体外周血干细胞移植。造血干细胞移植诱导自身免疫性疾病缓解的机制不明，目前认为与细胞免疫的重建相关，在免疫重建的过程中患者的免疫调节可能到达新的平衡或产生免疫耐受，即对自身抗原决定簇产生耐受，从而导致无反应性和自身反应程度的下降，使自身免疫性疾病得以控制甚至治愈。

一项纳入了17项研究的meta分析显示，MSCT能够显著改善类风湿关节炎患者ACR标准的临床分级，治疗相关死亡率低于1%，在所有纳入的研究中没有发现明显的药物相关毒性。目前，虽有文献鼓励HSCT在难治性类风湿关节炎患者中的应用，从基线到48个月随访期内有疾病改善，但将HSCT纳入类风湿关节炎的治疗标准还需进一步探索。

二、光动力

目前治疗类风湿关节炎的药物仅能缓解症状，对导致关节炎的病理过程作用较小，手术治疗具有滑膜切除不彻底、炎症易复发、手术创伤大及术后软组织易粘连等缺点。在激光医学领域内，光动力学疗法（photodynamic therapy，PDT）被公认为是有前途的现代医疗技术之一，作为一种治疗类风湿关节炎的新型疗法，PDT有着广泛的临床发展前景。

PDT属于光医学范畴，其作用基础是光动力学效应，是一种利用特定波长的激光照射含有光敏剂的靶细胞或组织，使其产生具有细胞毒性的活性氧，从而诱导靶细胞或组织损伤的方法。类风湿关节炎的炎性滑膜生长活跃，代谢旺盛，具有生长相对无止境和侵袭性的特点，并具有较强的摄取和潴留光敏剂的能力，有实验发现PDT能通过诱导滑膜细胞的凋亡，使增生的滑膜细胞减少，这是运用PDT治疗类风湿关节炎的基础。

国外已有学者在关节炎动物模型上进行过以Photofrin、BPD-MA等为光敏剂的PDT滑膜切除术的研究，结果证明疗效肯定，对周围正常组织特别是软骨组织无明显损害。南方医科大学中西医结合医院风湿病科肖长虹团队于2018年8月开启了PDT疗法的前瞻性临床研究，成为国际上首个以光动力为手段，以顽固性类风湿关节炎关节腔内滑膜切除为目标的临床研究项目，该项目拟观察126例患者，目前已入组80例，经2次PDT治疗后分别随访6个月、1年、2年后发现顽固性类风湿关节炎的复发率低于12%，表明该疗法疗效稳定，副作用少，具有很好的应用前景。

三、血浆置换

双重滤过血浆置换（double filtration plasmapheresis，DFPP）联合bDMARDs：DFPP是一种选择性血浆置换的免疫吸附技术，利用具有2种不同孔径的中空纤维膜的分子筛效应，去除血浆中的高分子量物质，主要是免疫球蛋白和脂质。一项回顾性队列研究发现难治性类风湿关节炎患者接受DFPP联合英夫利西单抗治疗3个月后缓解率高于50%，CDAI的缓解率明显高于单用英夫利西单抗组，说明DFPP可快速诱导难治性类风湿关节炎症状缓解或降低疾病活动度。

类风湿关节炎新型治疗的主要目标是修补特定的免疫缺陷或改变整个免疫反应过程，在不破坏正常免疫防御的前提下阻止自身免疫反应破坏，探索可实施的临床治疗方案，开展关于类风湿关节炎新兴治疗手段的探索是十分必要的，不仅能为难治性类风湿关节炎提供有效的治疗选择，还有利于进一步研究类风湿关节炎的发病机制，具有广阔的应用前景。

参考文献

[1] VERHOEF L M, TWEEHUYSEN L, HULSCHER M E, et al. bDMARD Dose Reduction in Reduction in Rheumatoid Arthritis: A Narrative Review with Systematic Literature Search [J]. Rheumatology & Therapy, 2017, 4(1): 1-24.

[2] TATEIWA D, YOSHIKAWA H, KAITO T. Cartilage and Bone Destruction in Arthritis: Pathogenesis and Treatment Strategy: A Literature Review[J]. Cells, 2019, 8(8): 818.

[3] Abraham S J. Biological therapy in rheumatoid arthritis - notes for the pharmacist [J]. SA Pharmaceutical Journal, 2019, 86(5): 28-31.

[4] ATZENI F, GIANTURCO L, TALOTTA R, et al. Investigating the potential side effects of anti-TNF therapy for rheumatoid arthritis: cause for concern?[J]. Immunotherapy, 2015, 7(4): 353-361.

[5] VASTERT S J, JAMILLOUX Y, QUARTIER P, et al. Anakinra in children and adults with Still's disease[J]. Rheumatology, 2019, 58(6): i9-i22.

[6] SMOLEN J S, LANDEWE R, BIJLSMA J, et al. EULAR recommendations for the management of rheumatoid arthritis with synthetic and biological disease - modifying antirheumatic drugs: 2019 update [J]. Annals of the Rheumatic Diseases, 2020, 79(6): 685-699.

[7] CABANILLAS M E, RYDER M, JIMENEZ C. Targeted Therapy for Advanced Thyroid Cancer: Kinase Inhibitors and Beyond[J]. Endocrine Reviews, 2019, 40(6): 1573-1604.

[8] DHILLON S. Tofacitinib: A Review in Rheumatoid Arthritis[J]. Drugs, 2017, 77(18): 1987-2001.

[9] MULLARD A. FDA approves Eli Lilly's baricitinib[J]. Nature Reviews Drug Discovery, 2018,

17(7):460.

[10] AL-SALAMA Z T,SCOTT L J. Baricitinib:A Review in Rheumatoid Arthritis[J]. Drugs,2018,78(7):761–772.

[11] KIM E S,KEAM S J. Filgotinib in Rheumatoid Arthritis:A Profile of Its Use[J]. Clinical Drug Investigation,2021,41(8):741–749.

[12] SERHAL L,EDWARDS C J. Upadacitinib for the treatment of rheumatoid arthritis[J]. Expert Review of Clinical Immunology,2019,15(1):13–25.

[13] SPARKS J A. Rheumatoid Arthritis[J]. Ann Internal Medicine,2019,170(1):C1–C16.

[14] NARAZAKI M, TANAKA T, KISHIMOTO T. The role and therapeutic targeting of IL–6 in rheumatoid arthritis[J]. Expert Review of Clinical Immunology,2017,13(6):535–551.

[15] BIJLSMA J, WELSING P, WOODWORTH T G, et al. Early rheumatoid arthritis treated with tocilizumab, methotrexate, or their combination (U-Act-Early): a multicentre, randomised, double-blind, double-dummy, strategy trial[J]. Lancet,2016,388(10042):343–355.

[16] NASONOV E, FATENEJAD S, FEIST E, et al. Olokizumab, a monoclonal antibody against interleukin 6, in combination with methotrexate in patients with rheumatoid arthritis inadequately controlled by methotrexate: efficacy and safety results of a randomised controlled phase Ⅲ study[J]. Annals of the Rheumatic Diseases,2022,81(4):469–479.

[17] HARIGAI M, ISHIGURO N, INOKUMA S, et al. Postmarketing surveillance of the safety and effectiveness of abatacept in Japanese patients with rheumatoid arthritis[J]. Modern Rheumatology,2016,26(4):491–498.

[18] BEDAIWI M K, ALMAGHLOUTH I, OMAIR M A. Effectiveness and adverse effects of anakinra in treatment of rheumatoid arthritis: a systematic review[J]. European Reviews Medicine Pharmacology Sciences,2021,25(24):7833–7839.

[19] SAMMARITANO L R, BERMAS B L, CHAKRAVARTY E E, et al. 2020 American College of Rheumatology Guideline for the Management of Reproductive Health in Rheumatic and Musculoskeletal Diseases[J]. Arthritis & Rheumatology,2020,72(4):529–556.

[20] MARIETTE X, FORGER F, ABRAHAM B, et al. Lack of placental transfer of certolizumab pegol during pregnancy: results from CRIB, a prospective, postmarketing, pharmacokinetic study[J]. Annals of the Rheumatic Diseases,2018,77(2):228–233.

[21] SAMMARITANO L R, BERMAS B L, CHAKRAVARTY E E, et al. 2020 American College of Rheumatology Guideline for the Management of Reproductive Health in Rheumatic and Musculoskeletal Diseases[J]. Arthritis & Rheumatology,2020,72(4):529–556.

[22] CIRON J, AUDOIN B, BOURRE B, et al. Recommendations for the use of Rituximab in neuromyelitis optica spectrum disorders[J]. Reviews of Neurology,2018,174(4):255–264.

[23] FURER V, RONDAAN C, HEIJSTEK M W, et al. 2019 update of EULAR recommendations for vaccination in adult patients with autoimmune inflammatory rheumatic diseases[J]. Annals of the Rheumatic Diseases,2020,79(1):39–52.

[24] CROTTI C, AGAPE E, BECCIOLINI A, et al. Targeting Granulocyte-Monocyte Colony-Stimulating Factor Signaling in Rheumatoid Arthritis: Future Prospects[J]. Drugs,2019,79(16):1741–1755.

[25] ESEBANMEN G E, LANGRIDGE W. The role of TGF-beta signaling in dendritic cell tolerance[J]. Immunology Research,2017,65(5):987–994.

第十三章
类风湿关节炎的外科治疗

类风湿关节炎是一种以慢性侵蚀性关节炎为特征的全身性自身免疫病，病理学改变是滑膜炎、滑膜增生、血管翳形成、关节软骨坏死、韧带骨化。文献报道类风湿关节炎总患病率为0.4%～1.3%，在过去的几十年中，类风湿关节炎的治疗方式发生了重大变化，目前的治疗重点是使用改善病情抗风湿药物对炎症过程进行早期干预和强化控制。以往临床应用的药物较少，这些药物作用缓慢且有许多副作用，对控制类风湿关节炎病情进展的效果较差。现在已开发出新型有效的生物制剂，例如抗肿瘤坏死因子药物，如英夫利西单抗、依那西普、阿达木单抗，以及B细胞抑制剂如利妥昔单抗。随着这些药物的大量使用，可以更有效、更早地改变疾病的进展，就是现如今的“机会之窗”概念。类风湿关节炎治疗的目的是控制患者的体征和症状，防止关节损伤，维持患者的生活质量和肢体功能。由于引入了有效的新药，类风湿关节炎患者手术的数量减少很多，外科干预类风湿关节炎患者的目标也随着时间的推移逐步发生了变化。

目前只有在保守治疗措施无效的情况下才建议对类风湿关节炎患者进行手术，手术主要用于减轻疼痛，防止关节进一步恶化，并对药物和理疗无效的严重受损关节功能进行改善。考虑到类风湿关节炎疾病的复杂性，术前应对患者进行全面评估。类风湿关节炎不仅会影响骨骼肌肉系统，还可能影响全身其他组织。此外，由于疾病本身的进展及使用的抗类风湿药物的影响，类风湿关节炎患者术后感染、骨质疏松、术后手术切口愈合不良等风险增加。类风湿关节炎患者的手术方式包括诊断性、预防性或治疗性关节镜检查或滑膜切除术、开放滑膜切除术、关节融合术或全关节置换术。虽然类风湿关节炎的炎症程度会随着时间的推移而变化，但结构损伤是一个累加且不可逆的过程。手术的主要适应证是减轻关节疼痛和改善关节功能，保守治疗措施失败时再进行手术。矫形外科手术通过矫正畸形、稳定关节、减少残疾，从而提高患者生活质量，在治疗关节破坏方面发挥着关键作用。

第一节　滑膜切除术

滑膜是一层有丰富血管的特殊结缔组织，位于关节囊内表面，分为两层，即较薄的表层和滑膜下层，两者无明显界限。当滑膜有炎症或受到刺激时，滑液产生增加，导致关节内和周围皮温升高、压痛和肿胀。一般来说，类风湿关节炎滑膜伴随有巨噬细胞聚集、成纤维细胞增生和炎性细胞的浸入。成纤维细胞可能会在滑液中产生较小的透明质酸，使其不能有效润滑软骨表面。此外，炎症细胞的刺激下，滑膜细胞也可能产生蛋白酶，这些蛋白酶可以分解软骨的细胞外基质。滑膜表面有纤维蛋白渗出物覆盖，滑膜下层毛细血管周围聚集大量粒细胞。滑膜表面细胞及表面绒毛增生，呈栅栏状，关节内出现渗出液。当急性炎症消退后，细胞浸润处毛细血管周围成纤维细胞增多，滑膜呈柱状改变、增厚，滑膜内血管生成增多，形成肉芽肿，并与软骨粘连，侵入软骨。

滑膜切除术是指破坏或手术切除关节周围炎性滑膜的手术，是最早用于减轻重度类风湿关节炎患者关节疼痛和肿胀的手术方法。很多研究表明，滑膜切除术减少了滑膜组织的感觉神经支配，患者疼痛减轻，并改善关节的活动能力，但没有证据表明滑膜切除术可以延缓骨质破坏或疾病进程。疼痛和关节损伤导致的功能损害，患者后续的生活质量降低和活动受限已成为外科干预的主要考虑因素。当保守治疗措施失败时，手术干预不应推迟太久，否则会降低成功干预的收益。对于药物和理疗无效的患者，滑膜切除术不失为一种局部治疗选择，能够减轻疼痛，防止关节进一步恶化，并改善严重受影响的关节的功能。

第一种用来缓解类风湿关节炎患者疼痛和肿胀的手术方法是切除受影响的关节（关节滑膜切除术）或肌腱（肌腱鞘膜切除术）有炎症的滑膜组织。40多年前滑膜切除术的疗效被患者普遍接受，膝关节、踝关节或手腕的滑膜切除术可以在术后2～5年内减少关节肿胀、积液和疼痛。上肢关节滑膜切除术有良好的中长期效果，滑膜切除术通过平衡关节的包膜和韧带，结合矫正关节畸形，能有效地增加关节的活动范围。软组织平衡的原则是通过延长收缩的韧带和关节囊，同时收紧关节对侧过度伸展的软组织来矫正关节畸形。腱鞘切除术可以防止手部屈肌腱断裂，并已被证明可以增加患肢的活动度和力量。在较大的关节，如髋关节、膝盖、踝关节、肩部和肘部，滑膜切除术可以在关节镜下进行。手术早期，患者需要在专科医生监督下进行康复，以防止关节僵硬，进而强直。

随着包括bDMARDs和小分子靶向抑制剂在内的有效疾病抑制疗法的引入，这种滑膜切除术的必要性已明显降低。但如果对注射皮质类固醇无效者，滑膜切除术仍然是一种局部治疗选择。大多数患者更喜欢关节镜技术，因为它比开放手术有更多的优点，包括创伤小、住院时间短、后期关节僵硬风险低等。关节镜检查有助于获得更准确的诊断，还可以更好地可视化，因此更有可能检测到小范围的滑膜炎症。虽然从临床角度看，滑膜切除术的放射学效果不是很令人满意，但祛除或缓解疼痛的效果往往会持续10年之久。许多专家都对开放和关节镜下滑膜切除术的结果进行了研究，其中大多数研究指出，滑膜切除术后关节痛症状至少缓解2年。

尽管最近类风湿关节炎的药物治疗有所改善，但许多患者对药物治疗仍然没有良好反应。对于未用药物治疗大于6个月及以上的患者，如果没有全关节置换术的指征，可以考虑手术切除滑膜。虽然在关节镜手术前开放式滑膜切除术仍然是治疗类风湿关节炎的一种主流的手术方式，但今天在关节镜下许多大关节可以行滑膜切除术，包括肩、肘、腕、髋、膝和踝。

一、腕关节滑膜切除术

类风湿性腕关节炎临床表现有手腕和手背部疼痛、肿胀和压痛，可持续数周至数月。患者运动范围、握力和功能可能会受到影响。畸形发生在晚期，此时韧带变细，三角形纤维软骨复合体逐渐破坏，并发生腱鞘炎。典型的畸形包括舟月骨分离、腕旋后、腕骨尺侧和掌侧移位、腕骨桡侧偏斜和尺骨背侧半脱位，这些畸形导致腕骨塌陷。治疗目标是减轻疼痛症状，预防关节软骨破坏，改善关节功能。bDMARDs等抗风湿药物使得临床应用手术治疗类风湿关节炎的必要性降低，但有时仍需手术干预，因为并非所有患者都可以仅通过药物治疗就达到治疗目标。

腕关节类风湿性关节炎有不同的评分系统，如Larsen's评分系统（表13-1），Wrightington分型（表13-2）、Simmen分型（表13-3）。类风湿腕部的手术治疗通常包括滑膜切除术、腱鞘切除术、肌腱修复或重建、桡腕关节的部分和完全融合术以及腕关节成形术，除非关节软骨严重受损外，否则通常考虑滑膜切除术。关节镜滑膜切除术于20世纪90年代引入，其结果与传统开放手术滑膜切除术相似。关节镜滑膜切除术有几个优点，包括小切口、术后疼痛小和早期康复等。

表 13-1　Larsen 分期

分期	定义
0期	正常
1期	软组织肿胀、关节间隙变窄、软骨下骨质疏松
2期	关节间隙狭窄及关节面破坏<25%
3期	关节间隙狭窄及关节面破坏
4期	关节间隙狭窄及关节面破坏50%～75%
5期	关节间隙狭窄及关节面破坏>75%

表 13-2　Wrightington 分型

分型	定义
1型	手腕结构保留，舟骨轻度旋转不稳定性，关节周围骨质疏松，早期囊肿形成
2型	尺骨移位，月骨掌侧屈曲，舟骨屈曲，桡月骨破坏（桡舟骨和腕中部保留）
3型	腕间关节关节炎，桡舟骨侵蚀，腕掌掌侧半脱位（保留大骨结构）
4型	桡骨远端大量骨量丢失，桡骨尺侧严重侵蚀

表 13-3　Simmen 分型

分型	定义
1型	自发的融合倾向，关节稳定
2型	关节丢失与关节病变处于平衡状态，关节稳定
3型	渐进性破坏，关节对齐不良，关节不稳

类风湿性腕关节炎的滑膜切除术是缓解疼痛和防止进一步破坏肌腱和关节的有效方法。适应证：抗类风湿性药物治疗至少半年以上，效果不明显者；碗管内神经卡压症状明显者；肌腱有发生临断风险或肌腱已发生断裂者；顽固性滑膜炎伴持续疼痛者；腕部畸形或腕关节不稳定等导致的腕关节功能障碍者；类风湿性结节引起的疼痛者。

开放性滑膜切除术通常是与腱鞘切除术、肌腱修复或转移以及远端尺骨手术一起进行。滑膜切除术可以减少滑膜组织的感觉神经支配，改善关节活动、减轻疼痛。然而，开放性滑膜切除术可能会导致关节活动度减小和增加关节不稳的可能，并且不能阻止影像学上的进展。与开放性滑膜切除术相比，关节镜手术具有术后并发症少、恢复时间快、关节活动受限少等优点。因此，关节镜是理想的手术方式，当仅进行桡腕关节滑膜切除术而不进行额外的骨或肌腱手术时，首选关节镜。

基于Larsen评分（见表13-1），0期具有正常的关节空间，1期有关节间隙轻度狭窄，2期有小于25%的侵蚀和关节面破坏，3期具有小于50%的关节面破坏是滑膜切除术的适应证。严重关节破坏的患者不适合关节镜滑膜切除术，4期和5期代表严重关节破坏。当患者有严重残疾时，需要关节融合术或关节成形术。当需要同时进行诸如伸肌腱断裂和远端尺骨关节成形术等手术时，开放性滑膜切除术优于关节镜手术。

有研究评估手部和手腕手术（包括滑膜切除）后患者的满意度。总体而言，手腕部类风湿关节炎患者在行各种外科手术治疗方面比较积极。手腕关节受累在类风湿关节炎患者中非常常见，95%的患者会受到影响。桡腕关节和腕中关节的滑膜炎疼痛症状明显。腕关节囊内滑膜的增生会导致疼痛。稳定和无痛的腕关节对于正常的手功能非常重要，而且由于腕关节在类风湿关节炎早期受累且损伤进展迅速，手术治疗很有价值，滑膜切除术首选在关节不稳定和破坏性关节炎建立之前进行。滑膜切除术或腱鞘切除术是治疗的第一阶段，尽管腕关节镜下滑膜切除术可能不会改善握力或活动范围，但在缓解疼痛和关节功能方面是有益的，研究表明，超过75%的类风湿性腕关节滑膜炎得到控制，并可以推迟腕关节融合术或腕置换术的时间。

腕关节镜手术常取腕关节背侧2/3入路、3/4入路、4/5间隙入路、腕中桡侧入路、腕中尺侧入路建立观察通道，术前需备一个2.4 mm或2.9 mm直径的30°角关节镜和2.0 mm或3.5 mm直径的刨刀。首选较大直径的关节镜和刨刀，同时注意不要损伤软骨。患有慢性滑膜炎的患者关节和韧带松弛在牵拉暴露视野时往往拥有比正常关节更大的操作空间。腕关节手术中，直径为2.0 mm的刨刀是标准配置。类风湿性腕关节炎中，通常使用2.9 mm刨刀进行滑膜切除术，有时甚至使用3.5 mm刨刀。根据情况，也可以使用射频探头去除滑膜，镜下探查滑膜、韧带、软骨等情况。取6 U间隙入路建立排水及工作通道，6 U入路可用于去除尺侧和掌侧的增生的滑膜。桡侧滑膜主要通过3/4入路切除。如果需要更大范围的切除，可以额外开一个1/2入路。将关节镜插入6 U入口可更好地观察背侧滑膜，可通过3/4和4/5入口切除，3/4和4/5入路用作桡腕关节和腕中部桡骨和腕中部尺骨入口的标准入口。使用额外的入口可以进入桡腕和腕中关节的所有区域并尽可能多地切除滑膜组织。1/2入路和6 U入路通常用作桡腕关节的外侧入路。这些入路对于查看桡腕关节的背侧特别有用。在腕中关节，经常使用到舟状梯形-梯形关节的辅助入口。为了避免肌腱和神经损伤，这些入口的确切位置是用针穿刺关节并使用止血钳扩开皮下组织和关节囊来确定的。三角韧带穿孔时，可通过穿孔从桡腕关节到达远端桡尺关节。远端桡尺关节中肥大的滑膜可以很容易地通过三角韧带中的孔进入，只需将刨刀穿过孔即可将其移除。远端桡尺关节的单独入口偶尔使用刨刀，同时通过三角韧带中的孔查看关节。做3/4入路和4/5入路（或6R）后，开始常规关节镜检查。三角韧带尺侧常可见肥大滑膜，三角韧带常有穿孔。三角韧带穿孔是由于慢性炎症引起的继发性病变，没有临床意义，将关节镜插入桡腕关节，通过穿孔的三角韧带孔视野更广，观察更有效，插入桡腕关节的刨刀可以通过三角韧带孔去除远端桡尺关节的滑膜，可以通过远端桡尺关节入路直接观察远端桡尺关节，当看到明显的滑膜炎或严重的远端桡尺关节影像学受累时，最好采用开放式方法进行或不进行关节成形术。腕中部桡骨和腕中部尺骨入口用作腕中关节的标准入口。尺侧滑膜可以从这2个入口去除。由于大多数慢性滑膜炎患者的STT关节间隙有增生的滑膜，因此应制作STT入口，STT关节中的滑膜可以通过STT入口移除。通过STT入口可以观察到背侧关节囊中的滑膜，术后应用加压敷料，术后第2 d、3 d开始腕关节活动。所有患者在风湿病专科医师的指导下继续服用抗风湿药物。

二、足踝部滑膜切除术

大约20%的类风湿关节炎患者最先出现足踝部症状，滑膜切除术治疗类风湿性踝关节炎已被报道是一种可靠的治疗方法，它能显著减轻踝关节疼痛肿胀，改善踝关节活动度和步态。踝关节滑膜切除术可以通过关节镜或开放性切除术来完成。以往医师更倾向于开放性踝关节滑膜切除术，并有报道约80%的患者能够缓解症状，开放性滑膜切除术缺点包括切口愈合不良好、感染和关节僵硬的风险增加，因为疼痛或踝关节不稳定导致术后康复困难。尽管关节融合术或全踝关节置换术通常能成功缓解疼痛并改善踝关节功能，但关节镜下滑膜切除术可在类风湿关节炎早期没有软骨破坏的情况下，作为治疗踝关节类风湿关节炎一种创伤小且有效的手术方法，90%的患者术后疼痛缓解和踝关节功能改善明显，Kofoed踝关节评分也显著地提高，但无法改变步行距离短或患者对助行器的依赖。

踝关节镜手术常采用踝关节前方内、外侧入路分别交替置入关节镜及刨刀，彻底清除前方关节病变滑膜，必要时建立外踝上、下入路，选用2.7 mm小关节镜器械处理外踝隐窝内的病变滑膜。踝关节镜手术常用前外侧、前内侧和后外侧入路进行，使用振动刨刀和烧灼/消融装置对增生的滑膜组织进行清创，将关节软骨表面粗糙的部分予以剃除，清除碎屑，尝试对所有出现病理的组织进行完整地切除，并积极地止血。手术后可使用拐杖或助行器部分负重，尽早开始踝关节功能锻炼和肌肉强化训练，在风湿病专科医师的指导下继续服用抗风湿药物。

三、肘关节滑膜切除术

据统计，20%～65%的类风湿关节炎患者肘关节受累。肘关节滑膜切除术通常被认为是一种成功的手术方式，可使65%以上的患者疼痛症状明显改善，但肘关节活动度改善不显著。许多研究者建议对轻度到中度肘关节类风湿关节炎患者进行滑膜切除术，并推荐年轻患者在疾病早期进行滑膜切除。肘关节滑膜切除术可以通过关节镜或开放手术进行，晚期类风湿关节炎患者肘关节周围韧带松弛术后效果最好，一方面可以去除关节内游离体、修整软骨、松解关节囊，另一方面，可以在关节镜辅助下切除桡骨头。开放性滑膜切除术在中期到长期随访中发现对缓解肘关节疼痛、改善肘关节功能和提高日常生活质量方面效果显著，肘关节镜下滑膜切除术后中远期随访结果较开放性滑膜切除术肘关节功能改善方面效果更明显。关节镜下和开放性的肘关节滑膜切除术已被证明有助于长时间维持肘关节功能，从而可以延长肘关节置换手术时间。前间隔室常常使用前内侧（anterior medial，AM）、前外侧入路（anterior lateral，AL）作为标准手术入路，这样可将损伤正中神经、桡神经、肱动脉风险降低。中央入路在桡骨头、外上髁和鹰嘴组成的三角中央，视野暴露更好。后侧中央（posterior central，PC）入路（直接后侧入路）位于中线，通过肌间隙进入，因此更为安全，后方内侧入路易损伤尺神经，术中需谨慎操作。常用电动刨削这种传统的方式进行滑膜切除，也可采用钬激光，就理论而言，激光损伤小，狭小空间内操作更方便。

四、肩关节滑膜切除术

类风湿关节炎患者的肩关节受累仅次于肘关节和手部关节，通常发生在类风湿关节炎的晚期，继发于其他关节出现关节炎病变后。关节镜技术的进步提高了类风湿关节炎患者肩关节炎早期滑膜切除术的接受度。关节镜下滑膜切除术已经成为最推荐的手术，尤其是那些非进展型和骨质破坏进展前的侵蚀性肩关节炎类风湿关节炎患者。此外，据报道关节镜下滑膜切除术在缓解疼痛、改善肩关节功能方面效果显著，尤其是对于肩袖完整的患者效果更加明显。那些需要广泛软组织修复和骨重建手术的患者，首选开放滑膜切除术。然而，对那些处于疾病晚期的患者，滑膜切除术效果较差。

五、膝关节滑膜切除术

膝关节滑膜切除术可以显著缓解膝关节疼痛并改善膝关节功能，从而提高患者的生活质量，减缓病情进展，防止膝关节畸形的发生。膝关节滑膜切除术会减少膝关节滑膜中感觉神经纤维的数量，并且髌下脂肪垫的部分切除是减轻疼痛的原因。膝滑膜切除术的理想患者是处于类风湿关节炎早期、膝关节无畸形、膝关节不稳定、膝关节活动度良好、膝关节软骨无明显破坏。影响患者滑膜切除术后满意度的关键因素是术后早期康复锻炼，如加强膝关节活动、增加膝关节运动量和术后物理治疗等。根据类风湿关节炎病程进展，滑膜切除术可以在关节镜下进行，也可以通过开放手术进行。关节镜下滑膜切除术的优势在于术后恢复更快、住院时间短、术后关节功能恢复更快、术后疼痛更小、出血更少、创伤小、术后手术瘢痕小。早期的研究表明，无论在类风湿关节炎早期或晚期进行滑膜切除术均没有减少术后类风湿关节炎的复发。此外，研究显示滑膜切除术在类风湿关节炎的一般治疗或预防疾病活动复发或预防关节破坏中的长期价值很小。随后的一些回顾性研究显示，不鼓励晚期行滑膜切除术，并支持早期滑膜切除术，也有报告称，晚期开放性滑膜切除术可以推迟近3/4的患者对关节置换术的需求。近期的研究支持膝关节关节镜下滑膜切除术手术量逐渐增加，术后患者满意度高，开放性滑膜切除术是一种根治性的干预措施，术后复发率低，但如果术后复发，会增加膝关节功能受限的风险。

术前需拍摄膝关节负重位正位和侧位X线片。Larsen评分根据术前X线片计算：0分代表有完整的骨质轮廓和正常的关节间隙；1分代表有直径小于1 mm的糜烂或关节间隙变窄；2分代表有一个或多个小的侵蚀，直径超过1 mm；3分代表有明显的侵蚀；4分代表有严重的侵蚀，关节间隙狭窄，部分保留原有的骨骼轮廓；5分代表有骨性改变，骨缺损。当需要手术时，术前要获得磁共振成像，以便计划手术和识别其他可能的关节内病理。

关于开放式滑膜切除术和关节镜滑膜切除术对类风湿关节炎患者疼痛缓解和症状复发的比较效果仍存在争议。关节镜滑膜切除术有几个理论上的优点，包括微创创伤小，更快地恢复，以及可以减少住院时间。目前还没有关于类风湿关节炎患者开放滑膜切除术和膝关节滑膜切除术的比较研究。Chalmers等人报告称，膝关节镜下滑膜切除术和开放滑膜切除术可以达到相似缓解疼痛的效果，同样在关节镜滑膜切除术中，存在滑膜炎复发的风险增加和疾病的影像上的进展。另一方面，开放滑膜切除术与接受全膝关节置换术或关节融合术的风险增加相关，在所有关节部位应尽可能彻底地切除增生的滑膜，术后由于伤口面积较大，预计出血趋势会增加，至少24 h的关节内引流是必要的。术后早期进行关节活动以避免粘连和后续的运动受限。使用放射性联合疗法来清除关节镜检查后残留的滑膜，从而增加有效性。

在膝关节滑膜切除术中使用刨削刀需彻底切除增生的膝关节滑膜，清理关节内游离体和纤维素样坏死物质至可清晰看到关节内纤维层，并采用冷消融仪处理关节软骨面、半月板边缘，彻底止血，反复冲洗关节腔，冲洗出碎屑至液体清亮。

第二节　人工关节置换术

17%的类风湿关节炎患者在确诊后的5年内会接受关节置换术，其中全髋关节或膝关节置换数量最多。类风湿关节炎导致患者四肢畸形时，因优先处理下肢关节的畸形，假设先行上肢手术可能会因下肢手术后需拐杖或助行器活动而受到影响。推荐的手术顺序是：前足、髋关节、膝关节、后足和踝关节。但以上顺序并不是绝对的，应根据患者个体情况评估决定。全膝关节置换术之前先行同侧的全髋关节置换术以恢复正确的旋转中心和恢复下肢长度，以在全膝关节置换术时获得正确的下肢力线及旋转中心。类风湿关节炎患者上肢发生关节畸形时，应优先处理腕关节的畸形，恢复上肢力量，但肩关节及肘关节是否需优先纠正畸形，目前仍有争论。

当药物治疗无法有效控制单个或多个关节的终末期类风湿关节炎时应考虑重建手术，具体术式取决于所累及的关节。手术的主要适应证为顽固性关节疼痛，活动或静息状态下存在肢体功能进行性降低，影响患者日常生活质量。手术的重要前提是非手术治疗方案的失败，包括症状加重、免疫抑制剂或生物制剂治疗无效、使用强效的镇痛药和康复治疗均无效。术前需对受累关节进行X线检查以确认类风湿关节炎是否处于病情终末期，此外，还需仔细鉴别排除滑囊炎、肌腱炎或神经卡压所引起的疼痛及关节功能障碍。手术治疗类风湿关节炎的目的在于缓解疼痛及恢复关节功能，当出现临床适应证时，建议及时进行手术治疗，因为延迟手术可能导致难以逆转的关节畸形、软组织挛缩或肌肉萎缩，这将影响患者术后康复。在生物抑制剂应用之前，类风湿关节炎患者进行人工关节置换术的患者数量是正常人群的14倍，但随着生物抑制剂的应用，行关节置换术患者数量正在逐渐减少。

关节置换术之前，必须在风湿病专科医生和骨科医生的协商下优化现有的类风湿关节炎治疗方案。由于改善病情抗风湿药物会增加感染和切口愈合不良的风险，但停药会导致类风湿关节炎进展，因此需要个体化、以患者为导向的药物治疗方案在达到控制症状的同时降低术后感染风险。根据目前经验可以予以低剂量的糖皮质激素。甲氨蝶呤应在围手术期继续维持原有剂量，但当每周剂量在25 mg以上时应考虑暂时减少剂量。柳氮磺吡啶术前可继续使用，来氟米特应在术前停用。生物制剂应该在手术前停用2个半衰期，伤口愈合后再予以用药。与骨关节炎患者相比，类风湿关节炎患者长期使用糖皮质激素会致骨质疏松，局部骨缺损，伴有囊性病变。手术过程中需使用自体或同种异体骨移植、螺钉加骨水泥、金属垫块来填充局部缺损。

一、全膝关节置换术

膝关节是类风湿性关节炎中常累及的关节之一，约90%的类风湿关节炎患者最终会累及膝关节，造成膝关节渐进性破坏并导致关节屈曲挛缩畸形、活动受限。严重的屈曲畸形通常是肌腱、韧带和关节囊挛缩的综合作用，以及骨量丢失最终导致膝关节外翻。类风湿关节炎患者膝关节屈曲外翻畸形较为多见，但严重屈曲内外翻畸形时行膝关节置换术对骨科医生来说仍具有一定挑战性。

类风湿关节炎患者行全膝关节置换术后假体周围感染、假体松动、骨溶解发生率相对较高，因此术前评估及术中仔细操作尤为重要。因为严重的屈曲挛缩的手术中需要截更多的骨量以保证膝关节能够完全伸直，这会造成膝关节不稳定等问题，从而导致术后患者关节疼痛和功能障碍。严重屈曲畸形的如术中不予以完全矫正，术后屈曲挛缩畸形会进一步加重。因此，对于伴有屈曲挛缩和外翻畸形的类风湿关节炎患者，全膝关节置换术中软组织平衡非常重要，软组织平衡能有效地改善膝关节的活动度，并恢复关节功能。据报道，术前屈曲挛缩畸形27.5°是一个重要的阈值，患者应在此阶段之前手术，以获得最大的益处，并将步态异常降至最低。严重屈曲挛缩的类风湿关节炎患者膝关节通常表现为胫骨后脱位、胫骨近端骨缺乏伴外翻畸形和胫骨外旋，这部分可归因于外侧副韧带的挛缩和股二头肌、髂胫束的牵引。关节周围软组织受累是类风湿关节炎病理改变的一部分。因此，实现畸形矫正，平衡内、外侧软组织张力，准确植入假体至关重要。

关节置换术中软组织平衡（韧带和关节囊松解）对于手术的成功至关重要。在植入假体时的应力测试（内翻和外翻应力测试）中，内侧和外侧关节松弛不超过2 mm对于全膝关节置换术的成功是非常重要的。对于有明显外翻畸形并伴有内侧副韧带松弛的患者，旋转铰链式假体可能是良好的治疗选择，因为外侧副韧带过度松解可能会导致关节间隙增大，需使用更厚的垫片，会增加屈曲不稳的风险。此外，对于老年患者以及膝关节屈曲挛缩>30°的患者，限制性假体的适应证可适度放宽。保留后交叉韧带和不保留后交叉韧带假体生存率分别为96.5%和91%。针对关节破坏严重、骨质疏松、骨缺损较重等类风湿关节炎患者骨水泥型假体是首选。

二、全髋关节置换术

全髋关节置换术是骨科常用术式之一，对于类风湿关节炎患者，全髋关节置换术中的假体选择是至关重要的。年轻及骨量好的患者建议选择使用生物型假体，使用短股骨柄，尽可能地保留骨量以保证翻修术时有充足的骨量。对于严重骨质疏松、骨量不足及对髋关节功能要求不高的患者可选择使用骨水泥型假体。与普通人群相比，类风湿关节炎患者的术后并发症发生的风险更高，这和类风湿关节炎发病机制复杂、免疫调节药物的使用以及关节畸形有关；与骨关节病患者相比，类风湿关节炎患者全髋关节置换术后脱位、感染、静脉血栓栓塞和假体周围骨折的发生率更高。在髋关节病变的晚期，变形的股骨头可对髋臼造成磨损致使髋臼逐渐变薄甚至可能磨穿髋臼，约5%的患者可能继发髋臼内陷，这与其他病因所致的髋臼内陷有所不同。类风湿关节炎患者髋臼骨质差，髋臼内壁较薄且骨质疏松严重，且髋臼形态不规则，这极大地增加了全髋关节置换手术的难度并直接影响髋臼假体的初始稳定性。髋臼内陷导致髋关节旋转中心向内上方移位，造成下肢短缩畸形、臀中肌张力减低。髋臼内陷导致术中股骨头脱出困难、髋臼内壁变薄，髋臼环对髋臼杯支撑强度不足等难题均是关节外科医生所面临的挑战。

类风湿关节炎患者行全髋关节置换术时应尽量恢复正常旋转中心，这对假体远期的生存率至关重要。术中如果股骨头脱出困难，可先行股骨颈截骨。在打磨髋臼时点状出血面应达髋臼的70%，取下的股骨头去除表面的软骨及软组织，可以修剪成大小为0.5～1.0 cm的骨粒垫入髋臼内进行打压植骨。术中如果出现假体稳定性不佳或髋臼骨质量较差时，螺钉固定髋臼，以获得初始稳定性。人工全髋关节置换治疗类风湿关节炎时，选择骨水泥型假体置换的失败率均较高。所以近年来多选择使用生物型假体，且行髋臼内植骨重建髋臼的假体生存率显著高于未植骨者。

三、全踝关节置换术

类风湿关节炎中有15%～52%的患者出现踝关节受累，但很少出现在类风湿关节炎早期。双侧踝关节经常同时受累，当累及踝关节时，患者的上肢和下肢其他关节已出现病变，这些关节通常在踝关节症状加重之前要进行关节置换术。踝关节外翻畸形发生率最高约为50%，可能与三角韧带断裂和腓骨应力性骨折有关。踝关节内翻畸形的发生率仅为20%。当踝关节出现外翻、前足外展畸形时，不能通过简单的距下融合术来矫正畸形，这些患者需要行关节置换术。踝关节置换术的假体生存率不能与全髋关节置换术和全膝关节置换术相提并论。据报道，踝关节置换术治疗类风湿关节炎的成功率从40%到100%不等。当将踝关节置换术失败定义为需将假体取出时，假体10年生存率为85%，如果将失败定义为包括影像检查有松动的迹象则假体生存率下降到64%。研究表明，在踝关节内翻或外翻畸形超过15°的患者中，踝关节置换术后的失败率要高得多。类风湿关节炎通常会同时损害踝关节和后足关节。90%的患者后足有明显的影像学关节炎的改变，30%的患者距下关节自发融合。踝关节为铰链式关节，正常水平面上行走只需要10°～12°的背伸和20°跖屈，活动度的丧失对踝关节功能影响有限，踝关节毁损患者选择踝关节融合术可以重建踝关节的稳定性、缓解疼痛、提高生活质量，因此长期以来一直被认为是黄金标准，然而踝关节活动度的丧失会对其他关节施加压力，并且可能会增加中足和前足的退行性病变，加速邻近关节的OA形成，不同研究报道称，其发生率为10%～60%。

全踝关节置换术于20世纪70年代引入临床应用，具有保留踝关节活动度，恢复正常步态并保护邻近关节的潜在优势。尽管如此，但踝关节置换术可能并不是所有踝关节类风湿关节炎患者的最佳治疗选择，因为植入物需要足够的骨支撑，并且由于松动而存在需再次手术的风险，最初手术失败率和并发症发生率较高。第三代踝关节假体陆续被研发并应用于临床，第三代踝关节假体的特征在于具有固定在胫骨上金属组件和覆盖距骨的圆顶型组件，中间是聚乙烯衬垫。由于其存在骨质疏松症、骨质溶解或囊肿，在手术中经常会遇到较大的骨缺损等，所以与原发性或创伤后骨关节炎患者相比，类风湿关节炎患者行踝关节置换术要复杂得多。研究报道称，踝关节置换术后8年假体存活率仅为84%，无菌性松动是翻修的主要原因，踝关节严重的内翻和外翻畸形并非关节置换术的手术禁忌证，因为可以通过手术有效地纠正，但这些患者再次发生功能障碍的风险较高。

四、肘关节置换术

类风湿关节炎患者肘关节受累的比例在20%到65%之间，常常导致严重的疼痛和残疾。在年轻的类风湿关节炎患者中，桡骨头切除术和滑膜切除术可作为治疗顽固性肘关节疼痛的方法，研究表明采用上述两种术式，患者的术后功能改善程度低于全肘关节置换的患者，且如若术后需行全肘关节置换术则变得更为困难。对于影像学证实已存在肘关节破坏，同时伴有严重疼痛、肘关节活动受限、关节僵硬及不稳的终末期类风湿关节炎患者，全肘关节置换术优于桡骨头切除术及滑膜切除术。与其大关节的关节置换术相比，TEA的假体生存率较低，并发症发生率较高，这通常是与类风湿关节炎相关的高风险因素和肘关节解剖学上的复杂因素相关，为了解决这些问题，TEA的设计和材料已有重大改进。

目前，TEA有两种主要设计：半限制型金属对聚乙烯铰链型假体和非限制型表面置换假体。无连接的设计类似于正常肘关节，但需要周围韧带和软组织的完整性，以避免严重的并发症，如反复脱位；另一方面，半限制型金属对聚乙烯铰链型假体可用于韧带缺损患者，但具有较高的聚乙烯磨损率。为了减少松动的发生率，引入了铰链技术。TEA后的假体失败率在4%到32%之间。无菌性松动是常见的失败原因之一，假体松动的总发生率从5%到20%不等，因假体的设计而有所不同。目前，无菌性松动被认为是由于初始机械固定不充分或由于假体周围骨溶解而失去生物固定所致，随着类风湿关节炎病情进展，骨侵蚀可能导致假体界面松动。肘关节软组织较少，肘关节置换术的类风湿关节炎患者的总体感染风险在2%到4%之间，与OA患者相比，感染风险增加了1.8到4倍。常见并发症包括尺神经损失、伤口愈合不良 、假体周围感染和假体周围骨折。

五、全肩关节置换手术

类风湿关节炎不仅会破坏肩关节的表面软骨，还会导致肩袖肌腱的撕裂。长期处于活动期的类风湿关节炎患者特别容易出现肩袖撕裂导致肩关节功能障碍，以至于患者肩关节活动明显受限。类风湿关节炎中肩部受累的报道发生率各不相同，有研究报道其发生率高达90%。随着新型药物的出现，它们减轻了疾病的进展和关节破坏。不幸的是，无论治疗如何，部分患者最终都会进展为终末期类风湿关节炎。

Neer于1951年首次提出盂肱关节置换术的概念，多年来肩关节假体设计在逐渐改进，全肩关节置换术（total shoulder arthroplasty，TSA）在减轻患者疼痛、改善肩关节功能和提高假体寿命方面取得了进步。生物力学研究表明，肱骨头假体厚度和盂肱关节力线应与术前X线测量结果相一致，以求最大限度改善关节功能并提高假体使用寿命。随着我们对肩关节周围解剖的深入了解，已研究设计出适用于各种患者的肩关节假体，外科医生可根据术中需求自行搭配组合。类风湿性关节炎患者的肩关节X线改变为对称性的关节间隙变窄、骨质疏松、关节盂磨损。术前MRI可用于评估肩袖损伤程度，20%～35%的患者伴肩袖全层撕裂。CT对于确定关节盂磨损程度和判断剩余骨量具有重要价值，如果存在肩关节半脱位则可能需要进行关节盂修复或植骨。在肩袖结构完整的类风湿关节炎患者中全肩关节置换术效果优于半肩关节置换术（hemiarthroplasty，HA）。合并严重肩袖撕裂的患者应选择全肩关节置换术还是半肩关节置换术，抑或是反式肩关节置换术的证据尚不明确。

目前不可修复的肩袖撕裂仍被认为是全肩关节置换术的禁忌证，因为三角肌收缩会带动肱骨上移，导致关节盂部件早期松动。在这种情况下，反向全肩关节置换术可以被认为是一种有效的选择。反向全肩关节置换术最初由Grammont等人设计于1987年，已广泛用于肩袖撕裂性关节病和无法修复的大面积肩袖撕裂患者。最近，适应证已放宽到包括类风湿关节炎、骨折、翻修手术。许多研究报告表明，反向全肩关节置换术在缓解袖带撕裂性关节病或无法修复的大面积肩袖撕裂患者的疼痛、改善关节功能和提高患者满意度方面具有良好的效果。尽管反向全肩关节置换术已被用于类风湿关节炎患者的治疗，但关于它的争议仍然存在。以往认为与其他病因行反向全肩关节置换术患者相比，类风湿关节炎患者反向全肩关节置换术临床结果更差，并发症和翻修率更高，包括术中骨折、关节盂松动和感染等。近几年的研究认为，尽管反向全肩关节置换术可以用于治疗类风湿关节炎患者，因为它可以显著减轻疼痛并改善肩关节功能，但仍需要进行更多的大规模研究以确定假体的长期生存率。

六、腕关节置换术

类风湿关节炎可对腕关节造成严重损害。在疾病的晚期，腕关节融合术历来是最常用的手术选择。然而，如果无明显骨缺损，全腕关节置换术可以作为腕关节融合术的替代手术。关节置换术后，腕关节可以进行背侧和掌屈以及尺侧、桡侧等活动，提高了患者的日常生活能力，提高了生活质量，例如扣紧纽扣，从地板上捡起物体，以及肛周护理等，所以关节置换更优于融合术，在双侧腕关节分别做过腕关节融合术和关节置换术的患者通常更偏向于人工关节置换术。

经过多年更新迭代，已有4代腕关节假体应用于临床，第一代是20世纪60年代Swanson设计的弹性-铰链型硅胶假体，关节活动主要依赖于硅胶本身弹性及假体在髓腔内的滑动；第二代是70年代的Meuli和Voltz设计的全腕关节假体，假体关节面均由金属和聚乙烯组成，不同点在于Voltz假体采用半环式设计，稳定性相较于Meuli采用的球臼设计更好，但其关节平衡性差和假体松动率更高；第三代为Tripherical、Biaxial假体，更加符合正常腕关节生物力学，但有研究表明各种并发症发生率高达20%～30%，假体松动是其主要问题，其次是关节脱位，正中神经受压和肌腱磨损也是其并发症之一；第四代是Universa假体，该假体远端呈扁平，有一短翼插入头状骨，两侧有松质骨螺钉将假体远端分别固定于桡侧和尺侧的腕骨上，近端部分在几何形状和倾斜角度上模拟正常的桡骨远端，通过不同的假体型号大小来调节软组织的平衡。

腕关节置换术理论上看似比腕关节融合术更有优势，但其远期并发症的发生率较高，包括假体周围感染、假体松动和下沉、关节脱位等，外科操作也较为复杂，并未广泛应用于临床。有研究显示，腕关节融合术和腕关节置换术临床效果不相上下，腕关节融合术甚至可能优于腕关节置换术，腕关节置换术远期并发症更多，其中术后翻修率高达21%。

七、掌指关节置换术

类风湿关节炎患者手部的小关节，如掌指关节及近端指间关节，较其他大关节更易受累。类风湿关节炎对手部小关节及周围肌腱软组织的破坏较为严重，更易导致关节脱位及畸形，影响患者精细操作，使患者的日常生活严重受限。20世纪60年代首次提出掌指关节置换术，掌指及指间关节体积较小，关节周围肌肉、肌腱组织较多而更为精细，掌指及指间关节对屈伸、旋转等动作要求极高，手部关节活动频率较其他大关节更高。虽然掌指关节置换术的临床应用已有60余年，但疗效方面仍无法与髋关节、膝关节等大关节相比。20世纪50年代，Brannon和Klein设计出金属铰链式掌指关节假体，虽然早期效果良好，但后期出现了假体周围骨折和假体松动。随后不同类型的掌指及指间关节假体应运而生，但大多数临床应用均以失败告终。

掌指及指间关节假体种类包括：铰链式限制型假体、半限制型假体、非限制型假体。掌指关节置换术适应证包括放射学检查已证实的关节破坏或关节脱位，掌指关节僵硬，单纯的软组织手术治疗无法矫正的尺偏畸形，肌肉结构以及韧带组织严重挛缩的类风湿关节炎患者。由于缺乏掌指关节生物力学及解剖学相关的基础研究，金属铰链式掌指关节假体并未考虑掌指关节运动的复杂性。随后的研究进行了改进，以提高防旋稳定性，但由于骨髓内应力较集中，使假体周围骨折发生率较高。随后改良设计的假体均因置换术后远期并发症较多而失败。其中最主要的原因是假体设计原理照搬大关节假体的装配原理，铰链式假体的稳定性过于依赖骨水泥，一旦发生假体周围骨折或者松动后则无法翻修。第二类假体是半限制型假体，Swanson硅胶假体设计原理是用具有弹性的硅胶作为活动的垫块，假体在体内通过关节囊、韧带、肌肉及肌腱维持平衡和稳定性，可在髓腔内轻度活动，避免应力集中，但术后活动度仅为30°～40°，并存在硅胶假体磨损等并发症。为此，研究者在此基础上进行改良，通过使用保护性金属垫圈包裹硅胶聚合体关节腔部分，使硅胶假体与截骨端相隔开，减少假体磨损，但硅胶老化断裂仍是无法忽视的问题。它在缓解关节疼痛、改善手指功能方面效果显著，仍是目前临床应用最广泛的人工指关节假体。随着解剖和生物力学研究的深入，研究者设计出了更符合人体解剖特点的非限制型关节假体、表面置换型关节假体。假体设计采用球臼界面，术后关节活动度更好。早期非限制型关节假体为陶瓷柄，但因陶瓷柄存在应力问题而被淘汰。随着材料学的发展，不同材料应用于制作非限制型关节假体，如钴-铬合金及高分子PE材料、热解碳材料、肽聚乙烯等。关节表面置换术截骨量少，关节侧副韧带得以保留，关节稳定性更高。非限制型关节假体对韧带、关节囊、肌腱要求较高，类风湿关节炎进展导致关节囊松弛及韧带受累、掌指关节和指间关节活动屈伸动力不平衡，则关节置换后易发生关节脱位。目前，因掌指关节、指间关节远期疗效不确切、术后并发症多、关节假体费用昂贵，未能像髋、膝关节置换术一样获得广泛应用，但其能够缓解疼痛、矫正关节畸形和改善手部功能，仍是一种较好的治疗手段。

第三节 关节融合手术

当类风湿关节炎病情进展时，患者关节疼痛明显，严重影响生活质量，疼痛和（或）关节不稳时行融合术是一种有效的手术治疗方法。在一些关节中，融合后的关节虽然活动度会消失，但与保留活动度但持续疼痛的关节相比，融合后的关节在日常生活中更能发挥作用。关节融合术适用于腕关节、掌指关节、指间关节、踝关节或足部的各关节，其中关节活动度的丧失可以通过相邻关节部分补偿并满足日常生活。融合术的效果显著，特别是对腕关节塌陷的腕关节类风湿关节炎。在类风湿关节炎的早期阶段，部分腕关节融合术保留了腕关节的主动和被动活动。虽然该手术不能阻止关节面的破坏进程，但它可以防止腕关节脱位。足部关节融合术也有助于增加患者的活动能力。距舟关节融合术和三关节融合术（即距舟关节、距跟关节和距跟舟关节）有助于关节的稳定和缓解后足疼痛，便于患者行走，满足日常生活。尽管踝关节置换术技术越来越成熟，但踝关节融合术仍然是一个可行的选择。此手术适用于后足和中足严重畸形、距骨穹隆坏死或踝关节置换术失败的病例。大关节（如肩关节、膝关节、髋关节）的关节融合术会导致关节功能的丧失，严重降低患者的生活质量，因此已被放弃，除非在特殊的情况下。

一、足关节融合术

由于足踝部小关节较多，约有20%的类风湿关节炎可累及足踝部，其中超过50%的患者会出现关节功能受限，90%的类风湿关节炎患者最终会累及足踝部。严重的畸形会影响患者穿鞋及行走，相较于其他部位，前足的发病率更高，保守治疗是早期类风湿关节炎的首选，早期保守治疗具有一定作用。但类风湿关节炎属于进行性疾病，晚期病变多伴有关节面破坏及累及多关节的关节畸形，手术治疗是唯一选择。

按手术操作部位不同，其通常可以分为第1跖趾关节和外侧跖趾关节两方面。第1跖趾关节外翻畸形是前足类风湿关节炎最常见的畸形，治疗方式的选择存在较大争议。选择第1跖趾关节切除成形术或融合术的争论由来已久，短期来看两种术式均可获得较满意效果，但许多长期随访及RCT研究结果支持第1跖趾关节融合术。第1跖趾关节置换术虽然能保留一定关节功能，但术后假体周围骨溶解、假体松动、转移性跖骨痛和畸形复发等并发症发生率较高。第1跖趾关节承重是外侧足趾的2倍，局部应力可达体重的40%～60%，在跑步跳跃剧烈运动时局部应力可达平时8倍，因而从功能上保留第1跖趾关节至关重要。第1跖趾关节常融合于外翻10°～15°和背屈10°，术中固定可选择拉力螺钉、钢板固定、钢板结合螺钉固定。手术的要点在于均匀分布足底应力，用坚强的内固定以达到关节融合。由于患者长时间使用激素类药物、骨质疏松、骨量丢失、皮质骨薄，因而对内固定要求较高，因此多推荐钢板结合螺钉的内固定方式。第1跖趾关节的稳定性是保证类风湿足远期手术疗效的关键，稳定的内侧柱对于防止外侧跖趾关节术后疼痛性胼胝体形成及足趾畸形复发至关重要。第1跖趾关节融合术术后患者满意度较高，但存在畸形复发、跖骨疼痛和内固定物松动移位等问题，再次手术各项研究各不相同，可高达30%左右。

外侧跖趾关节的处理：大多数情况下应保留跖趾关节。但是此类术式仅适用于轻中度畸形患者，同时操作难度大，关节僵硬发生率高达41%。对于晚期类风湿关节炎患者，外侧跖趾关节切除术操作相对简单、疗效确切、并发症较少，仍被视作标准术式。类风湿关节炎手术治疗是前足功能重建的挽救性治疗，其目的在于矫正畸形，改善足部功能，缓解疼痛，对于晚期严重畸形患者仍具有疗效确切、操作简单等独特优势。

二、腕关节融合术

针对晚期腕关节类风湿关节炎患者，腕关节融合术是一种行之有效、安全可靠的方法。在类风湿关节炎早期行腕关节部分融合术，腕关节的主动和被动活动度均较高，患者生活质量明显改善。早在100多年前就已有全腕关节融合术治疗腕关节类风湿关节炎的病例，但由于术后腕关节活动度丧失，而逐渐被局限性腕骨融合术所取代。1924年Thornton最先报道局限性腕关节融合术在临床上使用，1956年Witt首次提出舟骨、大小多角骨融合术。腕关节融合的位置仍然是一个争论的问题，有文献报道倾向于背伸尺偏位融合，然而，一些外科医生更倾向于腕关节中立位融合，这样患者可以获得更好的旋前和旋后功能，从而保留前臂的肌肉力量，最新的研究表明，具体融合位置差异无统计学意义，就融合方式而言，髓内固定和钢板固定为临床效果最好的手术方式。总之，尽管腕关节置换术有所进步，腕关节融合术仍然是治疗类风湿关节炎导致的严重腕关节损伤的首选方法，目的是重建腕关节的稳定性，满足患者日常生活需要，缓解疼痛症状，并提高生活质量。在进行手术之前，医生应与患者讨论融合的位置，以满足个人需求。

三、踝关节融合术

踝关节炎类风湿关节炎通常发生在类风湿关节炎晚期，踝关节通常会出现关节畸形，无法通过非手术治疗矫正畸形，因此更需要手术治疗，包括关节融合术或关节置换术。全踝关节置换术保留了踝关节的活动度，对步态影响较小，对其他关节的影响较小。尽管有以上的潜在优势，但全踝关节置换术可能不是所有患者的最佳治疗选择，因为植入假体需要足够的骨支持，并且存在假体松动需再次手术的风险。踝关节融合术一直被认为是金标准，踝关节置换术后失败仍可选择行关节融合手术进行补救。关节融合术的优点是可以缓解、稳定踝关节进而获得正常行走。

然而，踝关节活动度的丧失会导致其他关节压力增加，尤其是在类风湿性关节炎患者中，可能会增加前足其他关节的退行性改变。以往的研究认为，类风湿关节炎患者的行踝关节融合术只能使患者维持现有的关节功能，而不能改善其功能。近期的研究表明，情况并非如此，踝关节融合术后MOXFQ指数评分、步行距离、疼痛评分均有显著改善。矫正踝关节畸形也可能有利于减少复发性前足畸形的发生。关节融合手术的术式较多，具体的手术方式需由医生根据患者踝关节具体情况、关节周围骨的质量及软组织情况来决定。踝关节融合术应维持于90°中立位，同时融合角度应据患者的性别、职业而定，但应避免发生踝关节内翻畸形。外固定支架是最早应用于踝关节融合的技术，因其操作复杂、术后护理困难、感染率高等原因，目前已很少使用。踝关节融合内固定术式目前已成为踝关节融合的首选手术方法，固定方法是经皮螺钉内固定。其特点有手术切口小、创伤小、出血量小、术后恢复快等优点，缺点是对于骨质疏松患者缺乏相关研究。随着微创理念的推广，关节镜辅助技术的应用也越来越被重视。关节镜辅助技术的主要特点是能够结合不同术式的优缺点，降低并发症发生率，创伤小、术后恢复快，但是对重度畸形患者并不适用。最常用的关节镜手术入路为外侧入路及后侧入路。目前，尚未能证实手术入路及切口的选择对关节融合率、术后并发症等方面是否存在影响。

（赵海燕）

参考文献

[1] Richter M D. Orthopedic Surgery Among Patients With Rheumatoid Arthritis: A Population-Based Study to Identify Risk Factors, Sex Differences, and Time Trends[J]. Arthritis Care Research , 2018,70(10):1546-1550.

[2] Aletaha D. Diagnosis and Management of Rheumatoid Arthritis: A Review[J]. JAMA, 2018, 320(13):1360-1372.

[3] Riches P L. Patient rated outcomes study into the surgical interventions available for the rheumatoid hand and wrist[J]. Archives of Orthopaedic and Trauma Surgery, 2016, 136(4):563-570.

[4] Lampert C. The role of arthroscopy in diagnostics and treatment of arthritis of the ankle joint [J]. Unfallchirurg, 2022, 125(3):183-188.

[5] Lipina M. Arthroscopic synovectomy of the knee joint for rheumatoid arthritis[J]. International Orthopaedic, 2019, 43(8):1859-1863.

[6] Blevins J L. Comparison of Expectations and Outcomes in Rheumatoid Arthritis Versus Osteoarthritis Patients Undergoing Total Knee Arthroplasty[J]. Journal of Arthroplasty, 2019, 34(9): 1946-1952.

[7] Deane K D. The Natural History of Rheumatoid Arthritis[J]. Clinical Therapeutics, 2019, 41(7):1256-1269.

[8] Lee D K. Infection and revision rates following primary total knee arthroplasty in patients with rheumatoid arthritis versus osteoarthritis: a meta-analysis[J]. Knee Surg Sports Traumatol Arthrosc, 2017, 25(12):3800-3807.

[9] Plantz M A. Outcomes of Total Knee Arthroplasty in Patients With Rheumatoid Arthritis[J]. Orthopedics, 2021, 44(5):e626-e632.

[10] Zhen P. Total hip arthroplasty to treat acetabular protrusions secondary to rheumatoid arthritis [J]. Journal of Orthopaedic and Surgery Research, 2018, 13(1):92.

[11] Moon J K. Acetabular cup migration after primary cementless total hip arthroplasty in rheumatoid arthritis and its influencing factors: a comparative study with osteoarthritic hip [J]. International Orthopaedic, 2020, 44(6):1047-1053.

[12] Yano K. Radiographic Outcomes of Mobile-Bearing Total Ankle Arthroplasty for Patients With

Rheumatoid Arthritis[J]. Foot & Ankle International, 2019, 40(9): 1037–1042.

[13] Kruidenier J. Ankle fusion after failed ankle replacement in rheumatic and non-rheumatic patients[J]. Foot Ankle Surg, 2019, 25(5): 589–593.

[14] Chou T A. Total elbow arthroplasty in patients with rheumatoid arthritis[J]. Bone & Joint Journal, 2020, 102 (8): 967–980.

[15] Samdanis V. Indications and outcome in total elbow arthroplasty: a systematic review[J]. Shoulder Elbow, 2020, 12(5): 353–361.

[16] Strelzow J A. Management of rheumatoid arthritis of the elbow with a convertible total elbow arthroplasty[J]. Journal of Shoulder and Elbow Surgery, 2019, 28(11): 2205–2214.

[17] Davey M S. Long-term outcomes of total elbow arthroplasty: a systematic review of studies at 10-year follow-up[J]. Journal of Shoulder and Elbow Surgery, 2021, 30(6): 1423–1430.

[18] Prkic A. Why does total elbow arthroplasty fail today? A systematic review of recent literature[J]. Archives of Orthopaedic and Trauma Surgery, 2017, 137(6): 761–769.

[19] Mangold D R. Reverse shoulder arthroplasty for rheumatoid arthritis since the introduction of disease-modifying drugs[J]. International Orthopaedic, 2019, 43(11): 2593–2600.

[20] Liu E Y. Stemless reverse total shoulder arthroplasty: a systematic review of short-and mid-term results[J]. Shoulder Elbow, 2021, 13(5): 482–491.

[21] Lapner P L C. A population-based comparison of joint survival of hemiarthroplasty versus total shoulder arthroplasty in osteoarthritis and rheumatoid arthritis[J]. Bone & Joint Journal, 2019, 101 (4): 454–460.

[22] Lévigne C. Reverse shoulder arthroplasty in rheumatoid arthritis: survival and outcomes[J]. Journal of Shoulder and Elbow Surgery, 2021, 30(10): 2312–2324.

[23] Damert H G. Revision surgery after total wrist arthroplasty[J]. Orthopade, 2020, 49(9): 797–807.

[24] Spies C K. metacarpophalangeal joint replacement[J]. Orthopade, 2019, 48(5): 386–393.

第十四章
类风湿关节炎预后相关因素

第一节　一般因素

类风湿关节炎是一种给个人和社会带来巨大负担的慢性疾病。它不仅会影响个人的健康，还会导致肌肉骨骼的损伤，从而降低身体功能和生活质量，并增加患者与其他疾病共同发病的风险。除了直接的医疗费用，社会经济负担也是由于患者功能障碍、工作能力下降以及参与社会活动减少所导致的。类风湿关节炎患者中，一个或多个因素可能会影响炎症活动和/或导致非炎症反应，最终导致疾病发生。潜在炎症活动可能持续，其中吸烟、饮酒、肥胖和免疫机制（包括抗药物抗体）可能都会起作用，所有这些因素都需要不同层次的管理。

一、性别和年龄因素

在50岁以下的人群中，女性患类风湿性关节炎的比例高达4～5倍，而60～70岁之间，这一比例则接近1∶2，这一数据令人印象深刻。Albrecht发现类风湿关节炎并发症的发生率存在性别差异。女性更易于患上心血管疾病和糖尿病，而男性则更易于患上抑郁、纤维肌痛和甲状腺功能减退症，这些疾病的发病率都远高于女性。更多的研究表明，女性更容易受到这种疾病的影响。而在65岁以上的年龄段中，发病率则以男性为主。类风湿关节炎性别差异的可能原因可以从多个层面解释，从遗传因素到激素变化。Y和X染色体上的特定基因负责性腺的分化和性腺的激素产物，建立了个体的表型性别，它与社会和行为因素一起促进了被称为性别分化的过程，并提供了一个框架，以考虑个体的性别如何参与疾病过程，如类风湿关节炎。因此，性腺特异性激素的产生可能影响类风湿关节炎的发病或病程。75%的怀孕妇女的疾病活动倾向于自发改善，而分娩后疾病复发的比例高达90%。口服避孕药可能对类风湿关节炎有保护作用，而激素替代疗法的作用更有争议，但似乎对类风湿关节炎疾病有一定的益处。雌激素通过上调免疫球蛋白的产生和下调炎性免疫反应对免疫系统功能有二分之一的影响。另一方面，在患有类风湿关节炎的男性和女性中都观察到雄激素水平降低，如睾酮、二氢睾酮和脱氢表雄酮。除了性激素对免疫系统的直接致病作用外，性别可能通过影响环境/行为因素间接增加类风湿关节炎易感性，如吸烟，已知在血清阳性类风湿关节炎发病机制中涉及，男性比女性更常见。

二、遗传因素

尽管类风湿关节炎的病因尚不完全明确，但大多数学者认为，遗传因子在其发生机理中扮演着重要的作用，是其发生的关键因素之一。研究发现，这两个位点可以解释类风湿关节炎的遗传风险，其中的风险约占15%。此外，遗传因子还会影响类风湿关节炎的易感性，并且与疾病的严重性相关。类风湿关节炎的发病可能与一些基因相关，这些基因可能与抗瓜氨酸化蛋白抗体的阳性或阴性相关。类风湿关节炎是一种常见的疾病，男女比例大约为1∶3，尽管性激素或许是导致这种疾病发生的原因，但性别特异性遗传因素也可以在这种疾病的发病过程中起到重要影响。类风湿关节炎的易感基因可以成为一种分子标记物，用来判断患者疾病危险性，并且可以预知患者对某些药品的效果。研究发现，在一般群体中，类风湿关节炎的发病率约为1%，而在直系兄弟中，类风湿关节炎的发病率可能会升高至2%，而异卵双生子和同卵双生子的死亡率可能会更高，甚至可能会达到3%以上。研究表明，遗传易患性是类风湿关节炎发生的重要因素之一，与环境因素的致病率相比，其致病率高达1∶1。目前，已经发现了30多个类风湿关节炎易感基因，其中包含人类白细胞抗原编号的基因组（HLA）和非HLA编号的基因组（如HLA-DRB1、N22、F1/C5、IL2RB、CD40、CCL21、CCR6等），这些基因组的存在可能会对类风湿关节炎的病情形成影响，因此，有必要进行更深入的研究，以期发现更多的类风湿关节炎易感基因，从而提高患者的预防和治疗措施。ACPA阳性和阴性群体中，基因易感性对疾病的贡献率依次为68%和66%，这一比例显著高于其他群体。研究表明，HLA-DRB1是与类风湿关节炎最为密切相关的遗传因子，因此，应该加强对HLA等位基因的研究，以期找到更多的类风湿关节炎的遗传因子，从而预防和治疗这类疾病。等位基因可以有效地抵御类风湿关节炎的发病，在欧洲人群中，HLA-DRB10101、0401和0404是危险因素，与亚洲人相关的是HLA-DRB1040和HLA-DRB0901，HLA的贡献率大约为11%，非HLA编码基因组的OR值明显小于HLA基因组，但它们在基因遗传易感性中的贡献率仍然占据了50%以上。

三、吸烟

抽烟是导致类风湿关节炎发病率增加的重要环境因素之一，吸烟者发病概率可能是不吸烟者的2～4倍，另外，吸食者的基因水平、疾病严重程度以及血清学指标和治疗反应也与类风湿关节炎有着紧密的联系。类风湿关节炎吸烟患者中血清RF浓度显著高于不吸烟者，其中IgA型和IgM型更为常见，因此，在治疗这类疾病时，应该积极采用抗风湿药物，而其往往对肿瘤坏死因子α抑制剂的反应较差。对于血清标志性抗体阳性类风湿关节炎患者，抽烟的危害性远远超过了女性，这一结论得到了相关研究的支持。研究表明，吸烟量与类风湿关节炎的发病率存在显著的剂量依赖性关系，10包/年和40包/年的妇女患类风湿关节炎的风险值依次为1.08和1.99，即使戒烟15年，妇女患类风湿关节炎的风险仍然较高，达到1.2%。研究表明，戒烟15年的人群仅比戒烟一年的人群患类风湿关节炎的风险降低30%。此外，通过肺泡灌洗液检测发现，吸烟者肺内ACPA的生成增加，不吸烟者则不会出现这种情况。

四、超重和肥胖

几项研究发现，超重和肥胖（体重指数、身体质量指数分别≥25 kg/m²和30 kg/m²）与较高的类风湿关节炎风险相关联，包括血清阳性和血清阴性，有些仅在女性中风险增加。体重指数≥25 kg/m²和身体质量指数≥30 kg/m²会分别增加15%和21%～31%的类风湿关节炎发病风险，如果与曾经吸烟相结合，则增加到60%。另一方面，一些研究未能证明肥胖是类风湿关节炎的危险因素。

肥胖可能与类风湿关节炎的发病机制有关，这种疾病可能是由于白色脂肪组织产生的炎性介质，如脂类因素或其他促炎分子，肿瘤坏死因子或白细胞介素-6，都会导致炎症和免疫性反射发生。脂肪因子不光由脂肪组织合成，也由软骨细胞、破骨细胞、成骨细胞、滑膜细胞和炎症细胞合成。研究表明，在类风湿关节炎中，瘦素、脂联素、抵抗素、内脂素、前颗粒蛋白、血管紧张素、网膜素、脂质运载蛋白-2和nesfatin等脂肪因子发挥着重要作用。脂肪因子通过影响软骨细胞外基质的完整性、骨代谢失调、免疫系统调节和滑膜血管生成参与了类风湿关节炎的发病机制，高血清脂肪因子水平还与类风湿关节炎疾病活动性相关。

五、教育水平

受教育程度不足，导致大多数患者对疾病的认知和理解不够深入，对类风湿关节炎相关知识缺乏理解，导致复诊不及时，治疗依从性差，有调查表明仅有16%的类风湿关节炎患者能够按照医嘱定期复诊，而大多数患者只有在疼痛症状有所减轻时才会进行复诊，而不是按照医嘱进行诊治。

六、经济水平及家庭支持系统

疾病反复，对患者经济无疑是一种负担。因病致贫也是类风湿关节炎患者经济水平较低的原因之一。医疗保险可以有效减轻患者的经济负担，然而，根据一项调查显示，农村地区的医疗保险普及率仅为36%，远低于城市地区的57%。许多农民缺乏医疗保险，他们的经济能力有限，无法定期就医。根据调查，类风湿关节炎患者中没有医疗保险的人数占14.29%。从医疗保险的角度来看，患者复诊的时间受到了严格的限制，这种不定时复发的情况背后暗藏着巨大的经济负担，这也是类风湿关节炎患者不能按时复诊的重要原因所在。根据九江市年政府工作报告显示，类风湿关节炎患者的个人收入低于30000余元，而家庭收入更是低于100000元，这一现象令人担忧。相比之下，城市居民的人均收入仅为30000元，农村居民的平均收入则为12000元。低收入患者通常面临着住房条件较差、工作环境恶劣、就医日期不科学等问题。他们的个人收入往往是家庭收入的重要来源之一，但家中可用来就医的资金却相对较少。由于患者经济条件较弱，他们无法承担足够的治疗费用，导致复诊次数不足或完全不复诊。因此，家庭和社会的支持对于患者的依从性至关重要，29.14%的患者在就诊时缺乏家人陪伴，但家人和亲人的帮助可以激励患者的信心，帮助他们积极面对病情和诊治，并且按照医嘱进行就诊。此外，适当的工作也可以为他们建立起良好的社会关系，从而改善他们的心理状态。研究发现，良性的同伴亲密关系可以有效改变患者的心理，防止他们每时每刻都处于苦恼的心情之中。然而，一项科学研究指出，如果缺少社会支持，类风湿关节炎患者会更容易采用被动的应对方式，这不仅会威胁患者的健康，也会减弱他们对抗病魔的能力，从而限制他们的治疗依从性和治疗效果。

第二节　疾病因素

一、自身抗体

类风湿关节炎是一种自身免疫疾病，其主要表现为滑膜的炎症，特别是小关节受累，表现为对称性、持续性和进展性的多关节炎。类风湿关节炎可能会导致患者的身体功能受损，并可能会影响患者的日常生活。血清学标志物在类风湿关节炎的确诊、疾病活动度的评价以及预后判断中发挥着重要作用，而且已经被应用于医学实际中，获得了良好的效果。类风湿关节炎患者血液中可能会出现各种自身抗体，包括类风湿因子（rheumatoid factor，RF）、抗环瓜氨酸肽抗体（anti-cyclic citrullinated peptide antibody，抗CCP抗体）、抗角蛋白抗体（anti-keratin antibody，AKA），还有抗核周因子抗体（anti-perinuclear factor autoantibody，APF抗体）、抗突变型瓜氨酸波形蛋白抗体（anti-modified citrullinated vimentin antibody，抗MCV抗体）和抗氨基甲酰化蛋白质抗体（anti-carbamylationprotein anti body，抗CarP抗体），以及近年研究新发现的抗葡萄糖-6-磷酸异构酶抗体（anti-glucose-6-phosphate isomerase antibody，抗GPI抗体）、抗RA33/36抗体、抗p68抗体、抗瓜氨酸化α烯醇化酶多肽1抗体（anti-citrullinated alpha-enolase peptide 1 antibody，抗CEP-1抗体）、抗肽酰基精氨酸脱亚氨酶4抗体（anti-pep tidylarginine deiminase type 4 antibody，抗PADI4抗体）、抗鼠类肉瘤滤过性毒菌致癌同源体B1（V-raf murine sarcoma viralonc o gene homolog B1，BRAF）抗体等在类风湿关节炎的发生和发展中也起到了一定作用。

（一）RF

RF是一种以IgG的Fc段为靶抗原的自身抗体，它可以用作类风湿关节炎的诊断指标之一，主要分型为IgM型，其阳性率可达到70%～90%，而IgA和IgG型RF抗体也可以在类风湿关节炎的诊断中发挥重要作用。研究表明，高滴度RF IgM与类风湿关节炎的不良预后相关，而RF IgG则可能会加重类风湿关节炎患者滑膜炎、血管炎和关节炎的症状，RF IgA可能会导致类风湿关节炎患者关节炎症状的加剧以及骨质破坏。美国风湿病协会在1987年将RF作为类风湿关节炎分类标准的一部分，并进行了相应的改进。RF的特异性较低，因此，在干燥综合征、系统性红斑狼疮、胆汁性胆管炎等自身免疫性疾病中以及慢性感染、恶性肿瘤等非自身免疫病的患者中，以及5%～10%的健康人群也可能会出现血清RF水平升高，但其滴度通常不高。RF诊断类风湿关节炎的灵敏度和特异性分别为69%和85%，因此不能将RF单独作为确诊类风湿关节炎的依据，还应结合其他自身抗体结果及临床表现和影像学特征综合诊治。

（二）ACPA

1988年，ACPA第一次在类风湿关节炎患者的血清中被发现。2010年，美国风湿病学会/欧洲抗风湿病联盟将RF和ACPA纳入类风湿关节炎的分类标准中。蛋白质瓜氨酸化是一个由肽酰基精氨酸脱亚胺酶（peptidyl arginine deiminase，PAD）介导的酶促反应，它能够将蛋白质精氨酸转变为瓜氨酸。原聚丝蛋白及其降解产物、角蛋白、纤维蛋白原、波形蛋白、纤连蛋白、α-烯醇化酶等均是公认的瓜氨酸化蛋白底物，被定义为“类风湿关节炎瓜氨酸组”。与RF相比，ACPA具有更高的诊断特异性（88%～98%）。ACPA与RF、MHC Ⅱ类分子共同表位（shared epitope，SE）联合检测，对预测侵蚀性关节炎的发生有极高的判断价值。视ACPA阳性与否，可将类风湿关节炎患者分为ACPA阳性组和阴性组，两组在易感因素及药物反应性上均有所不同。抗CCP抗体、AKA、APF抗体均属于ACPA，其中抗CCP抗体的单项检验效能最高，因此临床应用最为广泛。抗CCP抗体诊断类风湿关节炎的灵敏度为50%～80%，与RF相近，但特异度高达95%以上。抗CCP抗体滴度越高（至少是正常值上限的3倍），诊断的特异性越强。酶联免疫吸附试验是目前临床上检测抗CCP抗体的常用方法。抗CCP抗体对于类风湿关节炎具有重要的预测价值，并且能够帮助筛选出关节病变更严重、骨侵蚀更显著、关节破坏更迅速的人群。高滴度抗CCP抗体阳性的类风湿关节炎患者发生骨破坏的风险更高，合并心血管疾病、弥漫性实质性肺疾病的风险也较高。

（三）AKA

AKA是一种能够识别人体表皮聚丝蛋白和一些组织前聚丝蛋白质的自身抗体，在类风湿关节炎发生前能够被监测到，这有利于类风湿关节炎的早期确诊。目前，应用间接免疫荧光法来测定AKA，以角质层呈现典型线状或板层状荧光为阳性，但由于该判断方式具有较强的主观性，因此不建议单独使用，而应当结合多种自身抗体检测结果，以进一步提高判断的准确度。AKA与骨侵蚀之间具有密切的联系，这有利于预测类风湿关节炎患者的预后。

（四）APF

APF是一种抗人类黏膜细胞内角质蛋白颗粒的抗体，它可以通过间接免疫荧光法检测到，在类风湿关节炎患者中，其阳性率高达50%，而且其滴度与病情严重程度存在显著的相关性。

（五）抗MCV抗体

抗MCV抗体的靶抗原是波形蛋白经由PAD催化形成的瓜氨酸化波形蛋白。有meta分析表明，抗MCV的类风湿关节炎诊断准确性与ACPA相同，抗MCV抗体的敏感性（39%～78%）较ACPA更高，而特异性（74%～100%）相似，在诊断ACPA阴性患者上更具优势。

（六）抗CarP抗体

氨基甲酰化是蛋白质非酶促反应，异氰酸型氰酸盐与赖氨酸的“$-NH_2$基团”结合后，通过氨基甲酰化反应产生高瓜氨酸。抗CarP抗体存在于40%的类风湿关节炎患者中，比RF更早在血清中出现。已鉴定出的类风湿关节炎患者血清抗CarP抗体的部分靶点包括氨基甲酰化α-1抗胰蛋白酶、纤维蛋白原、波形蛋白、α-烯醇化酶等。抗CarP抗体在类风湿关节炎诊断中的敏感性为18%～46%，特异性超过90%，8%～16%的ACPA阴性患者的抗CarP抗体呈阳性。

（七）抗GPI抗体

GPI是一类功能蛋白质，由T淋巴细胞分泌，它存在于细胞外液和细胞质中，在细胞内进行糖酵解和糖异生，也可以充分发挥细胞因子的功能。研究表明，小鼠模型中GPI可以诱发形成抗GPI抗体，并且还可以通过激发一些免疫活性细胞，生成一系列细胞因子，从而诱发关节炎。研究表明，抗GPI抗体可以用于类风湿关节炎的诊断，其敏感性和特异性较高。此外，该抗体与类风湿关节炎疾病活动度指数之间具有密切的联系，对于评估疾病活动度具有重要价值。

（八）抗RA33抗体

抗RA33抗体是在类风湿关节炎血清中发现的能与相对分子质量为33000KD的核蛋白产生特异反应的自身抗体。其在关节症状出现前就可检测到，尤其是在血清学阴性的类风湿关节炎患者中有重要价值。其先于ACPA反应的发展，可能是类风湿关节炎发病过程中最早的标记物。

（九）抗p68抗体

p68抗原是一种分子伴侣蛋白，它能与免疫球蛋白重链结合。在类风湿关节炎患者中，T细胞对p68抗原的增殖性应答增强，这提示抗p68抗体或许是类风湿关节炎的血清学标志物之一。研究表明，抗p68抗体在类风湿关节炎的诊断中具有较高的特异性和灵敏度，并且对于类风湿关节炎患者骨侵蚀的发生有一定预测价值。

（十）抗CEP-1抗体

抗CEP-1抗体的靶抗原为α-烯醇化酶（alpha-eno-lase，α-ENO）抗原表位多肽。α-ENO在类风湿关节炎发病机制中发挥重要作用，被认为是诱发类风湿关节炎的自身抗原。英国的研究发现抗CEP-1抗体诊断类风湿关节炎的灵敏度为37%～62%，特异性为98%。目前关于抗CEP-1抗体有价值的研究仍较少，其在类风湿关节炎诊断和病情评估方面的作用有待更多的临床研究进一步探索。

（十一）抗PADI4抗体

PADI是一种能催化蛋白质肽链中精氨酸残基脱亚氨基产生瓜氨酸残基的酶，其中位于细胞核的PADI4在类风湿关节炎的发生和发展过程中具有一定的作用。研究表明，类风湿关节炎患者体内PADI4分子可以通过自身脱亚胺酶作用，生成瓜氨酸化残基，进而诱导PADI4抗体的产生。类风湿关节炎患者血清中抗PADI4抗体水平明显高于其他风湿性疾病患者和健康对照人群。

（十二）抗BRAF抗体

当抗BRAF抗体与BRAF蛋白融合时，会产生抗原抗体复合物并沉积在关节处，进而激发丝裂原蛋白活化激酶（mitogen-activated protein kinase，MAPK）信号通路，从而引发关节炎和骨质破坏。类风湿关节炎患者中抗BRAF抗体的阳性率高于其他疾病患者和健康人群，表明BRAF蛋白水平的增高可能与类风湿关节炎的发病相关。

二、疾病活动度

目前对于类风湿关节炎的治疗有超过20种传统或生物DMARDS可供选择，但最重要的仍是早期治疗以及治疗后达到疾病缓解或低疾病活动度。美国风湿病学会提出了与疗效相关的疾病活动评估方法，每种方法各有优缺点。临床医师的工作量巨大，因此采用简化的评估方法是必要的，其中包括限制关节数量为28个的疾病活动评分（DAS28）、不需要实验室指标的临床疾病活动指数（CDAI），以及完全基于患者的常规评估指数（RAPID）。临床上对于疾病活动的评估是非常重要的，由于这些评估方法的结果密切相关，所以采用何种方法并不十分重要。

疾病活动评分（DAS）和DAS28已被开发用于在日常临床实践以及群体和个人水平的临床试验中计算类风湿关节炎的疾病活动度。DAS/DAS28是类风湿关节炎疾病活动度的连续测量，结合了肿胀关节数、压痛关节数、急性期反应和一般健康信息。EULAR反应标准基于DAS变化的幅度和达到的疾病活动水平将个体患者分为无反应、中等反应或良好反应三类，主要用于临床试验研究。DAS28被整合到多个电子病历和网络系统中，用于在日常临床实践中对类风湿关节炎患者进行监测。除此之外，它还与患者报告的结果测量（PROM）结合使用，以促进自我监测。DAS28 =0.56 * sqr（TJC）+0.28 * sqr（SJC）+0.7 * ln（ESR）+0.014 * GH。当DAS28<2.6时，表明疾病缓解；若DAS28≥2.6且小于≤3.2，则表明轻度疾病活动；若DAS28>3.2但≤5.1，表明中度疾病活动；若DAS28>5.1，表明重度疾病活动。2019年EULAR关于类风湿关节炎的管理指南中提出类风湿关节炎的预后不良因素，其中就包括持续的高疾病活动度，并且需要积极地达标治疗。

三、机体功能状态

在稳态条件下，胃肠道菌群和免疫系统之间的双向相互作用允许产生炎症和抗炎反应，旨在防止不良炎症并有效应对潜在的损伤。这种平衡调节可能会在影响胃肠道外组织的疾病中被破坏，如自身免疫性疾病。最近有报告描述了多种B淋巴细胞介导的功能，这些功能可能比以前认识到的对胃肠道稳态的促进作用程度更大。研究表明，早期B细胞发育发生在肠道内，并且使用已知发生在骨髓中的机制使自我反应性B细胞具有耐受性，这表明胃肠道有助于维持对自身的免疫耐受；同时，持续的细菌刺激对于维持调节性B细胞功能和介导黏膜稳态至关重要。

最近的证据表明，主要的应激激素糖皮质激素和儿茶酚胺可抑制全身IL-12、TNF-α和INFγ的分泌，但能促进IL-10、IL-4和TGF-β的产生。因此，在免疫和炎症反应期间，应激系统的激活，通过诱导Th2转变可以保护生物体免受T辅助淋巴细胞1（Th1）/促炎细胞因子的系统性“过度打击”。然而，在某些局部反应和某些条件下，应激激素实际上可能通过诱导IL-1、IL-6、IL-8、IL-18、TNF-α和CRP产生，并通过激活促肾上腺皮质激素释放激素/组胺轴。自身免疫、慢性感染、重度抑郁症和动脉粥样硬化的共同特征是促/抗炎和Th1/Th2细胞因子平衡失调。因此，应激系统过度活跃或低活跃的，以及与“全身抗炎反馈”异常和/或局部促炎因子“过度活跃”相关的神经内分泌-免疫调节的功能失调可能参与了类风湿关节炎等自身免疫病的发病机制。

四、骨侵蚀的严重程度

类风湿关节炎最常见的不良临床结果主要与骨侵蚀相关，目前一致认为类风湿关节炎骨侵蚀的发生是由于破骨细胞的活化而导致骨平衡的破坏，进而导致发生病理性骨质流失。骨侵蚀在平片上表现为皮质骨表面的破裂，并且通常伴有相邻小梁骨的丢失。相比之下，骨囊肿是骨小梁室内的骨质区域性溶解，没有任何皮质骨破坏的迹象。由于分布和严重程度有多个外周骨骼部位的典型模式，以及不伴有新骨形成，骨侵蚀是类风湿关节炎中特有的，并且与其他类型的关节炎有很大不同。随着CT、高分辨率超声和MRI技术的不断发展，骨侵蚀的检测水平也得到了显著改善。这些技术可以更准确地检测类风湿关节炎患者的细小骨侵蚀，而且影像学研究也证明了炎症在骨侵蚀发展中的重要作用，指出不仅滑膜炎，而且相邻的骨小梁间隙炎症也会对骨侵蚀的发展和产生重要影响。类风湿关节炎的骨侵蚀是一个关键的结果指标，它预示着更严重的疾病过程，具有更高的致残率和更高的死亡率。

五、关节外表现

类风湿关节炎不仅累及关节结构，还可累及关节外组织，导致皮下结节、皮肤黏膜病变、浆膜炎、心肺、神经、眼和血液等多器官系统并发症。最显著的关节外表现与血管炎和血管损伤有关。在多达50%的类风湿关节炎患者中可有关节外表现，通常提示预后不良，发病率和死亡率增加。

（一）皮肤黏膜

类风湿结节主要发生于血清学阳性的活动期患者，是类风湿关节炎的特异性表现，如在病程早期出现，可能预示着还有其他关节外表现。除了RF阳性，吸烟是类风湿关节炎发生皮下结节的高危因素。类风湿结节常见于身体的各个部位，包括臀部、跟腱、足部和手指关节。典型的类风湿结节位于皮下，较固定，也可轻度移动或附着于基底结构上。皮肤病变是类风湿关节炎血管炎最常见的受累部位，发病率高达90%。孤立性甲襞梗死最常见，通常不需要积极治疗。其他表现包括难以愈合的皮肤溃疡、可触及的紫癜、坏疽性脓皮病和肢端缺血，多见于下肢。类风湿关节炎的血管炎可表现为多发的皮肤损害，从相对良性的甲襞梗死发展为深部的、有侵蚀性的坏疽性脓皮病都可出现。

（二）眼

除了干燥性角结膜炎外，不足1%的类风湿关节炎患者会出现巩膜外层炎和巩膜炎，使得病程更加复杂。巩膜外层炎典型表现为不伴视力下降及明显分泌物的无痛性眼红，如分泌物较多则提示结膜炎可能，检查时可发现充血的血管随着轻微的压力移动并停留在边缘。巩膜炎可表现为巩膜不同程度的受累，可以是局灶浅表或泛发性的，也可以扩展到更深层的组织。巩膜外层炎可以通过局部抗炎控制，但巩膜炎则需要全身或眼内免疫调节剂来治疗。类风湿关节炎中其他形式的眼部受累包括慢性睑缘炎或罕见的边缘缺血性溃疡。

（三）骨

除了关节周围骨质流失和局部侵蚀外，类风湿关节炎也是全身骨质流失的主要原因，患者发生骨质疏松和骨折的风险大幅升高。类风湿关节炎中的炎症主要由细胞因子分泌增加所驱动，包括肿瘤坏死因子-α、白细胞介素-1及白细胞介素-6。上述细胞因子不仅可直接和间接激活破骨细胞，而且可阻止成骨细胞分化，从而导致骨质流失和骨质疏松。此外，炎症可通过全身性和局部释放的蛋白酶（金属蛋白酶）而导致OP，这些酶可直接降解骨组织。类风湿关节炎发生骨质流失和骨折的危险因素包括使用糖皮质激素、高龄、女性、残疾、长病程、高疾病活动度、维生素D缺乏、握力下降、低体重和感染等。与原发性OP一样，高龄、女性及绝经也同样是类风湿关节炎继发OP的危险因素。王健雄等对1 235例类风湿关节炎患者的一般资料及临床指标进行比较，发现OP患者的平均年龄明显高于非OP患者，女性OP的发生率（37.6%，266/708）是男性（15.9%，25/157）的2.3倍，绝经后女性OP的发生率（50.6%，249/492）明显高于未绝经女性（7.9%，17/216）；以性别、年龄、病程、BMI等为自变量，以是否发生OP为应变量行多元回归分析结果显示，女性、高龄是类风湿关节炎患者发生OP的危险因素。类风湿关节炎患者的高疾病活动性可能会导致机体大量促炎细胞因子的生成，进而增加骨质减少和骨质疏松的风险。因此，控制类风湿关节炎疾病活动不但可以避免或延缓原发疾病引起的局部骨侵蚀，还可以对骨质疏松的发生起到积极保护作用。维生素D是钙磷代谢的重要调节因子，25羟维生素D作为维生素D的代谢产物，常被用于预测骨密度正常的类风湿关节炎患者发生骨质疏松的风险。

（四）肌肉

乏力是类风湿关节炎患者常见的临床表现，这可能与关节疼痛和不适有关，也和Ⅱ型肌纤维萎缩有关。坏死性肌炎为类风湿关节炎的一种罕见并发症。肌肉减少症是一种涉及骨骼肌力量和质量全身性损失的疾病，于2016年被纳入《国际疾病分类》，正式被确认为一种疾病。肌肉减少症通常影响老年人，但患有慢性疾病的年轻人也有患该病的风险。在类风湿关节炎患者中，肌肉减少症发生的风险很高（患病率≥25%），除了关节炎症和损伤的负担外，这种类风湿肌肉减少症还与跌倒、骨折和身体残疾的可能性增加有关。由TNF、IL-6和IFNγ等细胞因子介导的慢性炎症有助于异常的肌肉稳态（例如通过加剧肌肉蛋白质分解），转录组研究的结果已经确定了类风湿关节炎患者肌肉干细胞和代谢的功能障碍。渐进式抗阻力运动是治疗类风湿肌肉减少症的有效疗法，但它可能具有挑战性或不适合某些人群。

（五）血液系统

类风湿关节炎患者通常可表现为轻度正细胞中色素性贫血，这与疾病活动度增加和炎性标志物升高相关。慢性炎症患者体内铁蛋白和含铁血黄素合成增加，衰老红细胞中铁异常潴留，乳铁蛋白增加，最终导致血清铁结合力降低。铁蛋白除可用于判断贫血外，还是一种炎症急性期反应物，受炎症程度的影响。活动期类风湿关节炎患者常有血小板增多，血小板计数可作为全身炎症的间接指标，血小板计数与类风湿关节炎疾病活动的临床和实验室指标（包括ESR、RF和急性期蛋白）呈正相关。

Felty综合征是一种不常见但严重的疾病亚群，与HLA-DRB1*0401等位基因的存在相关，具备类风湿关节炎、脾大和白细胞减少三联征可定义为Felty综合征。该综合征通常发生在长病程的类风湿关节炎患者中，以RF、ANA阳性以及类风湿结节和关节畸形为特征，常伴有滑膜炎。除类风湿结节外，患者常有其他关节外表现，细菌感染和慢性不愈合溃疡的风险增加，并且有皮肤感染。中性粒细胞减少明显的患者细菌感染的风险最大。Felty综合征也可见低补体血症，骨髓活检通常表现为正常或增生的细胞系，Felty综合征除了与HLA-DRB1*0401等位基因有关外，还有针对环瓜氨酸化蛋白的自身抗体，其与活化的中性粒细胞和中性粒细胞胞外诱捕网（NETs）结合。

类风湿关节炎与淋巴组织增生性恶性肿瘤风险增加相关，特别是霍奇金淋巴瘤和非霍奇金淋巴瘤。在没有治疗的情况下，类风湿关节炎中患淋巴瘤的风险与类风湿关节炎疾病活动和严重程度密切相关，炎症水平越高的患者患淋巴瘤的风险越高。

（六）血管炎

类风湿关节炎合并血管炎常见于男性患者，与RF高滴度、长病程和影像学改变有关。临床上，血管炎发生的危险因素包括低补体血症、循环免疫复合物、冷球蛋白以及其他关节外表现。由于目前治疗方法的不断进步，近年来类风湿血管炎的患病率大幅下降。其主要表现形式是：远端血管炎伴有片状坏死、甲襞梗死、坏疽；皮肤溃疡，包括坏疽性脓皮病；周围神经病变伴有多发型单神经细胞炎或袜套样感觉神经病；紫癜；累及内脏的血管炎；类风湿性硬脑膜炎，仅限于硬脑膜和软脊膜。

与其他形式的血管炎一样，类风湿关节炎系统性血管炎的体征和症状均源于血管阻塞导致的缺血性损伤。肠道受累通常表现为以外科急诊为代表的腹痛伴肠梗死。指端坏疽、肠缺血/梗死伴出血或穿孔、多发性单神经炎提示严重的血管炎，与不良预后有关。与其他血管炎一样，类风湿血管炎的治疗取决于器官受累的程度和严重性。保守的治疗方法用于片状出血或明显的紫癜，严重的器官受累则采用更积极的大剂量糖皮质激素治疗和细胞毒性疗法。

（七）肺脏

类风湿关节炎肺部受累相对常见，靶组织包括胸膜或肺实质组织。类风湿关节炎患者患肺癌的风险比普通人群增加了1.5～3.5倍，与类风湿关节炎肺部并发症相关的危险因素包括吸烟、RF、ACPA阳性以及性别为男性。肺间质纤维化是类风湿关节炎中最常见也是最严重的肺部病变。类风湿关节炎并发ILD的患者与类风湿关节炎无肺部疾病患者相比，中位生存期平均减低7年。由于危险因素包括男性、吸烟、发病年龄较大以及自身抗体（ACPA和RF）阳性，研究人群中的ILD患病率差异很大，类风湿关节炎患者ILD的临床病程也是多种多样的。典型的X线片呈双肺基底网状或网状结节样改变，晚期病例呈特征性蜂窝状改变。HRCT和肺活检仍是诊断的金标准。普通间质性肺炎（usual interstitial pneumonia，UIP）是HRCT检查最常见的类型，活检结果显示位于单个核细胞（淋巴细胞、浆细胞和组织细胞）之间的弥漫性纤维化，肺功能检查显示弥散功能减低、容量受限。

Caplan综合征是一种罕见的类风湿关节炎并发症，ILD与尘肺相互协同作用，发生迅速进展的闭塞性肉芽肿纤维化综合征。淋巴样间质性肺炎（lymphoid interstitial pneumonitis，LIP）是一种良性肺淋巴组织增生性疾病，在类风湿关节炎和干燥综合征患者中可以出现。在HRCT下LIP的特征性表现为：磨玻璃样改变伴支气管血管束增厚、肺小结节、实质内血管周围或胸膜下散在薄囊肿。与淋巴细胞增生过程一致，大约80%的LIP患者有多克隆或单克隆IgM丙种球蛋白病的沉积。团性或缩窄性细支气管炎是一种罕见且严重的间质性肺炎，可进展为肺泡受累和细支气管炎、呼吸衰竭，在某些情况下甚至会导致死亡，毛细支气管炎的病理特征是支气管增生，有蛋白渗出和间质纤维化。

（八）心血管系统

类风湿关节炎合并心血管疾病是其死亡率过高的主要原因。除与动脉粥样硬化和冠状动脉疾病有关外，心脏表现也与浆膜炎、瓣膜和纤维化有关。类风湿关节炎患者不同程度地受到心血管疾病的影响，包括胸痛、心肌梗死（myocardial infarction，MI）、充血性心力度衰竭（congestive heart failure，CHF）等。类风湿关节炎中心血管疾病风险的增加似乎与高血压、高脂血症和糖尿病等传统风险因素无关。心包炎是类风湿关节炎常见的心脏表现，在尸检中有多达50%的类风湿关节炎患者出现心包炎，明显的症状临床上并不常见，心脏压塞更是一种少见的情况。类风湿关节炎累及心包时，心包积液表现为以细胞浸润、高蛋白和高低密度脂蛋白、低葡萄糖和低pH值为特征的渗出液，与类风湿关节炎胸膜炎相似。心肌炎很少见，可表现为肉芽肿性病变或间质性心肌炎。肉芽肿性病变类似于类风湿结节，在类风湿关节炎中有高度特异性。房室传导阻滞（atrioventricular block，AV）在类风湿关节炎中很少见，可能与肉芽肿性病变直接相关。类风湿关节炎是一种慢性炎症过程，长期控制不佳的患者存在淀粉样变风险，可导致心肌病和传导阻滞。

过早的动脉粥样硬化和由此产生的心血管疾病风险是由类风湿关节炎造成的系统性炎症的结果，目前已有的研究表明，包括ESR和CRP在内的高质量类风湿关节炎活动指标是急性心脏事件的重要预测因素。

六、共病

类风湿关节炎患者可能同时患有多个慢性疾病，多种疾病共存不仅影响类风湿关节炎患者治疗效果，还可能影响远期预后，增加死亡风险。因此，针对类风湿关节炎患者的治疗，不仅需要对原发疾病进行达标治疗，还需对共存疾病进行筛查和管理，以提高疗效和预后。一项研究发现，105例类风湿关节炎患者中有81例存在共病，其中骨关节炎共病率最高，其他共病发生率由高到低依次为高血压、高血脂、脂肪肝、糖尿病等，共病组年龄、BMI、ESR、CRP高于无共病组，病程长于无共病组。高龄是骨关节炎、高血压、脂肪肝和糖尿病的危险因素。BMI高是高血压和脂肪肝的危险因素，病程长是高血脂的危险因素，ESR和CRP浓度高是高血糖的危险因素。周珍妮等研究显示，类风湿关节炎 患者炎症反应较为活跃时，可引发多种共存疾病，因此，及早控制类风湿关节炎的疾病活动是降低共病发生最重要的措施。

第三节　治疗因素

类风湿关节炎的治疗应强调早期治疗以及治疗后达到疾病缓解或低疾病活动度。目前，有超过20种传统或生物DMARDS可供选择。类风湿关节炎病情评估通常需要综合考虑多种因素，包括关节检查、患者和医生对疾病活动的评估、患者的功能状态和炎症指标等。美国风湿病学会提出的针对28个关节的疾病活动评分（DAS28）、不要求实验室指标的临床疾病活动指数（CDAI）及完全依赖于患者的常规评估指数（RAPID）是目前临床较为常用的疾病活动度评估方法。

DMARDs是能够有效控制类风湿关节炎病情的药物，并且RCT研究证实其不仅能够延缓放射学进展，还能够提高患者的生存质量。DMARDs分为传统DMARDs（甲氨蝶呤、羟氯喹、柳氮磺吡啶、来氟米特、金制剂、硫唑嘌啶、米诺环素、环孢素、青霉胺、糖皮质激素、托法替布）和生物DMARDs（依那西普、英夫利西单抗、阿那白滞素、阿达木单抗、阿巴西普、利妥昔单抗、赛妥珠单抗、戈利木单抗、托珠单抗）。目前，甲氨蝶呤、柳氮磺吡啶、羟氯喹、来氟米特、糖皮质激素和TNF-α抑制剂以及托法替布是临床上应用最多的药品。生物DMARDs含有许多药品，它们能够控制炎症因子和炎症细胞，尤其是TNF抑制剂和托珠单抗，能够有效延缓放射学发展，因此，建议尽早使用这些药品。而临床医生面临的主要问题就是如何恰当地联合传统药物与生物DMARDs来控制疾病活动度，同时尽可能减少花费。

2018年中华医学会风湿病学分会制定了符合我国国情的类风湿关节炎临床指南，旨在提高县级及基层医疗机构医师正确诊治类风湿关节炎的能力，提高我国类风湿关节炎诊疗水平。尽管类风湿关节炎无法根治，但通过达标治疗能够有效地缓解症状和控制病情。达标治疗指的是DAS28≤2.6，或CDA1≤2.8，或SDA1≤3.3。当无法达到上述标准时，可以以低疾病活动度作为治疗目标，即DAS28≤3.2或CDAI<10或SDAI<11。然而，仅仅依靠评估工具来衡量患者活动度也具有一定的局限性。因而，实际治疗中，应该根据患者的具体情况进行调整和优化。在选择类风湿关节炎治疗方案时，应充分考虑多种因素，包括关节疼痛及肿胀数量、水肿程度、ESR、CRP、RF以及抗CCP抗体的水平等检测指标。同时还应考虑关节外受累状况，并密切观察类风湿关节炎的常见并发症，如心血管疾病、骨质疏松、恶性肿瘤等。类风湿关节炎患者确诊后，应尽早采用传统的DMARDs治疗。甲氨蝶呤是首选治疗药物，因为它的不良反应较小，而且长期耐受性好。患者存在甲氨蝶呤禁忌时，考虑单用来氟米特或柳氮磺吡啶，传统合成DMARDs是类风湿关节炎治疗的基石，也是国内外指南共同认可的一线药物。单一传统合成DMARDs治疗未达标时，建议联合另一种或两种传统合成DMARDs进行治疗；或一种传统合成DMARDs联合一种生物制剂DMARDs进行治疗；或一种传统合成DMARDs联合一种靶向合成DMARDs进行治疗；经甲氨蝶呤、来氟米特或柳氮磺吡啶等单药规范治疗仍未达标者，建议联合用药。对于早期高疾病活动度的类风湿关节炎患者，传统合成DMARDs联合治疗可改善临床症状和关节损害。对于甲氨蝶呤反应不足的类风湿关节炎患者，结合使用三种DMARDs（甲氨蝶呤、柳氮磺吡啶和羟氯喹）能够较有效地控制疾病活动度，其治疗效果甚至超过甲氨蝶呤与某种生物制剂DMARDs或生物合成靶向DMARDs的疗效。对于中/高疾病活动度的类风湿关节炎患者建议传统DMARDs联合糖皮质激素治疗，以有效快速控制病情，但应密切监测不良反应，且不建议单独或长期大剂量应用糖皮质激素。类风湿关节炎患者还应当重视生活方式的调整，主要是戒烟、控制体重、合理膳食和适当运动。

Katchamart等研究发现性别、年龄、病程及吸烟均与类风湿关节炎达标治疗存在很大的相关性，Logistics回归分析显示，男性、年龄、病程、吸烟均为类风湿关节炎达标治疗独立影响因素，男性患者更易达标治疗，而年龄较大、病程较长、吸烟不利于类风湿关节炎患者的达标。Ellerby等研究发现，BMI>30 kg/m^{2}的类风湿关节炎患者很难达标治疗（OR=0.44，95%CI；0.22～0.89，P=0.01）。该研究还发现达标组平均文化程度较未达标组高（P<0.001），提示文化程度较高可能更有利于达标治疗。黄玲玲等研究发现达标组平均文化程度较未达标组高（P<0.001），提示文化程度较高可能更有利于达标治疗，然而该研究中两组间饮酒差异无统计学意义，可能与研究中饮酒患者数较少有关，有研究表明，治疗中使用甲氨蝶呤、羟氯喹、cDMARDs联合使用、bDMARDs的使用更有利于类风湿关节炎达标治疗。

综上所述，目前国内外类风湿关节炎患者的达标治疗率仍然较低，许多类风湿关节炎患者仍未得到合理、正规的治疗。类风湿关节炎的治疗效果取决于患者的健康状况，年轻、有良好文化修养、RF滴度以及疾病活动度较低等因素有助于类风湿关节炎患者的达标治疗。

第四节 生物标志物

类风湿关节炎是一种全身性慢性的自身免疫性疾病，主要以关节滑膜炎为病理特征，并以对称性的多关节炎为主要临床表现。目前，类风湿关节炎的诊断主要依靠患者的病史及临床表现，结合实验室相关诊断指标数据与影像学诊断结果进行综合性的评估，类风湿关节炎相关的生物学标志物在诊断中发挥重要作用。

一、血清学生物标志物

类风湿关节炎患者血清中可检测出多种血清标志物，应用最久的高特异性及敏感性标志物是类风湿因子（rheumatoid factor，RF）和抗瓜氨酸蛋白类抗体（anti-citrullinated protein antibodies，ACPA）。ACPA是一个家族，其内包括抗环氨酸化肽抗体（anti-cyclic cirtrullinated peptide antibody，Anti-CCP）、抗突变性瓜氨酸波形蛋白抗体（anti-mutated citrullinated vimentin antibody，Anti-MCV）、抗角蛋白抗体（antikeratin antibody，AKA）及抗核周因子（antiperinuclear factor，APF）等多种自身抗体。RF和ACPA类抗体因其良好的诊断性能一直被沿用，2010年美国风湿病学会（American College of Rheumatology，ACR）和欧洲抗风湿病联盟（Europe Leagues AgainstRheumatism，EULAR）类风湿关节炎分类标准仍以二者为标准。研究发现血清中含有RF与ACPA类抗体的类风湿关节炎患者可能与特定的基因及环境危险因素有一定的相关性，但是，有15%～25%的类风湿关节炎患者两类抗体均呈阴性，相关研究指出尽管两类抗体均阴性的类风湿关节炎患者关节疼痛和肿胀症状可能更加明显，但与两类抗体均阳性的患者相比，骨侵蚀的可能性较低。

二、影像学生物标志物

2013年，欧洲抗风湿病联盟针对类风湿关节炎影像学检查在诊断中的作用发布了循证推荐意见，其中指出了超声检查能提高类风湿关节炎诊断准确性以及对病情评估具有重要意义。肌肉骨骼超声常见的技术目前主要包括灰阶超声、彩色多普勒超声（color doppler ultrasound，CDUS）、能量多普勒超声（power doppler ultrasound，PDUS）、超声造影以及剪切波弹性成像与超微血管影像技术等。

滑膜肥大及增生是类风湿关节炎患者早期的病理表现，灰阶超声可以在疾病早期敏感地发现滑膜增厚并测量滑膜增厚程度，滑膜增生在超声中表现为关节内可见低回声，探头加压后回声不可移动，难以被压缩。灰阶超声不但可以发现滑膜增生，还可对增生滑膜进行半定量分级，目前应用较多的超声评分方法仍然是Szkudlarek半定量评分方法，根据该评分可以将增生的滑膜分为4级：0级为无滑膜增厚；1级为滑膜轻度增厚，但不超过骨面最高点连线；2级为滑膜增厚并且超过骨面连线，但不超过骨干；3级滑膜增厚超过骨面，并延伸最少超过一侧骨干。此外，滑膜厚度也能反映滑膜炎的程度。研究发现以滑膜厚度0.6 mm为截断值时，诊断掌指关节和近端指间关节滑膜炎的敏感性可分别达到94%和90%，特异性为89%和88%。目前国内外公认的评估类风湿关节炎患者临床活动程度的较为准确的方法是使用DAS28评分，它主要的依据是以体格检查与实验室检查作为依据，而超声检查发现关节滑膜炎的敏感性较体格检查更高且更贴近临床症状，部分患者在经过临床治疗后，体格检查无明显异常，但灰阶超声检查仍可发现滑膜增生，这些患者被称作亚临床滑膜炎患者。若用灰阶超声下观察到的关节滑膜炎的数目代替体格检查时看到及触摸到的关节数目进行DAS28评分，结果发现用灰阶超声做DAS28评分评估疾病活动度相比临床体格检查的DAS28评分数值明显升高，这提示该患者应该继续治疗。除此以外，灰阶超声还能够很好地辨别出滑膜增生与关节积液。同时，也有研究发现超声检查可以比X线更早期地发现骨侵蚀的存在，当超声下发现类风湿关节炎患者关节有骨侵蚀时，常提示该患者预后不良。高频超声下的骨侵蚀表现为2个互相垂直的平面上骨面不连续或骨皮质回声中断。软骨破坏也是关节损伤的一种表现，正常情况下软骨在超声下显示为骨关节表面条带状的低回声结构，边界较清晰，当软骨出现破坏或被侵蚀时原有的条带状低回声结构变得欠规整、边缘出现毛糙、厚度较前变薄。灰阶超声不但可以测量软骨厚度变化和软骨内回声变化，还能够反映出关节软骨退变情况。软骨厚度可以作为超声评价类风湿关节炎的指标之一，持续监测软骨变化情况可反映患者关节病情变化。

滑膜新生血管的形成是产生和维持类风湿关节炎血管翳的重要因素，在类风湿关节炎的侵蚀与破坏过程中发挥了重要作用，而且血管形成从疾病早期开始并贯穿类风湿关节炎整个病程。多普勒超声可以清晰地显示滑膜血流，这对于类风湿关节炎患者早期诊断及活动度评估有着重要价值。CDUS可以测量滑膜血管中血流阻力的指数，但CDUS存在角度依赖性并且对于低速血流不敏感，使其在肌肉骨骼检查中受到一定的限制。而PDUS则不受声束夹角的影响，能够很大程度上提高诊断的效能，故现在对类风湿关节炎患者的超声检查多使用PDUS代替CDUS。有研究表明PDUS对于检测滑膜炎的敏感性为94%，特异性为95%。PDUS检测滑膜血管翳是诊断类风湿关节炎的重要方法，在正常情况下滑膜内无血流信号，PDUS信号的出现意味着滑膜有新生血管形成，此时的滑膜处于炎性状态。当滑膜出现炎症时小血管会扩张，其内的血流信号增加，且随着炎症活动程度增高，血管内的血流信号也越丰富。根据滑膜PDUS信号也可以对疾病进行半定量评估，Szkudlarek半定量评分方法根据血流信号的多少可以将其分为4级：0级为滑膜内无血流信号；1级为滑膜内可见星点状血流信号；2级为在滑膜内见条状血流信号，但充盈面积<50%；3级为在滑膜内见条状丰富血流信号，且充盈面积≥50%。PDUS检测滑膜血流状况不但可以用于评价类风湿关节炎病情活动程度，并且使用PDUS评分与类风湿因子或抗环瓜氨酸肽抗体等血清学指标相结合，更有助于类风湿关节炎的早期诊断。

除了超声检查外，X线也是类风湿关节炎重要的影像学工具，其具有简便、迅速、价廉、无创、准确、可连续动态及重复扫描的特点，因此易于推广应用，常作为疾病临床诊断常用的方法。类风湿关节炎患者关节X线可表现为关节周围软组织肿胀、局限性关节周围或弥漫性骨质疏松、关节间隙狭窄、关节边缘的骨质侵蚀、关节脱位和关节强直等。也可将关节周围软组织肿胀、骨质疏松、关节间隙狭窄和关节边缘的骨质侵蚀视为类风湿关节炎的早期X线改变或征象；将关节脱位、畸形和强直视为类风湿关节炎的晚期X线改变或征象。在X线早期改变中，关节周围软组织肿胀可通过临床体检加以判定，但骨质疏松没有定量或定性的客观标准，关节间隙狭窄的判定常受阅片医生的经验或其他主观因素的影响，故早期改变中如出现关节边缘骨质侵蚀时最具有特异性的诊断价值。但X线存在关节伪影太多，影响其周围软组织结构的显示，容易漏诊小的病灶等缺点。

随着影像学的发展，CT及MRI也逐渐在类风湿关节炎的早期诊断中发挥作用，尤其是在类风湿关节炎骨髓水肿及骨侵蚀情况检测中具有较高的敏感性，CT能通过三维重建清晰显示关节各结构以及关节间隙与关节外侧骨质的细微改变。有研究表明CT对类风湿关节炎早期诊断的特异性与敏感性可达到89.9%与77.6%。除X线及CT外，MRI同样被应用于类风湿关节炎的早期诊断，其可以识别传统X线无法检测到的滑膜炎症。MRI检测到的滑膜炎与滑膜组织病理炎症、临床疾病活动度以及患者自我感觉评分均具有相关性。此外，MRI还能够发现提示骨髓炎症的骨髓水肿病变，能够为类风湿关节炎的早期诊断提供重要依据。有学者研究发现，对于病程短于1年、类风湿因子阴性、X线检查未见异常的类风湿关节炎患者，同时进行Anti-CCP和MRI检查（将“滑膜炎+骨髓水肿”或“滑膜炎+骨质破坏”定义为MRI检查阳性）并随访12个月，结果显示，虽然MRI诊断特异性低于抗CCP抗体（两者分别为78%和100%），但MRI诊断的灵敏度显著高于抗CCP抗体（两者分别为100%和23%）。因此，与抗CCP抗体相比，MRI对类风湿关节炎的早期诊断可能更有价值。若能将MRI纳入1987年类风湿关节炎分类标准，类风湿关节炎诊断的准确率就能够由83%提高至94%。另外，有研究入组了116例早期未分化关节炎的患者，经过1年以上的随访后发现，早期MRI检出的腕关节和跖趾关节骨髓水肿可能是后期发展为类风湿关节炎的独立危险因素。预测模型中包括临床手关节炎、晨僵、RF阳性以及MRI骨髓水肿评分，该模型可以正确鉴别出82%的未分化关节炎患者的发展方向（灵敏度和特异性分别为81%和82%）。Duer-Jensen等研究入选119例未分化关节炎的患者，发现若使用MRI检测滑膜炎替换临床评估关节炎症，能够很大程度上提高2010年ACR/EULAR的类风湿关节炎分类标准预测未分化关节炎进展为类风湿关节炎的灵敏度、特异性、阳性预测值以及阴性预测值。以上研究均证实，MRI可作为一种新型影像学技术，在类风湿关节炎早期诊断方面发挥重要的作用。

三、遗传生物标志物

近年来，非编码RNAs在类风湿关节炎的发病机制及疾病发展过程中的调控功能和作用机制越来越受到广泛关注。非编码RNAs是一类不编码蛋白质的RNA，主要包括microRNA、长链非编码RNAs等。2008年Mitchell等首次报道非编码RNAs可以稳定地存在于血浆，随后研究者在血浆、外泌体、关节液和外周血淋巴细胞中均检测出非编码RNAs，提示非编码RNAs可能成为诊断疾病的一类理想的生物标志物。smiR-146a是一种重要的炎症调控分子，在类风湿关节炎患者滑膜腔Th17细胞、巨噬细胞、B细胞以及外周血淋巴细胞中高表达，进一步的研究和回归分析发现，miR-146a的表达水平与关节炎活动度相关。然而，miR-146a的表达具有非特异性，因此作为类风湿关节炎的早期诊断指标之一仍具有一定的局限性。Ormseth等在类风湿关节炎患者血浆中发现了多个差异表达的miRNAs，其中miR-24-3p、miR-26a-5p以及miR-125a-5p的表达均有升高，且与类风湿关节炎的早期诊断有一定的相关性，Duroux-Richard等研究发现，类风湿关节炎患者外周血中miR-125b表达高于对照组，且miR-125b高表达的类风湿关节炎患者对CD20抗体，即利妥昔单抗治疗反应性较好。

通过运用大规模高通量测序以及生物信息学技术，在类风湿关节炎患者的组织、细胞以及体液样本中均可发现差异表达的lncRNA。Mayama等研究发现，lncRNA Gas5（growth arrest—specific 5）在类风湿关节炎患者的外周血白细胞中高表达，Lu等发现lncRNA LOCl00652951和LOCl00506036在类风湿关节炎患者外周血T淋巴细胞中高表达，Song等发现，lncRNA Hotair在类风湿关节炎患者外周血单核细胞和血清外泌体中均高表达，且通过上调金属基质蛋白酶MMP-2及MMP-13的活性可以增强巨噬细胞的迁移能力。Messemaker等研究发现在类风湿关节炎易感基因TRAFl-C5间存在一个新的lncRNA，即C5TllncRNA，类风湿关节炎滑膜成纤维细胞中的C5TllncRNA表达水平与补体C5的水平呈正相关，提示C5TllncRNA可能通过调控类风湿关节炎相关基因C5的表达参与类风湿关节炎的发生和发展。Zhang等通过基因芯片技术发现lncRNA ENST00000483588在类风湿关节炎患者的滑膜成纤维细胞中表达升高，而ENsllⅪoo00438399、uc004afb以及ENSIooo00452247的表达则下降。ENST00000483588、ENST00000438399、uW04afb.1和ENS700000452247诊断类风湿关节炎的ROC曲线下面积分别是0.85、0.92、0.97和0.92，提示这些lncRNA对类风湿关节炎具有较好的诊断价值，是类风湿关节炎诊断的潜在的生物标志物。另外，在类风湿关节炎患者中，ENST00000483588的表达水平与C反应蛋白水平和简化的疾病活性指数得分呈正相关。目前，lncRNA作为类风湿关节炎生物标志物的研究，其临床意义尚需进一步验证。

（沈海丽、鲁锦玥、封昱辰、杨晶）

参考文献

[1] 杜婉怡,张卓莉.自身抗体在类风湿关节炎诊治中的应用和发展[J].中国医学前沿杂志,2020,12(11):9-12.

[2] PETROVSKá N, PRAJZLEROVá K, VENCOVSKý J, et al. The pre - clinical phase of rheumatoid arthritis:from risk factors to prevention of arthritis [J]. Autoimmunity Reviews,2021,20(5):102797.

[3] WU C Y, YANG H Y, LUO S F, et al. From rheumatoid factor to anti - citrullinated protein antibodies and anti - carbamylated protein antibodies for diagnosis and prognosis prediction in patients with rheumatoid arthritis [J]. International Journal of Molecular Sciences,2021,22(2):686.

[4] 徐子涵,商玮,蔡辉.破骨细胞在类风湿关节炎骨侵蚀中的研究进展 [J].现代医学,2017,45(03):446-450.

[5] 中华医学会风湿病学分会.2018中国类风湿关节炎诊疗指南 [J].临床医学研究与实践,2018,3(12):201.

[6] TAN E M, SMOLEN J S. Historical observations contributing insights on etiopathogenesis of rheumatoid arthritis and role of rheumatoid factor [J]. Journal of Experimental Medicine,2016 ,213(10):1937-1950.

[7] 陆兴热,陈凤羽,资云菊,等.抗CCP抗体,AKA和GPI抗原对类风湿关节炎的诊断价值[J].检验医学,2019,34(12):1145-1146.

[8] 张文军.抗丝集蛋白抗体及抗核周因子抗体在类风湿关节炎诊断中的意义 [J].中国药物与临床,2015,15(01):141-142.

[9] 许良,王焰,周建明,等.抗CCP抗体,APF在类风湿关节炎诊断中的意义 [J].标记免疫分析与临床,2017,24(08):934-937.

[10] 王燕,周明术.G6PI检测在类风湿关节炎诊断中的价值 [J].国际检验医学杂志,2015,36(03):317-318.

[11] 王婷,何燕霞.AKA,CCP,RA33,RF联合检测对类风湿关节炎的临床诊断价值 [J].中国现代医生,2015,53(20):96-98.

[12] 李钿,侯婷婷,赵万辉,等.类风湿关节炎患者抗CCP,RF,AKA,ASO,RA33的临床价值分析[J].现代生物医学进展,2017,17(13):2456-2458.

[13] OHRNDOR F S, BOER A C, BOETERS D M, et al. Do musculoskeletal ultrasound and magnetic resonance imaging identify synovitis and tenosynovitis at the same joints and tendons? a comparative study in early inflammatory arthritis and clinically suspect arthralgia [J]. Arthritis Research & Therapy,2019,21(1):59.

[14] 陈光耀,罗静,郑思思,等.类风湿关节炎患者采用体格检查与超声评估的28关节疾病活动评分比较研究 [J].中国全科医学,2018,21(14):1727-1729.

[15] 梁鹏,安宏亮,张劲丰,等.抗环瓜氨酸肽抗体对类风湿关节炎的诊断及与骨侵蚀相关性研究 [J].中国卫生检验杂志,2015,25(01):62-64.

[16] 张玲玲,郭瑞君.肌肉骨骼超声在风湿性疾病中的应用 [J].中华医学超声杂志(电子版),2016,13(04):241-244.

[17] 梁硕,孙小杰. 肌骨超声在类风湿关节炎中的评估作用[J]. 中国现代药物应用,2019,13(03):57-58.

[18] 施杨,徐金锋,罗慧,等. 超声造影与彩色多普勒超声对类风湿关节炎活动性评估的比较[J]. 中国医药科学,2017,7(13):130-132.

[19] KAWASHIRI S Y, FUJIKAWA K, NISHINO A, et al. Combination of ultrasound power doppler-verified synovitis and seropositivity accurately identifies patients with early-stage rheumatoid arthritis[J]. International Journal of Rheumatic Diseases, 2019, 22(5): 842-851.

[20] BAKER J F, CONAGHAN P G, EMERY P, et al. Relationship of patient-reported outcomes with MRI measures in rheumatoid arthritis[J]. Annals of the Rheumatic Diseases, 2017, 76(3): 486-490.

[21] HUMBY F, MAHTO A, AHMED M, et al. The relationship between synovial pathobiology and magnetic resonance imaging abnormalities in rheumatoid arthritis: a systematic review[J]. Journal of Rheumatology, 2017, 44(9): 1311-1324.

[22] ORMSETH M J, SOLUS J F, VICKERS K C, et al. Utility of select plasma microRNA for disease and cardiovascular risk assessment in patients with rheumatoid arthritis[J]. Journal of Rheumatology, 2015, 42(10): 1746-1751.

[23] SONG J, KIM D, HAN J, et al. PBMC and exosome-derived Hotair is a critical regulator and potent marker for rheumatoid arthritis[J]. Clinical and Experimental Medicine, 2015, 15(1): 121-126.

[24] MESSEMAKER T, FRANK-BERTONCELJ M, MARQUES R, et al. A novel long non-coding RNA in the rheumatoid arthritis risk locus TRAF1-C5 influences C5 mRNA levels[J]. Genes Immunity, 2016, 17(2): 85-92.

[25] ZHANG Y, XU Y Z, SUN N, et al. Long noncoding RNA expression profile in fibroblast-like synoviocytes from patients with rheumatoid arthritis[J]. Arthritis Research & Therapy, 2016, 18(1): 227.

第十五章 类风湿关节炎的三级预防

第一节 类风湿关节炎的一级预防

一、一级预防的背景

类风湿关节炎是一种病因未明，以炎症表现为主的全身性自身免疫性疾病，其常见症状是关节肿胀、疼痛、僵硬、畸形和功能受限。类风湿关节炎发病缓慢，常反复发作，对骨关节造成侵袭破坏，可导致关节强直、畸形、功能丧失。类风湿关节炎的世界平均患病率为1%，西方多数国家患病率为0.5%～1%，患病率最低的为亚洲的一些国家，如日本、中国。该病以20～50岁青壮年居多，且存在明显的性别差异，女性发病率为男性的2～3倍。类风湿关节炎在我国发病率为0.26%～0.50%，患者预后多较差，致残率较高，可达到65%左右。类风湿关节炎患者关节活动明显受限甚至致躯体残疾、工作能力丧失、生活质量下降、期望寿命缩短，并给患者本人、家庭和社会均造成巨大的经济负担。

类风湿关节炎的发展现在被认为是一个多步骤的过程：遗传和环境危险因素、与类风湿关节炎相关的系统性自身免疫、无临床症状的关节炎、未分类的关节炎，最后发展为类风湿关节炎。多种遗传和环境风险因素及其相互作用可导致免疫耐受的破坏，从而导致自身抗体的产生。这些阶段不一定发生在所有最终发展为类风湿关节炎的患者身上，也不一定以相同的顺序发生。

随着对类风湿关节炎各个阶段的认识越来越清楚，预防类风湿关节炎的方案就出现了，将机会转移到了类风湿关节炎的临床前阶段。类风湿关节炎一级预防，即在类风湿关节炎尚未发生时针对病因或危险因素，运用相应的措施，其内容包括：进行危险因素的识别和控制、进行专业的护理评估、饮食指导、运动指导、服药指导、疾病自我监测，使类风湿关节炎的高危人群能够保持一种健康的生活方式并维持下去，从而降低类风湿关节炎的发病率，提高高危人群的生活质量。有证据表明，类风湿关节炎治疗越早，治疗效果越好，对卫生保健系统和个人的负担也越小。

二、一级预防人群的界定

筛查高危人群是一级预防重要组成部分，其基本原理是在早期和症状前阶段识别疾病。早期疾病的治疗可能更容易，费用更低，这使得筛查策略成为卫生保健系统潜在的可靠方法。

（一）类风湿关节炎患者的一级亲属

已证实类风湿关节炎和潜在的遗传和环境风险因素及其相互作用可导致免疫耐受的破坏，进而导致自身抗体的产生。有研究结果表明，类风湿关节炎患者一级亲属的患病率明显高于对照组的一级亲属，说明类风湿关节炎发病与遗传有关，但患者一级亲属的患病率远远低于常染色体显性或隐性遗传病患者一级亲属的患病率（1/2或1/4），说明类风湿关节炎不属于单基因显性遗传或隐性遗传，其遗传方式符合多基因遗传，但该病的遗传途径目前尚不明确，按多基因遗传估计，类风湿关节炎遗传性可能为30%左右。

（二）出现关节痛症状者

近期出现关节肌肉疼痛但无关节炎症状的个体。

（三）合并非*HLA*易感基因者

到目前为止，全基因组关联研究已经确定了超过100个*HLA*之外的*SNPs*基因与ACPA阳性类风湿关节炎相关，这解释了大约5%的遗传率。

（四）吸烟人群

吸烟是血清阳性类风湿关节炎风险相关的关键环境因素之一。研究表明，肺可能是类风湿关节炎风险个体免疫耐受最早破坏的场所：香烟烟雾会刺激肺中的PAD表达和蛋白质瓜氨酸化，这种机制可以用香烟烟雾中的物质诱导肺泡巨噬细胞凋亡来解释，肺泡巨噬细胞凋亡创造了一个富含钙的环境，并导致PADs和瓜氨酸化抗体的激活，随后抗原呈递细胞如树突细胞，可被MHC分子如SE激活并呈递瓜氨酸化蛋白，进而导致T细胞活化、促进B细胞成熟和活化，最终导致局部ACPA产生。

血清阳性的类风湿关节炎病例，占所有ACPA阳性类风湿关节炎病例的35%。

（五）超重/肥胖人群

一些研究将超重和肥胖（身体质量指数BMI≥25 kg/m^{2}和BMI≥30 kg/m^2）与类风湿关节炎高风险联系在一起，发现其并对女性患者影响更大。研究表明，BMI≥25 kg/m^{2}和BMI≥30 kg/m^{2}分别增加15%和21%～31%的类风湿关节炎发病风险，与长期吸烟合并时类风湿关节炎发病风险升高约为60%。

（六）存在不良饮食因素者

饮食和任何疾病的相关性一直是一个有争议的问题。已有研究表明，几种食物/营养物质会增加类风湿关节炎的发生风险。研究人员研究了由2010年替代健康饮食指数衡量的长期膳食质量对女性类风湿关节炎风险的影响，替代健康饮食指数使用11个由健康和不健康成分组成的项目来计算饮食质量评分，这些成分与慢性疾病的风险有关，所有成分的得分从0（最差）到10（最好），得分越高表明饮食质量越好，结果表明，良好的饮食与≤55岁人群发生类风湿关节炎的风险降低相关，即更好的饮食与类风湿关节炎风险降低相关。在APCA阳性的类风湿关节炎患者中，当对每个成分进行单独分析时，减少红肉、加工肉类的摄入和适度饮酒与类风湿关节炎风险的降低有关。另一项研究采用了饮食炎症模式，结果表明，一些食物具有保护作用，而其他食物可能会增加患类风湿关节炎的风险，促炎性饮食与血清阳性类风湿关节炎风险增加相关，详见表15-1。

表 15-1 常见食物与类风湿关节炎患病风险之间的关系（原创）

一般	有保护效果	增加类风湿关节炎的风险
	适量摄入酒精、水果和维生素C橄榄油 煮熟的蔬菜、蘑菇豆 家禽 乳制品	红色肉类 加糖汽水
AHEI	健康成分 水果、蔬菜、全谷物坚果 长链(n-3)脂肪、多不饱和脂肪 适度饮酒	不健康成分 含糖饮料、红色/加工肉类 反式脂肪酸摄入量
EDIP	抗炎药 绿叶蔬菜、暗黄色蔬菜、*披萨、零食、果汁、咖啡 茶酒 啤酒	促炎的药物 加工肉或红肉 器官肉 高能量饮料、低能量饮料、蔬菜**、西红柿 精制谷物 鱼

注：AHEI代表另类健康饮食指数；EDIP代表经验性饮食炎症模式；*代表胡萝卜、黄色南瓜、山药，**代表除绿叶和暗黄色蔬菜以外的蔬菜。

（七）激素因素

类风湿关节炎在女性中患病率是男性的2～3倍，这可能是因为激素和生殖因素。研究发现，使用口服避孕药可能对类风湿关节炎的发展有保护作用。

（八）早期生活因素

生命早期已经发生的事件可能对类风湿关节炎的发生风险有一定影响。研究表明，与母亲在怀孕期间每天吸烟≤10支的女孩相比，母亲在怀孕期间每天吸烟>10支的女孩患类风湿关节炎的可能性增加（OR＝2.57）；此外，与顺产相比，剖宫产与类风湿关节炎（HR=1.07）风险增加相关；虽然早产和类风湿关节炎之间没有发现具有统计学意义上的关联，但出生体重≤3000 g与类风湿关节炎风险降低（OR=0.7）有关；另一方面，出生体重≥4540 g与成人类风湿关节炎发病风险增加相关，另一项研究证实，出生体重≥4000 g与类风湿关节炎风险增加相关（OR=3.3）。

（九）口腔和肠道微生物菌群相关因素

微生物组是用于描述居住在人类皮肤和黏膜，形成黏膜免疫系统的微生物群落及其基因组的术语。由抗生素和其他药物、饮食、衰老等因素引起的口腔和肠道微生物群的变化似乎与类风湿关节炎发病机制有关。一项分析类风湿关节炎患者粪便、牙齿和唾液样本微生物组的研究显示，与健康个体相比，类风湿关节炎患者口腔和肠道微生物群的菌群失调。牙周炎的口腔细菌已被证明是类风湿关节炎相关自身免疫的触发因素，其他病原体的研究主要集中在牙龈卟啉单胞菌上。

三、类风湿关节炎的一级预防策略

一级预防旨在防止疾病的发生，对类风湿关节炎而言则意味着对高风险人群在无症状阶段就进行病因干预。

1987年ACR的类风湿关节炎分类标准不适用于早期疾病的检测，2010年EULAR/ACR分类标准能够识别症状持续时间相对较短的患者，这些患者可能受益于早期治疗干预。随着焦点转移到类风湿关节炎的临床前阶段，现在“机会之窗”甚至在出现关节炎的临床表现之前就打开了，是否有可能通过在这一早期阶段进行干预来预防或延迟类风湿关节炎的临床发病呢？准确识别未来患类风湿关节炎风险较高的个体，包括具有遗传和（或）环境风险因素、类风湿关节炎相关自身抗体、临床疑似关节痛和（或）亚临床滑膜炎的个体，并且在合适的时间选择正确的治疗方法至关重要。

（一）生活方式的预防

生活方式的预防即通过生活方式的改变（如戒烟、饮食变化、减肥和改善口腔卫生）来预防类风湿关节炎的发生。虽然上述建议是被普遍认可的健康生活方式的原则，但这些干预措施对预防类风湿关节炎的有效性仍有待进一步研究。良好的口腔卫生似乎不会降低类风湿关节炎的活动，但对类风湿关节炎前期和早期的诊断具有有利的影响。

（二）药物预防

使用DMARDs、糖皮质激素和生物制剂进行一级预防尚需更多研究提供依据。治疗期间需要定期进行血液检测（对于某些药物，还需要监测血压、尿检和体重），以便在早期能识别不良反应，进行药物副作用管理。

四、类风湿关节炎一级预防护理干预

（一）建立档案

建立确定为一级预防干预对象的档案登记。

（二）定期随访

定期随访，随访形式包括电话、微信病友管理群、门诊就诊时的随访登记、疾病管理助手的数据登记。

（三）做好宣讲

向一些长期使用药物预防风湿类疾病的患者做好用药知识的宣讲，其中包括：

①完善患者肝肾功能检查，怀孕及哺乳期患者禁用甲氨蝶呤。

②严格遵医嘱用药、勿自行增减药物剂量。

③如使用药物期间引起脱发，这属于正常现象，随着疾病的恢复及药物的减量，脱发现象会逐渐改善。

④若用药期间转氨酶持续升高，应停药观察。

⑤有胃肠道反应者遵医嘱积极使用胃黏膜保护剂。

⑥告知患者传统的抗风湿药为慢作用药，起效为2～3个月。

⑦若发现WBC减少或者血红蛋白减低，应及时就医，并遵医嘱对症处理；甲氨蝶呤中毒引起的血液系统损害应积极使用亚叶酸钙进行解毒治疗。

（四）心理干预

消除患者恐惧和对预后的不确定性带来的焦虑，让患者更好地了解疾病，从而正确地适应和处理新的情况。医生的沟通方式和沟通内容对于患者如何理解和了解他/她的疾病是非常重要的，不仅是在疾病进展时，而且在诊断时也是如此。有效的医患沟通可以预防诸如焦虑、抑郁和痛苦等心理障碍，具体措施包括：

①了解患者的认知现状，即患者所知道的，因此我们仍然需要询问他/她先前对疾病的了解；

② 满足患者对信息的需求（满足患者想要的和准备知道的，所以这方面也要探索）；

③专业人员在患者就诊中的可及性（知道他/她在需要时可以要求就诊或打电话，这一简单事实可以极大地帮助患者形成心理观点）；

④明确的治疗计划，具备客观、现实、可分享的特点（患者应该把它当作自己的生活，而不是强加于人的东西）；

⑤允许患者的情绪宣泄。

第二节　类风湿关节炎的二级预防

一、二级预防的背景

临床关节炎只是“冰山一角”，从疾病开始到出现临床关节炎之前的病程被认为是类风湿关节炎的“早期病程”或“临床前期”。EULAR推荐使用“Pre-类风湿关节炎”描述这一时期。EULAR认为类风湿关节炎的发生、发展具体分为6个阶段：类风湿关节炎相关遗传风险因素阶段（A）、类风湿关节炎相关环境危险因素阶段（B）、类风湿关节炎相关系统性自身免疫阶段（C）、无临床关节炎症状阶段（D）、未分化关节炎阶段（E）以及类风湿关节炎阶段（F），并将A-E阶段统称为Pre-RA（图15-1）。Pre-RA患者没有关节炎的临床表现，但可以具有类风湿关节炎相关的遗传标志、相关环境危险因素、多种类风湿关节炎特异性自身抗体及无症状的滑膜炎等特征。

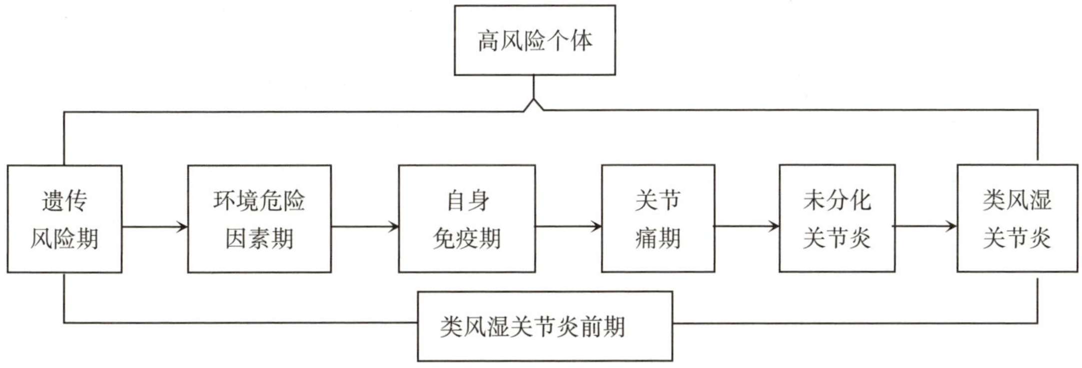

图15-1　类风湿关节炎发展模式（原创）

二级预防的目标通常是在发病后，通过综合的早期干预措施限制病情发展，保护关节功能，预防或减少残疾发生，并缓解症状，提高生活质量。类风湿关节炎早期病变往往是可治的甚至是可逆转的，即使症状明显，来势很猛，但如及时做出诊断，正确用药，可望收到良效，使病情得到缓解，关节功能得以保存，故发病早期是类风湿关节炎治疗的关键时期，也是阻止疾病进一步发展，防止患者关节功能丧失，留下后遗症和残疾的重要时期。随着类风湿关节炎治疗策略和方法的发展，对不能满足类风湿关节炎临床分类诊断标准的临床前类风湿关节炎（Pre-RA），即给予针对致病因子（或危险因子）的预防性干预，以阻止疾病的发生和发展的二级预防观点日益受到重视。

二、二级预防人群的界定

类风湿关节炎病因尚不清楚，但似乎是多因素的，其中包括遗传、环境、营养、行为和社会因素在一段时间内对任何特定易感个体产生并积累其影响，直到疾病出现最初症状。

（一）具有类风湿关节炎遗传或家族史的人群

有研究小组认为，具有类风湿关节炎相关遗传风险因素阶段、类风湿关节炎相关环境风险因素阶段、类风湿关节炎相关系统免疫紊乱阶段及无临床关节炎阶段总称为类风湿关节炎 的临床前期，统称为Pre-RA，而不是类风湿关节炎。Pre-RA与未分化关节炎不同，Pre-RA患者没有关节炎的临床表现，但可以具有类风湿关节炎相关的遗传标志、相关环境危险因素、多种类风湿关节炎特异性自身抗体及无症状的滑膜炎等特征。

（二）类风湿因子高滴度阳性者

21世纪初有学者提出了类风湿关节炎的发病过程可能先于临床出现关节炎症状这一概念，当时芬兰和冰岛学者首次在类风湿关节炎临床前期患者的血清中检测到类风湿因子（rheumatoid factor，RF），此后发现了越来越多的类风湿关节炎相关的自身抗体，其中包括类风湿关节炎特异性较高的抗环瓜氨酸多肽（cyclic citrullinated peptide，CCP）抗体等，来自印度及英国的大型纵向研究提示，在类风湿关节炎高危人群及多个家系人群中，RF是临床前期提示发展为类风湿关节炎的危险因素，这种风险与RF水平相并行，初步形成了Pre-RA的基础理论。为此，对于RF阳性的无关节炎症状的患者，需要定期监测，以防疾病的发展。

（三）X线检查提示有骨质破坏者

Pre-RA特指的是未分化关节炎和临床可疑关节痛。未分化关节炎的定义是关节炎伴或不伴有免疫学异常，但不能满足类风湿关节炎的现有诊断标准，具有高度异质性和疾病进展的不确定性。广泛的研究证明将临床干预的时间点前移至未分化关节炎，会获得更高和更好的缓解。临床可疑关节痛的定义为不能以其他原因解释的关节痛，但没有关节炎（没有关节肿胀或影像学滑膜炎）。2017年EULAR发布了识别即将进展为类风湿关节炎的临床可疑关节痛的定义标准，其中并没有包括影像学和血清学指标。这一定义的目的在于提供了临床可疑关节痛发展为类风湿关节炎的概率判断，指导将即将进展为类风湿关节炎的临床可疑关节痛患者尽早转诊给风湿科专科医师做进一步诊治，而非划定早期干预的目标对象。

三、类风湿关节炎的二级预防策略

（一）早期监测

重点是做好患者早期病变发展的监测工作（包括类风湿因子，炎症指标，关节超声等），以指导正确用药。近年来提倡在病变前6个月内，就可用双能X线骨密度仪检查，以测出动态的骨量减少，应早期补充钙剂。

（二）尽早采用综合治疗

疾病早期，就应充分利用可供使用且必须使用的各种治疗手段。

药物治疗：对类风湿关节炎的药物治疗应个体化，根据不同患者的不同病情、关节功能和预后实行不同的治疗方案，并强调早期使用DMARDs。

运动疗法：是类风湿关节炎预防性干预的一个重要组成部分，运动疗法对类风湿关节炎患者的益处有增加体力，提高局部肌肉耐力，增加或维持关节运动度，增加有氧活动能力，改善活动功能状况，减少病变活动程度，减少疼痛程度，避免关节破坏、融合、强直、变形等，改善情绪，改善睡眠，减重。

物理疗法：以热疗为主，一般用表浅热（热敷，湿热敷，蜡疗，38 ℃～40 ℃热水局部浸浴，中药热洗，热敷），每次20 min左右。

作业疗法：对于手关节轻度功能障碍者，做日常生活活动练习，手工艺活动等，训练手和手指的细致运动，以改善其功能。

关节功能及体能保持法：类风湿关节炎患者因受全身性疾病的影响以致体质虚弱容易疲劳，故要用体能保持法不使其在一天活动中过于疲劳；白天生活和工作过程中，应安排多次短暂的休息，不使其过度劳累；尽可能维持身体良好的姿势；穿着轻便、宽松而保暖的衣服；生活及工作的周围环境应出入方便；家居活动，家务劳动最好能有家用电器代劳；工作环境有多种自动化工具可供使用。以上的生活和工作可节省体能；进行适当的运动，运动量以次日不感觉疲劳为标准，尽量在类风湿关节炎早期即进行运动训练，以积极维持关节的可动性、增强四肢肌力为主要运动原则；必要时使用适当的支具、辅助器，以便于患者步行和用手操作。

关节保护：日常生活中，以正确的方式和方法使用关节，不致因姿势错误或用力不当而发生疼痛或使关节受损，造成或加重畸形。

松弛疗法及心理卫生：身心放松有助于减轻疼痛的自我感觉和反应。患者利用反馈信息，正确地调整和控制自己的躯体以治疗疾病。反馈信息由生物反馈仪提供，把生理情况予以记录，并转化成为患者能够辨认的简单信号如声音或光线等。这种方法可教给患者如何放松疼痛部位附近的肌肉，从而减轻疼痛。近年来还有报道称，类风湿关节炎患者欣赏松弛性乐曲后，其关节痛阈增高，疼痛可以减轻。

注意保暖，防止受凉：90%的类风湿关节炎患者对气候变化敏感。刮风、下雨、下雪及寒潮来临等天气变化时，患者常出现关节疼痛或疼痛加重。因此，病变关节竟成了天气预报的“气象台”。气温下降，气压降低，湿度增大是造成类风湿关节炎患者局部疼痛加重的主要原因，其中湿度的改变起着主要作用。湿度的改变对关节周围组织影响很大，可使血管扩张，关节囊充血，关节神经的敏感性增强。寒冷时血流缓慢，血中或关节滑液中的纤维蛋白原增多及血内肾上腺素含量升高，球蛋白凝集等，使滑液的黏度增高，加大了关节活动时的阻力，使关节疼痛加重。气压降低时，可使关节组织间隙液体积聚，导致细胞内压力升高，出现关节疼痛剧烈和肿胀。因此，类风湿关节炎患者对气候的变化十分敏感。气候变化可引发关节痛，患者应顺应自然，注意起居，遇有突然降温或阴雨天气变化时，应及时做好保暖等预防工作，避免受凉和病变关节的寒冷刺激，并可辅以适当的理疗，以减少或减轻关节疼痛的发生。

四、类风湿关节炎二级预防的护理干预

日常工作中，护士在与患者交流的过程中，应给患者灌输安全感、信任、希望和信心，患者报告称他们发现与护士讨论问题比与医生更容易。有趣的是，在2016年一项关于患者和HCPs之间相互影响的研究中观察到，护士主导的管理、信息和支持在增加患者的赋权意识中显示出重要

作用。

类风湿关节炎的诊断及评估结合了关节疼痛和僵硬的病史，如对称性多关节肿胀（滑膜炎）的体检资料，以及一些实验室检查包括X光片检查、血液生物标记物检查等。类风湿关节炎患者血液中已有多种自身抗体被证实，但在常规临床实践中，只有类风湿因子和抗环瓜氨酸肽抗体被纳入诊断。

（一）类风湿关节炎疾病活动度评估依据

类风湿关节炎的进展个体差异很大，可能非常轻微（自发缓解），因此未确诊，也可能会迅速进展。然而，大多数患者都是疾病持续存在的状态，这种情况下会出现急性发作，所以，类风湿关节炎活动度的规律评估和监测，以便及时采用适当的治疗对防止疾病的进展是很重要的。严格控制疾病活动可防止影像学进展，并改善身体功能和提高生活质量。类风湿关节炎的监测和评估工具包括基于28个关节的疾病活动评分（disease activity score28，DAS28）、简化疾病活动指数（simplified disease activity index，SDAI）和临床疾病活动指数（clinical disease activity index，CDAI）。

临床上常根据DAS28的评估结果来协助医生判断疾病的活动情况及对患者的护理。

1.DAS及DAS28

DAS是由EULAR提出的类风湿关节炎活动度评估标准，最初为DAS44，即检查44个指定关节。DAS44包括4项核心指标：关节指数（RAI）、关节肿胀数（SJC）、急性期反应物水平（ESR或CRP）、100 mm疼痛视觉模拟标尺（VAS100 mm）。随后在使用DAS44评定的过程中发现关节检查时间较长，且计算指定的28个关节的肿胀数和压痛数与DAS44相比，更有效和更可靠，于是提出了简化的DAS28评分法。以下是DAS28计算公式及评分标准（图15-2）：

$$DAS28=0.56\times\sqrt{TJC28}+0.28\times\sqrt{SJC28}+0.70\times\ln(ESR)+0.014\times GH$$

式中，TJC为压痛关节数，SJC为肿胀关节数，GH为VAS100 mm的数值。

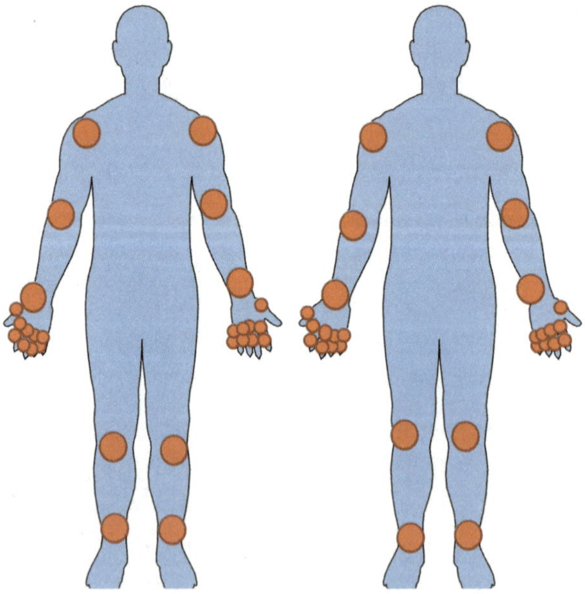

压痛关节　　肿痛关节

血红细胞沉降率（ESR）：________mm/第一小时

近7 d您的类风湿关节炎活动型如何？

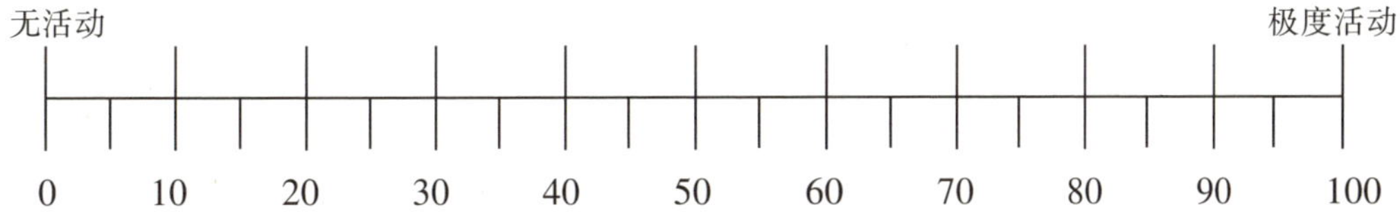

图15-2（a） DAS28评分标准（原创）

<2.6	2.6～3.2	3.2～5.1	>5.1
缓解	低度活动	中度活动	高度活动

图15-2（b） DAS28评分结果解读（原创）

（1）远端指间关节的评估

①让患者把手伸开；

②用拇指和食指依次检查各手指远端指间关节；

③交替压迫关节左右两侧及上下两侧，判断患者有无疼痛及肿胀。

④注意双手不得离开被评估的关节，具体见图15-3所示。

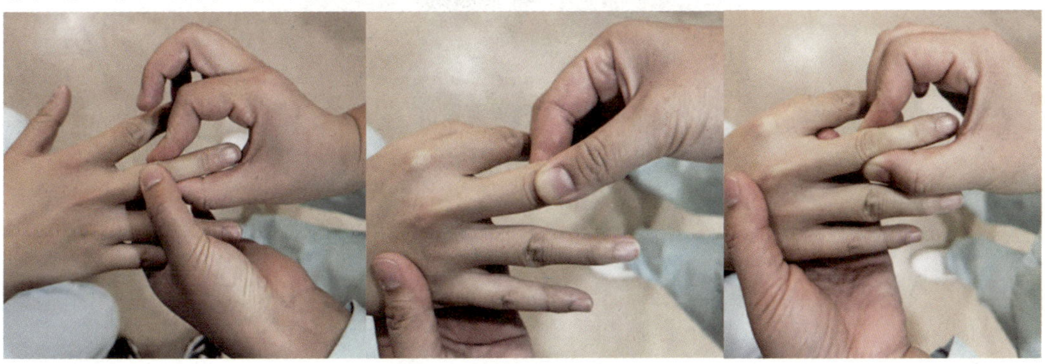

图15-3　远端指间关节评估

（资料来源：兰州大学第二医院风湿免疫科）

（2）掌指关节的评估

①用手指支撑患者的手；

②依次检查各掌指关节；

③用两个拇指轻压掌指关节边缘两侧（图15-4）；

④判断有无疼痛、肿胀。

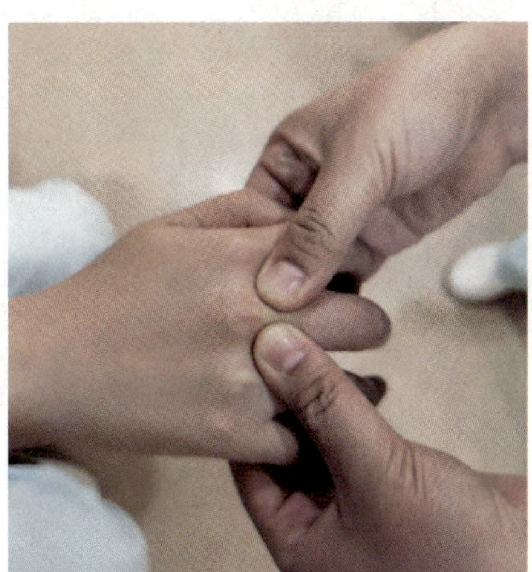

图15-4　掌指关节评估

（资料来源：兰州大学第二医院风湿免疫科）

(3) 腕关节的评估

①检查时伸直手腕保持中立位置；

②双手拇指压在患者手腕的背侧面，其余手指在患者手腕的掌侧面（图15-5）；

③轻轻活动手腕，进行10°～20°的背屈和掌屈，同时双手拇指按压施加压力；

④判断有无疼痛、肿胀。

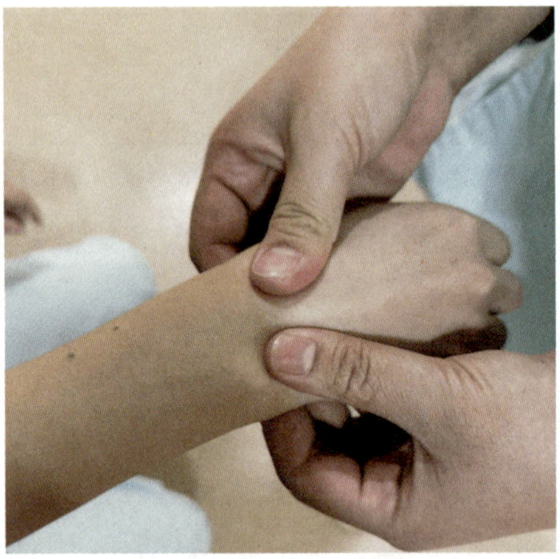

图15-5　腕关节评估

（资料来源：兰州大学第二医院风湿免疫科）

(4) 肘关节的评估

①检查时需用双手进行；

②嘱患者弯曲肘部70°～80°；

③ 拇指置于尺骨鹰嘴和肱骨外上髁之间（图15-6）；

④将食指置于肘前窝；

⑤判断有无肿胀、疼痛。

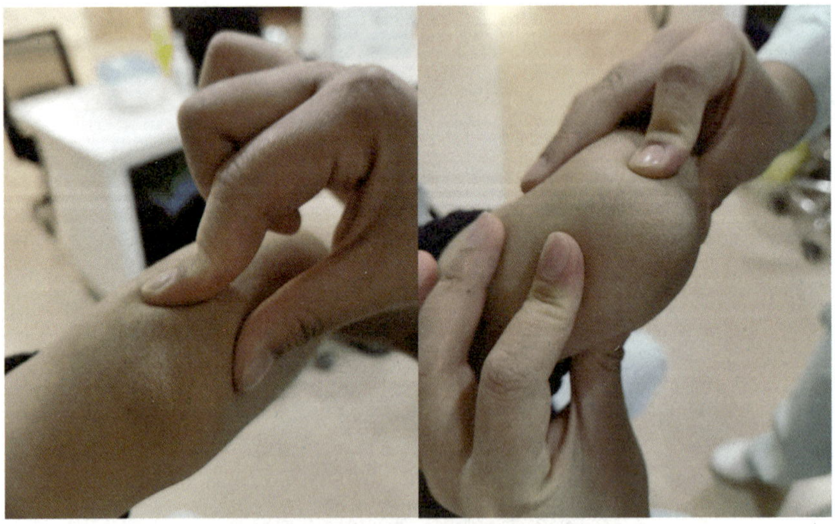

图15-6　肘关节评估

（资料来源：兰州大学第二医院风湿免疫科）

(5) 肩关节的评估

①嘱患者放松手臂，略微弯曲；

②用双手拇指及食指按压肩锁关节四周（图15-7）；

③仔细观察有无肿胀、疼痛。

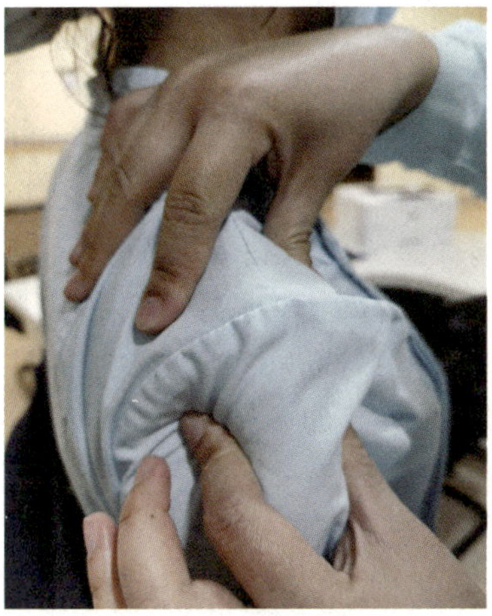

图 15-7　肩关节评估

（资料来源：兰州大学第二医院风湿免疫科）

（6）膝关节的评估

①患者取坐位，膝关节弯曲呈 90°；

②用双手食指和拇指轻压髌骨四周，用双手其他手指轻压腘窝处判断有无肿胀、关节内外侧有无肿胀，一手抵住膝关节内侧，一手从关节外侧施加压力（图 15-8）；

③同样的方法进行对侧关节的检查。

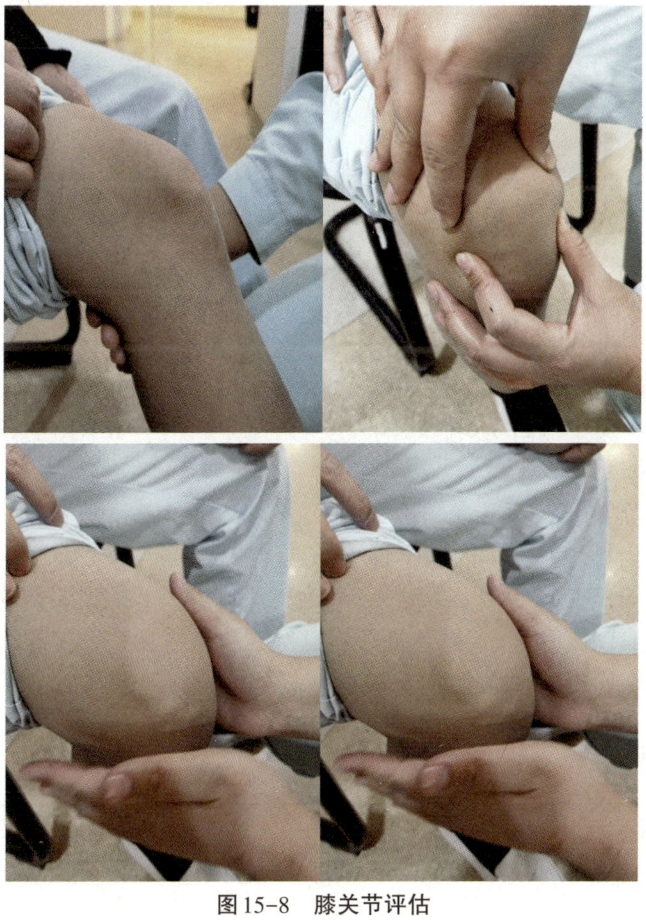

图 15-8　膝关节评估

（资料来源：兰州大学第二医院风湿免疫科）

DAS28可以随时评估患者疾病活动度，不论用于临床试验还是临床实践治疗中都非常适合，因此，截至目前，DAS28仍是临床上最广泛使用的标准。近些年的研究认为DAS28标准相对宽松，很多达到缓解标准的类风湿关节炎患者仍有关节肿胀或压痛。

2.SDAI及CDAI

SDAI标准是由DAS标准演化而来，但与DAS28相比，其计算更加简便，CRP代替了ESR，添加了MDGA指标。CDAI标准同样是基于DAS标准演化而来，该标准之所以被提出，是因为SDAI标准仍需考虑实验室检查结果，这对于不能及时获取实验检查结果的患者会造成病情评估滞后，而CDAI标准无需实验室检查即可判断疾病活动度。而且其与DAS28及SDAI标准评估患者疾病活动度时敏感性一致。以下是SDAI及CDAI标准（15-2）的计算公式和评估范围：

SDAI＝SJC28+TJC28+MDGA+PGA+CRP

CDAI＝SJC28+TJC28+MDGA+PGA

表15-2　SDAI及CDAI标准（原创）

评估指标	分数区间	疾病活动分布范围		
		低	中	高
SADI	0.1～86	≤11	>11且≤26	>26
CDAI	0～76	≤10	>10且≤22	>22

3.总体评价

（1）疼痛视觉模拟标尺

这是一种能直观显示患者疼痛程度的指标，即使用一根10 cm长的标尺，从0～10有10个刻度，0代表无痛，10代表剧痛，让患者自己在其中选一个符合自己疼痛感受的刻度。

疼痛VAS评分

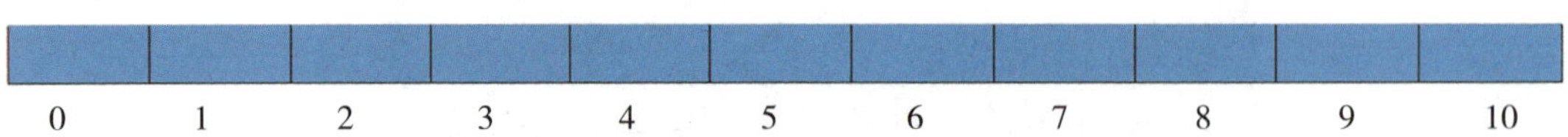

图15-9　疼痛视觉模拟标尺评分图示（原创）

（2）患者总体评估

患者对自身的了解无疑是最直观的，患者总体评估就是基于这个目的出现的，使用患者总体评估时，患者需要回答关于他们受疾病影响程度的问题，并使用0～10的评分量表进行评价，评分越高代表疾病状态越差。

（3）健康评估问卷

健康评估问卷是由斯坦福大学的医学博士Fries等人推出，每个问题0～3分，0分为毫无困难，1分为有些难，2分为很难或需要帮助，3分为无法完成。考虑到评估的时效性，医生通常会将问卷进行简化，一般仅保留8个问题，即：自己穿衣服，包括系鞋带和纽扣；上床、下床；端一满杯水送到嘴边；在室外的平地上行走；自己洗澡，并且擦干身体；蹲下，拾起地上的衣服；开关水龙头或瓶塞；上下车（表15-3）。患者得分越高，代表功能越差。

表15-3　HAQ评分标准（原创）

问题	无困难	有些苦难	很困难	不能做
(1)自己穿衣服,包括系鞋带和纽扣	0	1	2	3
(2)上床、下床	0	1	2	3

续表15-3

问题	无困难	有些苦难	很困难	不能做
(3)端一满杯水送到嘴边	0	1	2	3
(4)在室外的平地上行走	0	1	2	3
(5)自己洗澡并擦干身体	0	1	2	3
(6)蹲下、拾起地上的东西	0	1	2	3
(7)开关水龙头或者瓶塞	0	1	2	3
(8)上下车	0	1	2	3

4.影像学评价指标

由于关节痛会造成关节破坏，而关节破坏较早发生，一般在起病2年内就会出现。因此，应该及早地进行影像学评估，这能帮助确定疾病的进展情况以及判断预后。临床上最常用的类风湿关节炎影像学评价指标主要有两个，即骨侵蚀状态和关节间隙状态。

（1）骨侵蚀状态

骨侵蚀状态通过X线或MRI、CT、超声等观察手、腕、足等关节是否存在骨侵蚀或者骨丢失。

（2）关节间隙状态

随着类风湿关节炎病情进展，关节间隙会随着关节的变形而出现狭窄甚至是完全消失。在临床实践中，由Heijde推荐修订的Sharp评分是最常用的评价方法，该方法主要检测类风湿关节炎患者近端指间关节、掌指关节及腕关节的骨侵蚀和关节间隙，骨侵蚀分值为0~5分，0分表示无侵蚀，5分表示广泛的骨质侵蚀和丢失。关节间隙分值为0～4分，没有间隙狭窄为0分，局部或很小区域狭窄为1分，广泛狭窄但>50%区域间隙存在为2分，广泛狭窄且<50%区域间隙存在为3分，关节间隙完全消失、强直或脱位为4分。此外，基于Sharp简化的SENS方法也很常用，该方法总分为0～86分，分值越高，代表关节破坏越严重。

（二）类风湿关节炎二级预防护理措施

1.用药护理指导

（1）非甾体类解热镇痛抗炎药和免疫抑制剂的用药及副作用的观察

用药前护理：严格掌握非甾体抗炎药适应证和禁忌证，在对患者用药前，应详细询问患者既往史及是否存在过敏史，尤其是特殊人群（老年患者、体弱患者等），对于既往有溃疡病史、肝硬化、高血压、低蛋白血症、肾功能不全、高血钠等患者，应尽量减少对其应用非甾体抗炎药。

用药中护理：为减少非甾体抗炎药对患者胃肠道功能产生损害，可在患者应用非甾体抗炎药治疗期间，给予胃黏膜保护剂。同时，尽量为患者选择不良反应较小的非甾体抗炎药。

用药后护理：若在治疗期间，发现患者存在消化道溃疡、出血、肾损伤等不良反应时，应立即停药，对患者实施对症治疗。同时，对于长期使用非甾体抗炎药的患者，应定期对血常规、大便潜血及肾功能进行检查，若有异常，应及时停药。

（2）糖皮质激素用药及观察

由于用药时间长，患者各时期心理变化也有不同，护士应细心观察并给予耐心疏导。用药前，患者由于对药物知识的缺乏及对药物不良反应产生恐惧心理，护士应耐心为患者讲解使用激素的必要性，用药期间应注意的事项，不良反应及应对方法，以解除患者的顾虑。随着治疗进行中药物不良反应的逐渐出现，患者会出现抵触治疗、焦虑等不良情绪，护士应主动关心患者，耐心听取患者主诉，协调医生做好不良反应处理，提高患者用药依从性。

用药中的护理包括：

精确药品剂量：护士应加强责任心，严格执行“三查七对”制度，认真阅读药品说明书，口服药应做到送药到口，以减少患者由于种种原因不能按时服药、盲目减量或自行停药；合理安排用药时间：因为皮质激素的分泌具有昼夜节律性，每天8：00～10：00为分泌高峰，外源性皮质激素类药物对下丘脑-垂体-肾上腺皮质轴的抑制性影响在早晨最小，因此用药时间尽量安排在早餐后8：00左右。

用药后的护理包括：

护士是临床一线人员，既是患者的治疗者，又是监护者，对药物的疗效及不良反应有条件进行直接、具体的观察，因而在不良反应监测工作中起着举足轻重的作用。护士应严格掌握激素类药物的适应证及禁忌证，在使用前应先详细询问患者病史及有无禁忌证。谢英等曾报道1例眼科护士因疏忽而违反肾上腺皮质激素使用原则诱发肺结核发展为干酪性肺炎死亡的病例，所以观察病情变化不应只注重眼部而忽视全身。护士在用药过程中应仔细观察患者病情变化，主动听取患者主诉，了解用药不良反应，如发现患者出现精神异常、乏力、腹痛、黑便、咯血、血糖升高、血压升高等不良反应及时报告医生给予对症处理，以免造成严重后果。

（3）传统DMARDs及生物制剂的用药护理

用药前护理包括：

①完善患者肝肾功能检查，怀孕及哺乳期患者禁用传统的DMARDs，如甲氨蝶呤、来氟米特。

②使用生物制剂患者应当排除感染、结核、腹泻、慢性疾病的活动期、严重心衰、脊髓脱髓鞘改变等。

③生物制剂输注前遵医嘱严格执行三查八对注意事项及评估患者有无过敏史，遵医嘱使用抗过敏药物。

用药中护理包括：

①严格遵医嘱用药、勿自行增减药物剂量。

②如使用药物期间引起脱发属于正常现象，随着疾病的恢复及药物的减量，脱发现象会逐渐改善。

③来氟米特：因临床试验发现LEF可引起一过性的ALT、AST升高，必须在用药前检查ALT、AST，并每月或更频繁地监测，检测结果稳定之后可每2个月监测1次。用药期间出现ALT或AST升高，调整剂量或中断治疗的原则：ALT或AST升高在正常参考值的2倍以内（<80 U/L），继续观察，1个月后复查；ALT或AST升高在正常值的2～3倍（80～120 U/L），减半量服用，继续观察；若ALT或AST继续升高或仍然维持在80～120 U/L，应中断治疗；ALT或AST升高超过正常参考值的3倍（>120 U/L），应停药观察。

④有胃肠道反应者遵医嘱积极使用胃黏膜保护剂。

⑤若发现WBC减少或者血红蛋白减低，应及时就医，并遵医嘱对症处理；甲氨蝶呤中毒引起的血液系统损害应积极使用亚叶酸钙进行解毒治疗。

⑥使用生物制剂期间应积极预防感染，定期复查结核、乙肝等相关检验。

用药后护理包括：

① 口服药物后积极观察有无药物胃肠道反应及其他一些系统的反应，积极与主管医生沟通，降低患者的恐慌。

②注射药物后观察有无药物局部反应，注射部位有无红肿，积极进行评估，严重者遵医嘱使用抗过敏药物、局部涂抹七叶皂苷钠凝胶。

③生物制剂输注患者做好记录，持续严密观察有无迟发的不良反应。

④ 使用口服药物患者应告知其大多数药物为慢作用药物，需要2～3个月起效，应当树立信心积极应对，与医护人员及时沟通。

传统DMARDs与生物制剂的使用与分类见表15-4所示。

表15-4 传统DMARDs与生物制剂的使用与分类

药名	属性	剂量	备注
甲氨蝶呤	传统DMARDs	10～25 mg每周	起始剂量为10 mg每周，在4～8周内增至25 mg，在用药期间使用叶酸10 mg每周或1 mg每天
来氟米特	传统DMARDs	20 mg每天	与更多胃肠道相关的负荷载量
柳氮磺吡啶	传统DMARDs	2 g每天	起始剂量为1 g，在3～8周内增至3 g每天
羟氯喹	传统DMARDs	400 mg每天	用于轻度关节炎患者或者联合用药
阿达木单抗	抗TNF-α人源单克隆抗体	40 mg/两周，皮下注射	肿瘤坏死因子抑制剂
赛妥珠单抗	抗TNF-α人源化单克隆抗体	40 mg/两周，皮下注射	
依那西普	TNF-α受体融合蛋白	50 mg/周，皮下注射	
戈利木单抗	抗TNF-α人源单克隆抗体	50 mg/月，皮下注射	
英夫利西单抗	抗TNF-α人鼠嵌合单克隆抗体	静脉滴注3～10 mg/kg，4～8周一次	
利妥昔单抗	抗CD20人鼠嵌合单克隆抗体	375 mg/m²BSA	B细胞清除药
妥珠单抗	重组人源化抗人IL-6受体单克隆抗体	4 mg/kg，4周一次，静脉滴注	阻断IL-6信号

注：表格引自SMOLEN J S，ALETAHA D，MCINNES I B. Rheumatoid arthritis［J］. Lancet，2016，22（388）：2023-2038.

2. 护理措施

（1）一般护理措施

保持良好的生活习惯，戒烟、限酒；控制体重；饮食以高营养、高维生素、高蛋白、低脂肪为主。

（2）功能锻炼

类风湿关节炎患者适当运动具有多种益处，预计未来会将运动纳入这一人群的临床管理中。与健康人群相似，类风湿关节炎患者的身体活动推荐指南是每周至少进行两次或两次以上的中等强度或75 min的高强度有氧运动和肌肉强化运动。即使在拥有良好的类风湿关节炎教育的国家，如芬兰，即便当地类风湿关节炎患者意识到运动对他们的疾病和整体健康的有益影响，情况也是如此。这些缺乏运动的行为也可能是因为风湿病学专家长期以来因担心运动会加剧类风湿关节炎症状，一直建议在这一患者群体中限制运动，而且目前还缺乏相关研究数据。

欧洲肌肉骨骼状况监测和信息网络最近关于类风湿关节炎标准护理的报告明确将锻炼和（或）进行体育活动作为类风湿关节炎患者生活方式的建议，以达到这个群体的康复目的。具体而言，它建议类风湿关节炎患者要接受教育（积极作用）和专业的运动建议，以改善心血管健康，防止肌肉萎缩。

临床前期的类风湿关节炎患者第一个月应进行心肺健康评估，明确患者偏好和功能能力。频率：3次/周有监督（即心脏康复中心）或2次有监督1次无监督（例如，使用心率监测器在家锻炼，或参加自己喜欢的锻炼课程）。强度：60%～75%的心肺健康（通过运动耐受性测试评估），可以保持在目标心率的低端。类型：3个循环，每个循环3～4个有氧运动，每次间隔3～4 min，可以使用以下运动，轻快地在跑步机上行走、固定自行车、划船、台阶爬。时间为10 min热身（5～6个平缓伸展运动），30～45 min主节，10 min降温（平缓有氧伸展运动）。

第二个月和第三个月（有氧和阻力训练）：除上述之外，在每个回路末端的运动训练中都加入了阻力练习。频率，有氧，同上，阻力为第二个月每周一次，以后每周两次。强度，有氧，同上，阻力为10～15次重复，通过测试确定的最大一次重复的阻力为40%～60%（4～6次）。类型，有氧，同上，阻力为5种不同的运动，对应5个大肌肉群（腿部、胸部、肩部、背部、腹部运动）。时间为热身10 min（5～6个平缓伸展运动），主节60 min（加入阻力训练），降温10 min（平缓有氧和伸展运动）。

第三个月后：根据患者的表现和能力调整有氧运动和阻力运动的强度。根据英国NICE的指导方针，使用正确的技术以避免受伤，建立与运动相关的目标来监测（例如心率、心肺健康、体重），以此来保持对计划的坚持。

（3）患者疾病的自我管理

①鼓励患者成为团队的积极伙伴，让患者认识并了解以护理人员为主导的同样教育中患者要完成的所有内容。

②患者教育应是所有自我管理干预措施的出发点，包括解决问题和设定目标在内的自我管理干预，以及与个人相关的、可行的认知行为疗法，应纳入常规临床实践，以支持患者。

③应在诊断时和整个疾病过程中积极提供基于证据的有利生活方式建议，以更好地管理常见的共病，患者应在其医疗团队的指导和鼓励下采取健康行为。类风湿关节炎患者的许多可改变的生活方式因素可影响预后。例如，吸烟的负面影响还有BMI指数。

④更好的情绪健康可以带来更好的自我管理，因此，需要定期评估心理健康，必要时应采取适当的干预。

⑤数字医疗保健可以帮助患者进行自我管理，在适当和可行的情况下，应考虑将其纳入支持。

⑥作为优化和支持自我管理的一部分，卫生服务者应了解并为患者指明可用资源。

（4）护理评价

①患者能够持之以恒，配合治疗。

②患者能够了解功能锻炼的重要性并坚持。

③患者能够利用资源进行疾病的自我管理。

④患者疾病能够得到控制，从而实现类风湿关节炎达标治疗。

（三）类风湿关节炎临床前期心理护理

1. 护理诊断

焦虑、抑郁状态与患者确诊类风湿关节炎有关。

2. 护理措施

①消除患者恐惧和对预后的不确定性带来的焦虑。

②让患者更好地了解疾病，从而正确地适应和处理新的情况。

③医生的沟通方式和沟通内容对于患者如何理解和了解他/她的疾病是非常重要的，不仅是在疾病进展时，而且在诊断时也是如此。有效的医患沟通可以预防诸如焦虑、抑郁和痛苦等心理障碍，具体措施包括：

了解患者的认知现状，即患者所知道的；满足患者对信息的需求（满足患者想要的和准备知道的，所以这方面也要探索）；专业人员在患者就诊中的可及性（知道他/她在需要时可以要求就诊或打电话，这一简单事实可以极大地帮助形成心理观点）；明确的治疗计划，具备客观、现实、可分享的特点（患者应该把它当作自己的生活，而不是强加于人的东西）；允许患者的情绪宣泄（即让患者在积极倾听的同时表达自己的情绪）。

在家庭环境方面，我们可以确定患者是否有亲属需要抚养，夫妻关系或与子女的关系是否有困难，是否亲属有健康问题等。关于他/她的工作环境，可以讨论因健康问题而终止合同的风险、工作休假的后果、可能的失业福利、即将到来的退休。

患者的社交生活有关的其他领域也可以分析，包括他/她是否感到孤立，他/她的社交网络有多强，以及其他与患者的个人性格更相关的方面。

把提供的信息集中在让患者担心的问题上，以及从风湿病学的角度来看绝对有必要回答的问题，比如用药模式。同样，我们可以根据患者告诉我们的他/她的生活，以及我们认为真正不可或缺的东西，优先考虑最重要的内容。

一个有明确目的、有特定时间段（特别是在短期和中期）的患者可以想象的真实的可共享的治疗计划，将非常有利于坚持治疗，并减少患者的沮丧。

营造一种信任和具有同情心的氛围，尽可能就不同的治疗方案对患者进行宣教，避免摆出居高临下的态度和反复要求。患者将积极健康的生活作为他们的生活方式，可显著增加战胜疾病的信心！

第三节　类风湿关节炎的三级预防

一、三级预防的背景

类风湿关节炎的三级预防，又称临床预防或发病后期预防，是指在疾病的临床期，针对已明确诊断的类风湿关节炎患者采取的有效处置，目的是积极防止病情恶化，预防并发症和残疾，促使功能恢复，对已丧失劳动能力者，通过康复医疗治疗，尽量恢复或保留功能，使之参加社会活动，并延长寿命。三级预防主要包括临床诊疗、共病管理和疾病远期预后及心理关注等方面。

中国类风湿关节炎的患病率约为0.42%，目前仍有上升趋势，由于我国存在大量类风湿关节炎不科学的诊治乱象，导致我国类风湿关节炎患者预后较欧美、大洋洲等国家差，出现轻、中、重度关节功能损害所占比例分别约为61.0%、25.4%、13.6%。随着病程的延长，患者残疾及功能受限的发生率也升高，我国类风湿关节炎患者在病程1～5年、5～10年、10～15年及≥15年的致残率分别为18.6%、43.5%、48.1%和61.3%，不仅造成了患者身体机能、生活质量和社会参与度下降，也给患者家庭和社会带来巨大负担。因此，及时诊断类风湿关节炎、准确评估疾病活动度、拟定合理治疗方案对规范治疗路径、评价治疗效果、做好类风湿关节炎三级预防至关重要。

二、三级预防人群的界定

明确诊断为类风湿关节炎的患者均应纳入三级预防的目标人群。

（一）类风湿关节炎诊断及分类标准

类风湿关节炎的诊断，主要以1987年美国风湿病协会分类标准或2010年美国风湿病学会/欧洲抗风湿病联盟类风湿关节炎分类标准为参考。

2012年早期类风湿关节炎分类诊断标准：晨僵≥30 min；大于3个关节区的关节炎；手关节炎；类风湿因子阳性；抗CCP抗体阳性。以上≥3条可诊断类风湿关节炎。该诊断敏感性为84.4%，特异性为90.6%（14个关节区包括：双侧肘、腕、掌指、近端指间、膝、踝和跖趾关节）。

类风湿关节炎病情评估需结合临床及辅助检查，判断类风湿关节炎活动性的项目包括疲劳的严重性、晨僵持续的时间、关节疼痛和肿胀的程度、关节压痛和肿胀的数目、关节功能受限程度，以及急性炎症指标（如血沉、C反应蛋白和血小板）等。病情分期包括：早期，有滑膜炎，无软骨破坏；中期，介于上、下间（有炎症、关节破坏、关节外表现）；晚期，已有关节结构破坏，无进行性滑膜炎。关节功能分级为：Ⅰ级，功能状态完好，能完成平常任务（能自由活动）；Ⅱ级，能从事正常活动，但有1个或多个关节活动受限或不适（中度受限）；Ⅲ级，只能胜任一般职业性任务或自理生活中的一部分（显著受限）；Ⅳ级，大部分或完全丧失活动能力，需要长期卧床或依赖轮椅，很少或不能生活自理（卧床或轮椅）。

（二）影像学检查

关节超声检查：高频彩色多普勒超声能较为客观准确地检测类风湿关节炎患者膝关节增厚滑膜的形态结构、厚度、滑膜内部增生血管的血流和滑囊积液等病变情况。肌骨超声可以评估类风湿关节炎患者骨侵蚀程度，对疾病观察及进展情况的判断具有一定临床意义。

X线检查：X线检查可反映关节周围软组织肿胀及关节附近骨质疏松及关节面破坏、腔隙变窄或融合等情况。

MRI检查骨髓水肿：骨侵蚀和滑膜炎是早期类风湿关节炎的重要征象，而骨髓水肿和骨侵蚀的MRI征象对早期类风湿关节炎具有重要诊断价值。

（三）实验室检查

血常规检查：三系均可出现降低的情况，以血红蛋白显著降低为主要表现，可有轻至中度贫血。白细胞一般正常，活动期可有血小板升高。

炎症标志物检查：ESR、CRP在疾病活动期二者均可增高，CRP较ESR与预后关系更密切。

自身抗体检查：如RF、ACPA、抗聚丝蛋白抗体谱中抗角蛋白抗体、抗核周因子、抗环瓜氨酸肽抗体等，抗角蛋白抗体和抗核周因子有较高的特异性，但敏感性差，ACPA持续阳性往往预示患者容易发生关节破坏。

（四）关节镜及关节滑膜活检

关节镜及关节滑膜活检对类风湿关节炎的诊断及鉴别诊断很有价值，对于单关节难治性类风湿关节炎有辅助的治疗作用。

（五）鉴别诊断

类风湿关节炎应与骨关节炎、痛风性关节炎、血清阴性脊柱关节病、系统性红斑狼疮、风湿性多肌痛、干燥综合征等其他结缔组织病所致的关节炎相鉴别。

三、类风湿关节炎的三级预防策略

目前类风湿关节炎不能根治，尽管针对性疗法（包括早期诊断，早期DMARDs起始治疗和针对特定目标的治疗）已为绝大多数类风湿关节炎患者带来了病情改善，最佳的治疗方案需要临床医生与患者之间共同协商制订，应尽量做到早期、达标、个体化，提高生活质量，减少致残。

（一）治疗原则

类风湿关节炎治疗的总体目标是改善患者关节肿痛的症状、控制疾病进展、降低致残率，改善患者的生活质量。早期治疗和达标治疗是近年来最重要的类风湿关节炎治疗策略，显著改善了患者的预后。目前类风湿关节炎治疗的首要目标是达到临床缓解，对于长病程类风湿关节炎患者可以选择低疾病活动度作为替代目标。达标治疗是指通过严密监控和及时调整治疗方案，以期尽快达到并维持治疗目标的临床实践过程。对于初治或中高疾病活动度的类风湿关节炎患者应每个月监测疾病活动度，治疗后达到临床缓解或低疾病活动度的患者，可以每3～6个月监测一次。

（二）一般性治疗

通过讲座、随访、网络等途径对患者进行健康教育，让类风湿关节炎患者了解疾病发病机制及预后转归，包括患者教育、休息、对于急性期以及内脏受累的患者应卧床休息、对于恢复期患者应进行适当的功能锻炼、物理疗法等，指导患者日常规律生活、合理饮食等，增强患者治疗信心，坚定治疗信念，保持健康情绪。

通过戒烟、控制体质量、合理饮食、适当运动有助于改善患者关节功能、提高生活质量、缓解疲劳感。同时密切关注患者的心理监测与治疗，关注焦虑、抑郁、睡眠等问题。

（三）药物治疗

根据药物性能，治疗类风湿关节炎的常用药物分为四大类，即糖皮质激素（glucocorticoid，GC）、csDMARDs、bDMARDs和tsDMARDs。GC具有强大的抗炎作用，能快速缓解关节肿痛和全身炎症症状，常常与DMARDs同时使用，建议小剂量短疗程使用。csDMARDs是类风湿关节炎治疗中不可或缺的一类经典药物，代表药物有甲氨蝶呤、柳氮磺吡啶、来氟米特以及艾拉莫德等。靶向治疗是目前类风湿关节炎治疗中快速发展的治疗方法，可在csDMARDs治疗效果不佳或存在严重副作用时加用b/tsDMARDs。尽管许多患者已接受甲氨蝶呤和csDMARD的充分治疗，其中约有2/5的患者对一线治疗无效，需要b/tsDMARDs治疗。另外，还有多种植物药制剂，可缓解部分症状，但仍需进一步研究。

总而言之，近20年来药物突飞猛进的发展不仅给患者带来了更多的选择，而且显著提高了疗效，越来越多的患者能够达到治疗目标，极大地改善了患者的预后。

（四）其他治疗

对于采取积极药物治疗后，病情仍不能控制的类风湿关节炎患者，由医生判断符合手术指征，且无禁忌证时，可考虑手术治疗，常见手术有滑膜切除术、人工关节置换术，关节融合术及软组织修复术等。

四、类风湿关节炎的共病预防与诊疗策略

类风湿关节炎除具有特征性的慢性非特异性关节炎症改变外，还可伴有多种共患病，涉及范围较广，关节外表现的发病机制可能与免疫系统异常的全身反应、免疫复合物沉积、炎性介质作

用、关节组织结构受损等有关。诊治过程中提高对类风湿关节炎患者关节外表现的认识，将有利于患者临床情况的全面评估。

（一）类风湿关节炎合并心血管疾病的预防与诊疗

研究表明，类风湿关节炎患者较年龄匹配的健康对照组更容易发生心血管疾病，包括缺血性心脏病、心力衰竭、心律失常、猝死等，一项加拿大研究小组对观察性研究进行的分析得出结论，类风湿关节炎患者的心血管疾病死亡率比普通人群增加了约50%。类风湿关节炎患者免疫系统激活，释放大量炎症介质，从而参与内皮细胞活化，导致内皮功能紊乱，这既是滑膜组织中形成血管翳的关键步骤，也是动脉粥样硬化的发病机制，同时，类风湿关节炎患者的血脂代谢紊乱及血液高凝状态也可能导致心血管疾病的发生。此外研究发现吸烟、高血压、糖尿病、高脂血症和肥胖也可能与类风湿关节炎患者发生心血管疾病的发病机制有关。对于类风湿关节炎合并心血管疾病的患者应该给予积极的预防的治疗，其中抗风湿药物和生物制剂已被证实不仅可以治疗类风湿关节炎，还可以控制心血管疾病发生的风险。越来越多的研究表明，甲氨蝶呤的使用与心血管发病率和死亡率的降低有关，一项meta分析表明甲氨蝶呤可以预防类风湿关节炎患者发生心血管疾病。羟氯喹是临床上另一种常见的传统改善病情抗风湿药物，一项meta分析报道羟氯喹与心血管疾病发生风险降低显著相关（RR=0.72，95%CI 0.56～0.94，*P*=0.013）。TNF-α拮抗剂是近年来治疗类风湿关节炎较常见的生物改善病情抗风湿药物，多项研究表明，TNF-α拮抗剂治疗类风湿关节炎可明显降低患者发生心血管疾病的风险。Janus激酶抑制剂是一类新型靶向改善病情抗风湿药物，一项meta分析结果表明使用JAK抑制剂治疗的类风湿关节炎患者主要不良心血管事件或静脉血栓栓塞的风险均未增加。越来越多的临床医师意识到类风湿关节炎患者发生心血管疾病的危害，但其预防和治疗还存在很多问题，在未来的临床实践中，医师需要更加重视，为降低类风湿关节炎患者的心血管事件高发生率及改善患者的预后做出努力。

（二）类风湿关节炎合并肺部疾病的预防与诊疗

在众多受累的关节外器官中，最常见为肺部受累，且变化多端。吸烟是类风湿关节炎患者呼吸系统受累的高危因素，并多出现在类风湿关节炎诊断后的5年内，类风湿关节炎肺部受累可出现很多不同的表现，以肺实质病变为主，同时还可能累及肺血管，气道病变，继发呼吸系统机会性感染，累及胸膜等。呼吸系统受累已被认为是继心血管病后类风湿关节炎患者的第二大常见死因，占类风湿关节炎死亡率的10%～20%。研究表明：吸烟、年龄是类风湿关节炎呼吸系统共病的危险因素，年龄、吸烟及载脂蛋白是间质性肺疾病的危险因素；尿酸、部分凝血活酶时间是支气管扩张症的保护因素，而年龄是支气管扩张症的危险因素，年龄、病程是慢性支气管炎的危险因素。研究表明，类风湿关节炎患者使用甲氨蝶呤治疗与间质性肺病的风险增加无关，而且接受甲氨蝶呤治疗的患者中，间质性肺病诊断时间较晚。一项多中心、观察性研究结果发现，阿巴西普可能是一种有效的、安全的治疗类风湿关节炎相关间质性肺炎的疗法。目前，对于没有肺部感染的患者，可以使用口服糖皮质激素；如果无效，则可加用另一种免疫抑制剂（如吗替麦考酚酯、硫唑嘌呤、环磷酰胺）。对于爆发性疾病的患者，可静脉使用大剂量糖皮质激素联合免疫抑制剂。临床中类风湿关节炎肺部并发症的管理仍然缺乏可靠的循证医学证据支撑，关键在于确定分型、疾病所处阶段，以早期指导给予何种治疗；主要治疗是经验性的糖皮质激素联合免疫抑制剂，缺乏以循证医学为基础的前提下，对疾病进行个性化评估及为患者制订个体化治疗方案。早期甄别并予以干预可以更好地改善患者预后，因此，临床工作中需要更多地关注类风湿关节炎的肺部表现，提高认识，制订合理的诊疗计划，以延缓疾病进展。

（三）类风湿关节炎合并肾脏疾病的预防与诊疗

类风湿关节炎累及到肾脏较常见，在不同的人群，严重的肾脏损害不可避免地会带来身体伤害和经济负担，类风湿关节炎相关的肾脏病会加速原发病的病程进展或增加住院率和死亡率，在临床上具有重要意义。既往研究认为，类风湿关节炎患者肾损害发生率在5%～50%之间。类风湿关节炎患者产生抗体或者循环免疫复合物在肾小球或者肾小管内沉积，沉积的免疫复合物会激活补体，释放相关的炎性因子，造成肾脏的损害，表现为肾炎，较常见的有慢性肾小球肾炎、坏死性肾小球肾炎，病情较重、病程较长的患者还会出现肾淀粉样改变，另外治疗类风湿关节炎的常用药物也会引起肾损害。一项多因素Logistic回归分析表明，高血压、高尿酸血症、高水平IgG、IgA、IgM均是影响类风湿关节炎患者发生肾损害的独立危险因素（$P<0.05$）。需要密切关注具有以上危险因素的类风湿关节炎患者，预防肾损害的发生。研究表明，大约30%接受甲氨蝶呤治疗的类风湿关节炎合并肾功能不全的患者出现毒性事件，羟氯喹的使用对甲氨喋呤相关的毒性发展具有保护作用。阿达木单抗、依那西普、英夫利西单抗治疗类风湿关节炎合并肾功能不全患者，可显著降低疾病活动性评分，降低肾功能减退水平。利妥昔单抗治疗类风湿关节炎继发的肾性淀粉样变性患者，能够显著改善患者临床症状，保护肾功能。多项研究结果发现，妥珠单抗治疗类风湿关节炎合并肾脏疾病，可有效缓解患者临床症状，改善肾脏功能。对于临床表现为肾病综合征及肾活检显示炎细胞广泛浸润者，糖皮质激素可获得良好疗效，终末期肾衰竭伴难以控制的高血压、梗阻性肾病、局灶性肾小球硬化者疗效及预后不佳，原发性膜性肾病可参照KDIGO指南评估疾病危险分层，选择血管紧张素Ⅱ受体拮抗剂、激素、免疫抑制剂或生物制剂的治疗；继发性膜性肾病确保首先停用致病的可疑药物，包括青霉胺、金制剂、环孢素等，并使用糖皮质激素、蛋白尿可获得缓解。目前，随着类风湿关节炎合并肾脏疾病的相关研究越来越多，临床医师在类风湿关节炎合并肾脏疾病的诊治方面有了更全面的参考依据，但是关于生物制剂治疗类风湿关节炎合并肾脏疾病的长期疗效和安全性方面的研究，仍缺乏相关的科学依据。

（四）类风湿关节炎合并其他疾病的预防与诊疗

此外，部分类风湿关节炎患者还可能合并消化系统疾病（表现为胃肠运动障碍、类风湿血管炎、胃肠道淀粉样变、肠道菌群失调等）、血液系统异常（可表现为血小板增多、贫血、白血病增多等）、继发其他结缔组织病及血管炎、合并骨质疏松等，类风湿关节炎合并神经系统受累较罕见，目前报道的病例包括脊髓压迫症、无菌性脑膜炎、压迫型神经病、缺血性神经病及抗风湿药物所致的神经系统表现。由于类风湿关节炎共病的发病率较高，可与多种疾病共存，关于引发其共病的发病机制及危险因素的研究越来越多，为临床医师提供了预防类风湿关节炎患者发生共病的理论依据，对于存在共病的类风湿关节炎患者，在治疗时，不但要对原发病进行治疗，还要加强对共病的筛查和管理，进而达到改善患者预后，减轻共病所造成的严重后果。

五、类风湿关节炎的远期预后及心理干预策略

（一）类风湿关节炎的远期预后概述

1.生理损害与远期预后

类风湿关节炎远期预后的核心问题之一是关节损害的演变。长期的炎症可能导致关节软骨的破坏、关节膜的肥厚以及韧带和肌肉的受累。这些病变最终可能导致关节畸形和功能障碍，严重影响患者的生活质量。关节损害不仅包括关节的结构性改变，还可能伴随慢性疼痛，进而影响患者的运动能力和日常生活的自理能力。此外，还可能引起全身性的影响，包括疲劳、食欲减退、

贫血、心血管疾病、骨质疏松及骨折等，进一步降低了患者的生活质量。尤其是疲劳感，常使患者感到无法应对日常活动，加重了对疾病的负担。因此，及时的全面治疗计划和监测是确保患者长期生理健康的关键。

2. 功能障碍与远期预后

除了生理损害，类风湿关节炎常常伴随功能障碍，对患者的日常生活和生活质量产生深远的影响。长期的关节炎可能导致关节畸形和运动受限，从而影响患者的自主性和社交功能。随着功能障碍的发展，患者可能面临失业、社交隔离和心理健康问题。早期干预和康复措施对防止功能障碍的进展至关重要。物理治疗、关节保护性活动和功能性锻炼等策略被广泛应用，以提高患者的功能水平，减轻生活的负担，从而塑造积极的远期预后。

3. 工作和社会参与度与远期预后

长期患病状态可能影响患者的职业生涯和社会参与。关节疼痛和功能障碍导致患者工作效能下降，甚至造成职业生涯的中断。社交和日常活动的受限也可能导致患者在社会上的孤立感，进而影响心理健康。

（二）影响类风湿关节炎远期预后的因素

类风湿关节炎远期预后的影响因素是多样化且复杂的，包括疾病活动性、早期诊疗、患者的个体差异、接受治疗的效果、患者的生活方式和心理健康等方面。

早期诊断和治疗：早期诊断和干预是改善类风湿关节炎远期预后的关键。早期治疗可以有效地减缓关节破坏的进程，并降低长期残疾和关节畸形的风险，提高患者的生活质量。

治疗方案的个体化：不同患者对药物的反应可能存在差异，因此需要根据患者的病情、病程和生活方式制订个性化的治疗计划。此外，及时调整治疗方案，根据患者的病情动态变化进行调整，对于维持疾病稳定和减缓疾病进展也非常重要。

炎症水平和关节损害的控制：激活的炎症状态是类风湿关节炎的主要特征，而关节炎的活跃性与远期预后密切相关。有效地控制炎症有助于减缓关节结构的破坏，防止关节畸形的形成。因此，持续监测炎症水平，及时调整治疗以维持低疾病活动状态对于远期预后十分重要。

共病症的存在：类风湿关节炎患者常常伴随有其他疾病，如心血管疾病、骨质疏松、抑郁症等。这些共病症的存在会对远期预后产生负面影响。因此，全面评估患者的健康状况，及时处理和控制共病症对于维持整体健康和远期预后至关重要。

生活方式因素：合理的饮食、适度的运动、充足的休息等有助于维持患者的身体健康。此外，避免吸烟和限制饮酒等健康行为也对改善远期预后有积极作用。

患者教育和自我管理：患者对于自身疾病的了解和积极参与治疗是改善远期预后的关键。患者教育有助于提高患者对疾病的认知水平，使其更好地管理疾病，按医嘱用药，并能够在生活中采取适当的措施以减轻症状。

（三）改善远期预后的干预策略

类风湿关节炎的远期预后是一个复杂而个体化的问题，制订全面、个体化的治疗计划至关重要。早期干预是关键，包括早期药物治疗、康复和心理支持。治疗过程中应定期监测和调整，以确保患者的生理和心理健康都得到有效的管理。同时，强调患者教育和自我管理的重要性，使患者能够更主动地参与治疗过程，包括生活方式管理、药物依从性和心理健康的自我维护。然而，每个患者的预后都不尽相同，因此，个体化的治疗和定期的随访非常重要，以便根据患者的具体情况进行调整和优化治疗方案。

（四）类风湿关节炎患者心理支持和干预的重要性

类风湿关节炎患者普遍面临着心理健康问题，其中包括焦虑和抑郁。长期的慢性疾病状态、疼痛和生活质量下降可能导致对未来的不确定感和对生活的挫折感，从而影响患者的心理健康。此外，类风湿关节炎患者常常需要应对疾病的种种不确定性，同时还要适应可能出现的身体功能下降，容易导致心理负担的积累，心理干预有助于改善患者对疾病的认知和接受程度。通过心理教育，患者可以更好地理解疾病的发展过程、治疗方案以及自己在管理中的角色。

（五）心理干预的形式

认知行为疗法、心理教育和支持性心理治疗等方法已被证明对改善心理健康和应对患者面临的挑战具有积极效果。患者可以寻求心理咨询师或心理医生的帮助，进行心理疏导和治疗。此外，患者家庭和社会的支持也对患者的预后和心理健康至关重要。家人和朋友的理解、关怀和支持可以给予患者力量和勇气，帮助他们面对疾病的挑战。社会对类风湿关节炎的认识和关注也需要进一步加强，提倡公众对这一疾病进行关注和了解，减少不必要的歧视和误解，为患者创造更加友好和包容的社会环境。这些干预不仅有助于缓解焦虑和抑郁，还能提高患者对疾病的适应能力，增强自我效能感。

总之，了解并关注类风湿关节炎的远期预后及患者心理健康是非常重要的。早期诊断和积极治疗对于改善预后至关重要。此外，提供心理支持和心理治疗以及家庭和社会的支持，也是帮助患者应对疾病、减轻病痛和提高生活质量的关键。

（何莉）

参考文献

[1] VAN B L, TER W M, FALAHEE M, et al. The Symptoms in Persons At Risk of Rheumatoid Arthritis (SPARRA) questionnaire: predicting clinical arthritis development [J]. Scand Journal of Rheumatology, 2023, 52(5): 460-467.

[2] HU Y, SPARKS J A, MALSPEIS S, et al. Long-term dietary quality and risk of developing rheumatoid arthritis in women [J]. Annals of the Rheumatic Diseases, 2017, 76(8): 1357-1364.

[3] SPARKS J A, BARBHAIYA M, TEDESCHI S K, et al. Inflammatory dietary pattern and risk of developing rheumatoid arthritis in women [J]. Clinical Rheumatology, 2019, 38(1): 243-250.

[4] BURGERS L E, RAZA K, VAN DER HELM-VAN A H J R O. Window of opportunity in rheumatoid arthritis - definitions and supporting evidence: from old to new perspectives [J]. RMD Open, 2019, 5(1): e000870.

[5] 李磊. 非甾体抗炎药治疗风湿性关节炎疗效及不良反应[J]. 临床合理用药杂志, 2019, 12(04): 88-89.

[6] VELDHUIJZEN VAN ZANTEN J J, ROUSE P C, HALE E D, et al. Perceived barriers, facilitators and benefits for regular physical activity and exercise in patients with rheumatoid arthritis: a review of the literature [J]. Sports Medicine, 2015, 45(10): 1401-1412.

[7] METSIOS G S, STAVROPOULOS-KALINOGLOU A, KITAS G D J E R O C I. The role of exercise in the management of rheumatoid arthritis [J]. Expert Review of Clinical Immunology, 2015, 11(10): 1121-1130.

[8] MATCHAM F, NORTON S, SCOTT D L, et al. Symptoms of depression and anxiety predict treatment response and long-term physical health outcomes in rheumatoid arthritis: secondary analysis of

a randomized controlled trial [J]. Rheumatology,2016,55(2):268–278.

[9] MATCHAM F,DAVIES R,HOTOPF M,et al. The relationship between depression and biologic treatment response in rheumatoid arthritis: an analysis of the British Society for Rheumatology Biologics Register [J].Rheumatology,2018,57(5):835–843.

[10] QIU P L, LIU S Y, BRADSHAW M, et al. Multi - locus phylogeny and taxonomy of an unresolved, heterogeneous species complex within the genus Golovinomyces (Ascomycota, Erysiphales), including G. ambrosiae, G. circumfusus and G. spadiceus [J]. Rheumatology International, 2020, 20(1): 51.

[11] STEVENSON C N O. Hospital Anxiety and Depression Scale[J].Critical reviews in physical and rehabilitation medicine,2018,30(2):1–3.

第十六章 类风湿关节炎的康复治疗

类风湿关节炎是一种全球性的慢性疾病，影响0.5%～1%的成年人。早期症状表现为四肢小关节对称性肿痛，伴有主要关节功能障碍，且发作频率较高。类风湿关节炎患者会伴随各种严重并发症，如心血管疾病、肺部疾病等，这些并发症会严重影响患者的生活和能力。随着生物制剂的普及，类风湿关节炎的防治取得了显著的进展，但仍有相当一部分患者未能达到完全缓解，进而导致生活质量的下降。近年来的研究发现，康复治疗技术作为一项辅助治疗方法，可有效缓解类风湿关节炎患者的疼痛，减少炎症反应，增加肌力，恢复关节功能，进而提升患者的生活质量。类风湿关节炎患者的康复治疗方法包含运动疗法、物理因子防治、矫形器的使用以及自我健康管理干预等，在专业的医护队伍、患者及其家属的共同努力参与下，帮助患者获得最佳的康复效果。除了药物治疗外，还通过综合康复模式来持续改善患者的健康状况，并调整患者的护理方案，以提高医护服务的质量。

第一节 类风湿关节炎的物理因子治疗

物理因子治疗是一种利用各种介质，如冷、热、声、光、电等，来抑制炎症因子，从而达到治疗类风湿关节炎的目的。类风湿关节炎中，滑膜组织的炎症、增生和自身免疫反应三种病理、生理过程相互作用，共同推进病情演变，而细胞因子也在其中发挥着主要作用。类风湿关节炎患者血清、滑膜组织和滑液中存有各种细胞因子，以TNF-α、IL-1和IL-6为代表，它们在类风湿关节炎疾病进程中发挥着重要的作用，其靶点治疗也是类风湿关节炎治疗的关键。通过阻断IL-1和TNF-a，能够有效地阻止破骨细胞的分化和活化，从而降低骨侵蚀和软骨分解；此外，还能够缓解滑膜炎症，并减少毛细血管翳的生成，从而有效防止骨破坏。

不同的物理因子治疗存在不同的适应证。在急性炎症期，经皮神经电刺激、水疗、热敷（蜡疗）和红外线等温热治疗可能会加剧炎症反应，因此不建议使用此类治疗方式。而冰敷、低温冷冻、超短波（无热量）等非热效应治疗方法，能消除局部炎症，减少水肿，缓解关节疼痛。在慢性期，患者疾病平稳，炎症指数恢复正常，在排除禁忌证的情况下，可以采用经皮神经电刺激、高频电疗、紫外线、红外线、超声等方式，以消除局部肌肉痉挛，减少关节的僵硬，避免畸形，恢复功能，增加患者生活的独立性。

一、冷冻疗法

利用低于体温与周围空气温度，但高于0 ℃的低温治疗疾病的方法称为冷冻疗法。三种分子通路模式可以解释冰冻治疗对类风湿关节炎的影响：首先，冷冻疗法能够激发自主神经网络系统，活化交感神经网络系统，大量产生乙酰胆碱，作用于乙酰胆碱受体；产生去甲肾上腺素，相互作用于β2-肾上腺素受体；控制NF-κB通道，使TNF-α、IL-1β、IL-6等炎症因子水平减少；通过降低细胞间黏附分子的表达水平，以及减低髓过氧化物酶等氧化应激物的摄入，有效地减轻类风湿关节炎的症状，从而达到治疗类风湿关节炎的目的。冷冻治疗可以促进中枢神经网络系统，活化交感神经网络，产生去甲肾上腺素，使滑膜微血管紧缩，减低渗出，减低局部细胞新陈代谢，减缓神经系统传递，有效抑制炎症，缓解关节水肿。冷刺激可能会显著降低血管新生因子的表达，有效降低酶的活力，如前列腺素E2、MMP等，从而缓解关节炎症，减轻关节损伤。此外，低温还能激发下丘脑-垂体-肾上腺轴，活化交感神经网络，增强皮质醇和儿茶酚胺的产生，从而起到抗炎止痛的效果。冷冻疗法包括冷敷法、冰水浴法、喷射法、灌注法等。

（一）冷敷法

将毛巾浸入冰水中，拧出剩余水分，然后敷于患部，每2～3 min更换一次，持续15～20 min，以达到最佳的治疗效果。

（二）冰袋冷敷

将碎冰块放入橡胶囊中，或者使用化学冰袋，将其轻轻地敷于患处，并进行缓慢地摩擦，持续15～20 min，以达到冷敷的效果。

（三）冰块按摩

将冰块轻轻地放在患处，反复揉搓，每次持续5～7 min。

（四）冰水局部浸浴

将患者的手、肘或足浸入4～10 ℃的冰水中，先用冰块轻轻擦拭，然后再进行被动或主动活动，直至温度恢复正常，每30 min浸泡3～5次，最后逐渐延长浸泡时间，直至达到1 min。

（五）冷风吹

将液氮汽化后形成的冷气透过送风机吹向患部，连续数分钟至10 min，可以有效地改善肢体的血液循环，从而达到治愈的目的。

（六）冷气雾喷射

将含有易气化的冷冻剂的喷洒器，在距离体表2 cm处向患部喷洒5～20 s，然后间歇0.5～1 min，再反复此过程3～5 min，直至肤色变得苍白即可，此法仅限于肢体，不可使用于头面部。

（七）冷疗机

冷疗机拥有多种大小的冷疗头，可以根据患者的需求调节温度，在治疗时，将冷疗头慢慢转动，一次持续10～15 min，以达到最佳的治疗效果。

冷疗的适应证：常用于患者关节急性炎症期肿痛明显时。在冷疗过程中，应该小心控制温度和时间，以免发生强烈的冷痛或寒战，皮肤水肿苍白，从而导致冰伤、冰冻伤、水泡、渗出、皮下组织坏死等不良反应。此外，在进行冷疗时，应当特别注意防护冷疗区附近的健康肌肤，以免受到冷影响，如果发生瘙痒、潮红、水肿、荨麻疹等症状，则应立即停止治疗，不能使用于局部血液循环功能障碍、感知功能障碍等部位。如果患者发生心动过速、血压下降或虚脱等症状，应立即停止治疗并采取保暖措施。图16-1为自动脉冲冷敷的仪器。

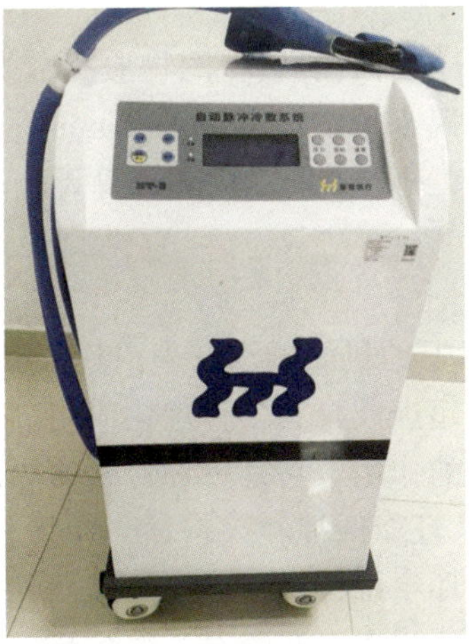

图16-1　自动脉冲冷敷仪

（资料来源：兰州大学第二医院康复医学科）

二、热疗法

热疗法是一种运用各类热源将热能传递至机体以防治疾患的方法。它可以使组织温度升高，促使毛细血管扩张，增强汗腺分泌物，加快新陈代谢，从而有效地缓解人体关节局部炎症反应，减轻关节囊粘连，提高患者关节活动度。热疗法包括石蜡疗法及温热袋敷疗法，适用于亚急性、慢性关节炎患者。

（一）石蜡疗法

石蜡疗法是一种通过加热熔化的石蜡来传递热能的方式。在治疗过程中，应确保治疗部位处于静止状态，以防止蜡膜或蜡饼破损，从而导致蜡液直接触及肌肤，引发烫伤。特别是在有瘢痕、感觉障碍或血液循环障碍的区域，应更加小心谨慎，蜡温度应保持较低，以免过热。部分患者在接受蜡疗治疗后，会产生皮肤瘙痒和丘疹等不适症状，当停止蜡疗治疗后，上述不适症状就会消失。图16-2为全自动智能蜡疗的仪器。

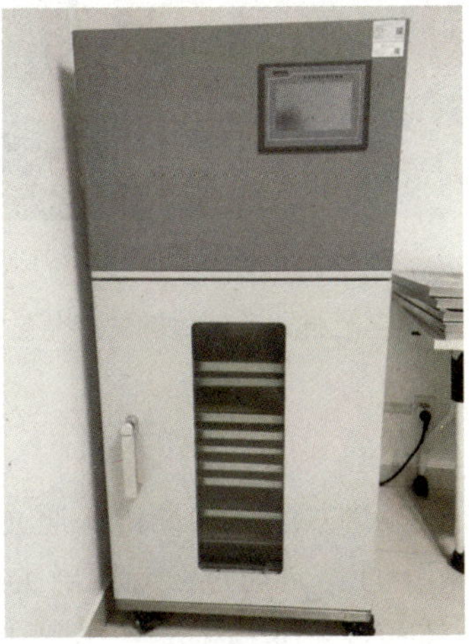

图16-2　全自动智能蜡疗仪

（资料来源：自兰州大学第二医院康复医学科）

（二）温热袋敷疗法

温热袋敷疗法通过传导方式将加热后热袋中的物质所散发出的热量及水蒸气作用于治疗部位。使用时将热袋悬挂于专用的恒温水箱中加热20～30 min备用。患者暴露治疗部位，铺数层干毛巾，再放上热袋，外盖毛毯保温，每次20～30 min，每天1～2次，10～15次为一个疗程。

三、超声治疗

超声治疗是一种利用20 kHz以上的机械振动波来治疗疾病的方法，可以有效改善关节功能，从而达到减轻关节炎症状的目的。超声波具有多种理化作用，包括空化、弥散、触变、聚合解聚以及对生物组织和蛋白质新陈代谢的作用。它是一种特殊的热传导方式，在骨骼和软组织之间的作用尤为显著。超声波治疗可以显著降低神经兴奋性，减缓神经传导速度，有效缓解疼痛和痉挛；同时，还能够增强组织血液循环系统，增强机体渗透性，明显改善组织营养，加快水肿消化吸收；此外，还能够增强结缔组织的弹力，使胶原纤维溶解，瘢痕组织变得更松软，从而松解粘连，缓解挛缩。早期使用低强度脉冲超声治疗患者，可以显著提高类风湿关节炎患者的软骨细胞外基质的合成，降低ERK 1/2和p38分子的表达，从而减轻关节骨损伤，延缓关节骨病变的发展，加快骨痂的形成和愈合。低强度脉冲超声，可以有效地将血流中的小分子物质释放到关节滑液中，从而促使关节滑液的渗出，改变关节骨的养分代谢状态。一般来说，超声波治疗的总持续时间不大于15 min，可以选择5～10 min，每天一次，或者隔天一次，疗程一般在15～20次之间。禁忌证为恶性肿瘤、急性炎症、出血倾向、孕妇腰腹部、小儿骨骺部。图16-3为超声波治疗仪。

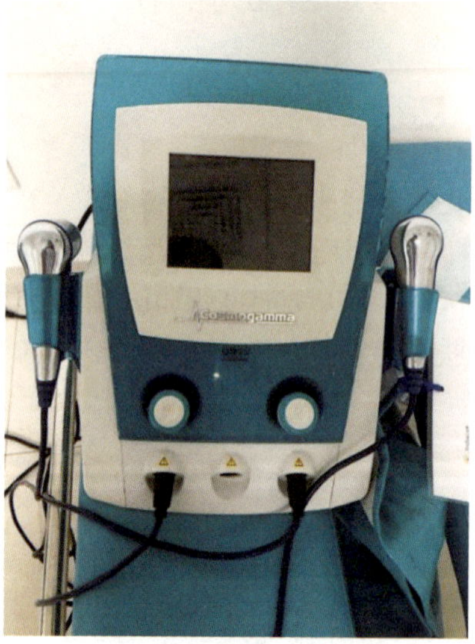

图16-3　超声波治疗仪

（资料来源：兰州大学第二医院康复医学科）

四、激光疗法

激光疗法是一种运用激光治疗疾病的方法，它具备普通光的基本物理特点，如高的对比度、良好的单色性、强的定向性和好的相干性等。通过激光照射类风湿关节炎患者局部，微量免疫抗原复合体被灭活，继而有效激活人体神经细胞-内分泌-免疫体系，进而调整机体免疫功能。此外，激光还能够调节外周血T细胞亚群，并且能够降低患者血$CD4^+/CD8^+$比率，因而改善患者的健康状况。激光能够改善神经纤维对Na^+、K^+离子的透过性，进而提高神经细胞末端活动电位，促进神经细胞周边内啡肽的生成，进而使人体甲硫氨酸啡肽成分的含量提高，起到镇痛的效果。激光照射到生物体上会导致可逆性损伤，引发一系列病理生理变化，进而调整机体功能，起到治疗疾病的目的，这种情况被称为低强度激光治疗。类风湿关节炎的治疗常选用低强度激光，包括He-Ne激光、半导体激光，输出功率一般小于50 MW。可采用区域性照射、斑点状照射。禁忌证包括恶性肿瘤、皮肤结核、活动性出血、心肺功能衰竭。治疗时应注意避免照射到眼部，以免造成不必要的损伤，不要直视激光束。图16-4为半导体激光治疗仪。

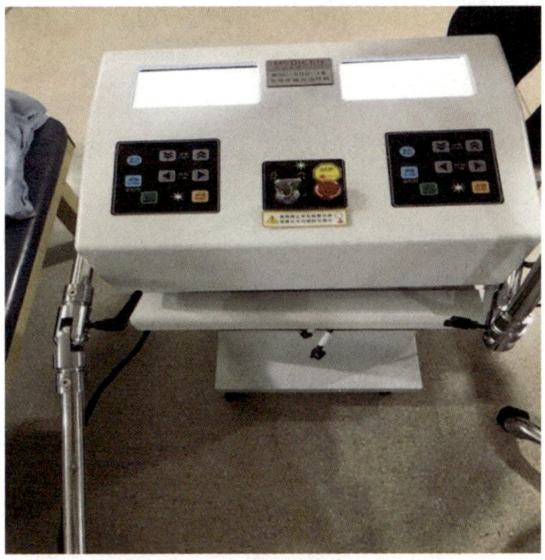

图16-4　半导体激光治疗仪器

（资料来源：兰州大学第二医院康复医学科）

五、红外线疗法

红外线疗法属于光疗法，可以分为远红外线疗法（波长在1.5～1000 um）和近红外线疗法（波长在760 nm～1.5 um）。红外线治疗可以采用热传导或血液流动的方式，使表浅组织产生温热效应，从而使深部组织体温上升，毛细血管扩张，血流加快，降低神经系统的兴奋性，促进水肿吸收，改善类风湿关节炎患者的疼痛，有助于早期控制类风湿关节炎症状，并促进关节肌肉功能的恢复。红外线治疗可以在亚急性期和缓慢期使用，一次持续10～15 min，每天1～2次。红外线治疗的禁忌证包括恶性肿瘤、高热、急性化脓性炎症、严重扭伤早期、活动性出血趋势、活动性结核、部分感觉或循环系统障碍者，以免发生不良反应。图16-5为红外线治疗仪。

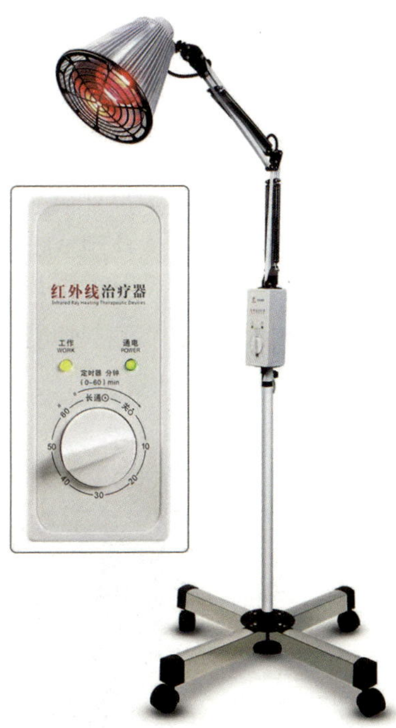

图16-5　红外线治疗仪

（资料来源：兰州大学第二医院康复医学科）

六、电疗法

电疗法是一种有效的治疗方法，通过将电能转换为不同的频率来激活肌腱和神经系统，进而达到减轻痛苦的目的。电疗法包括直流电疗法、低频电疗法、中频电疗法和高频电疗法等，它们可以通过减慢慢速无髓鞘神经系统纤维（C纤维）的传递来减缓关节剧痛。“疼痛闸门控制理论”可以通过迅速传递有髓神经纤维的电刺激，将其传递到背侧角水平，进而直接阻止脊柱和脊突水平的疼痛相关电位，从而有效地减缓关节剧痛。

（一）经皮神经电刺激作用（transcutaneous electrical nerve stimulation，TENS）

镇痛是其重要的作用。TENS可减轻类风湿关节炎患者VAS评分、肿胀关节的静息痛，增强肌力，对急性期、亚急性期及慢性期关节肌肉酸痛均有效。可采用100 Hz常规型电刺激方法，治疗时间每天30 min。禁忌证：置入心脏起搏器者，颈动脉窦处、孕妇下腹腰骶部、头颈部、体腔内等部位，认知障碍者。图16-6为经皮神经电刺激仪器。

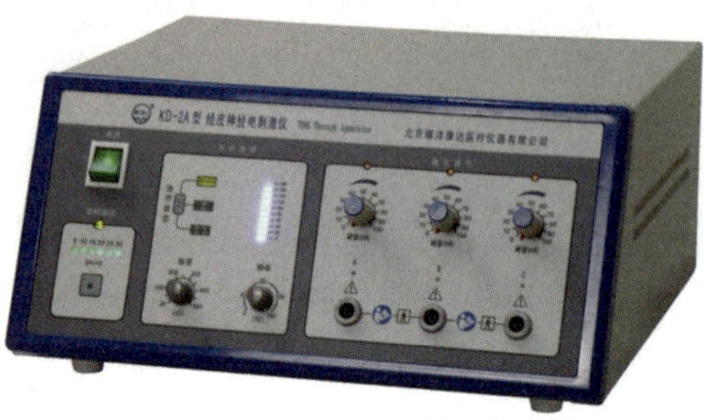

图16-6　经皮神经电刺激仪

（资料来源：兰州大学第二医院康复医学科）

（二）中频疗法

中频疗法可以有效促进局部血液循环，减轻疼痛，抗炎，特别适合于亚急性期和缓慢期的关节肿胀、酸痛及晨僵。可以使用100 Hz频段的全波交调波，每个疗法持续10～15 min，每天10～15 min，每天1次，10～15次即可完成1个治疗程序。禁用证：患有恶性肿瘤、急性炎症、大出血倾向、局部金属异物、心脏起搏器、妊娠妇女下腹腰骶部，或者对电疗法无法耐受的人群。图16-7为中频电疗机。

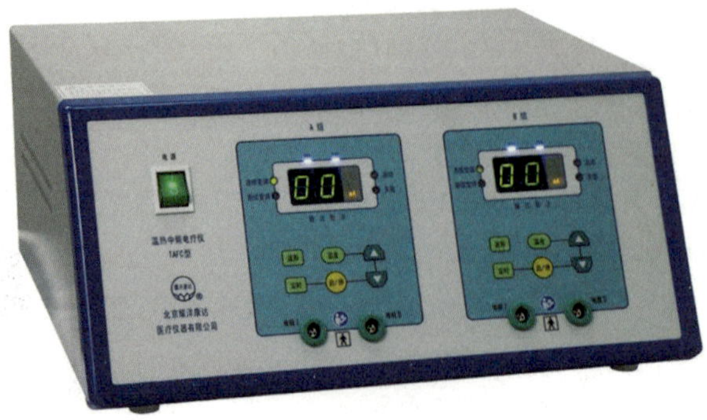

图16-7　中频电疗机

（资料来源：兰州大学第二医院康复医学科）

（三）微波疗法

微波疗法可以显著改善类风湿关节炎患者的临床症状及实验室指标，包括晨僵时间、关节肿胀指数、关节压痛指数、平均握力及其RF、ESR、CRP等水平，具有良好的抗炎作用。在急性期，可以采用20～40 W的低剂量微波疗法，而在亚急性期和缓慢期，则可以采用60～80 W的中间剂次温热量微波，一次治疗时间为10～20 min，每天1～2次。禁忌证应避免对恶性肿瘤、活动性结核、大出血倾向、局部金属异物、置有心脏起搏器者、心肺功能障碍、颅内压升高、青光眼、妊娠期等患者使用，尤其是眼、睾丸、小儿骨骼部位，应当特别注意，以免发生不良后果。图16-8为毫米波治疗仪。

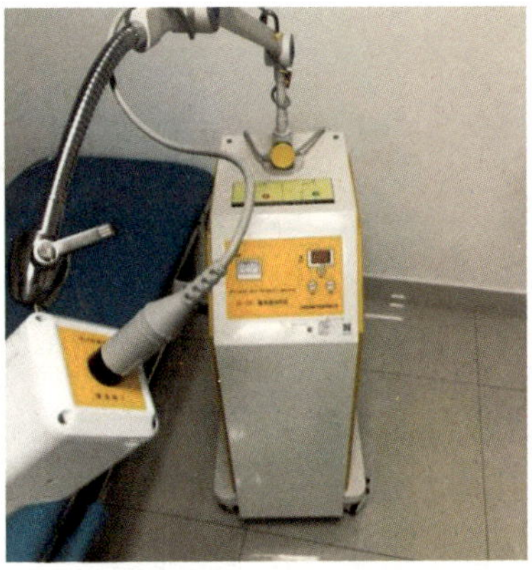

图16-8　毫米波治疗仪

（资料来源：兰州大学第二医院康复医学科）

（四）超短波疗法

超短波疗法是一种利用1～10 m波段、30～300 MHz频率的高频电场技术来防治病变的方式。它能够深入肌腱和骨骼，明显改善局部血液循环，缓解酸痛，消除炎症，促使组织再生修复，缓解痉挛等症状。可使用无热量或者温热量疗法，仅限于急性期。禁忌证与注意事项同微波治疗。图16-9为超短波治疗仪。

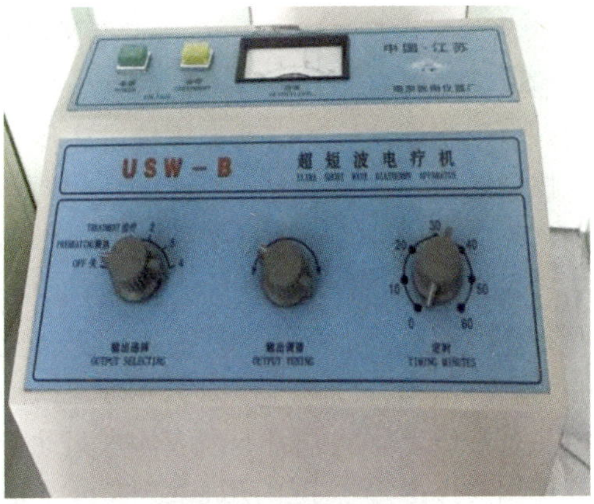

图16-9　超短波治疗仪

（资料来源：兰州大学第二医院康复医学科）

七、水疗法

水疗法能够通过浮力和温热作用来解除肌肉痉挛，明显改善肌肉关节的酸痛和功能，有助于解除关节疾病引起的运动障碍，从而减轻功能障碍，甚至使局部疾病关节得以恢复。通过水疗和药物，类风湿关节炎患者能够显著减轻疼痛、关节肿胀、改善功能和提高活动能力。禁忌证包括精神错乱、恐水症、传染病、肺部病毒感染、心脏功能不全、肺功能不全、肝肾功能不全、重度冠状动脉硬化、癫痫、恶性肿瘤、严重出血性疾患、妊娠、月经期、大小便失禁以及皮肤破损等。

第二节　类风湿关节炎的运动治疗

一、运动疗法的意义

运动疗法的意义包括：早期，积极地维持关节活动度，能够正确地维持关节功能和肌力，加强部分细胞新陈代谢，增进组织代谢，避免关节及组织粘连和关节挛缩，从而避免失用性肌萎缩；慢性期，通过松解挛缩的关节囊和韧带，扩大关节的运动区域，修补损伤关节，使之恢复功能，加强肌力和耐力，避免负重关节出现退行性变化；积极主动性的健康运动，能够正确地增强患者的体质，明显改善患者的生存质量，有利于患者的健康。通过运动，有助于增强骨骼的承重能力，减轻体重负担和骨骼收缩张力，有效预防骨质疏松，调整脊柱的排列及应力分布，增强骨的支持承载力，增强自主稳定性；晨起适当的肢体运动，有助于减缓夜间卧床静息、关节液黏稠度升高而引起的晨间关节僵化、皮肤疼痛感；日常活动锻炼，有助于提升患者的生活独立性，减少残疾的发生率。

二、康复运动的原则

对于类风湿关节炎患者，尤其是处于急性炎症期的患者，应该采取适当的措施，尽早进行运动疗法，以减轻炎症的反应。然而，大多数人认为，在严重期维持睡眠休息可以减轻炎症反应，但过分休息可能会造成肌腱收缩、关节强直和骨骼松动。因此，应该将锻炼和休息结合起来，依据患者的病情来确定运动参数。对于剧烈疼痛的患者，应该卧床休息，而病变关节则可以短期内使用夹板维持稳定，以减轻疼痛的影响。如果患者在急性期症状得到缓解，并且能够耐受，那么尽早进行有规律的局部肌肉训练可以有效地防止关节挛缩畸形，增加肢体积极性和耐受性。适当的早期运动对于患者的恢复是非常有利的。

控制疼痛是治疗类风湿关节炎的关键，在药物治疗的基础上，应该采取循序渐进的方式，让患者在可承受的痛苦限度内开始康复运动，以减轻疼痛，并确保运动后疼痛不会持续太久。尽管适当的运动可以提升器官功能和全身组织体能，但不当的体育运动可能会导致反效应，促进炎症发展和关节损伤。因此，康复计划应该逐步实施，从局部到全体，活动范围从小到大，从容易到困难，运动量要适度，定期评估患者的耐受能力和病情好转情况，逐步加大运动持续时间和强度。一次运动量的强度应该在次日酸痛不再加剧、疲劳感不明显或者只有轻微疲劳的情况下完成。

由于类风湿关节炎患者的人体关节畸形多样，且常合并其他病变，因此在开展康复运动时，应该依据患者的情况，采取不同的方案，以保证最佳的疗效。例如，对于症状较轻、经内科医生诊治能够基本恢复的患者，可采用普通体育锻炼；而对于病情迁延、炎症反应多次发生、有进行性关节功能障碍的患者，则需要采用康复运动方法，以保证最佳的康复效果。对于急性期疼痛剧烈、病情已到晚期、病损畸形已经形成的患者，应当在床上进行适当的局部练习，以缓解症状。

类风湿关节炎是一种消耗性疾病，其器官和脏器功能较低，对康复治疗的耐受性较差。此外，由于关节酸痛，患者参加恢复性运动疗法的兴趣也会受到限制。因此，在开展康复运动时，应全面考虑患者各个系统相关的并发症及潜在的不良反应制订个体化康复方案。由于患者情况或许会反复发作，病变或许会持续，预后难以预测，因此，康复治疗不能一成不变，而是需要定期开展康复评定，依据评定结果不断调整康复治疗方案。

三、不同分期类风湿关节炎患者的运动治疗

患者处在急性期时，应该采取休息、夹板定位和治疗的方法，同时要采取轻度的社会活动，以缓解受累关节的症状。休息时，应尽量保证关节处于功能性体位，床必须坚实，床中央不可向下塌陷；双脚蹬于床端横挡处，以防止足下垂及跟腱痉缩；仰卧时，可使用枕头来维持脊柱的正确姿势。必要时，可使用夹板或矫形器，以制动关节，稳固受累关节，防止和纠正关节挛缩畸形。类风湿关节炎 患者可以在早期、中期、晚期使用上述方法。腕手部畸形器可以有效地治疗类风湿关节炎典型的手部畸形，如拇指掌指关节扭曲、尺侧偏斜、天鹅颈及纽扣花样畸形，使其恢复正常功能位。此外，在类风湿关节炎足和踝关节病变中，腕手部矫形器还可以减轻疼痛，增加前足底压力，减少残疾和活动受限，而且毒副作用极小。

为了改善亚急性期患者的健康，建议患者尽量减少夹板固定和休息的时间，并逐步加大训练量。此外，应该引导患者开展肌腱等长收缩训练和积极主力训练，如ROM锻炼，并激励他们尽可能做好日常生活活动训练，以增强关节活动力量，从而改善患者的病情。

慢性期可以通过物理因子疗法，如热疗、水疗和电疗，来解除局部肌肉痉挛和酸痛，促进患者关节及组织的血流和淋巴循环，减缓组织的退行性变。当前阶段，患者最重要的是进行功能锻炼，尽量增大关节活动范围和肌力、韧性，以加强关节的安全性。

四、常用康复方法

（一）床上训练和局部制动

在急性期，患者应该尽量保持床上训练和局部制动功能，以便有效地恢复身体活力。因此，建议患者采用卧位、坐位或靠坐在床头的姿势，在不负重的状况下，自主或被动地活动四肢，如肘关节、膝关节等大关节锻炼的屈伸、指腕关节的伸直和屈曲等动作，以达到最佳的恢复效果。为了防止或延缓患肢肌肉萎缩，建议每周数次开展局部肌肉收缩运动交叉锻炼，尤其是当患侧关节炎症明显、酸痛强烈、需要充分制动控制休息时，还能借助健侧躯干的锻炼，引发患侧局部肌肉收缩，进而达到同样的锻炼激励效果。通过肌肉等长收缩训练，在病变关节的ROM之内，让肌肉发挥主动性和静力性训练，以达到绷紧肌腱的效果。主要有：膝关节伸直位时，做股四头肌的静力性收缩；肘关节伸直位时，做上臂肱三头肌的静力性收缩；大腿用力外展位时，做臀中肌的静力性收缩等。这种训练不会影响肌肉的长短和关节活动，因此被称为等长收缩。每次训练时，肌肉应保证连续紧缩5～10 s，每3～5次为1组，每周训练2～3组。坚持胸廓锻炼，增强腹肌力量，以支持循环锻炼。仰卧位下，身体放松，双手置于小腹或胸廓部，慢慢而有力地进行深呼气和吸气时，双手向上向下轻压小腹或胸廓。针对情况较好的患者，可以通过坐位训练来提高腹肌力量。此外，通过持续性紧缩腹肌也可以增强腹肌能力，建议每周数次锻炼。对于有炎症侵

犯和痛感强烈的关节，局部制动非常关键。通过使用护腕、护膝和夹板等工具，可以将关节置于最佳的功能位置，从而有效地保护关节。在白天，应该让手指充分活动，或者取下固定物，以便让受累的关节得到最大的支持力，使其保持在伸展位置；夜间，为了避免颈椎下段和胸椎上段的扭曲畸形，应该采用低枕头，以减少固定时间，同时可以帮助肌肉力量得到训练。应尽早采取夹板制动固定措施，以缓解关节肿痛，并在疼痛明确缓解时及时停用。急性炎症期休息时进行一定的床上训练，可有效减少人体关节负荷，缓解疼痛，控制炎症，防止关节损伤变性，防止肌肉萎缩，保存体能。早期制动休息可以有效地缓解受累人体关节的炎症水肿，减轻疼痛，并且可以防止关节挛缩畸形，从而有利于进行日常生活活动。在患者身体条件允许的情况下，训练应尽早开展，并且在人体关节允许活动范围内开展，以避免剧烈的疼痛。训练后的疼痛不应持续2 h，应该尽快恢复。卧床与下地、卧位训练与坐位训练应轮流进行，每天最少下床4～6次，每次30～60 min。重症患者应保证一定安静，卧位休息，轮流取仰卧及侧姿位，维持下肢伸直位和各关节功能位。每日应该维持俯卧位2～4次，每次持续15 min左右；运动量应该严格控制，从最小的运动量出发逐步增加，但不能过度，以确保次日不会感觉疲乏。

（二）关节活动范围训练

当患者炎症得到有效控制，疼痛得到缓解，内科检查病情稳定时，就可以开始进行系统性的关节活动训练。训练方法：在可活动的范围内，采用被动或主动的方式，对各个关节进行全面的运动，动作要轻柔、舒适、缓慢；通过拉伸、屈肘、抬肩、大力伸指、握拳、伸膝、伸髋、摇踝等活动，以及各关节环绕、扩胸收腹等锻炼，可以缓解关节屈曲挛缩；根据挛缩情况，也可以采取牵伸方法，主动、被动或助力使臂部向伸直位角度拉伸，同时还可以开展抡臂、肋木、划船、动力单车等体育锻炼，或者开展水中体疗。功能：通过牵拉松解挛缩的关节囊和关节韧带，有效预防关节畸变，维持关节范围，从而使关节功能得到恢复。要求：避开晨僵的时间，每天至少开展1～2次关节活动，每次运动3～4遍，尽可能运动到关节最大功能范围，以免引起疼痛或轻微疼痛。从准备活动开始，逐步扩大关节的活动范围，缓慢拉伸，避免暴力行为，以达到最佳的训练效果。运动量应该适度，过大的运动量可能会导致关节炎症。开始训练时，可以使用器械来帮助锻炼。心率应该控制在每分钟100～120次之间。

（三）增强肌力训练

根据文献报道，类风湿关节炎患者的肌力大幅下降，使得筋膜和肌腱对关节的缓冲能力大大降低，导致关节可能处在紊乱状态，进一步加重了关节的损坏。因此，增加肌肉力量对于维护关节稳定性和功能至关重要。训练方法：在床上肌力训练的基础上，通过等长收缩、有节奏地静力性收缩、舒张，以及等张收缩，将受累肌肉及受累关节周围肌肉有效地进行锻炼，以达到增加肌力的目的，同时又不会发生关节炎，也不会引起疼痛。如果患者处于仰卧位，一侧下肢伸直抬高约10°左右（超过此角度效果欠佳），并维持15～20 s后慢慢放下。逐步进行抗阻运动或徒手抗阻运动，在增加肌肉力量的基础上，或者在锻炼肢体上绑上重量，或者使用静止物品、自身体重和训练器械等，给肌肉增加摩擦力，进行举哑铃、拉弹簧、人力抗衡、蹲下起立、肋木推拉等锻炼。每次运动都应该遵循逐步增大阻力的原则。作用：提升肌肉力量和韧性，加强关节韧带的强度，稳固关节，保护关节。特点：以练习伸肌为重，强调逐步加大阻力，个体化练习，使患者能够逐步适应康复训练，避免病情反复。每天最少参加两次运动训练，可以同时进行关节活动训练。运动训练时应尽量避免剧烈疼痛，并且以感到轻度肌肉疲劳为宜。在开始运动训练之前，应该先做好充足的预备活动，然后逐步加大训练量，直到达到适宜的心率水平（每分钟100～120次）。

（四）日常活动训练

日常活动训练旨在帮助患者克服日常生活中的限制，鼓励他们尽可能多地完成各种活动，以提高自身的身体素质和技能。训练方法：通过日常生活中的活动，如进食、穿衣、梳洗、取物、翻身、起床、站立、步行、上下台阶等，来提高患者灵活性和协调性。此外，还可以利用镶嵌、编织、剪纸、绘画、捏橡皮泥、打字和书法等技能，来增强自身的能力。通过使用橡皮球、橡皮套和胶管式指尖锻炼器等工具，可以有效地提升患者指尖肌肉的力量。此外，还可以进行一系列简易的家务劳动，以帮助改善关节变形、关节不稳定和功能的情况。通过作业治疗，患者可以提高自理能力，并增强对疾病治愈的信心。日常生活活动训练和手工操作练习，可以有效地帮助患者改善功能障碍，使其能够适应新的环境，提升生活质量，从而更好地恢复健康。通过健康教育，可以让患者及其家属更好地理解类风湿关节炎的发生和发展及治疗方法，学会如何合理使用患肢，如何维护关节，以及如何应对类风湿关节炎造成的社会问题，同时让患者家属积极参与病情管理工作和诊治，最后通过改善患者的心理、生活及工作方式等，来提高他们的生活和能力。为了帮助患者适应病后的状况，可以采用夹板等辅助工具装置来防护关节，控制锻炼，减轻疼痛，尤其是对于急性期的患者，这些装置可以起到很好的辅助治疗作用。选择适当的辅助工具可以帮助类风湿关节炎患者适应病情，并能够帮助他们进行日常活动，减轻他们的痛苦。作用：通过日常生活能力的训练，可以让患者重新融入社会，掌握洗脸、穿衣、倒水、梳头、起床、弯腰捡食物、躺下以及行走等技能，从而提升手指关节能力，加强指尖肌力，提升指尖运动的灵活性、协调能力，从而进一步提高患者的生活自理能力和质量，促进健康。要求：患者应受到一定的健康教育，包括科学的日常生活，保持良好的心理，注意对受损关节的保护，协调休息和运动治疗的关系，以及如何处理常见症状，并评估锻炼效果。应该尽量减少患者日常生活和工作的负担，防止过度劳累，减少体能消耗，在休息时要常常改变体位，并进行适当的拉伸活动。

（五）手功能训练

类风湿关节炎患者的腕关节和近端掌指关节是最容易受到损伤的部位，这些小关节的损伤可能会引起骨间肌收缩，从而使患者的手部骨骼能力大幅度减弱；此外，由于手关节还可能出现关节畸变，如向尺侧移位、出现天鹅颈等，严重的情况下可能会影响患者的日常工作和生活。适当的手部活动训练对于类风湿关节炎患者来说是非常有益的，应该作为常规治疗方法。通过手部强化训练，可以提高握力和关节功能，减少患者晨僵的时间，缓解关节疼痛，并有助于预防关节畸变。尽管部分类风湿关节炎患者的手关节可能已经变形，但我们仍然不应该忽视它。手部功能性训练包含抓住胶网、用胶粒插图形、练健身环、练健身球和泥塑等方法。通过手部强化伸展锻炼（strengthening and stretching for rheumatoid arthritis of the hand，SARAH）能够改善类风湿关节炎患者手功能，包括使用手功能评定测量、握力和捏力等测试工具。SARAH能够为药物依赖的类风湿关节炎患者提供个性化、循序渐进性的康复治疗计划，不仅能够高效提升患者的手功能，还能够大大降低医疗成本费用。具体而言，应该采用手掌关节运动屈曲、肌腱滑动运动、指尖径向移动、指尖外展、腕关节翻转运动等自行牵伸和关节运动放松的方式，每天反复5次，每步维持5 s，随着时间的推移，应该逐渐增加到10次及持续10 s，以达到最佳的治疗效果。还可以使用弹力绷带进行抗阻运动，包括背伸、掌屈、手指屈曲、握力和捏力练习，每天反复10次，以提高肌肉力量。

（六）肩肘关节训练

虽然肩肘关节受累在类风湿关节炎中较手关节少，但仍不容忽视，若累及肩肘关节出现活动受限将对患者日常生活产生巨大影响。为了提高肩肘关节功能，建议患者每周进行10次肩肘关节功能训练，包括：双手往前平伸5～10 s，双手往前伸直、维持与地板垂直于5～10 s；全身松弛，使双手、双臂及肩部维持在一个垂直曲线上5～10 s；双手往前慢慢靠拢，恢复往前伸直水平，每天反复2次；每天最多伸直和屈曲双肘关节3～5 min，每天两次。

（七）髋膝关节训练

步行是患者日常生活中的重要部分，同时髋膝关节的稳定性在步行过程中起到至关重要的作用。可间断给予患者膝关节屈曲、伸展训练，髋关节屈曲、伸展、内旋、外旋、内收、外展等各个方向的关节活动度训练，增强肌肉力量及耐力，增强下肢负重功能。

第三节　类风湿关节炎的中医康复治疗

中国传统医学历史悠久，源远流长，至今仍是我国防治疾病及维护健康的重要手段。类风湿关节炎属“痹症”范围，其病机是外邪阻滞经脉，因此，采用中医药思路开展辨证治疗及养护，并给予患者有效的健康引导，可以有效加速患者关节机能的修复进程。

一、针灸

针灸是针刺法和灸法的合称。针刺疗法能够明显改变类风湿关节炎患者的症状，且有助于调控免疫系统，促进血液流变学和微循环，调整皮质醇释放，止痛等，这些功效机理能够有效减轻类风湿关节炎患者的痛苦，改善生理功能，提高生活质量。艾灸疗法对类风湿关节炎的治疗效果显著，能够有效纠正类风湿关节炎滑膜细胞因炎症损伤而导致的结构和功能紊乱，并借助调控细胞因子、信号通路、镇痛、滑膜细胞、免疫等多种机制，发挥出良好的治疗效果。目前，针灸技术研究仍然相对较少，缺乏有关针灸手法量、电针频率、波形等的具体标准。芒针体长刺深，能够到达病变部位，深刺能够调动经脉深部气血，促进微循环，有效止痛抗炎，促进组织复原，调节生理学机能。小针刀治疗能够有效切割松解，减轻压力，减轻肌肉紧张挛缩，恢复力学动静态平衡，促进局部血液循环，改善无菌性炎症，尤其是对于类风湿关节炎患者的关节和肌肉挛缩，效果更佳。

二、推拿疗法

推拿疗法也称之为按摩，是我国传统医学中一种重要的治疗方式，通过特定的技巧和规范的动作，施加于身体的特殊部位，以达到防治疾患、健康强身的目的。其手法归纳起来可分为推揉、摩擦、拿按、叩击、振动以及摇动六大类。推拿治疗可以有效地改善血液循环，减轻肿胀和疼痛，舒缓肌肉紧张，缓解痉挛，松弛粘连，缓解狭窄，疏导经脉，调节气血等。但是，在使用推拿治疗时，医生必须严格遵守适应证和禁忌证，特别是针对急性传染病、皮肤病、恶性肿瘤、骨关节结核、孕妇、老年人骨质疏松及脊柱滑脱者，应当谨慎使用或禁用。

三、中医传统功法

中医传统功法是一种综合性的身心锻炼方法，可以帮助类风湿关节炎患者改善消极的心理环境，缓解疲劳、焦虑和抑郁，提高生活质量。这些功法包括站桩功、八段锦、五禽戏、太极功等，可以有效地调节身体、呼吸和心理状态，从而达到改善类风湿关节炎患者心理健康的目的。

（达明莲）

参考文献

[1] SHAMMOND A, PRIOR Y. The effectiveness of home hand exercise programmes in rheumatoid arthritis: a systematic review[J].British Medical Bulletin, 2016, 119(1): 49-62.

[2] 黄晓琳,燕铁斌.康复医学[M].北京:人民卫生出版社,2020.

[3] 郭凤红,范鹏,张逊,等.蜡疗临床应用新进展[J].中华全科医学,2018,16(3):465-469.

[4] 褚华清,郑晖.经皮神经电刺激在疼痛诊疗中的应用及研究进展[J].中国疼痛医学杂志,2021,27(9):693-697.

[5] KARAGULLE M, KARDES S, KARAGULLE M Z. Real - life effectiveness of spa therapy in rheumatic and musculoskeletal diseases: a retrospective study of 819 patients[J]. International Journal of Biometeorology, 2017, 61(11): 1945-1956.

[6] SANTOS I, CANTISTA P, VASCONCELOS C. Balneotherapy in rheumatoid arthritis - a systematic review[J]. International Journal of Biometeorology, 2016, 60(8): 1287-1301.

[7] SWARDH E, BRODIN N. Effects of aerobic and muscle strengthening exercise in adults with rheumatoid arthritis: a narrative review summarising a chapter in physical activity in the prevention and treatment of disease [J]. British Journal of Sports Medicine, 2016, 50(6): 362-367.

[8] WILLIAMSON E, MCCONKEY C, HEINE P, et a1. Hand exercises for patients with rheumatoid arthritis: an extended follow - up of the SARAH randomized controlled trial[J]. BMJ Open, 2017, 7(4): e013121.

[9] 刘婧依,刘岐焕. 应用甲氨蝶呤与来氟米特联合手指操缓解活动性类风湿关节炎患者晨僵症状的效果[J]. 中国医药导报,2017,14(32):108-111.

[10] LAMB S E, WILLIAMSON E M, HEINE P J, et al. Exercises to improve function of the rheumatoid hand (SARAH): a randomised controlled trial [J]. Lancet, 2015, 385(9966): 421-429.

[11] 谢志功,武平,熊燕,等.针灸治疗类风湿关节炎的机制及应用效果[J].世界最新医学信息文摘,2018,18(45):82-83,86.

第十七章
类风湿关节炎的健康管理

类风湿关节炎是一种以关节疼痛、肿胀、功能受限为特征的自身免疫性疾病。因其具有疗程长、预后差、经济负担沉重等特征，显著增加了患者的消极情绪，导致患者的病情恶化。研究表明，在类风湿关节炎治疗中应用慢性疾病健康管理可以有效地抑制疾病的发展，预防严重的并发症的发生，降低患者的精神压力和负担，提高类风湿关节炎患者的生活品质，降低医疗成本，减轻国家和社会的经济负担。

第一节 类风湿关节炎的健康管理模式

一、慢病管理的概念

慢性病管理（chronic disease management，CDM）是由慢性病专业医师、护士、药师、康复医师、精神科医师、营养师等组成的一支医疗团队，为慢病患者提供全面、连续、主动的管理，以达到促进健康发展、延缓疾病进程、降低伤残率，并降低医药费用的一种科学管理方式。它是一种从患者住院、出院、社区生活，贯穿医院内外的持续引导，从而形成的一种无障碍的连续护理模式。医生在与患者进行长时间的沟通后，患者对疾病的基本知识、药物治疗、病情监控等都有了更多的认识，主观能动性也会随之提升，对疾病的治疗也会更加主动。患者可以积极主动参加自己的病情管理，在离开医院后，会遵守医生的诊疗随访建议，保持良好的行为习惯，按时回院复诊，并对自己的治疗计划进行科学合理的调整。慢病管理模式不仅可以增加患者对病情和治疗效果的认识，而且提升患者的生存质量。同时，患者在慢病管理模式下能够积极调整不良的饮食习惯、合理用药和适量运动，有效地控制自己的临床症状，改善各项实验室检查指标，从而提高自己的生存品质。此外，慢病管理模式中，还应注意心理因素对患者的身体状况产生的负面作用，积极给予心理辅导、精神支持和自信激励，使患者树立起良好的心理恢复信念，并能有效地培养患者的自控能力，从而改善患者的生活质量。

因此，慢性疾病的管理模型可以有效地促进患者对病情的认识和对自身能力的认识，从而改善病情，并能有效地改善患者的生存状况。

二、慢病管理的模式及条件

慢性病管理模式主要有慢病照护模式（chronic care mode，CCM）、慢病自我管理模式（chronic disease self management，CDSM）、延续性护理模式（transitional care mode，TCM）和英

国慢病管理系统模式。在此模式下，医师、药师、护士共同参与制订慢性病管理方案，以更好地解决患者的不同需要和实现自身的管理功能。在类风湿关节炎慢性疾病管理方面，国外的经验表明，该管理方法对类风湿关节炎病情的控制、指导患者认识并自我管理病情、自我评估等方面均有较大的优越性。

类风湿关节炎的慢病管理模式由专家完成对门诊和入院患者的处理，并根据患者的总体情况做出相应的评价和后续的随访。经过专业的诊断，康复治疗可以根据患者的具体症状进行。康复治疗专家具备以下条件：具有从事临床工作2年以上的风湿免疫专业医生；具有康复资格的康复科医生。护理人员主要承担患者病情评估，一对一健康教育，培训和督导，电话回访。护理人员应具备以下条件：具有从事临床工作五年或具有五年的风湿免疫专业训练经验；具有大学本科或以上学位；有较强的心理交流和应对问题的能力。

《类风湿关节炎患者的慢病管理专家共识（2014版）》提出，一旦确诊为类风湿关节炎，即在进行治疗的过程中，要进行慢性疾病的控制。及早地处理对于提高类风湿关节炎患者的预后非常重要。患者一经诊断，要及时进行疾病治疗、用药、生活和康复等方面的教育。医生为患者提供全面、个性化的疾病治疗，同时还应加强多个专业的协作，如骨科、风湿免疫科、精神科、心理咨询科、营养科等。类风湿关节炎的发病时间较长，费用较高，对患者的躯体症状、心理健康等都有很大的负面作用，所以必须进行多学科的综合救治。

类风湿关节炎的治疗目的在于通过医务工作者的积极配合和引导，来维持患者的骨骼和关节功能，降低肢体的变形，减轻痛苦，从而改善患者的生存品质。患者的自我护理可以促使类风湿关节炎患者选择积极的生活方式，配合药物治疗、适当的体育锻炼和康复锻炼、心理调适，以减缓关节损伤、维持躯体功能、预防劳动力流失、减轻疼痛等。

类风湿关节炎慢病管理的内容应包括自我管理教育、症状管理、药物管理、并发症管理、心理支持、社会及职业支持、康复锻炼，总体来说，就是骨关节健康管理、正常免疫稳态的维持与监测、实验室及影像学的监测、整体预后的评估、疼痛管理、病患健康教育和随访。

类风湿关节炎的核心工作之一是建立一个慢病科管理小组，该小组人员须有五年或五年以上类风湿关节炎治疗（护理）工作经历、主管（护师）、沟通有技巧、高度责任感、专业执行扎实；二是明确工作职责，由小组中医生对类风湿关节炎患者进行诊治和随访，护理人员要对患者进行自我管理教育、评估、培训和监督，并协助患者在离开医院之前，为患者提供一般资料、相关检查及联络资料，以方便后续管理；三是对慢性病的治疗进行评价，并依据患者的文化程度和接受程度，采取适当的护理措施。对不能一次掌握相关内容的患者，则需护理人员及其家人协助；可以一次掌握相关知识的患者可尝试实施自我病情管理。患者离开医院后，由门诊、讲座和同伴支援等方式进行后续的追踪随访（由医师、护士、患者共同参与，并在复诊时，评估患者的认知程度、管理状况，并提供有针对性的干预）。

第二节　类风湿关节炎健康管理内容

一、骨关节健康管理

类风湿关节炎是一种以关节晨僵、肿胀、疼痛、功能失调为特征的慢性炎症，如果不及时处理，会造成关节的变形和功能的减退。目前已有的一些文献显示，对 类风湿关节炎患者进行适当的运动训练，配合适当的药物，可以提高关节的运动能力，并防止严重并发症的发生。《类风湿关节炎患者的慢病管理专家共识（2014版）》指出，合理的体育锻炼可以改善患者的肌肉力量，保持关节机能，并可以减缓疾病的发展。所以，在慢性疾病的治疗中，骨骼的健康管理是一个非常关键的环节。

但有资料表明，我国类风湿关节炎患者中有70.29%从来没有进行过功能锻炼，92%的患者没有得到过专业的训练，而且对于患者每个阶段的运动方式也有很大的差别。因此，类风湿关节炎患者可采用以下方式方法进行骨骼和关节锻炼。

（一）病患方面

前文有讲到，罹患类风湿关节炎的患者，严重者可导致关节强直及畸形，严重影响生活质量，在规范治疗的同时，如何在日常生活中保护关节、改善手的灵活性，以及怎样安排锻炼呢？笔者将从以下几个方面一一讲到。

1. 类风湿关节炎患者日常生活中该如何保护关节？

尽量利用较大的和有力量的关节。比如：举重时，用胳膊和肘部代替用手指；单用指头支持时，要用掌心支持；旋紧时，不可仅用指头旋紧，要用手掌按压。在关节炎的急性期，关节会比较不稳定，也比较脆弱，在发力的过程中，关节很有可能会发生扭曲。

劳逸结合。如：不能久站，应在合适的时机坐下，稍作休息；要时常变换坐姿，变换脚姿，伸展腿脚，或者起身活动活动；应尽量减少长期弯曲的手指的活动，如写字、编织、打字、修理等，应经常停下或伸展手指；在运动过程中如果感觉到关节有酸痛，应该马上停止运动，并查看运动方式有无错误。

保持良好的姿势，避免使关节长期处于变形位置。如果坐着，膝盖不能过度弯曲，应该把脚伸直。家居用品摆放要科学、合理。轻而不经常使用的东西要放到较高的位置，经常使用的东西可以触到，而较大的和不经常使用的东西则放置于橱柜的底部。

关节保护。平时要做好身体的保护，避免和湿、凉的东西打交道。在日常生活中，如穿脱衣、吃饭、个人卫生等方面要注意正确地使用关节，睡觉之前17 min和早上开始喝热水等。

功能锻炼。按照患者病情的不同阶段制订一套完整的运动方案。比如：在长期阶段，正确的关节应用，预防和矫正关节畸形，引导患者正确的坐、卧、睡姿势，多做锻炼，尽量不要造成关节的酸痛。不要长期保持相同的体位。同时教会患者进行关节恢复训练。因为老年类风湿关节炎患者有很多受累关节，所以他们的功能训练不能勉强。在急性期，患者需要在病床上躺着，护士或家人要帮助他们进行肢体的活动，以确保他们的关节在正常位置。在缓解后，可以进行逐步的运动，比如床上运动、步行、抗阻力运动等，逐步加大运动的强度，使运动的形式从消极变为积极，以达到患者所能承受的程度，从而改善其血流，预防关节的畸形，使其恢复正常的功能。

2. 类风湿关节炎患者如何改善手的灵活性？

关节炎会对手指的灵活性造成一定的伤害，不过，及早进行预防可以提高手部的灵活性。进行一些温和的、积极的锻炼能够提高你的关节的柔韧性，需要用双手时，不要用单手去抓。可以通过温水澡和热敷来减轻痛苦，加快血液流通，让身体得到舒展。用夹板治疗可以将患者的关节置于适当的部位，以减轻疼痛和减轻炎症。另外，当你做某些运动时，夹板能增强你的关节的稳定性。不要做那些你无法掌控的事情。当关节痛时，要马上停止运动以保持身体的平衡。

3. 类风湿关节炎患者如何安排运动锻炼？

功能训练可以减轻类风湿关节炎患者关节的痛楚，缩短其活动期，减轻患者的症状，改善关节功能，提高患者生存质量，是一种有效的治疗方法。多个实验表明，手功能训练不但可以缩短晨僵时间、减轻疼痛、改善双手功能、延缓双手畸形等，还可以延缓肢体的收缩，保持患者双手的力量，使患者的功能得到有效的改善。

类风湿关节炎患者在急性期是不能运动的，因为运动会破坏关节滑膜，导致关节的炎症加剧。在炎症得到有效的缓解后，要做好功能锻炼，可以根据患者的活动情况逐步提高四肢的活动能力。功能性运动时，要注意避免过度劳累，以保证关节机能，预防进一步挛缩、僵硬和肌萎缩。

晨间锻炼和步行不但能提高类风湿关节炎患者的体质，促进其康复，还能促进关节的正常运动，降低关节的僵硬和变形，降低患者的伤残率。还有骑自行车、跳舞、做健美操、打太极拳、练太极剑等。患者可以根据自己的病情、身体状况和个人喜好，进行1～2项适当的体育活动，同时要经常进行体育活动。较轻微的患者可以做一些比较复杂、活动量比较大的活动，如太极拳、太极剑、老年迪斯科、广场舞等；病情较重、行动不便的患者，可以选择简单、运动量少的活动，如散步、慢跑等。

在此基础上，国内外已有大量有关类风湿关节炎患者在水里运动的相关文献，文献指出在水中运动对于类风湿关节炎患者的关节恢复有明显的好处。类风湿关节炎患者在32 ℃～45 ℃水中进行功能性训练可以使他们的身体状况和关节状况得到明显的改善。另外，Siqueira等通过陆地、水中和常规性团体进行比较，发现水中运动对于类风湿关节炎患者的病情有更好的疗效，如无关节疼痛、关节肿胀、恶化等不良反应，但在水中进行的游泳训练则无显著效果，如伸展、屈肌等。目前，我国对水中运动的相关文献还很缺乏，如果要将其推广到实际的话，还需对水的温度、运动方案、运动频率和运动强度等进行深入的讨论。

（二）医护方面

每次复诊及随访，医护人员需要对患者进行科学的骨关节健康评估。根据骨关节的健康评估情况，给予患者相应的骨关节健康管理方面的意见及制订相应的治疗方案。来自不同国家的学者先后推出了源于患者的28个关节疾病活动度评分（patient-reported disease activity score in 28 joints，Pt-DAS28）、类风湿关节炎活动度指数（rheumatoid arthritis disease activity index，RADAI）、类风湿关节炎疾病影响指数（rheumatoid arthritis impact of disease，RAID）等评分量表。值得提出的是，目前使用最多的是带有中国特色的RA-PRO量表——中国RA患者报告的疾病活动度指数（CPRI-RA），此量表精简为11项（表17-1），信度、效度和反应度均良好。与基于红细胞沉降率计算的28个关节疾病活动度评分（DAS28-ESR）相比，相关度高、连贯性高；与DAS28相比，它能更好地反映出更多的疾病的信息和内容，进而在病情评估方面可能反映出更多“隐藏”的疗效；同时，从患者报告的角度反映疾病评估的信息，在病情监测及随访中具有一定应用价值和优势。该类风湿关节炎评估工具为类风湿关节炎临床疗效评价、疾病监测、药物临床试验以及类风湿关节炎的慢性疾病控制提供一种有效的计量手段，并能客观、量化地评价类风湿关节炎疗效，以促进类风湿关节炎疗效的评价。

表17-1　中国类风湿关节炎患者报告的疾病活动度指数量表及专家推荐强度

条目	推荐强度 （0～10分）
（1）您目前的关节疼痛程度如何？ □完全没有□疼痛较轻□疼痛较重，可以忍受 □疼痛很重，难以忍受	9.94

续表17-1

条目	推荐强度（0～10分）
(2) 您感觉关节肿胀程度如何？ □无□很轻□较重□极重	9.72
(3) 您感觉晨起关节僵硬持续多少时间(活动多长时间关节僵硬可以缓解)？ □无□≤1 h□>1 h且≤2 h□>2 h	9.61
(4) 与其他关节相比，您的疼痛关节触摸是否发热？ □不热□触摸有热感，但不觉发热□触摸热，且自觉发热 □触摸热，且关节局部红热	8.67
(5) 您上肢关节活动(端碗、提物、梳头等)有困难吗？ □无困难□有困难□很困难□完全不能	8.78
(6) 您的下肢关节活动(蹲起、上下楼梯、平地行走)是否有困难？ □无困难□有困难□很困难□完全不能	8.60
(7) 在日常生活、工作中，您疲劳吗？ □无疲劳□有疲劳□很疲劳□非常疲劳，不能干任何事	8.26
(8)您是否感觉肌肉酸痛？ □无□偶尔□经常□几乎总是	8.01
(9) 您感觉胃口如何？ □很好□有点差□很差□一点胃口都没有	7.96
(10) 您近期是否感到烦躁不安或情绪低落？ □几乎没有□偶尔□常常□几乎总是	7.96
(11) 您日常生活或工作、学习是否有困难？ □无困难□有困难□很困难□完全不能	8.57

注：各条目从无症状至症状加重四个等级分别计0、1、2、3分，总分计算公式=1.43×条目1+0.93×条目2+0.40×条目3+1.09×条目4+0.11×条目5+0.18×条目6+0.24×条目7+0.04×条目8+1.17×条目9+0.19×条目10+0.02×条目11。

除此之外，也可以通过影像学方法对类风湿关节炎患者进行骨关节健康的监测，其中最为简单的是X线检查，可以判断评估患者的骨质变化，再就是超声检查，尤其是肌肉骨骼超声对骨侵蚀更为敏感，可以作为监测骨关节健康的重要随访指标。其次，MRI检查因对滑膜炎、骨髓水肿有很高的检出率，因此也作为医护人员常用的监测骨关节健康的指标，在影像学监测这一章里我们将会详细讲到。

二、正常免疫稳态的监测和维持

前面在机制研究中有说到，免疫紊乱被认为是类风湿关节炎主要的发病机制，是以活化$CD4^+T$细胞和MHC-Ⅱ型阳性的抗原递呈细胞浸润滑膜关节为特点，滑膜关节组织的某些特殊成分或体内产生的内源性物质也可能作为自身抗原被APC呈递活化$CD4^+T$细胞，启动特异性免疫应答，导致相应的关节炎症状。总之，类风湿关节炎是遗传易感因素、环境因素及免疫系统失调等各种因素综合作用的结果。

如前所述，机体在达到类风湿关节炎的疾病诊断标准之前，体内疾病发展已经开始，且与多种因素如遗传因素、环境因素、系统免疫紊乱等相关，监测类风湿因子及一些相关的抗体分子、免疫球蛋白、补体等对疾病进展的认识和预后的判断及治疗起到极为重要的作用。

（一）类风湿因子

类风湿因子可分为IgM、IgG、IgA型类风湿因子。常规临床工作中主要检测IgM型的类风湿因子，约70%的患者血清可以检测到，其滴度一般与类风湿关节炎的活动性和严重性呈比例，近年的研究表明，类风湿因子是类风湿关节炎的损伤程度及病情预后判断强有力的检测指标，其他自身抗体尚无法替代类风湿因子在类风湿关节炎检查和判断中的地位。因此，类风湿因子的检测，可以评价病情的变化，判定病情的轻重，为以后的处理提供依据。

（二）抗瓜氨酸化蛋白抗体

类风湿因子作为诊断类风湿关节炎的主要血清学标记物，但其缺乏特异性，限制了类风湿因子在类风湿关节炎检测中的主导地位，现在研究普遍认为抗瓜氨酸化蛋白抗体系统对于早期诊断类风湿关节炎有极大的研究价值，该系统分子主要有抗核周因子抗体、抗角蛋白抗体、抗聚角蛋白微丝蛋白抗体和环瓜氨酸肽抗体，由于它们的表位都含有瓜氨酸，故这些称之为瓜氨酸相关自身免疫系统，该系统可能在类风湿关节炎的发病及发展中起作用，其中，部分抗体分子与疾病的活动度、预后、疗效等密切相关。因此，监测这些抗体分子在疾病的健康管理中意义极大。

1.环瓜氨酸肽抗体

因抗瓜氨酸化蛋白抗体的靶抗原为细胞基质的聚角蛋白微丝蛋白，而环瓜氨酸是该抗原中主要的成分，因此抗环瓜氨酸肽抗体在此抗体谱中对类风湿关节炎的诊断敏感性和特异性高，已在临床中普遍应用。抗环瓜氨酸肽抗体产生越多及其与类风湿关节炎密切相关的共同表位越多，说明关节损害就越严重。有研究分析，抗环瓜氨酸肽抗体及抗角蛋白抗体均与关节侵蚀性病变有关，原因可能是富含瓜氨酸残基的多肽或蛋白均可被 类风湿关节炎患者血清中的自身抗体识别，进而引起关节损伤。另有研究表明，抗环瓜氨酸肽抗体可以促进单核细胞中某些细胞因子的过表达，这类细胞因子主要具有促血栓、炎性和促氧化的作用。抗环瓜氨酸肽抗体也能使中性粒细胞过氧化状态产生，因此，与环瓜氨酸肽抗体阴性患者相比，发生炎症反应的类风湿关节炎患者以及环瓜氨酸肽抗体阳性的类风湿关节炎患者中，后者的关节损伤更加严重。对于抗角蛋白抗体、抗环瓜氨酸肽抗体阳性患者可尽早进行干预、阻断疾病的进展，有效地减少骨侵蚀和关节破坏。

2.抗角蛋白抗体

该抗体属于IgG型，它不仅可以作为类风湿因子的补充，与其他抗体联合检测，以提高对类风湿因子阴性的类风湿关节炎患者的早期诊断，有利于类风湿关节炎与其他炎性关节炎如银屑病关节炎、反应性关节炎和退行性关节炎的鉴别，而且该抗体与类风湿关节炎的病情严重程度和疾病的活动度相关，它的出现往往提示预后不良，因此，监测该项指标可以作为判定病情及预后的重要指标，在随访中发挥着重要的作用。

3.抗聚角蛋白微丝蛋白抗体

聚角蛋白微丝蛋白是一种酸/中性蛋白，主要存在于人表皮细胞胞质中，其特性易溶于水，在1993年有学者在类风湿关节炎患者中检测出抗聚角蛋白微丝蛋白抗体，作为针对类风湿关节炎的特异性比较高的抗体，它可作为类风湿关节炎早期诊断的指标，同时，该抗体的检测有助于对炎性关节炎进行区分，判断其转归情况，有利于早期诊断进而早预防早治疗，改善预后。因此，该项指标也可用于免疫稳态的监测。

（三）抗Sa抗体

抗Sa抗体主要是IgG型抗体。Sa抗原大量存在于胎盘、脾脏和类风湿关节炎患者的滑膜组织中，同样抗Sa抗体对类风湿关节炎的早期诊断也具有很好的特异性。无论类风湿因子阳性和阴性的类风湿关节炎患者，抗Sa抗体都可阳性，因此可成为类风湿关节炎诊断的补充，特别是类风湿因子阴性的患者，可通过此抗体的检测做进一步的鉴定，使抗Sa抗体成为类风湿关节炎检测时一个高阳性检测率和高特异性的指标。ELISA检测抗Sa抗体与抗环瓜氨酸肽抗体，通过比较两者抗体发现，其对类风湿关节炎诊断价值有一定的相似性，但抗环瓜氨酸肽抗体比抗Sa抗体有更高的灵敏度和特异性。因此，抗Sa抗体可以作为抗环瓜氨酸肽抗体阴性的类风湿关节炎患者或类风湿关节炎疑似患者的进一步诊断。除此之外，抗Sa抗体，其滴度高低与病情严重程度呈正相关，可用于临床病情评估，药物疗效评价。

（四）葡萄糖-6-磷酸异构酶（glucose-6-phosphate isomerase，GPI）

GPI是糖酵解和糖异生过程中的重要酶类，作为一种细胞因子或生长因子分泌于细胞外，诱导髓样干细胞向单核细胞以及B细胞向成熟抗体分泌细胞的分化。国内外研究认为，GPI是一种全身细胞普遍存在的具有自身抗原性的蛋白质，且在类风湿关节炎中的阳性率要远高于其他自身免疫性疾病。MatSumoto等用免疫组化的方法研究了GPI的定位分布，发现在各种组织的细胞内，GPI均匀分布，但在关节腔内，特别在软骨表面，有一层薄而清晰的GPI沉着线。抗GPI引起关节特异性炎症可能与关节腔内的IgG—GPI复合物沉积有关，并且是通过激活补体系统损伤关节的。有研究归纳分析了体现不同程度骨质破坏的类风湿关节炎患者的GPI阳性率，结果显示，RAI期患者阳性率较高，Ⅱ期明显下降，Ⅲ、Ⅳ期有回升趋势，提示GPI抗原在类风湿关节炎中均有高表达，尤其对早期类风湿关节炎患者，Ⅱ期水平下降考虑与药物治疗有关，而随着病情严重程度加重，其表达再次升高，因此其表达水平高低可早期预测类风湿关节炎骨质破坏，并可能与病情轻重有关。此外，有研究表明，高浓度的GPI值对诊断类风湿关节炎、判断活动度有特异性，且治疗前后GPI浓度值有显著差异，总之，GPI在类风湿关节炎中的升高与关节炎的活动性有关，并随病情缓解而下降，可作为治疗后病情缓解的指标，因此具有较高的检测价值。

（五）基质金属蛋白酶3（matrix metalloproteinase 3，MMP-3）

MMP-3属于基质金属蛋白酶家族，是一种能够破坏胶原和降解关节软骨的蛋白酶，定位在11号染色体长臂2区2亚带，其可以降解细胞外基质的蛋白成分，而且MMP-3的作用底物也非常多，主要包括Ⅳ、Ⅶ、Ⅸ、Ⅺ型胶原，聚合素和纤维蛋白，其能够激活MMPs中的相关蛋白，从而破坏并降解细胞外基质。MMP-3不仅具有极大地损伤关节软骨的能力，而且还能激活其他MMPs，导致级联反应的发生，最终造成更加严重的软骨破坏，严重者甚至会导致血管翳的形成，在类风湿关节炎的骨破坏中发挥了重要作用。既往研究表明，血清MMP-3的水平与类风湿关节炎患者骨破坏程度相关。MMP-3可以在发炎的关节局部堆积，并且释放到血液中。MMP-3的血清水平与滑膜所产生的MMP-3具有相关性，进而可以反映类风湿关节炎的活动水平。因此，血清MMP-3浓度与类风湿关节炎的病情活动度有着正相关的关系。有研究提示，MMP-3可以作为评估类风湿关节炎患者疾病活动的有用指标，与类风湿关节炎病情的轻重有关。据研究发现，MMP-3含量变化对早期类风湿关节炎患者的病情发展起到预测作用。Urata等人的研究发现采用以实现DAS28小于2.6和减低MMP-3蛋白水平为目标的治疗方法比采用单一治疗方法有更好的效果，另外，MMP-3水平与CRP有较强的正相关。

（六）抗Ⅱ型胶原抗体（anti-typeⅡ collagen，抗-CⅡ）

关节软骨中含有最丰富的Ⅱ型胶原蛋白（CⅡ），因此，抗-CⅡ抗体可作为类风湿关节炎患者自身抗体的检测，据报道，该抗体可作为类风湿关节炎的早期诊断指标，当抗Ⅱ型胶原抗体阳性时对类风湿关节炎的诊断特异性高。动态研究结果还发现，抗-CⅡ短肽抗体水平随类风湿关节炎患者临床症状改善而逐渐降低，而抗CCP抗体水平则未见明确的变化，表明抗-CⅡ短肽抗体可能与类风湿关节炎患者病情程度存在联系并可作为疗效观察指标，从而为类风湿关节炎患者的诊断提供一种新的血清学监测指标。

（七）免疫复合物和补体

自身免疫性疾病在长期的发展中，会引发免疫系统的活化，产生出许多的自体抗体，这些自体抗体很可能沉积在关节、滑膜等部位，进而活化补体，导致机体免疫受损，加快病情的发展。研究发现，70%患者的血浆中存在多种不同的抗体，特别是急性期和RF阳性的患者，在急性和活动期间，血浆中的补体量都增高，仅极个别的有血管炎的患者会产生低补体血。

除了上述一些特异性抗体外，许多非特异的血清学指标也发生了变化，例如，IgG、IgA、IgM、IgM、C3、C4等，同时出现了许多的炎性细胞介素的升高，如IL-6、IL-18、TNF-a。近年来，类风湿关节炎的致病机制及实验室检查已有较多的研究，且研究认为C3、C4在类风湿关节炎的诊断、活动度判定、疗效观察中表现出了很大的检测价值。

除了上述的一些分子外，在过去的十几年中，大量研究报告认为IL-17作为早期炎症因子，在骨破坏中具有重要的作用，并且与反映骨质损伤的指标具有相关性，因此，该指标可能是关节损坏的主要危险因素，还可反映其损伤的严重程度。IL-17可以作为一种新的检测指标广泛应用于临床的辅助诊断，可与血清自身抗体进行联合检测，进一步提高检出率，更准确地反映病情状况，同时对病情监测和靶向治疗提供了新的有利线索。

类风湿关节炎患者的关节病变直接原因是类风湿关节炎患者的血清中含有大量的类风湿关节炎，这些类风湿关节炎可以与IgG结合，形成多余的免疫复合物（immune complex，IC），从而导致类风湿关节炎的关节出现滑膜炎。由类风湿关节炎的病理变化所产生的循环免疫复合物（circulating immune complex，CIC）对类风湿关节炎的发病机制有重要影响，而CIC在其发病机制中的角色也逐渐得到证实，其可能不仅与T、B两种免疫反应有关，也可能通过补体的经典激活途径，启动了炎症的级联反应，在自身免疫系统的炎症发展中扮演了一个关键角色。由于抗原抗体复合物形成会启动补体C1q的活化，形成CIC-C1q复合物，临床一般采用CIC-C1q检测，代表CIC水平。CIC可应用于类风湿关节炎的早期诊断、疾病进展和预测预后的评估。在一般条件下，CIC的水平浓度可以与临床表现和复发相联系。目前已有的研究表明，CIC可以作为类风湿关节炎的各种活跃阶段和预测预后效果的一个重要的参考。CIC的持续上升意味着具有长期的活动度，而正常的CIC被视为是一个治疗成功的信号。WHO通常建议在治疗后几个星期内重新测定CIC的含量，以了解病情和预后。近年来关于CIC在自身免疫性疾病中作用的研究也越来越多，CIC的检测对于判断疾病的活动性、治疗效果预后以及探讨发病原因具有重要意义。

三、实验室及影像学的监测

在类风湿关节炎患者的随访及健康管理中，相关的实验室指标及影像学监测对于疾病的活动度、疗效、预后的判断极为重要，是提高疗效、提高患者的生活质量、改善预后的极为重要的一环。

（一）实验室指标监测

1. 血常规

活动期类风湿关节炎患者常见慢性病贫血、血小板计数增多，因此监测血常规也可作为疾病活动度辅助判定方法。

2. 炎性标志物

在临床上，如红细胞沉降率（ESR）和C-反应蛋白（CRP）均呈上升趋势，则提示与病情的活跃程度有一定关系，因此也可监测该项指标。

3. 自身抗体及免疫分子的测定

临床上普遍使用且对类风湿关节炎诊断价值最高的自身抗体是RF和CCP抗体。meta结果表明，RF对类风湿关节炎的敏感性为69%，特异性为85%；对CCP的敏感性为50%～80%，特异性>90%。类风湿关节炎患者有较高的抗CCP或RF阳性，较容易出现骨质损害，合并心血管疾病、肺间质损害等，也是影响类风湿关节炎预后的重要因子，因此监测该指标可用于预后的判定。

另外，前面一节有讲到，抗角蛋白抗体、抗聚角蛋白微丝蛋白抗体、抗Sa抗体、抗Ⅱ型胶原抗体等的测定可用于病情严重程度评估和药物疗效的判定，同时，一些免疫球蛋白（如IgG、IgA、IgM）、补体（如C3、C4）、白介素分子（IL-17）、免疫复合物（CIC-C1q）在类风湿关节炎患者体内的变化情况也可监测患者病情，进行疗效判定，在此就不一一赘述了。

4. 维生素D

维生素D为类固醇衍生物，属脂溶性维生素，维生素D主要由人体皮肤经紫外线照射后合成，少部分从食物或补充品中摄入。维生素D不仅仅影响钙磷代谢，而且具有广泛的生理作用，是维持人体健康、细胞生长和发育的必不可少的物质，与多种疾病密切相关。在人体内有两种形式的维生素D，维生素D3（胆钙化醇）和维生素D2（麦角钙化醇），维生素D在肝脏中通过羟基化作用转化成25-羟基维生素D（25-OH-VD），然后在肾脏中转换为具有活性的1,25-二羟基维生素D。25-羟基维生素D是维生素D在体内的主要存在形式。血清25-OH-VD的高低可以反映人体维生素D的储存水平，并且与维生素D缺乏的临床症状是相关的。

meta结果表明：类风湿关节炎患者的血清中VDR含量低于正常人群，因此认为，维生素D的缺乏可能会增加 类风湿关节炎的发生率，并且很可能会使类风湿关节炎处于活跃状态。之前的一些实验表明，VDR的多态性（Taq I）和FokI可能导致类风湿关节炎的发病。如果维生素D长期缺失会导致VDR的基因表达上调，从而导致机体的免疫细胞受到抑制，Th1细胞会出现过量的增生，加剧炎症反应，导致骨质丢失、骨质减少、骨质疏松。类风湿关节炎的免疫学发病机理是T淋巴细胞不正常的激活，产生大量的炎症因素，这些都会引起关节滑膜炎、血管翳、骨骼和软骨的损伤。

类风湿关节炎患者中普遍存在着维生素D的缺乏，维生素D的缺乏会引起机体无法有效地抑制T淋巴细胞增殖与活化，过多增殖与活化的T淋巴细胞会促使Th1以及Th17的形成增多，并引起炎性物质分泌增加，而且能够引起Th2、Treg细胞等分泌的抑制性物质减少，最终导致关节等部位发生炎症反应，此过程可能是维生素D参与类风湿关节炎发病的重要机制。25(OH)D3含量与病程及关节肿大程度之间存在显著的相关性。有研究结果表明，早期类风湿关节炎患者的血清25(OH)D3水平与病情的严重性呈显著的相关性。与此同时，也有一些研究表明，DAS28、ESR、晨僵时间和关节肿胀次数均与血浆25(OH)D3水平存在显著正相关。总之，尽管纠正维生素D不足能否防止罹患类风湿关节炎这一疾病尚不明确，但在类风湿关节炎患者中，低水平的维生素D和疾病的活动度相关，而进行维生素D的补充可以减少患病的发作率、缓解疼痛和降低疾病的活动度。因此通过监测该项指标，了解患者体内维生素D水平，可指导患者进行日常的健康管理及用药管理。

5. 钙卫蛋白

在类风湿关节炎患者的关节滑液中发现钙卫蛋白浓度升高，而骨关节炎患者的关节滑液中钙卫蛋白浓度低。钙卫蛋白通过关节发炎的位置进入血流，所以能在血浆中被发现。钙卫蛋白可以评估疾病活动度，以及预测治疗是否有效。有学者对使用阿达木单抗的类风湿关节炎患者进行了一项纵向的研究，结果显示，与超声波协同检查相比，钙卫蛋白的作用与疾病的临床评价是一致的。钙卫蛋白的正常水平可提示患者的治疗效果较好，其对变化的敏感度是高于常规的炎性标志物。在另一项37例类风湿关节炎患者的横断面研究中也证实了患者血清钙卫蛋白水平与临床疾病活动、实验室标志物和超声滑膜炎评分之间的显著相关性。因此，在对类风湿关节炎患者进行生物制剂疗法的随访评价中发现，钙卫蛋白可以作为一个有用的辅助指标。

（二）影像学监测

1.X线检查

X射线检查是目前最常用的检查手段，但是对早期骨质损伤的敏感度较低，无法观察到滑膜炎、骨髓水肿等炎症反应，这对类风湿关节炎的早期诊断和近期的治疗效果评价有很大的限制。因其具有便宜、简单、方便、快捷等优点，目前主要用于随访中，以判定患者骨结构改变的进展情况。

2. 超声

在检查类风湿关节炎方面，超声检查的可靠性、有效性及敏感性被广泛认可。类风湿关节炎常见的骨质病变有滑膜增生/滑膜炎症、关节腔积液、肌腱炎、腱鞘炎、滑囊炎、骨侵蚀等。超声能检测到关节周围组织的炎症，并能在很短时间内检测到骨侵蚀，从而能显著地提高类风湿关节炎的诊断效能。2010年ACR/EULAR制定的类风湿关节炎分类标准已将超声检查明确有滑膜炎的关节计数纳入至标准中。参照风湿病临床试验结果指标（outcome measures in rheumatology clinical trials，OMERACT）的诊断标准，滑膜积液在超声声像图中表现为关节内组织呈液性暗区，探头加压可变形，彩色多普勒血流显像未显示彩色血流信号；滑膜肥大的超声表现为关节腔液性暗区内绒毛或结节状的中、低回声，实时超声扫查可见绒毛或结节在暗区内飘动，同时彩色多普勒血流显像显示彩色血流信号；血管翳形成作为类风湿关节炎的标志性损害，彩色多普勒血流显像及多普勒能量图（power doppler，PD）技术显示滑膜组织中的血流分布情况，对于监测疾病的活动度及侵蚀性损害的进展具有重要价值。目前公认的半定量评分系统就是通过检测以上三个变量，分别设定0～3的分数等级（0=无，1=轻度，2=中度，3=重度）来具体评估类风湿关节炎患者的关节内炎症情况及疾病活动度。最近的一项研究表明，超声界定的滑膜炎（灰度分数≥2或能量多普勒分数≥1）能使美国风湿学会类风湿关节炎诊断标准的特异性从58.5%提高至93.7%。

此外，超声还可以帮助判定类风湿关节炎活动度，而对于已经达到临床缓解阶段的类风湿关节炎，它能检测出亚临床滑膜炎，是可以预示未来关节侵蚀和疾病复发，从而有利于指导药物的成功减停。通过对关节、腱鞘、滑囊穿刺的实时、动态图像进行超声监测，监控穿刺的整个流程，以增加穿刺或关节腔或腱鞘穿刺的精确度。超声具有便捷、低成本、无辐射等优点，已经是临床上必不可少的诊断手段。

值得提出的是，最近肌肉骨骼超声（musculoskeletal ultrasound，MSUS）为临床应用提供了一种更为灵敏、客观的方法，可用于早期诊断类风湿关节炎，监测疾病的活动度，预测复发和骨侵蚀的发展。MSUS检测的关节炎数目及滑膜炎得分可作为预测骨质破坏进程的指标。MSUS不但可以对治疗效果进行监控和评估，而且可以对骨骼侵蚀的程度进行预测。MSUS可追踪各种药物对类风湿关节炎的疗效评价，因此，MSUS在类风湿关节炎的监测上有着无可替代的优越性，是追踪类风湿关节炎的方便和有效的方法。

3.磁共振成像（MRI）

MRI是近年来开展的一项新的非侵入性技术，它能检测出类风湿关节炎关节内的关节腔积液、滑膜增生、血管翳等，它对类风湿关节炎患者的关节病变检测的敏感度要高于CT和X线片，其显像特点比常规X线具有明显优点，一般来说，MRI不能显示膝关节滑膜组织，若出现向腔内凸起的滑膜增生或血管翳等情况，MRI下即可观察到，提示有滑膜增生或血管翳形成表现，为细条状T1W等或稍低信号、T2W等或不均匀稍高信号。对于关节腔积液，MRI增强可以较好地显示出来，表现为T1WI为均匀低信号，T2WI为均匀高信号，注入造影剂后无强化效应，MRI诊断类风湿关节炎的早期病变具有较好的敏感性和特异性，滑膜病变、关节积液和滑囊积液是类风湿关节炎早期的重要影像学表现。骨侵蚀是类风湿关节炎的另一重要表现，MRI可通过高低信号的差异和有无强化判断有无血管翳的侵袭或骨质囊性变，表现为关节面边缘有不规则的缺损，因有炎性滑膜组织增强后显示，但是费用也较X线、CT、超声更高，检查的时间也较长，但MRI对滑膜炎、腱鞘炎、骨髓水肿等炎症病变的变化相当敏感，且MRI具有无电离辐射、无操作者依赖性的特点，同样推荐其用于评估类风湿关节炎疗效和监测治疗反应，可对类风湿关节炎的早期诊断、判定疾病活动度和评估预后提供重要依据。

四、整体预后的评估

定期为患者进行病情和相关因素的评估，目的在于评估治疗效果，根据病情及时调整方案，提高患者的治疗依从性。类风湿关节炎患者的规范化评估是一个复杂的长期的过程，需要综合临床表现、实验室检查等多个指标才能做出完整准确的判断。

（一）疾病自我评估

类风湿关节炎症状的评估步骤如下：

1.学会判断关节炎

观察关节肿胀，关节挤压情况。

2.关注28个关节

28个关节示意图如图17-1所示。

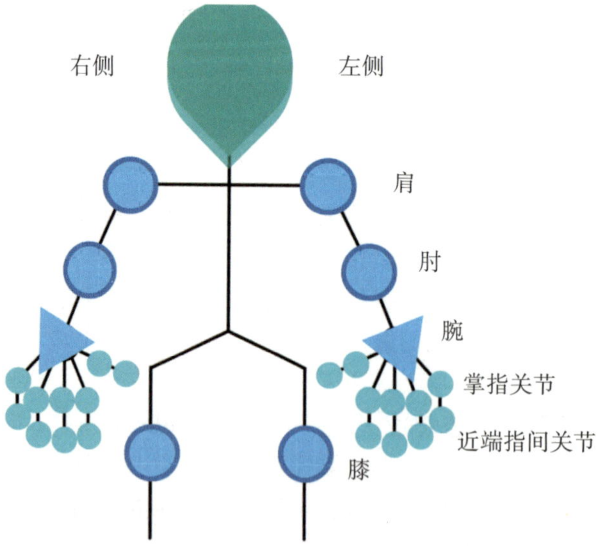

图17-1　28个关节（原创）

3. 全身健康状况自我评估

先在10 cm尺上进行全身健康状况自我主观评估，然后再乘以10代入计算公式计算。10 cm尺上主观评估标记5 cm，转换得50 cm。0表示非常好，100表示非常差（图17-2）。

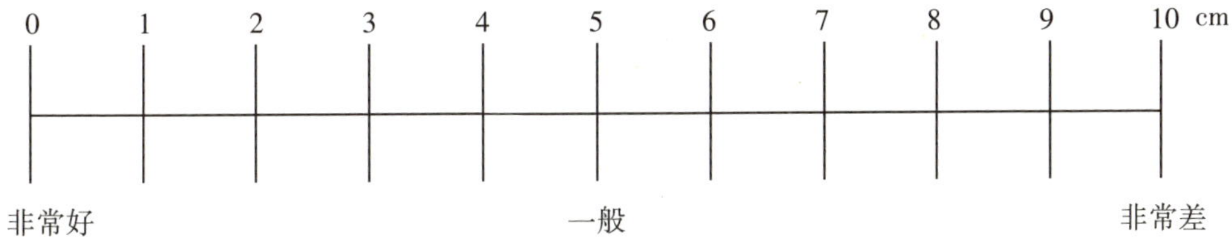

图17-2　全身健康状况自我评估（原创）

4. 评估工具

评估工具借助手机APP或者小程序进行。

①28个关节疾病活动度评分（DAS28）；DAS28-C反应蛋白/血沉；

注意：公式中C反应蛋白单位为mg/L，如果检验单位为mg/dL，则需要乘以10再代入计算。

②简化的疾病活动度指数（SDAI）；

③临床疾病活动度指数（CDAI）。

5. 结果对比

治疗结果需要达到临床缓解，最起码也要达到低疾病活动度，结果对比见表17-2所示。

表17-2　结果对比

评估指标	临床缓解	低疾病活动度	中/高疾病活动度
DAS28	DAS28≤2.6	2.6<DAS28≤3.2	DAS28>3.2
CDAI	CDAI≤2.8	2.8<CDAI≤10	CDAI>10
SDAI	SDAI≤3.3	3.3<SDAI≤11	SDAI>11

（二）调查表及问卷评估

1. 一般情况调查表

一般情况调查表用以收集患者的社会人口学资料和疾病相关资料，包括性别、年龄、居住地、文化程度、职业状况、婚姻状况、医疗费用支付方式、饮酒情况、吸烟情况、确诊时间（年）、关节疼痛时间（年）、家族史、联系方式、居住地、晨僵时间（min）、是否有并发症、是否接受生物制剂治疗、肿胀关节计数、压痛关节计数、28个关节疾病活动指数。

2. 健康评估问卷（health assessment questionnaire，HAQ）

HAQ是美国斯坦福大学首次针对成人关节炎开发的，其目的是测定患者躯体功能状况，目前已经得到了很好的推广。本研究共分8个项目，共20个子项目，按0～3等级进行评定，0分表示没有问题，3分表示无法进行这项工作，分数高表示身体机能较弱。本量表经验证，其有效性和可靠性均较高，是目前风湿科使用最多的一种测定躯体功能状态的方法。

3. 疲劳严重度量表（fatigue severity scale，FSS）

美国学者KRUPP在1989年开发了一种测定疲劳程度的量表。此量表是一种单一的测量表，包含9项，各项评分在1至7之间，由极不赞同至极赞同，FSS值总分=9，>4为重度疲倦，<4为无疲倦或轻度疲倦。吴春薇等对脑梗死患者进行了对照研究，结果表明该方法具有有效性。

4.疼痛视觉模拟量表（visual analog scale，VAS）

VAS是一条10 cm的直行，一头用0标示着没有痛苦，一头用10标示着难以忍受的痛苦。

5生活质量评分

以健康问卷为指标，分别从生理功能、躯体疼痛、一般健康状况、活力、社会功能、情感功能及心理健康8个方面进行评定，评分为100，评分越高，说明生命品质越好。

6.干预常用评估量表

RAID 评分：以患者为中心的复合性评估工具，采用7项资料，评估患者的疼痛，功能，疲劳，身体感觉，心理感觉，睡觉品质，适应性等。Morisky 服药依从性量表：主要用于测评出院患者的服药依从性，共8个条目，评估患者2周内遵医嘱，按时、按量的服药情况。日常生活能力评估量表主要评估：进餐，洗澡，修饰（洗脸、刷牙、刮脸、梳头），穿衣（包括系鞋带等），可控制大便，可控制小便，用厕（包括擦净、整理衣裤、冲水），床椅转移，平地行走45 m，上下楼梯共10项内容，最高分为100分。简明生活质量量表：应用非常广泛，用于评价各类患者的生活质量，量表主要包括生理功能、躯体疼痛、总体健康、活力、社会功能、情感职能、精神健康等方面，总体可以分成心理评价和生理评价2方面，各项指标评分为0～100分，得分越高表明健康状况越好。

（三）实验室、影像学指标进行评估

根据实验室指标（如血常规、血沉、CRP）、免疫学指标（如C3、C4、IL-17、CIC-C1q）、自身抗体指标（如AKA、AFA、抗Sa抗体）、影像学指标（如X线、超声、MRI）等进行疾病严重程度、治疗疗效、预后的综合评估。

五、疼痛管理

类风湿关节炎患者会出现明显的疼痛，尤其是在病情活动期可以出现受累关节明显的肿胀、疼痛、压痛、活动受限、局部皮温升高，很多患者由于关节疼痛而影响活动，影响日常生活。在病情晚期，患者有时也会出现关节疼痛，这是由于患者关节出现畸形，在患者活动的时候，关节出现骨与骨之间的摩擦导致关节疼痛，甚至不少病患因为疼痛出现焦虑、抑郁等心理问题，早期与有效的病情缓解和疼痛治疗可减少长期残疾的风险并改善患者的生活质量。

（一）类风湿关节炎的疼痛评估

根据《2018 EULAR关于炎性关节病和骨关节炎疼痛管理推荐》，需要对类风湿关节炎患者进行疼痛评估，应包含以下几方面：日常生活中患者的需求，对疼痛管理和日常重要事项的偏好，以及患者的价值观和生活目标；患者疼痛的特征，包括疼痛严重程度、类型、范围和性质；既往和目前接受的疼痛治疗方案及疗效；患者目前关节炎性程度和损伤情况，以及是否接受了充分治疗。其他需要患者注意的相关情况：疼痛相关残疾的性质和程度；疼痛和疼痛相关残疾的信念和情感；与疼痛相关的社会影响及其后果；睡眠障碍；肥胖。

此外，还需要对患者的临床症状和体征进行严格的分析，并对其进行化验和放射学检测，从而明确其主要的疼痛机理。掌握患者的病情发展，除了常规检查能引起疼痛的关节外，还应对包括软组织方面的肌筋膜性疼痛和由于心理造成的神经病理性疼痛等进行全方位的评估。进行X线检查了解软骨侵蚀和炎性改变情况，如怀疑神经根病变或神经丛病变或出现新发头痛则需要做MRI检查。对有可能存在的神经病变的患者需进行肌电图、神经传导速率等的检查。由于长期疼痛，患者普遍存在着不同程度的焦虑和忧郁，需要对这些患者进行心理和身体状况的评估。

（二）类风湿关节炎疼痛的管理原则及方法

类风湿关节炎疼痛管理的目标之一是减轻日常生活中的疼痛、改善由于疼痛而受限的关节功能和参与度。治疗方案是以患者需求、医生的评估和循证治疗方法为基础，在医患共同商议下所决定的。其治疗的基本方针是：对原发性病变进行准确的诊断和积极的处理；同时进行药物治疗与精神调节；多种疗法的结合。治疗方法包括非药物治疗、药物治疗、介入治疗和外科治疗。

1.非药物治疗

非药物治疗可以通过心理干预、针灸、瑜伽、生物反馈疗法等自我调节措施来减轻患者的痛苦。具体的临床应用中，由于其兼顾了疼痛和功能受限的治疗，综合治疗效果更好。对于患者而言，除了常规的药物治疗和手术治疗之外，医护人员的关心与帮助，对患者的治疗效果更好。同时，医护人员还能对患者进行心理疏导，减少患者的紧张情绪，提高患者的治疗信心，使患者能够更好地配合治疗和护理。此外，疼痛护理能最大限度地减轻患者的痛苦，加快康复速度和功能，从而减少患者对胃肠功能的刺激，进一步提高患者的护理满意度。随着社会的进步和经济的发展，人们的健康意识不断增强，对医疗技术和护理的要求也越来越高，疼痛的解除成为医疗工作的重要内容。

2.药物治疗

非甾体类抗炎药（NSAIDs）：是最有证据和最广泛应用的止痛药，是类风湿关节炎患者的首选。常见的非甾体抗炎药有：对乙酰氨基酚、吲哚美辛、萘普生、布洛芬、双氯芬酸钠、氟比洛芬酯、酮咯酸、洛索洛芬钠等，或者应用艾瑞昔布、塞来昔布等选择性COX-2抑制剂。NSAIDs不管是口服用药还是静脉用药都很方便，是一种广泛用于治疗疼痛的药物。长期服用NSAIDs，有可能导致胃肠道溃疡、出血、心血管不良事件；有消化道溃疡病史、凝血障碍和肾功能不全的患者应该慎重使用。如果要长时间服用药物，可以配合使用质子泵抑制剂和胃黏膜保护药物。

阿片类镇痛药物：阿片类剂用于治疗无法耐受如NSAIDs，或者由于NSAIDs引起的消化道和心血管等不良影响的中重度慢性疼痛的患者。常用的药物有：吗啡、羟考酮、曲马朵、芬太尼、丁丙诺啡等。常见的剂型有口服、针剂和贴剂（例如丁丙诺啡透皮贴、芬太尼透皮贴等）。副作用包括恶心、呕吐、嗜睡、呼吸抑制、便秘等。老年人服用阿片类镇痛药物时要注意使用最小剂量，要选择缓释性或透皮贴剂。

抗惊厥与抗抑郁药物：抗惊厥的药物是用于治疗长期的神经病理性疼痛和纤维肌痛，尤其是烧灼样、撕裂样和麻木样的疼痛。目前临床上最常见的有普瑞巴林、卡马西平、加巴喷丁、托吡酯、唑尼沙胺、拉莫三嗪、奥卡西平和左乙拉西坦。

3.矫形器治疗

若疼痛妨碍患者日常生活，可以考虑使用矫形器（如夹板、背带、手套、袖子、鞋垫和鞋子）、日常帮助装置（如开瓶器）、辅助装备（如拐杖或滑轮）或人体工学设备（在家或办公室）。若患者需要使用辅助装备，医生可考虑将患者转诊至专业治疗师，以为患者提供装备的正确使用方法和人体工学原理的教育，评估使用矫形器或辅助装备的必要性，提供如何获得、安装和使用辅助装备，以及推荐装备制作专家，如矫形鞋鞋匠。

4.介入治疗

对于有根神经痛的患者，可以采用骶髂关节内注射、内侧支阻滞、射频消融等方法进行介入。

5.手术治疗

对于类风湿关节炎患者，可以采用滑膜镜手术来延缓病情的发展和减少长期的痛苦。对关节疼痛、结构破坏不明显、药物治疗超过6个多月且无效的患者，应选择合适的手术时间；而在晚期有较多并发症的类风湿关节炎患者中，因治疗成功率不高，因此不推荐使用。对于关节软骨和软骨下骨遭到严重损害的关节，采用全关节置换术可以消除关节疼痛，矫正畸形，提高关节的功能状态。

（三）类风湿关节炎患者疼痛自我管理

类风湿关节炎患者日常生活中需要进行功能锻炼，根据北京协和医院张春燕教授的建议，功能锻炼主要有以下方法：指关节，握拳与手指平伸交替进行，平伸时手掌和手指平贴桌面；腕关节，两手合掌，反复用力向两侧屈曲；肘关节，反复练习肘关节屈伸运动；肩关节，甩手，右手从前后分别摸左肩，左右手交替进行；颈关节，反复做颈部前屈、后伸活动及左右旋转运动；踝关节，反复做踝关节的屈曲、背伸、内翻、外翻和左右回旋运动，每种活动都要做到最大限度。

六、患者健康教育和随访

（一）心理教育

类风湿关节炎病程迁延、反复发作，且大多疗程长、预后差，对患者及家属造成较为严重的心理负担，而且随着病情的发展，由于滑膜炎引起的骨侵蚀，导致关节功能不全，生活质量下降，精神紧张、焦虑、抑郁等心理问题应运而生，这对患者的家人和社会都是一种沉重的负担。近年来，相关研究指出，类风湿关节炎中抑郁症患病率高达53%，类风湿关节炎诱发的抑郁问题在国际上引起了很大的重视。类风湿关节炎中抑郁、疼痛、疲劳3种表现形式与类风湿关节炎的活跃度呈显著关系，抑郁与类风湿关节炎的活跃度显著相关，而类风湿关节炎的高活跃期较易出现抑郁。

目前常采用的抑郁自评量表有汉密尔顿抑郁量表（hamilton depression scale，HAMD）、医院焦虑抑郁量表（hospital anxiety and depression scale，HADS）、老年抑郁评估量表（the geriatric depression scale，GDS）、华西心情指数量表，各自具备良好的信效度。

类风湿关节炎患者抑郁的发生、发展与疾病因素、患者因素、社会支持系统相关，在所有的病因中，以关节疼痛为主，而抑郁症是最常见的心理问题，疼痛与抑郁症有很大的关系，且疼痛的严重性也和抑郁症有很大的关系。最近几年，降低疾病的活动度已经被列为类风湿关节炎的主要治疗目标，也就是达到疾病的缓解程度，而DAS-28作为疾病缓解程度的评判指标已被广泛应用于临床，而最近几年的研究表明，高的疾病活动度和类风湿关节炎患者的抑郁症发病率相关。研究结果显示，类风湿关节炎在各种不同的疾病活动度下，其抑郁症的发病率是有差异的，且疾病的活动度与抑郁症之间存在着显著的相关性，也就是类风湿关节炎的活跃程度越高，其炎性指数越高，抑郁症的发病率也越高。同时，有研究发现，炎症细胞因子如肿瘤坏死因子（TNF-α）、白介素-1（IL-1）、白介素-6（IL-6）在类风湿关节炎合并抑郁症患者血清中显著增高，而将以细胞因子为靶向的生物制剂运用于类风湿关节炎患者6个月后发现，接受治疗的患者疾病活动度不仅得到有效控制，抑郁发生率也显著减少。国内一项关于IL-6抑制剂治疗难治性类风湿关节炎患者病情及心理状态的疗效研究表明，此药物能快速改善患者抑郁症状。但以上研究均不能排除疾病症状缓解所致患者抑郁情绪好转的可能，并且样本量较少，入组患者病程短，无法判断抑郁与炎症因子的因果关系。

同时，患者对病情的认识也会对患者的心理行为和心理状态造成一定的影响，患者对这些疾病的认识程度越低，就会对病情和恢复有负面的感觉。消极的情感如抑郁症会对患者的处理方式造成一定的负面影响，进而会对患者的用药效果造成负面的后果。在社会人口学调查中，多数的调查证实，患者的年龄、文化程度、工作状况、家庭经济收入等均存在显著的相关性，发病年龄大、文化程度低、失业或无业、低收入患者更易发生抑郁。社会支持系统也对患者的心理状态有很大的影响，例如，在家庭方面，家人是患者的物质来源，是患者的精神支柱，和谐的家庭关系可以有效地减缓疾病的进程，而缺乏或不和谐的婚姻会影响人的身体和心理。同时，医疗费用和收入水平也是影响类风湿关节炎患者生活质量的重要因素，类风湿关节炎的整个治疗过程都是贯穿患者一生的，并且，罹患类风湿关节炎的病患并不只需要治疗一种疾病，医疗费用也很高，如果没有足够的医疗费用，无法及时到正规的医疗机构就医，病情恶化，在这种情况下极易出现抑郁症。目前，在日益完善中的医疗政策下，研究者可进行新型生物制剂治疗类风湿关节炎患者社会经济学方面的研究，值得期待。

改善类风湿关节炎患者的负面情绪已成为治疗类风湿关节炎的重要组成部分，《2018 EULAR关于炎性关节病和骨关节炎疼痛管理推荐》提出，若有指征，患者应接受心理或社会学干预，如果社会或精神等方面的原因对患者造成了一定的影响，则应视其严重性而给予社会及精神支持，或接受心理学家、社会工作者、自我管理支援组织、CBT或多学科疗法，若患者存在精神机能障碍（如抑郁和焦虑），应与患者和其主要护理医师商榷治疗方案。医护人员需要对患者进行心理指导，通过开展基本的健康教育，引导患者从心理上认识疾病的发生、发展和转归，并培养患者积极的精神状态，鼓励患者与家人一同参与，这样可以对患者的自我治疗进行监控，并能减轻患者的精神负担，使患者心理上得到依靠，从而增加治疗的信心。患者由于病情引起的自卑、焦虑、怀疑等负面情感，医护人员要进行耐心的回答与聆听。通过设立不同的疾病群，为患者提供交流、鼓励、咨询和教育的机会，并教会患者如何调整自己的心态。

（二）健康宣教

已有的调查结果显示，回避、屈服等负面应对方式会对患者的治疗和心理恢复造成负面的影响；而采用积极面对处理方法的患者则可以直面自身的病情，坦诚地接受和积极地配合，以提高整体的生活质量。所以目前加强类风湿关节炎的健康教育，让患者了解类风湿关节炎的症状、治疗方法和预后，让患者相信通过积极的治疗可以有效地控制类风湿关节炎的病情，从而降低患者的负面反应，有利于后续的治疗及病情的控制。

医务工作者要针对患者的实际情况，提供个性化的医疗建议和帮助，主要有：怎样运用智能化的病历管理系统，教患者和家人用专业软件，了解各种检查报告、用药情况、自我评估、远程教育、咨询等。同时，因为有些类风湿关节炎患者要长时间地躺在病床上，长时间的服用激素，可能会造成身体的免疫力下降，容易引起呼吸道感染、泌尿系统感染、口腔溃疡等疾病，所以在服药的时候要注意预防和治疗并发症，告诉患者服药的重要性和注意事项，并且要严格遵守医生的建议服药，不要加大或减少用量，同时要密切监测患者的血糖、血压指标，密切观察患者是否出现恶心、呕吐等不良症状，平时要注意多吃高蛋白质、高维生素的食物，避免暴饮暴食。患者常因自身疾病造成的关节变形、劳动力减弱等生理缺陷，自我中断各种社会活动，进而产生自卑、焦躁等不良心理。患者住院期间，加强护士与患者的交流，详细向患者讲解类风湿关节炎相关知识，提高患者对自身疾病的认知，进而能够积极主动的配合治疗，缓解不良情绪。

通过讲座、电话和宣传教育资料等多种形式进行医疗教育。健康宣教：通过多种方式开展互动式的授课，由主治及以上的专科医生担任，每个月一次，讲2～3个主题，时间大约为45 min，主要介绍类风湿关节炎的基础知识（病因、临床表现、诊断、并发症、治疗方法）、治疗药物常识（药物种类、服药注意事项、起效时间、服药疗程、不良反应等）、关节养护方法等。电话随访：在随访过程中，除安排预约复诊、叮嘱按时服药等基本内容外，主要针对患者在治疗中所存在的各方面疑问进行解答，注重患者是否存在不良情绪，若有则应加以劝慰及疏导，并给予精神鼓励，使患者保持积极乐观的心态，树立对抗疾病的信心，坚持治疗，并提高其对情绪的控制能力。宣教材料：发放专科医师编写的关于类风湿关节炎的防治、复发、食疗与饮食禁忌、生活起居等方面的宣教材料、关节保健及锻炼方法等。

（三）生活、饮食指导

1. 饮食指导

类风湿关节炎的饮食和病症之间的联系并不清楚，但从机体的各个器官的生理机能来看，必须要有足够的营养，才能维持机体的健康。随着营养学和代谢机制的不断完善，人们可以找到营养与疾病、康复之间的关系，从而找到营养代谢与疾病之间的“整体观”。

健康的饮食习惯可能会降低类风湿关节炎的发病风险、病情严重程度和避免相关并发症的发生。地中海地区的食物由于其“抗炎性”，已经被认为是治疗风湿病的最好的食物。地中海式食谱，指南欧国家，如希腊、西班牙、意大利，以蔬菜、水果、鱼类、谷物、豆类和橄榄油为主要食物。它的主要特征是吃大量的水果、蔬菜和全麦类食物，还有豆类、坚果、脱脂牛奶、橄榄油和部分鱼，以及少量的红肉、盐和碳水。另外，患有类风湿关节炎的人应该控制吃红肉（每月1～2次）的量，食用优质的新鲜橄榄油（每周1～2次），每周食用其他类型的鱼和家禽，以及每天大量食用全麦、豆类、5种或更多水果和蔬菜，最好是季节性和当地生产的水果和蔬菜；应避免或仅少量饮用含糖饮料、盐、酒精和咖啡。同时，为了获得最好的减重效果，应进行功能性运动和养成良好的生活习惯。减少糖分和食盐摄入，特别对使用糖皮质激素的患者。维生素D补充剂对于关节炎患者骨骼健康很重要，因为它具有抗炎特性，并且可能对疾病活动产生有益作用。对于长期服用糖皮质激素的患者，因对脂肪代谢产生不利影响，加剧胰岛素抵抗从而增加心血管疾病风险。当进食高脂肪饮食时，这些不良作用会被放大。所以，低脂肪的食物能减少使用糖皮质激素的患者发生心脏疾病和糖尿病的危险。此外，控制盐摄入可以减少类风湿关节炎患者身体的炎性反应。另外，有的研究表明，摄入omega-3能降低类风湿关节炎患者体内的炎性指数，并能减少其心血管风险因子（甘油三酯），减轻晨僵，提高抓握感。此外，类风湿关节炎的慢性炎症可能会增加静息能量消耗并对身体成分产生不利影响，导致体重减少和恶病质，在某些情况下可能会被脂肪增加所抵消，从而导致肌肉减少性肥胖。补充氨基酸的混合物似乎可以增加类风湿关节炎患者的肌肉含量，改善身体机能。益生菌可以通过降低炎症细胞因子和缓解症状来改善类风湿关节炎患者的炎症过程。

2. 生活指导

生活上应尽早戒烟、减肥，抽烟、肥胖会使类风湿关节炎患病率升高，使其恶化，同时，积极的康复锻炼可改善关节僵硬和疼痛，避免肌肉萎缩造成的肌无力，还可以提高睡眠质量，有助于缓解身体疲劳。运动方式可以选择步行、游泳和骑自行车，冥想、瑜伽、太极拳等也有助于控制焦虑或疼痛，提高患者对疾病的应对能力。如果关节难以移动或活动，可行定期的轻柔运动，并可请康复治疗师、家人提供被动康复锻炼。当受冷潮湿刺激后，类风湿关节炎患者的关节会出现红肿和酸痛。平时要注意保暖、避寒，每天要多晒日光浴，多用温水洗澡，多注意身体的疲劳，适当放松；居室环境宜温暖向阳、通风、干燥，避免寒冷刺激；要引导患者的手指不要用力撑床，不要拿重物，否则会导致肢体的变形。

（四）用药指导

针对类风湿关节炎患者在各个病情阶段的药物使用情况进行合理的药物治疗，以帮助患者了解药物的疗效和不良反应，了解不良反应的处理措施。比如对风湿病的患者进行大剂量的激素、DMARDs等药物的治疗时，告知患者该药可以引起向心性肥胖、满月脸、高血压、糖尿病、骨质疏松、感染等，并告诉患者合理的服用方法，不要自行减量、停止服用，同时还要注意服用时的胃肠道反应、二便情况，监测血压、血糖等，以减轻患者的疑虑，提高用药依从性。对服用生物制剂的患者，应当将药品的贮存、用药的注意事项等进行说明，以避免药品的浪费、药力下降和由此产生的各种副作用。对于某些依从性较差的老年类风湿关节炎患者，要对患者进行正确的指导，防止漏服、减药，并向患者解释用药的相关知识，指出按时、按量、长期坚持合理用药的必要性，以及随机性中断对患者的影响，以提高患者的治疗依从性。

（五）患者的自我管理

通过患者的自我管理，可以有效地提高患者的自控能力、了解病情、降低治疗成本、缩短医院治疗期、减少复发、提高生活质量。医务工作者教导患者掌握知识、技能、信心以及通过与医师进行沟通，患者要知道如何应对各种身体情况、情绪和社会问题。慢性疾病患者自我管理项目是以自身能力为基础，采取相应的护理方法，来提升患者对疾病的处理能力，使患者的身体状态得到改善，从而达到更好的生活质量。慢性病自我管理是一项以个人方式进行慢性疾病的治疗，它是通过一套健康教育课程，让患者学会如何处理自己所需要的知识、技能、信心以及与医师沟通的技能，借此使患者在专业人士的协助下，自行处理身体与情绪上的问题。有效自我管理并非以治疗为终极目标，其主要目标在于维持患者的健康及机体功能，让患者可以自主地面对各种问题。类风湿关节炎 作为一种常见的慢性疾病，医院与社区尚未建立起良好的沟通，患者住院期间只是短暂的治疗过程，长期的疾病康复、关节功能锻炼、药物副作用的观察都需要患者院外自我观察、自我检测、自我评估。在患者的自我管理下，患者可以自行进行疾病的治疗，并获得了较好的治疗效果。欧洲抗风湿病联盟就炎症关节病患者提出八条指导意见，其基本原则是：患者的教育是一个有规划的、相互交流的过程，以协助炎症患者处理好疾病，维持好健康。对患者进行有效的教育，患者与医护人员之间的沟通与共同决策是必要的。

类风湿关节炎的慢病学管理应该以患者为本，注重患者的参与，训练患者的自控能力，并提倡患者的自我表现及自我剖析。通过构建合作伙伴和实施治疗计划，可以改善患者的自信心，达到更好的疗效。类风湿关节炎的慢病管理要有一个回馈与评估，要鼓励患者把自己的生活方式、饮食习惯、治疗疗程及效果写下来，预约好患者的电话回访。患者首次就诊时就应确定下一次电话随访或复诊的时间，并记录在患者手册及慢病管理档案中。通过手机进行追踪随访，促使患者自我管理，解决问题，加强医患之间的交流。随访时评估患者的治疗方案，自我管理行为，症状控制，躯体功能、生活质量及心理状况等。医护人员应加强对类风湿关节炎的宣传，加强对类风湿关节炎患者的识别，并通过正常途径查找类风湿关节炎的相关资料。信息时代，患者周围充斥大量良莠不齐的疾病信息，给予患者信息渠道的指导，可以帮助患者获取正确的疾病知识，提高患者自我管理能力和辨别信息真伪能力，以免上当受骗、耽误治疗。

（六）疾病随访

随访是类风湿关节炎患者慢病管理中极其重要的一环，除了监测疾病活动度外，还需要监测药物的不良反应，根据监测结果及时调整治疗方案。

随访频率：关于类风湿关节炎的随访间隔没有确切研究，可根据患者的具体情况酌情拟定随访计划。一般建议启动治疗后两周左右进行随访，活动期要每月随访，缓解期2～3个月随访一次即可，一查病情活动度，二防药物副作用。

管理方式：包括电话、上门和门诊三种方式。每位患者均应设计单个护理方案，建立个人档案。医生可开设公开咨询电话，医护人员向患者宣传电话号码并说明其功能，设立专职管理人员，建立随访登记表，详细记录患者的个人信息和疾病信息，回答或解答患者的问题；并将患者的联络方式记录下来，定时进行电话随访，随时掌握患者的情况。

随访内容：通过与患者进行电话交流，了解患者当前的不适症状、服药情况、仍需接受的医疗和照顾。根据患者的反应，医护人员对患者的需求进行适当的处理。由管理小组的专人对患者实施上门随访，进行阶段性康复宣教（用药、护理、饮食、运动、心理等），认真解答患者提出的问题，提高患者对病情的认识，确保患者能及时跟进治疗；控制患者的服药习惯，避免遗忘，保证服药的持续性；同时，掌握常用药品的副作用，并根据需要适时地做出相应的改变。门诊、复诊通常检查血常规、肝肾功能、CRP、ESR、RF、粪便常规、尿常规、自身抗体、影像学、感染指标、血糖和眼底等。这里要注意的是，任何临床指标都不能独立作为治疗的依据，这是风湿性疾病的共性之一，类风湿关节炎也不例外。类风湿关节炎是一个系统性疾病，病情千变万化，且没有确切的规律可言，如果理解不当，极易曲解病情，造成严重后果，所以一定要向专业人士寻求意见。

随访方式：在入院2 d之内，慢病护理人员对患者的情况进行评价，并将评定的结果记录在医疗记录中。护理人员对患者进行针对性的训练，并与医师交流，根据患者的实际状况制订随访方案。慢病门诊的患者可以在复查的时候向慢病护理人员提交体检报告，或者根据患者的情况，慢病护理人员用软件计算出病情的活跃程度，如DAS28评分、生活质量评分、美国健康评估问卷评分等，将检查的结果记录在门诊记录中，以便更好地帮助医师掌握病情。

医护人员进行慢性病管理随访措施，具体包括以下几点：建立健康档案，主要包括姓名、性别、年龄、职业、既往病史、过敏史、个体史、既往治疗、有无并发症、服药情况等；每一次就诊均要进行详细的检查，包括就诊时间、症状体征变化、实验室检查和影像学检查结果、药物处方等；于采取干预3个月后制订量表了解患者对疾病的掌握情况，并根据实际情况调整慢病管理的内容。

（七）康复锻炼

康复锻炼对类风湿关节炎患者的生活质量有积极的改善作用，它不但可以改善局部的关节活动，而且可以调节患者的总体生活状况，由于类风湿关节炎患者进行运动训练，可以提高肌力、关节稳定性和耐力，同时进行有计划的体育锻炼，可以有效地防止心脏疾病的发生。有资料显示，类风湿关节炎患者适当进行有氧锻炼，不仅可以有效地改善疲劳、睡眠和心理状态，而且可以提高心脏和肺部的机能，减少心脏疾病的发生。《2018中国类风湿关节炎诊疗指南》中鼓励类风湿关节炎患者每周坚持1～2次的有氧运动（而非高强度的体育运动）。若患者不能自行进行体育活动和锻炼，需考虑接受理疗医师为其量身定制个体化的分级体育锻炼或力量训练；若患者存在一些精神社会因素如害怕运动、由于残疾造成的灾难性认知或久坐不动的生活方式等，需考虑进行多学科综合治疗，包括认知行为治疗。由于患有类风湿关节炎的部位是关节，所以运动要循序渐进，量力而行。在病情活跃期间，患者要及时向专业医师咨询进行运动治疗。类风湿关节炎虽然没有依靠大量的运动来恢复，但是在疾病的活跃阶段，关节的使用和过度的劳累会导致关节的机能紊乱，乃至变形。

（八）中医特色及其他

中医特色健康保健可引导患者改变生活方式，合理运动和养生护理，比如穴位按摩、关节温敷、浴足等；可以考虑患者的关节功能和活动状况，进行一些比较温和的锻炼，如太极拳、八段锦等，在锻炼时要注意保护好自己的关节；遵循四时的保健，有计划的生活，有规律的生活，有好的食物，有好的消化，有好的平衡，有好的情绪。

第三节　类风湿关节炎慢病管理的相关问题

慢病自我管理尽管有许多优势，但在实际工作中还面临着许多问题。风湿免疫学科是我国内科学中成立最晚的学科，目前很多医院特别是基层医疗机构还没有建科，对风湿性关节炎的临床特点、诊断、药物、疗效评估、预防管理等方面的认识还比较落后；部分基层医疗人员甚至连类风湿关节炎和风湿性关节炎都分辨不清，加上没有相应的检验技术，导致误诊、漏诊，特别是在类风湿关节炎的早期没有得到及时的确诊，从而错失了最佳的诊治时机。国内类风湿关节炎的检出率每年都在增加，但是从发现症状到确诊的平均间隔为2.5年，而类风湿关节炎的最佳治疗时期是在6个月到1年之间。因此，大部分类风湿关节炎患者在诊断出类风湿关节炎的时候就已经失去了治疗的最好时机，这也是为什么类风湿关节炎患者在确诊的时候，往往处于中/高疾病活动度，控制困难，治疗达标率较低的主要因素。

其次，我国风湿科医师数量严重短缺，因创建时间短，学科建设滞后，从事风湿免疫病专科的医务人员数量少。中国医学会风湿免疫病专业医师分会于2007年度开展了首次全国性风湿免疫病专业技术工作者状况问卷调查，对701所222以上医院进行了调查，结果显示，当年我国共有2216名医生从事风湿免疫病的诊治工作，其中1891名（85.3%）供职于三级医院，323名（14.6%）供职于二级医院，在风湿免疫病独立专科工作的医生共1267名，仅占受调查医师的57.2%，风湿免疫病专科医师仅占当年（助理）执业医师总人数的0.064%。以人均占有量计算，我国每千万人拥有风湿免疫病专科医师16.7人，远低于美国2005年的166.7人。从年龄分布看，我国风湿免疫科专科医师队伍整体年轻化，主要为31～45岁的年轻医师，绝大多数临床工作年限少于10年，专科医师学历以本科和硕士学位为主。调查结果还显示，我国风湿免疫科医师主要集中于北京、上海、山东、江苏、广东等地区。截至2007年10月，有国内风湿专科学习经历者1 035名，有国外风湿专科学习经历者105名，有国内、外风湿专科学习经历者56名。上述数据表明，目前，国内的风湿免疫病专业仍处于弱势地位，各专业领域之间的发展不均衡，临床医生的人数和素质都远远达不到要求，差距很大。因此，加强风湿免疫科学科建设，加强专业培训基地建设，扩大专业技术人员的数量已迫在眉睫。

此外，国家风湿慢病防治合作小组于2014建立了类风湿关节炎患者的慢病治疗专家共识，但由于缺少循证医学基础和规范的慢病管理模式，医师在进行疾病监控和患者管理时也面临着资源短缺和相关政策保障不完善的情况。在相当长的时间里，我国存在无规范的风湿慢病防治策略，尽管许多地方已开展了相关工作，取得了一定的成果；然而，我国很多绩效评估与标准体系尚处在探索与研究的过程中。

在国内，类风湿关节炎患者的治疗依从性较差，对该病的认识也较低，且未养成长期规律随访的习惯。加之缺乏获得疾病信息的途径，大部分人对类风湿关节炎的认识并不高，而且患者以中老年居多，文化程度相对较低，获取知识的能力较差。同时，由于患者自身的经济、时间安排、行动不便等，未能按时到固定的医院就诊，致使患者的再诊比例较低，从而导致患者的合作和依从性差。资料表明，在国内，只有9.26%的类风湿关节炎患者可以持续定期地进行1次或更长时间的跟踪。此外，患者对类风湿关节炎达标治疗的重视程度认识不够，一些偏方、秘方、“除根”等，往往在发病初期没有接受正规的治疗，从而错失了最好的医治时间，造成病情恶化，最终导致残疾，这与国内类风湿关节炎的高致残率有直接关系；大部分患者并不理解类风湿关节炎的达标治疗，对于抑制病情的发展、提高远期预后、避免残疾的重要作用缺乏了解，当病情好转后，患者可能会停止使用药物，使病情不断恶化。

（孔晶、李兴杰）

参考文献

[1]张营，王芳. 慢病管理模式对类风湿性关节炎患者生活质量的影响[J]. 中华临床医师杂志（电子版），2020，14(07)：546-551.

[2]田颖，吴斌，张霞. 风湿病慢病管理经验及探讨[J]. 风湿病与关节炎，2020，9(2)：49-52.

[3] ATHAN B，ELODIE P，VIRGINIE - AURÉLIE N，et al. A dynamic exercise programme to improve paticnts' disability in rheumatoid arthritis：a prospective randomized controlled trial. [J]. Rheumatology，2016，25(4)：410-413.

[4]SIQUEIRA U S，ORSINI VALENTE L G，DE MELLO，MARCO TÚLIO，et al. Effectiveness of Aquatic Exercises in Women With Rheumatoid Arthritis[J]. American Journal of Physical Medicine & Rehabilitation，2017，96(3)：167-175.

[5]李恭鹏，李朋，张先锋. 血清MMP-3水平在类风湿性关节滑膜炎诊断及疾病严重程度预测中的应用价值分析[J]. 标记免疫分析与临床，2019，20(12)：100-104.

[6]刘坦，孟晓峰，杜世杰. 血清循环免疫复合物与C3、C4在类风湿关节炎中的价值分析[J]. 国际检验医学杂志，2018，39(8)：947-949.

[7]刘坦，赵星鹏，张忠新，等. 循环免疫复合物在类风湿关节炎中的应用价值研究[J]. 实验与检验医学，2017，35(5)：680-683.

[8]耿研，谢希，王昱，等. 类风湿关节炎诊疗规范[J]. 中华内科杂志，2022，61(1)：51-59.

[9]ZAKERI Z，SANDOUGHI M，MASHHADI M A，et al. Serum vitamin D level and disease activity in patients with recent onset rheumatoid arthritis[J]. International Journal of Rheumatic Diseases，2016，24(21)：343-347.

[10] HURNAKOVA J，ZAVADA J，HANOVA P，et al. Serum calprotectin (S100A8/9)：an independent predictor of ultrasound synovitis in patients with rheumatoid arthritis[J]. Arthritis Research & Therapy，2017，17(1)：252-255.

[11] NORDAL H H，BROKSTAD K A，SOLHEIM M，et al. Calprotectin (S100A8/A9) has the strongest association with ultrasound - detected synovitis and predicts response to biologic treatment：results from a longitudinal study of patients with established rheumatoid arthritis[J]. Arthritis Research & Therapy，2017，19(1)：3-7.

[12] 方思佳，周时高. 超声在类风湿关节炎诊疗中的应用进展[J]. 风湿病与关节炎，2016，50(7)：75-80.

[13]康鹏德，黄泽宇，李庭，等. 肌肉骨骼系统慢性疼痛管理专家共识[J]. 中华骨与关节外科杂志，2020，13(01)：8-16.

[14]MARRIE R A，HITCHON C A，WALLD R，et al. Increased Burden of Psychiatric Disorders in Rheumatoid Arthritis[J]. Arthritis Care and Research，2018，70(7)：970-978.

[15]韩晓蕾，石磊. 类风湿关节炎患者抑郁情况及与疾病活动度相关性分析[J]. 中国药物与临床，2019，19(11)：1768-1770.

[16]风湿免疫疾病慢性病管理全国护理专家协作组. 骨关节炎慢性病管理专家建议[J]. 中华风湿病学杂志，2020，24(04)：221-225.

[17]张莉萍，钱援芳，方明华，等. 规范性健康教育对类风湿关节炎患者生活质量的影响[J]. 中

国现代医生,2018,56(21):177-160.

［18］周聪聪,孟云蛟,顾志峰,等.中老年类风湿关节炎患者应对方式与生活质量、疾病状态的相关性[J].中国老年学杂志,2018,38(08):1998-2000.

第十八章 全球类风湿关节炎健康管理框架

第一节　全球风湿免疫学学科发展变化

一、风湿性疾病的前世今生

风湿性疾病（rheumatic disease，RD）是一组累及关节及其周围组织（包括肌肉、肌腱、滑膜、滑囊、韧带和软骨等）的慢性病，甚至会累及其他结构和器官。目前，风湿性疾病主要有10大类，大部分都与自身免疫密切相关。特别是痛风和脊柱关节炎，在很久以前就因对人体健康产生影响而为人类所知。人类在与疾病斗争的悠久历史进程中，探索和深入研究的脚步从未停歇，纵观这段历史进程，可分3个阶段进行概述。

（一）初步认知阶段（公元前3世纪—公元15世纪）

在此阶段，风湿病只是个模糊的概念，人们会感到浑身疼痛，但其具体定义和临床范围并不清楚。“风湿”（rheuma）一词最早出现于公元前3世纪《希波克拉底文集》（Hippocrates of Cos）中，原文中的意思为“流动”，这展示了人们最初对风湿病的推断和猜测，也就是“体液论”。当时学者认为人体有四种体液，分别是血液、黏液、黄胆汁和黑胆汁。这四种体液关系密切，任何一种体液有异常，均可能引起疾病。

据报道，曾在4500年前，在出土的美洲土著人骨骼中发现了明显骨质疏松的迹象，骨质发生严重缺损，这也是人类目前为止所收集到最具有年代感的类风湿关节炎的证物。此外，2500年前，有学者在木乃伊体内发现了足部痛风石，这也成了证明痛风病症曾困扰古人的有力证据。公元123年，Caraka Samhitaindu是首位将风湿病记载于医学文献中的古印度医生，并建议其他医生用haritaki治疗病患。古罗马皇帝Diocletian于公元300年颁布了对严重的关节炎患者可以免征赋税的法律。

而古埃及人则可能是最早记录关节炎病理情况的。公元前1550年左右，痛风的症状由古埃及的医生记录在两张纸莎草纸上，该疾病也因此得到定义；埃及博学大师印和阗对关节炎的描述也被引用在其中一份纸莎草纸中。由此可证实，在古埃及时期，就已经有医生拥有辨别和确认关节炎的能力。而同样是在这些木乃伊的脊柱中，人们发现了慢性关节炎样病变。在其他的考古工作中也有着类似的发现，例如人们在中欧出土的古代骨骼残骸中见到了强直性脊柱炎样病变，在我国马王堆汉墓出土的竹简上，发现了“疾痹”的称谓。

在以往的历史中，受风湿性疾病影响的人物也有很多。公元前2400年，人类历史上最伟大的犹太人先知摩西，就一直经受风湿性疾病的折磨，为了缓解关节炎造成的影响，它经常把手杖带在身边。公元1600年，关节炎患者变形的手指也常常成为绘画的思路。另一位患者Renoir——法国印象派画家，深受关节炎的影响，双手关节严重变形，以至于在绘画的过程中需要借助手臂才能继续。

在这一阶段，人们对风湿病才有了简单的认识。1570年，Cuillaume Baillou首次使用"rheumatism"命名"风湿病"，他认为风湿病是一组独立的系统性肌肉骨骼疾病。自此，风湿病的概念才被应用于临床中。同时Baillou试图将风湿病与痛风区别开来，这也为后世医学工作者开展研究提供了基础，基于前文所提到的工作，人类对风湿病的研究进入了深入认知的阶段。

尽管风湿性疾病已经有几千年的发展历史，但作为临床医学的一个独立分支，风湿病学的发展史不过几十年。然而在这短短的几十年间，尤其在过去的20年里，随着基础医学比如免疫学和分子生物学的快速发展，人们对风湿病的认识已发生了巨大的变化，对风湿病的研究有了很大进展，风湿病学的内容也在不断扩展和完善。

（二）深入认知阶段（公元18世纪—20世纪80年代）

随着科学水平的发展，风湿病学的研究在这段时间里取得了很大的进步。人们认识到这种可以累及身体各个部位的全身性疾病就是风湿性疾病。同时期抗生素、金制剂、抗疟药以及一些免疫抑制剂，也被应用于类风湿关节炎的治疗中。

1676年，Sydenham对风湿热和痛风这两种疾病进行比较并仔细描述。他能够对该病症进行如此细致描写的原因，主要在于他本人就患有痛风。

1768年，《医学汇编》出版，该著作第一次将痛风和关节炎进行明确的区分。由此开始，痛风在风湿性疾病中拥有了一席之地。1776年瑞典化学家Scheele将尿酸从痛风患者的肾结石中分离出来，这也意味着我们进入了"现代风湿病学"。

19世纪以后，风湿病学迎来了相对快速的发展。法国医生Landre Beauvais在1800年第一次对类风湿关节炎进行了细致的描述。1857年，医生Adams在Heberden氏结节的基础上，对骨性关节炎与其他关节炎进行了区分。1859年，伦敦的内科医生Garrod首次将该病以类风湿关节炎进行命名，自此类风湿关节炎便以新的方式出现在人们面前。这一时期的另一发展，是通过手术对类风湿关节炎进行治疗的初步尝试。Schuller于1887年通过滑膜切除术治疗膝关节炎和类风湿关节炎，即使当时科技并不发达，患者术后关节的恢复状况也不理想，但Schuller这次的努力尝试，为风湿病的治疗方式探索了新路径。现代髋关节置换术之父John Charnley在1961年对类风湿关节炎患者首次实施全髋关节置换术，1968年David Maclntoshkai医生首次对类风湿关节炎患者实施全膝关节置换术。基于前人的研究成果，当今关节炎外科治疗已有了较为成熟的手术方案。

20世纪之后，人们渐渐了解了更多的风湿性疾病。1904年，骨关节炎和类风湿关节炎首次被Joel Goldthwait医生借助X线检查成功地被区别出来，自此医生们对骨关节炎和类风湿关节炎的诊断更加清晰。1933年，一组原因不明的干燥性角膜炎、口腔干燥，并且合并大部分类风湿关节炎的病例吸引了瑞典眼科医生SjÖgren的注意，他也因此发现了唾液腺、口腔及呼吸道的黏液腺腺体分泌减少与类风湿关节炎、贫血等相关的全身的症状表现，自此之后该病便被称为SjÖgren氏综合征。1940年挪威免疫学家Waler在70%～80%的类风湿关节炎患者的血液中发现了一种抗体，定名为类风湿因子。该抗体的发现，不仅给类风湿关节炎的诊疗提供了很大的帮助，而且对于类风湿关节炎免疫机制的研究，提供了很大的推动力。1940年，"rheumatist"首次被用于命名"风湿病学专家"。1949年，"rheumatology"首次被用于命名"风湿病学"。1966年，美国风湿病协会正式命名了类风湿关节炎（rheumatoid arthritis，RA）和强直性脊柱关节炎

（ankylosing spondylitis，AS）。从此之后，这些经典的风湿性疾病开始崭露头角。

此后，风湿性疾病中的结缔组织病也渐渐进入了人们的视野中，同时认为该类疾病与自身免疫反应有关。随着人们对分子生物学的研究逐渐深入，有学者对人类白细胞和其他组织细胞的细胞膜上的一组抗原——人类白细胞抗原（HLA）进行了系统的研究并发现该抗原与染色体基因有关。许多学者发现HLA组织相容性系统有多个位点，有些位点对于疾病诊断还具有一定特异性，如HLA-B27阳性者，90%以上为强直性脊柱炎。HLA系统的发现不仅有助于强直性脊柱炎等疾病的诊断，而且对于遗传与自身免疫的相关性的探索有了一定的帮助。

（三）快速发展阶段（20世纪80年代—至今）

近年来，在免疫学、分子生物学及遗传学的快速发展中，学者们对风湿病的研究也进入了飞速发展阶段，风湿病学也显示出了更广阔的前景。即使是以前常见的致命疾病，如严重的系统红斑性狼疮（systemic lupus erythematosus，SLE）或肉芽肿性多血管炎（granulomatosis with polyangiitis，GPA），现在也可以通过现代免疫抑制疗法得到更好的治疗。尽管已经取得了一定的诊疗成果，但目前我们仍有大量的医疗需求未得到满足，特别是在结缔组织疾病方面，例如系统性硬化症、骨关节炎和纤维肌痛，我们往往缺乏有效的药物治疗。因此，对新疗法和试验设计的未满足的需求，特别是对于难治性疾病患者的治疗，仍然是风湿病学的重中之重。

由于在行医过程中见证了太多残疾患者被病痛折磨的悲惨实景，并且了解了他们对于医疗资源的需求，所以来自荷兰的Jan Van Breemen在1913年立志创建一个能够团结国际医学力量的合作组织，以期对抗风湿及肌肉骨骼疾病；但天不遂人愿，一战的阴霾迫使这一计划推迟至1919年才真正落地实施。1925年，这一组织正式被命名为“国际风湿病委员会（International Committee on Rheumatism，ICR）”，该组织的总部位于法国巴黎，他们有着清晰明确的行动目标：积极促进人们对风湿病的认知，加强对风湿病的预防、治疗、康复及救济等方法的发展；尽可能促成各个国家与地区之间对于风湿病诊治事宜的合作；鼓励并支持世界诸国成立自己的风湿病学会。受ICR先进理念的影响，一批区域性的组织联盟如雨后春笋一般出现：1937年美国风湿病协会诞生；1947年欧洲地区及一些北非国家建立了区域性合作性组织，并于1949年正式升级为欧洲抗风湿病联盟（EULAR）；1947年9月，来自16个国家的两百余名医学专家在哥本哈根郑重地举行了第一次盛大会议，共同商讨风湿病的诊疗之法；而在70年后，西班牙马德里所举办的风湿病学大会，已然拥有了超过一万四千名与会人员。我国的专业抗风湿病组织：中华学会风湿病分会，也于1985年正式成立。

纵观70余载的发展历程，来自世界各国的风湿病学家、科学家、卫生服务人员以及风湿病患者，共同推动了风湿病学科的发展；肩负着减轻风湿病对于个人及国家负担的职业理念，一线的医疗工作者正在竭力改善对于肌肉骨骼病的预防、治疗以及康复方法。风湿病的有效诊疗手段是一道时代难题，想要有效地实现难题破解，既需要一代代学者的教育传承，更需要受到各国政府以及世界人民的认可支持。加大对风湿病研究的资金投入，并加快科研成果向日常护理工作的转化，是人类当今所面对的直接目标。

二、全球风湿病学的发展历史

（一）世界风湿病学的发展历史

在世界风湿病发展的历史长河中，风湿病学会闪烁着耀眼的光芒。1913年，荷兰普通科医生Jan Van Breemen发起了一个对抗风湿和肌肉骨骼疾病的国际合作组织。由于第一次世界大战，他建立国际风湿调查团的计划被推迟至1919年。1925年，这个组织转变为国际风湿病联盟，其目标是：激发对风湿病的防治、康复和救济的认识，推动相关知识和方法的开发；推动与风湿发病目标相关的不同国家和地区开展合作；鼓励和协助在全球尚无风湿病协会的地区建立风湿病协会。与这些目标相一致的是，区域联盟成立了，美洲地区于1943年成立，欧洲地区于1947年成立。后来，亚太风湿病协会联盟于1963年在悉尼成立。在过去几十年中，来自45个国家的风湿病学家、科学家、卫生专业人员和患者组成了一个独特的组织——欧洲抗风湿病联盟(EULAR)，他们的共同目标是减轻风湿对个人和社会的负担。EULAR在教育和研究领域培养卓越风湿病专家的同时，也实现了风湿性疾病患者临床护理的进步。这些风湿病联盟通过对风湿病的认识，推进诊疗不断完善，为风湿病的发展起了重要作用。

（二）中国风湿病学的发展历史

1.学科建设与发展

在我国，风湿病专业起步较晚，是内科学中年轻的学科之一。我国第一个风湿病门诊是由北京协和医院张乃峥教授赴苏联医学科学院风湿性疾病研究所进修归国后于1960年建立。1980年，北京协和医院风湿免疫科正式成立，北京、上海、南京、广州、哈尔滨、长春的几家医院建立了风湿病学临床科室及实验室，在这第一批的建科中就包括兰州医学院附属第二医院（即现在的兰州大学第二医院）。1982年中华医学会内科学分会风湿病学组成立，1985年中华医学会风湿病学分会正式成立。经调查研究发现，我国存在巨大的患者人群和严重不足的风湿免疫专业医师的现状。历经30多年的蓬勃发展，中国风湿病学从无到有，风湿免疫学科从以前的边缘学科到如今已成为具有一定规模，且特色突出的朝阳学科，无论临床还是基础研究都得到了迅速发展。

2.临床诊断技术与疾病治疗发展

随着人们对疾病防治的意识增强以及社会需要，中国风湿病学科发展得很快，风湿科的专科医生团队也逐步发展壮大，学术专业水准也日益提升，我国风湿病学取得的成就也逐步获得了全球认可。风湿专科成立后，该团队的医生探索并开展了各类型风湿性病变的实验室辅助检测工作，如抗核抗体谱、抗双链DNA抗体和抗可提取核抗原抗体等，这明显地提高了临床研究中对结缔组织病变的检测能力。同时通过对风湿性病变的进一步深入研究，相关人员还进行了针对类风湿关节炎的抗核周因子抗体、抗角蛋白抗体、抗Sa抗体，以及抗环瓜氨酸肽抗体等的检测；开展了可以诊断系统性红斑狼疮的抗磷脂家族和抗核小体抗体的测定，及其骨髓间干细胞移植技术等的新诊断；对强直性脊柱炎进行了HLA-B27及其亚式检查、对骶髂关节人体骨髓成像进行了磁共振检查和骶髂关节滑膜活检技术等。在2003年进行了一项对我国区域内一百余家诊所风湿自我抗体测定的质量监测活动，进一步提升了中国风湿自我抗体的测定技术水平。上述这些成果都反映了我国的风湿性病的临床检查手段和诊断技术水平在与时俱进。

3.学科学术发展

近年来，我国的各个医院和科研机构都针对各种类风湿性疾病开展了较深入的研究，并利用细胞学与分子生物学方法，结合各类动物模型、医学遗传学和实验治疗学，探索疾病发病机理和治疗方法，为风湿性疾病的研究发展做出了重大贡献。在病因学研究方面，我国学者揭示了年龄相关的B细胞在类风湿关节炎发病中的作用，该B细胞特殊亚群通过分泌TNF-α及ERK1/2和JAK-STAT1通路诱导成纤维样滑膜细胞活化，从而促进类风湿关节炎发病。在疾病诊断与监测方面，我国学者通过开发对次氯酸高度敏感性和选择性的荧光探针Probe-2，以达到早期评估类风湿关节炎患者使用甲氨蝶呤治疗的有效性，为未来研究包括类风湿关节炎在内的多种炎症性疾病诊断和监测治疗效率提供了重要价值。在疾病治疗方面，我国研究人员自主研发了用于治疗系统性红斑狼疮的“双靶”生物制剂——泰它西普，其通过靶向抑制BLyS和APRIL，使异常B细胞的成熟和分化功能降低，从而降低机体自身免疫反应，起到延缓系统性红斑狼疮进展和减少疾病复发的作用。除此之外，中华医学会风湿病学分会和多个国际风湿病学会协作，先后对一些经典的风湿性疾病开展了流行病学研究，如类风湿关节炎、系统性红斑狼疮、痛风以及强直性脊柱炎和骨关节炎等。同时，国际上最早的干燥综合征流行病学研究也是由中国风湿病学分会独立进行的。通过上述调查研究，相关人员统计和归纳了风湿性疾病在我国的患病率和疾病特征，进一步提高了对我国风湿性疾病基本状况的认识，也有利于今后我国政府积极进行国民健康事业的建设。

4. 专科建设及普及教育

30多年的发展，风湿病学在中国尚属新兴发展的专业学科，目前从事此学科的医生数量尚少，且大部分其他专业学科的医生对此类疾病认识不足，这与多达2亿的风湿性疾病患者相比较，可以反映出目前我国风湿病专业医生从业人员的巨大缺口。从学科建立之初至今，为提高各地医师尤其是专科医生对风湿病学的认识，并进一步提高医师的诊治水平，中华风湿免疫病学分会通过不懈努力，以普及和在此基础上提高为方针，开展举办风湿病学讲习班。近几年省会及直辖市教学医院也在各自地区开展举办学习班，这些学习班不仅普及风湿病基础与临床知识，而且讲解全球风湿病研究发展和诊治进展。同时再举办国内风湿病学会议与/或专题学术研讨会，以及提供国家重点风湿病学机构的进修机会或学术合作平台，使我国的风湿病专业医师数量和质量都得到了提高。虽较前取得了明显进步，但在2015年中国医师从业人员的调查中发现，从事风湿免疫科的医生仍然只有5000人。针对中国现阶段的资源分配不均问题和改善目前中国风湿免疫科专科从业人员数量少、专科水平高低不一的现状，2017年成立的具有中国特色的专科联盟，即中国风湿免疫病医联体联盟，开始逐步推进“一市一科一中心计划”建设项目，借助地市级区域中心的辐射作用，促进建设基层风湿病学专科，使风湿免疫学科不断壮大。通过风湿科医师团队的不懈努力，截至2019年，全国独立风湿免疫病专科达到了1256个，比以往有大幅度提升。近年来，为实现多中心多学科合作进行临床和基础研究，中国风湿病学专家团队先后成立和/或建立了中国系统性红斑狼疮协作组、国家风湿病数据中心、中国风湿病信息共享平台以及国内首个多中心类风湿关节炎在线注册登记项目，即中国类风湿关节炎直报项目，这些风湿病数据中心和直报项目使风湿病医师收集患者疾病信息全面化、疾病随访有序化、患者教育普及化及医师培训规范化，达到加强学科建设、扩大专科医师队伍、提高诊疗队伍质量和缓解患者症状、改善患者预后的目的，同时为建立风湿免疫疾病慢病分级诊疗体系奠定基础。相信随着国家的政策的普及，以及健康中国2030规划纲要的实施，我们所有风湿病医师尽最大努力，以求真务实的精神，实现风湿免疫学科在未来拥有更辉煌的明天！

三、风湿性疾病诊断学的发展：实验室分析和成像技术

（一）实验室分析

从类风湿因子到抗瓜氨酸蛋白/肽抗体：1937年，EULAR的创始人之一Erik Waaler教授在一位存在关节畸形的患者的血清样本中，发现了一种可以引起绵羊血细胞凝集的物质，当时Waaler将其称为“凝集活化因子”，随后Rose及Robert Pike在1949年重新描述了类风湿因子测试，并将该物质命名为类风湿因子，Waaler则是发现类风湿因子的第一人。随后开发的Waaler-Rose试验，使用致敏绵羊红细胞来检测类风湿因子，但现在该实验已经被ELISA替代。

1964年，Nienhuis等人报道了一种新的特异性抗体并称之为抗核周因子，用于鉴定颊黏膜细胞中的角质透明颗粒。15年后，研究人员发现了抗角蛋白抗体，这种抗体是特有的，能够与食管角化组织甚至是人毛囊细胞反应。在此之后，微丝蛋白在1993年被类风湿关节炎血清识别，随后发现抗核周围因子和抗角蛋白抗体都能与（原）填充蛋白（存在于终末分化的表皮细胞角质

形成蛋白颗粒中）反应，导致它们产生抗微丝蛋白抗体，并命名为抗角蛋白丝聚集素/丝集蛋白抗体。另一项重大突破是发现了多肽精氨酸脱亚胺酶，1977年，蛋白质脱亚胺酶活性首次在哺乳动物毛囊中被描述，负责这种脱亚胺的酶部分被分离出来，4年后被命名为“肽精氨酸脱亚胺酶”这种酶分子的瓜氨酸化，产生瓜氨酸蛋白——类风湿关节炎的标志性自身抗原，可以启动和传播对瓜氨酸化相关抗原的自身免疫，从而作为自身免疫反应的效应者和靶点发挥独特的作用，同时该酶也包括许多其他分子，如波形蛋白、胶原和烯醇化酶——这些分子可能随后变为（自动）免疫原性。这些针对瓜氨酸化分子的抗体称为抗环瓜氨酸化肽抗体。

1998年首次有证据表明PAD酶与类风湿关节炎有关，发现瓜氨酸是类风湿关节炎患者血清中抗体可识别的自身抗原的基本成分。通过抗环瓜氨酸肽试验和后来ACPA的检测，这些自身抗体是类风湿关节炎的标志性血清学发现，是当前诊断标准的组成部分。这些发现使得新的检测ACPA的方法出现，包括抗环瓜氨酸肽抗体测定和其他方法，如改良的瓜氨酸波形蛋白试验。在2010年，类风湿因子和ACPA成为ACR/EULAR在类风湿关节炎分类中的重要标准。

1948年，Hargraves及其同事发现“狼疮细胞”，这也是第一例SLE的实验室检查，随后在系统性红斑狼疮患者的血清中发现了诱导因子。1949年，Haserick和Bortz发现SLE患者的血清与正常骨髓孵育时，能够诱导LE细胞的形成。1953年，Miescher发现兔血清能够在人类白细胞免疫后，诱导形成系统性红斑狼疮细胞，之后他证明了小牛胸腺细胞的细胞核可以导致LE细胞现象的消除。因此，“LE因子”被认可为抗核抗体。在1985年，范德沃特等人在Wegener肉芽肿中发现抗中性粒细胞胞浆抗体，这对血管炎的诊断和治疗有很大意义。

（二）影像学与风湿性疾病

除了实验室检查外，影像学检查也是诊断和监测风湿性疾病的重要手段。

1.X射线

1895年12月，诺贝尔奖得主伦琴为其夫人拍摄了手部的X线片，这也是第一张人体X线摄影。X射线这项技术对于骨关节炎的诊断产生了重大的影响。19世纪末，苏州博习医院购买了X线设备，自此中国出现X线检查。另外一项重大的突破是X射线在类风湿关节炎中的评分，比如1977年的Larsen评分和1985年的Sharp评分，1989年Vander Heijde等人对其进行了修改。这些分数能够评估结构性损伤，例如在类风湿关节炎的研究中心，指导了许多现代试验的设计，通过这些评估数据提供了相应治疗以阻止疾病进展。

2.CT技术

1959年，神经病学家威廉·奥登多夫提出了“通过X射线扫描头部，并能够通过头部重建放射密度模式”的想法，这个想法是观察一个通过检测脱水来拒绝冻伤水果的自动设备而产生的。1979年，Hounsfield和Mcleod Cormack因为“计算机辅助断层扫描技术的发展”获得了诺贝尔生理学或医学奖，以表彰他们在实用的横轴扫描设备的开发过程中所起到不可或缺的作用。在风湿病学中，这项技术被用于许多领域，从评估系统性自身免疫性疾病中的肺部受累到痛风晶体沉积的评估（使用双发射CT），以及使用微型CT检测手指关节侵蚀。近些年来，双能计算机断层扫描主要用于诊断和定量评估痛风中可见的尿酸单钠晶体，其优点是可以提供痛风的无创诊断。

3.磁共振成像（MRI）技术

MRI的出现，使得人们能够在测量液体在细胞和组织中的扩散以及化学交换的基础上评估软组织。保罗·劳特布尔发明了第一台核磁共振成像仪，并在1974年1月发表了第一台活老鼠的横断面图像。20世纪70年代后期，彼得·曼斯菲尔德发明了一种新技术，这种技术使得扫描只需要几秒钟，而不是几个小时，便能使图像变得更清晰。1977年，Damadian和Larry Minkoff以及Michael Goldsmith，对一个人进行了第一次核磁共振全身扫描。20世纪70年代，第一台全身MRI

扫描仪由John Mallard制造而成，第一张临床相关的患者内部组织图像就是用这台仪器获得的。2003年，劳特布尔爵士及曼斯菲尔德爵士获得诺贝尔生理学或医学奖，以肯定MRI在医学上的重要性及应用性。今天，MRI扫描是几乎所有领域的标准程序，从膝关节的软骨和半月板评估到骶髂关节检查，再到使用评分系统对结构性损伤的敏感评估。

4. 超声检查技术

风湿病学家选择的另一种重要且安全的成像方法则是超声检查。1941年，奥地利神经学家Karltheo Dussik首次使用超声波成像人体，展示了人脑的脑室。之后，Lan Donald首次将这项技术应用于产科诊断。关节超声检查法最早于20世纪70年代早期和中期被用于检测贝克氏囊肿。一项重大突破是1981年Graf利用超声检查新生儿髋关节的变化。在20世纪80年代，许多标准化的成像模式技术在整形外科、创伤外科和风湿病学的所有领域被应用。较新的技术包括彩色和功率多普勒成像，它们能够提供组织的彩色地图，反映软组织血管化和炎症（即滑膜组织）。

5. 甲襞毛细血管检查

1973年，Maricq描述了甲襞毛细血管镜在系统性硬化症严重程度分级中的作用之后，这种对微循环的显微分析技术已经成为一种有效的定性和定量方法，用于系统性硬化症的早期诊断、临床并发症的预测以及优化管理。重要的是，甲襞毛细血管镜成像能够通过识别SSc不同阶段的特殊形态模式（“早期”“活动期”和“晚期”模式），在早期要区分原发和继发性雷诺现象。2013年，ACR/EULAR系统性硬化症分类指南引入了毛细血管镜分析，有力地提高了标准的灵敏性和特异性。

总的来说，随着科技的发展，临床工作中有越来越多的影像学技术能够用于风湿性疾病的诊治过程，并且在临床上广泛应用（见图18-1）。

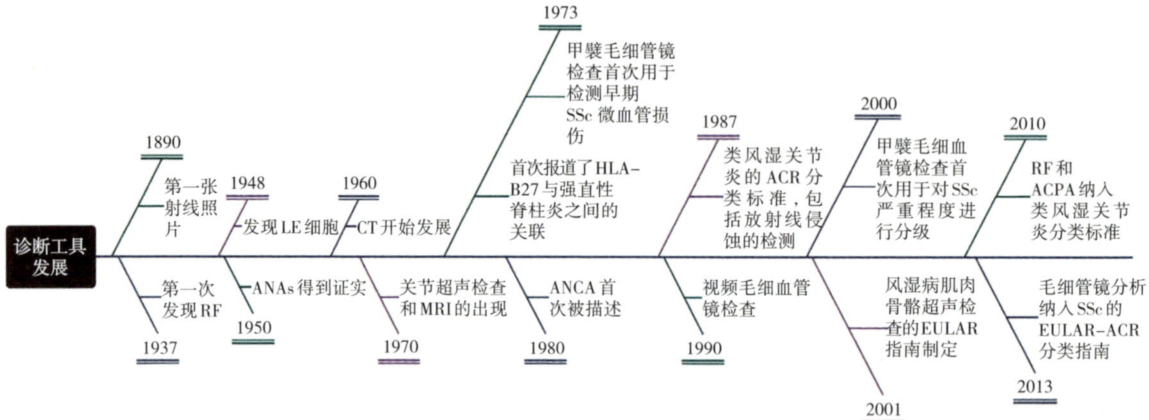

图18-1 风湿性疾病诊断学发展时间表总结（原创）

风湿病学的实验室分析已经从最早发现类风湿因子发展到2010年与抗瓜氨酸蛋白抗体被纳入类风湿关节炎的分类标准，其他重大突破包括1948年狼疮细胞被发现，1950年抗核抗体和1980年抗中性粒细胞胞浆抗体的确立。影像学检查从最早的第一张X线片出现，到1960年CT发展，1970年关节超声检查和MRI的出现，1973年甲襞毛细血管镜首次用于检测早期系统性硬化症微血管损伤，各项检查逐渐发展应用到风湿性疾病指南分析中，促进了风湿性疾病诊断的重大进步。

四、类风湿性关节炎的治疗手段

（一）药物治疗

目前用于类风湿性关节炎的治疗药物主要包括非甾体抗炎药（non-steroidalanti-inflammatory drugs，NSAIDs）、糖皮质激素（glucocorticoid，GC）、改变病情抗风湿药（disease-modifying anti-rheumatic drugs，DMARDs）以及植物药等。

1949年，美国医学家Phillip Showlater Hench和Edward Calvin Kendall首次使用可的松治疗类风湿关节炎患者，促成了一个“奇迹”的恢复，两人也因此获得1950年诺贝尔医学奖。第一个氢化可的松（hydrocortisone）在关节腔内注射，于1951年上市。1955年，美国食品药物管理局批准泼尼松（prednisone）上市。糖皮质激素具有强大的抗炎作用以及免疫抑制作用，但也会出现骨质疏松，肌肉萎缩，伤口愈合延迟等不良反应。目前的共识是，长期使用每天≤5 mg的泼尼松是安全的，而通常不建议长期使用每天≥10 mg的泼尼松。

传统合成的DMARDs，基于经验观察进入临床实践，已经使用了50多年，并且具有尚未确定的分子靶点。相比之下，基于分子和结构生物学的进展，开发了靶向合成DMARDs以干扰特定分子，它们会干扰诸如Janus激酶之类的酶。

1.传统合成改变病情抗风湿药

传统合成改变病情抗风湿药（conventional synthetic disease-modifying anti-rheumatic drugs，csDMARDs）曾被称作慢作用药物（slow-acting anti-rheumatic drugs，SAARDs），该类药物是化学合成的药物，其共同特点是起效虽然不快，但都能够有效改善并延缓病情进展。

1942年，瑞典内科医生Nan Svartz将乙酰水杨酸的抗炎特性与磺胺的抗菌特性相结合，开发出了至今仍在使用的一种抗风湿药物——柳氮磺吡啶（sulfasalazine）。该药物现在多被用于类风湿关节炎的治疗中，尤其是作为三联疗法的一个组成部分；同时它也被经常用于外周型脊柱关节炎的治疗。

1947年，法布医生提取出甲氨蝶呤的前体氨蝶呤，并且在临床试验中发现，60%的癌症患者在通过该药物治疗后获得了好转。1951年，Gubner医生也成功应用氨蝶呤治疗了6例类风湿关节炎与银屑病，但由于使用氨蝶呤之后不良反应过于明显，便推出了其衍生物甲氨蝶呤。1971年，美国食品药物管理局正式批准甲氨蝶呤用于银屑病的治疗。20世纪80年代，随着科技的进展，人们对于类风湿关节炎的治疗逐渐从非甾体抗炎药转变到csDMARDs上。尽管如此，对于类风湿关节炎的疗效还是不够理想。1980年，Micheal Weinblatt医生对用甲氨蝶呤治疗类风湿关节炎产生了浓厚的兴趣，经历了一番波折后，他和团队终于在1985年完成实验，同时将研究结果公开发表。1988年，美国食品药物管理局正式批准甲氨蝶呤用于治疗自身免疫性疾病。迄今为止，甲氨蝶呤仍然是治疗类风湿关节炎的一线药物。

抗疟药：公元17世纪，一种药用树皮提取物将患有疟疾的伯爵夫人Chinchon治愈，该树名为“金鸡纳树”。研究发现，金鸡纳树皮可提取出与羟氯喹同属喹啉化合物的奎宁，能够用来治疗疟疾和风湿病。1955年，美国食品药物管理局允许羟氯喹生产，迄今为止，抗疟药已经能够医治系统性红斑狼疮等风湿性疾病。其他DMARDs如金制剂、环孢素、来氟米特等也在风湿免疫性疾病的治疗中起着重要作用。

2.生物性改变病情抗风湿药

生物性改变病情抗风湿药（biological disease-modifying anti-rheumatic drugs，bDMARDs）是自20世纪90年代后逐渐发展起来的一种药物。90年代以前，生物制剂还未拥有成熟的市场，但在近年来，随着风湿免疫病理生理学的深入研究，越来越多的生物制剂不断涌现，并且在治疗中取得了良好的疗效，这为风湿病患者带来了福音。生物制剂的发展迎来了风湿免疫病治疗的新时代。目前我们使用的生物制剂主要包括：肿瘤坏死因子-α（TNF-α）、白介素-1（IL-1）、白介素-6（IL-6）等参与免疫炎症反应的重要致炎因子、参与免疫应答的信号分子以及像B细胞这类参与自身免疫的重要免疫效应细胞。

肿瘤坏死因子-α受体拮抗剂在类风湿关节炎患者以及脊柱关节炎、牛皮癣和青少年特发性关节炎等其他炎症性疾病的发病机制中起关键作用，利用单克隆抗体和其他生物技术的精细特性的免疫定位可以在这个领域发挥作用。其他作用机制的生物制剂（如抗白细胞介素-1、白细胞介素-6、白细胞介素-17、消耗B细胞、干扰共刺激分子或细胞内信号转导激酶抑制剂）也相继出现，它们对越来越多的风湿免疫性疾病有效，包括系统自身免疫性疾病、痛风和骨质疏松症。此外，所有的生物DMARDs与甲氨蝶呤和其他常规合成DMARD比较，表现出更强的疗效。

3.靶向合成改变病情抗风湿药

靶向合成改变病情抗风湿药（targeted synthetic disease - modifying anti - rheumatic drugs，tsDMARDs）是近年来风湿疾病治疗领域内的一颗新星。近20多年来，tsDMARDs的研发逐渐成为风湿免疫病药物研究的热门，该药也被称为靶向合成改变病情抗风湿药，是指分子量小于1kD并且具有强大生物学效应的分子复合物，而其本质也是化学合成药物，但与csDMARDs不同的是，它是基于特定靶点进行治疗的药物。

第一个被批准的靶向合成DMARD是托法替布（tofacitinib），一种PAN（泛）-JAK抑制剂，它是首个用于治疗自身免疫性疾病的JAK1和JAK3抑制剂的药物。JAK可以抑制干扰信号转导，从而干扰IL-6、粒-单核细胞集落刺激因子、干扰素（Ⅰ型和Ⅱ型）和常见的γ链细胞因子（如IL-2或IL-15）诱导的细胞激活。研究表明，托法替布能够减轻类风湿关节炎活动的症状和体征。同时与大多数生物DMARDS相比，托法替布单一疗法在临床上优于甲氨蝶呤。2012年，美国食品药物管理局批准托法替布上市。我国食品药品监督管理局于2017年3月批准该药上市，用于治疗对甲氨蝶呤疗效不佳或对其无法耐受的中度或重度活动性类风湿关节炎患者。

在第三阶段临床试验中发现JAK 1/2抑制剂巴瑞替尼（baricitinib），似乎具有与生物DMARDs和托法替布类似的疗效。然而有趣的是，对甲氨蝶呤分别联合阿达木与巴瑞替尼做治疗对比，结果显示联合巴瑞替尼获得了更好的临床和功能（尽管不是结构性的）。该药已于2016年1月向美国食品药物管理局递交上市申请（见图18-2）。

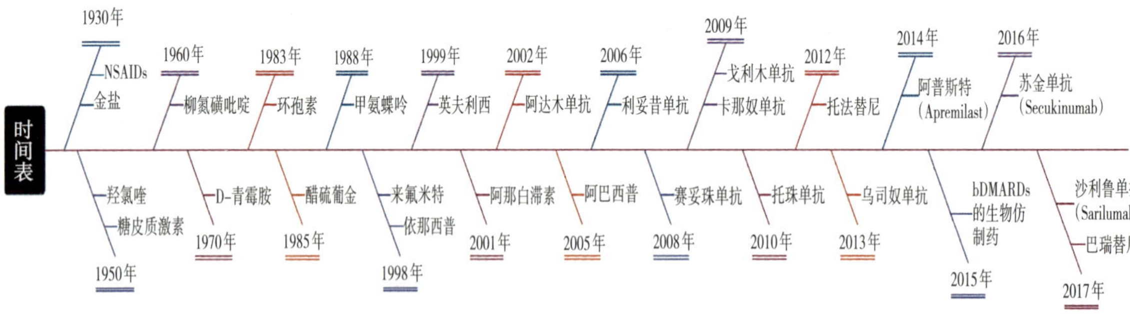

图18-2　类风湿关节炎治疗进展时间表总结（原创）

可注射的金盐以及非甾体类抗炎药是最早治疗类风湿关节炎的药物（1930s），自20世纪50年代以来，糖皮质激素就被广泛应用于类风湿关节炎的治疗，羟氯喹也开始出现在人们的视野中。此后，柳氮磺吡啶（1960年）、D-青霉胺（1970年）、金诺芬、来氟米特等传统DMARDs相继出现。80年代以来，甲氨蝶呤被广泛应用于类风湿关节炎的治疗。1983年，免疫抑制剂环孢素被批准上市。1998年，第一个生物DMARD，也是第一个肿瘤坏死因子抑制剂依那西普被批准用于类风湿关节炎的治疗。随后又有更多的肿瘤坏死因子抑制剂（英夫利西单抗、阿达木单抗、赛妥珠单抗、戈利木单抗）出现，其他生物制剂如阿那白滞素、阿巴西普、利妥昔单抗、托珠单抗、乌司奴单抗、司库奇尤单抗也陆续被研发出来。2012年，托法替布作为首个酪氨酸激酶抑制剂上市，巴瑞替尼紧随其后。

（二）手术治疗

随着骨外科学的发展以及骨关节炎（osteoarthritis，OA）研究的深入，现代医学可以支持医生执行软组织松解术、截骨术、滑膜切除术和关节融合术等诸多手术。对于晚期退行性疾病（患有畸形、运动不良和剧烈疼痛的患者）来说，关节置换是最终的治疗选择。但也不可避免地会出现深部感染、骨穿孔、髋臼突出、术后脱位以及需要再次手术等并发症。全关节置换术是非手术治疗失败的OA患者的根治性治疗，也是世界上最常见和最具成本效益的外科手术。目前最常用的人工关节置换术是全髋关节置换术和全膝关节置换术。在关节肌肉疾病中许多关节可以进行更换，有时可以借助3D评估和打印进行。有趣的是，尽管这些方法以前在类风湿关节炎患者普遍使用，但随着医疗水平的提高，这种干预手段的必要性变得越来越少。

过去，由于缺乏对风湿性疾病的了解，许多患者患病后情绪低落，不进行规范化治疗，使得病情恶化，甚至危及生命。因此，对患者及其家属进行相关健康教育也显得越发重要。

（三）非药物治疗

类风湿关节炎患者的治疗应在医患双方共同决定的基础上进行最佳护理。非药物治疗包括对患者进行教育、功能锻炼、健康管理等具体的指导方案。该治疗方法在管理风湿病患者方面发挥着重要作用。医护人员对患者进行疾病知识、药物使用以及自我管理方面的教育，让患者能够正确地认识自身的疾病，树立信心，积极配合治疗，避免错过“机会之窗”，影响预后。

现如今，广泛的自我管理计划在逐渐取代信息的提供和“患者教育”。在以前，备受好评的治疗方案是鼓励患者卧床休息，并做一些辅助性的活动训练，但后来发展为积极锻炼来提高身体素质。同时，对心理因素的理解从接受“关节炎造成的不适”发展到积极应对患者的抑郁、焦虑和增强自信心等。

（四）患者的心理诊疗方案

科学知识的进步已经为治疗风湿病患者提供了很大的帮助，许多患者的病情因现代卓越的医疗手段而得到了缓解。因此，在过去的几十年中，患者的经历已成为推动治疗类风湿关节炎发展的力量。患者更多地参与研究，这也在无形中增加了他们对疾病认识的观点，并将有助于医学研究成功地进行设计，以及结果的发表和传播。

第二节 国内外类风湿关节炎健康管理框架

类风湿关节炎是一种原因不明的以多关节滑膜炎为主的慢性、进行性、侵袭性和系统性的自身免疫性疾病，患者常常忍受关节疼痛、晨僵、易于疲劳、多脏器受累等临床表现，从而造成关节畸形和器官功能障碍，严重降低患者的生活质量，并对患者、家属和社会造成了极大的经济负担。中国类风湿关节炎2019年年度报告指出，我国类风湿关节炎患病率高达0.42%，是国内RA

女性患者致残的首要原因。类风湿关节炎的治疗目标是控制症状、延缓骨破坏及关节畸形、提高生活质量，目前国际指南推荐通过评估疾病活动度来达到治疗目标，即达标治疗，已被证实可有效控制病情及患者预后。然而，目前我国类风湿关节炎患者的达标率较低，一项研究显示，我国类风湿关节炎的缓解率为10.9%～14.9%，达标率不足30%，远远落后于其他国家。

近年来，随着医学的飞速发展，关于类风湿关节炎发病机制和治疗方面的研究取得了很大的进步。而且，以类风湿关节炎为代表的风湿免疫性疾病的患病率在全球范围内呈现明显增多态势，由于人均年龄的增长和人口老龄化的加剧，类风湿关节炎的发病率将会继续上升。目前，国内外从类风湿关节炎临床诊断、治疗手段到长期管理都存在诸多不足，这会导致患者生活质量下降、家庭及社会经济负担增加。而在临床中，类风湿关节炎的达标治疗需要长期、系统、密切的病情监测和管理，因此开展类风湿关节炎患者健康管理在控制疾病及提高预后方面至关重要。现就类风湿关节炎的长期管理策略进行阐述和讨论。

一、类风湿关节炎长期综合管理中存在的问题

（一）疾病的认知度低，科普力度不够

1.广大民众对类风湿关节炎的认知度极低

类风湿关节炎常常以关节疼痛为首发症状，且临床表现各不相同、复杂多变，有时表现为其他脏器不适，并且风湿免疫性疾病在我国起步较晚，各个医疗机构及媒体等对于类风湿关节炎的科普宣教较少，造成广大民众对类风湿关节炎的整体认知度极低，导致很多类风湿关节炎患者就诊时已出现严重并发症甚至关节畸形，使类风湿关节炎的误诊率及漏诊率大大提高。有研究显示，公众对于类风湿关节炎的认识渠道主要来源于周围患者群，占35.8%，其他还有广告、网络等。另一项关于市民对类风湿关节炎认知调查的研究发现，认为类风湿关节炎与风湿性关节炎是同一种疾病的占12.69%，无法判断的占38.81%，近90%的民众不了解风湿免疫科，首诊科室最多的为骨科，而风湿免疫科位列第三（23.2%），超过50%的患者确诊时间长于一年，接受规范治疗患者仅占16.67%。因此，类风湿关节炎患者普遍出现首次就诊科室错误的现象，并且就诊及确诊时间延迟，多数患者未接受过规范化治疗，最终导致病情延误。

2.患者对类风湿关节炎的认知不同，影响就医行为

许多类风湿关节炎患者由于对疾病认识不深入、过度担心治疗药物的安全、急于根除疾病等因素，造成治疗不规范，依从性差（间断用药、经常变换药物或不恰当减量），不能定期随访、复查、调整治疗方案，导致病情控制差、疾病进展快。多数患者不了解类风湿关节炎需要长期规范治疗，一旦症状缓解就自行停药，据统计，多达60%的类风湿关节炎患者曾经漏服或随意减服、停服药品，从而造成了致残率和病死率的增加。一项针对175例类风湿关节炎患者复诊依从性的调查发现，类风湿关节炎患者的治疗依从性与家庭经济水平、患者文化水平、医保覆盖及家庭社会支持密切相关，一般情况下，个人和家庭收入越高、医保状况越好、有家属陪同，患者的依从性也越好。另一项研究表明，由于患者对类风湿关节炎的认知度低导致了一系列不良就医行为，表现为错过最佳治疗时机、一味相信“中药、偏方”及“除根”治疗、间断用药等，这些不良就医行为最终加快患者致畸进程，并加重疾病负担。有研究发现，类风湿关节炎患者中有62.33%存在工作能力障碍，其中工作时间减少者为45.55%，更换工作者为3.77%，病退者为13.01%，因此，工作能力障碍是类风湿关节炎患者常见的严重不良事件，而这部分患者往往收入低、住在农村，对类风湿关节炎的认知度更低，对疾病的特征及早期规范治疗认识不足，致使错过早诊早治的最佳机会，这既加重了患者的身体和心理负担，使个人生活质量下降，同时还耗费治疗资金、加重家庭经济负担。

3.医疗工作者对类风湿关节炎的认知度低

我国风湿免疫病专科成立时间相较其他学科较短，再加上风湿病专业宣讲材料少、普及率低，众多临床医生及护士对本专业的疾病认识不足，而且基层医疗机构未成立风湿免疫学科的专科，与血液科、肾病科、内分泌科合并，基层医护更是不熟悉该专业，对类风湿关节炎的流行病学、发病机制、临床表现、诊断标准、治疗手段、疗效评价、预防措施等认知不足；一些基层医护人员对于类风湿关节炎的专业知识欠缺，不能早期识别类风湿关节炎并正确诊断，由于基层医疗机构设备受限，无法进行相关的实验室及影像学检查，导致很多类风湿关节炎患者误诊、漏诊等，甚至很多患者明确诊断时已出现严重并发症，使缓解病情及达标治疗困难重重。

（二）类风湿关节炎的早期诊断率低

目前，我国类风湿关节炎患者的早期诊断率仍较低，存在很多误诊及漏诊情况，尤其在未设置风湿免疫专科的医疗机构中，医务人员对于类风湿关节炎甚至风湿免疫性疾病的认识不足，缺乏相关疾病的诊治经验，对于一些早期类风湿关节炎的患者不能及时识别，导致很多类风湿关节炎患者误诊、漏诊。近年来，随着国内风湿病学专科的发展壮大，我国类风湿关节炎早期诊断率较前有所提高，但仍然远低于其他国家。CREDIT数据显示，我国类风湿关节炎患者从症状初发到确诊的平均时限约为2年（见表18-1），而最佳治疗时间则是6个月至1年内，由此可知，我国大部分类风湿关节炎患者在风湿病专科门诊就诊时已错过最佳治疗时机，从而出现疾病控制难、治疗达标率低。

表18-1 我国类风湿关节炎从首次发病到确诊时间间隔（原创）

年份	2016年	2017年	2018年	2019年
≤3个月	1310(42.6%)	7930(46.72%)	8780(50.56%)	7149(52.27%)
3个月<间隔≤6个月	329(10.70%)	1536(9.05%)	1533(8.83%)	1161(8.49%)
6个月<间隔≤24个月	632(20.55%)	3682(21.69%)	3689(21.23)	2817(20.60%)
间隔>24个月	804(26.15%)	3824(22.54%)	3365(19.38%)	2550(18.64%)

（三）诊疗不规范

由于风湿免疫学的专科从业人员的专业技术水平参差不齐，部分医护人员不了解类风湿关节炎的达标治疗策略，因此未能很好地落实类风湿关节炎的标准化诊疗原则，主要表现在用药不规范、疾病监测不及时等方面，导致疗效差、患者不信任医生、依从性差，最终导致类风湿关节炎达标率低的情况发生。

当前类风湿关节炎用药不规范主要表现为NSAIDs和糖皮质激素高使用率、生物制剂和甲氨蝶呤低使用率。一项回顾性研究发现，约70%的类风湿关节炎患者口服糖皮质激素超过半年，25.3%的患者使用泼尼松的起始剂量或维持剂量>10 mg/d，将近86%的患者使用DMARDs药物的时间少于6个月。此外，一项甘肃地区的调查研究表明，类风湿关节炎患者中甲氨蝶呤的门诊使用率为25%，远远低于欧美国家的使用率；CREDIT的一项研究报告表明，仅有55.90%的患者接受过甲氨蝶呤治疗。此外，柳氮磺吡啶作为类风湿关节炎治疗指南推荐的一线用药，在其他国家使用率高达43.00%，而在我国仅占到4.40%。生物制剂的出现给类风湿关节炎患者带来了希望，但由于价格高昂等原因，我国仅有8.30%的患者使用bDMARDs治疗。

此外，国际指南推荐对于初治和中、高疾病活动度的类风湿关节炎患者给予每月一次疾病监测，已达标患者每三到六月监测一次，而在我国，由于医务工作者对疾病监测方法不了解出现部分患者无法及时、合理地调整治疗方案，进而导致我国类风湿关节炎患者达标率较低。CREDIT数据结果表明，我国类风湿关节炎患者1、3、6、9个月的随访率分别为12.23%、15.74%、8.65%、5.75%，随访超过1年的患者仅有9.26%。

（四）风湿病专科医生紧缺

我国风湿免疫专科作为一个新兴亚学科，学科设置不全，区域发展不平衡，专科医师数量极少，医务工作者水平参差不齐，存在很大缺口。2007年，由中华医学会风湿病学分会组织的一项现状调查结果显示，当年我国共有2216名从事风湿免疫病的医师，其中1891名（85.3%）供职于三级医院，323名（14.6%）供职于二级医院，从事风湿免疫病的专科医师共1267名；我国每千万人配有风湿免疫病专科医师16.7人，远远不及美国2005年的166.7人。截至2007年10月，有国内风湿专科学习经验者1035名（46.7%），有国外风湿专科学习经验者105人（4.7%），有国内、外风湿专科学习经历者56人（2.5%）。现在，我国风湿免疫病专科医生约6250人，风湿免疫专科从业者约12189人，已有风湿免疫病专科1256个，专科医生及专科门诊较前有所增长，但远远不能满足患者的需求，未来推动中国风湿免疫科专科发展、完善风湿免疫科专科医师培训基地建设、扩大风湿免疫病专科医师队伍迫在眉睫。

（五）疾病分级管理体系不完善

国内类风湿关节炎患者的治疗依从性低，长期分级管理体系尚不完善，导致部分患者中断随访、不配合。CREDIT数据显示，国内现有67.41%的患者只有一次诊疗记录，约95.11%的患者随访少于3次。尽管风湿病慢病管理全国护理协会已经制定了类风湿关节炎患者的慢病管理专家共识，但在临床实践中仍缺少具备循证医学基础的风湿病慢病管理指导规范和标准化的慢病管理模式，导致医生在慢病管理和长期随访中出现资源短缺的情况。

综上可见，合理的、规范的长期综合管理策略，确保类风湿关节炎患者及时并持续获得医疗卫生保健服务，对于延长患者生命、改善患者生活质量是尤为重要的。

二、类风湿关节炎长期综合管理防控策略

（一）患者教育

1.基础知识教育

通过宣传册、公众号、多媒体讲座、病友会等多种方式对患者开展疾病认识及科普教育、健康培训，加强病友间彼此交流、互动，并由专科医生进行讲课、咨询、解答；介绍甲氨蝶呤、柳氮磺吡啶、羟氯喹、艾拉莫德等风湿病常用药物以及生物制剂、小分子靶向抑制剂的作用、副作用，减少患者擅自减药、停药的可能性；介绍定期随访和坚持随访的重要性。也可采用灵活的方式让患者管理自己的疾病，比如，可将基础知识以表格的形式呈现，采用打卡奖励等方式提高患者的参与度，让患者形成只要坚持系统性治疗，病情就能控制改善的意识。

2.饮食教育

饮食是患者日常生活中的一个重要部分，虽然还没有充分的证据说明饮食能改变类风湿关节炎的进程，但是，饮食对类风湿关节炎患者的长期恢复还是有益的。最近的一项研究发现，油性鱼、酒精、咖啡和燕麦片对类风湿关节炎有保护作用，而茶会增加类风湿关节炎的患病风险，认为饮食在类风湿关节炎中起关键作用，它能促进或者预防类风湿关节炎的发生和发展。此外，告知患者饮食宜忌，并鼓励患者通过回顾或拍摄食物等方式，让主管医生或护士了解每日的饮食情

况，评估饮食方式是否合适，若不合理，可予以及时纠正。

3.运动指导

适度锻炼有助于提高类风湿关节炎患者的心肺功能、改善心理健康状况、提高生活质量。一项研究发现，适度锻炼有助于提高类风湿关节炎患者的心肺健康状况，从而可能改善类风湿关节炎相关的免疫紊乱和肌肉功能障碍。医生或护士可评估类风湿关节炎患者的疾病分期，再根据分期情况选择相应的运动干预方法，并建立短期和长远目标。此外，还可以通过宣传手册和视频进行详尽的运动指导，护士可通过表格形式记录患者每日运动情况，由此随访时医生或护士就能掌握患者的运动情况。

4.心理教育

类风湿关节炎的疗程久、预后差、患者经济负担较重等许多因素，导致患者出现较多不良情绪，具体表现为多种形式的心理障碍，心理障碍又可引起或加重疾病，因此，调节类风湿关节炎患者负面情绪已成为防治类风湿关节炎的关键手段。有研究发现，基于内部家庭系统的心理治疗干预可显著缓解类风湿关节炎患者的关节疼痛、自我同情及抑郁症状。因此，医护人员在开展疾病知识培训的同时，引导患者在观念上正确对待疾病发生、进展和转归，调整患者积极乐观的态度；鼓励患者和家属共同参与，家属既能够对病患的自我管理加以督促，也能够分担患者的心理压力，让患者心理上有所依赖，从而增加治疗的信心。类风湿关节炎患者也常会发生抑郁症，以紧张和焦虑较为普遍，因此应该严密观察，如发现有抑郁症的临床表现则需积极就医心理卫生科；对出现睡眠障碍的患者积极干预，如镇静催眠类药物、物理疗法以及其他的辅助措施。

5.患者自我管理

鼓励患者主动参与到疾病的管理中，不断提升患者自主参与的能力，指导患者进行自我管理。

（二）充分发挥专科医生、全科医生及其他医务人员在类风湿关节炎规范化诊治中的作用

长期综合管理对医务人员专业知识的全面性、准确性以及精力的投入等都提出了相应的要求，因此，医生、护士和康复师均应该接受专业的、有关类风湿关节炎长期综合管理的培训课程，并进行相关考核，考核成功通过的相关医护人员才可参与到类风湿关节炎患者的长期综合管理中去，后期也应每月定期培训，以期为患者提供优质的延续性服务。有条件的科室可成立由主诊医师、责任护士、技师组成的管理小组，制订各成员工作任务，合理分配，互相配合，通过查阅患者的基本资料和对病情的密切观察，及时了解患者疾病动态。从患者入院开始，由管理小组设计流程安排，包括科普宣教、药物指导、身心护理措施、注意事项、锻炼方法、出院随访等。在类风湿关节炎患者的长期综合管理中，专科医生在明确诊断并制订初步治疗方案后，需要社区医生、康复医生及护士进行疗效评估、病情监测、康复训练、复诊计划、健康宣教等，以全面掌握类风湿关节炎患者疾病缓解情况、用药情况、心理状况，这对于类风湿关节炎患者的持续达标和整体预后非常重要。

当下，大型医院的风湿免疫科可以通过定期开展能力提升培训班、微信公众号相关内容推送等方式指导区域内的基层医疗机构的医务人员，进而提高基层医疗人员对类风湿关节炎早期诊断、规范化治疗、疗效评估、病情监测的能力。类风湿关节炎患者每月由社区基层医师或家庭医生负责随诊，并开展规范化的病情监测，评估药物不良反应。若疾病缓解，则按照相关指南和专科医生的建议调整用药方案。患者应每隔3～6个月到风湿免疫科门诊复诊，由风湿免疫专科医师拟定下一步的管理计划和治疗方案；若疾病持续不缓解或出现严重并发症等，基层医生可将患者转诊至专科医院。此外，基层医生及护理人员还可以在类风湿关节炎患者的长期管理中进行健康教育、用药指导、疾病咨询以及饮食、运动、康复指导、心理疏导、建立健康档案、随访等方

面的工作，密切追踪患者病情缓解程度、有无药物不良反应、长期用药等情况，这不仅可帮助患者减少病情反复的可能性，提高治疗依从性，而且可以提高民众对风湿性疾病的认知度。因此，在类风湿关节炎的诊治和长期管理中，以风湿免疫专科护士为主导的多学科团队的参与，可以显著改善类风湿关节炎患者对疾病的控制能力和自我效能，有效的控制疾病。

此外，正规的随访管理有助于医生及时发现病情变化，有效的根据患者病情变化进行方案调整，避免不必要的治疗，减轻患者负担。

1.随访频率

对于类风湿关节炎的随访间隔时间没有确切研究，可根据患者的具体情况酌情拟定随访计划。一般建议启动治疗后两周左右进行随访，活动期要每月随访，缓解期2～3个月随访一次即可。一查病情活动度，二防药物副作用。

2.管理方式

管理方式包括电话、短信、上门、门诊、微信群、APP等方式。每位患者都应制订个体化护理方案，建立个人档案。可开设公开咨询电话，向患者宣传电话号码并说明其功能，设立专职管理人员，建立随访登记表，详细记录患者的个人信息和疾病信息，根据患者提出的问题及时予以回复或解决，并记录患者联系方式，便于定期开展电话预约随访，了解病情变化。

3.随访内容

移动医疗及“互联网+”形式：是以移动设备为基点的用于研究现代医学和公共卫生的医疗方式，如手机、患者监控设备、个人数码助理、平板电脑、无线识别技术、传感设备等，目前已广泛应用于糖尿病、高血压等多种慢病的管理中。也有研究表明，约86%的类风湿关节炎患者认为移动医疗在疾病的自我管理中是有效的。由管理小组的专人以电话、短信、远程问卷等形式与患者沟通，询问具体情况并进行健康教育，包括患者目前的不适症状、用药情况、仍需的治疗措施和护理要求等，针对反馈结果及时调整治疗方案和护理措施以尽量满足患者需求。还可以采用“互联网+”等多种管理形式对患者进行护理指导，包括关注风湿免疫科公众号、加入医患交流群，即时进行答疑解惑、健康教育、心理辅导等。此外，还可以使用专门针对风湿病患者的智能系统，如医生和患者双重应用系统，录入数据后医患双方终端都能看到相关信息。通过这个APP我们可以实时掌握患者病情动态，客观地评估患者疾病的活动度，调整治疗方案，尽快达标治疗，还能监测患者药物不良反应（肝肾功不全，白细胞减少，血糖升高等），及时调整用药方案，避免严重不良反应发生。

上门：由管理小组进行上门随访，进行阶段性康复宣教（用药、护理、饮食、运动、心理等），详细解答患者疑问，提高患者对疾病的认识，确保患者护理及时跟进；培养患者遵嘱服药的意识、避免漏服，保证长期家庭用药的持续性；同时掌握常用药物的不良反应及副作用，并及时调整方案。

门诊：复诊通常检查血常规、CRP、肝肾功、ESR、RF、CCP、尿常规、24 h蛋白定量、自身抗体、影像学、眼底等。任何临床指标都不能独立作为治疗的依据，类风湿关节炎是一个系统性疾病，病情千变万化，且没有确切的规律可言，如果理解不当，极易曲解病情，造成严重后果，一定要听从专科医生的建议。

规范化评估：定期评估患者病情，根据患者情况及时调整方案，提高患者的治疗依从性。类风湿关节炎患者的规范化评估是一个复杂的长期过程，需要综合临床表现、实验室检查等多个指标才能做出完整准确的判断。最后，医生与患者应采取一对一的管理模式，针对患者病情制订分类管理方案，同时考虑患者个人需求和客观因素，制订个性化管理计划。

（三）加快步伐建设我国风湿免疫性疾病的慢病管理体系

风湿免疫性疾病通常因为起病隐匿、病程较长、临床表现复杂多变、专科医生数量少等因素导致被漏诊甚至误诊，及时诊断和规范化治疗对于风湿病患者来说是迫切需要的。在几十年的发展和努力下，我国风湿免疫性疾病的诊治水平有所提升，但是目前对于该类患者的管理仍面临着极大的挑战。疾病本身的异质性、起病的不可预见性以及患者认知欠缺等因素，造成了病情反复发作、多脏器严重受累，甚至威胁到患者生命，这既加重家庭经济负担，也给患者生活造成巨大困难，同时严重降低患者生活质量和劳动力，导致部分社会角色缺失，目前已成为影响中国经济社会发展的严重公共卫生事件。

当前国际上对于“患者为中心的医疗之家（patient-centered medical home，PCMH）”服务模式的认可度较高，该模式强调以患者为中心，力求通过建设较为健全的初级卫生保健系统以更好地防治疾病，从而提高公众和患者的依从性，有效减少类风湿关节炎发病率、致残率和死亡率，同时使得住院率和急诊率有所降低、医疗费用及国家医疗成本明显下降。随着患者病情的好转、社会功能的恢复，使之继续发挥个人价值。

目前，国内在风湿病慢病管理方面做得比较好的是华西医院，刘毅教授提出类风湿关节炎患者的长期管理可以从两个模式进行探索：契约打包服务模式和网络型联盟式区域协调化管理模式。健全的管理和诊治模式可以统筹协调患者在辖区内不同级别医院的就诊需求，按照病情的轻、重、缓、急等合理安排在相应级别的医院就诊，及时、高效地实现患者双向转诊。各家医院共享患者数据库资料，可带动区域内医疗水平“同质化”提升，快速实现曾小峰教授提出的“一市一科一中心”的目标。此外，还可以充分发挥综合医院和社区卫生服务机构的优势，两者共同管理，根据患者病情，按照转诊条件和转诊路径进行转诊，保证患者在综合医院和社区卫生服务中心的连续性动态管理。已被证实这种管理模式既可以使不同病情的类风湿关节炎患者得到有效的治疗和连续性照顾，又能减轻就医负担。2015年，中山大学孙逸仙纪念医院风湿免疫科提出了“疾病管理”“案管理”的模式理念，设置了国内第一个风湿免疫病个案管理师，将患者、院内风湿专科、多学科与基层医院联系起来，提供以类风湿关节炎患者为中心的慢病管理模式。

近年来有研究表明，基于Cox健康行为互动模式的健康管理模式在类风湿关节炎患者中取得了一定的效果。该模式根据患者特征和情绪反应，建立一体化综合干预方式，并对患者开展健康教育，包括类风湿关节炎专业知识、用药方法、关节保护和康复指导等，不但有助于提升患者对疾病防治的科学认知，而且能够充分调动家属共同促进患者健康，充分调动患者和家庭的积极性，有助于患者提高自我管理能力，最终在一定程度上改善了患者的健康，这种慢病管理模式有待大范围实施并验证。此外，构建“医护患一体化慢病防治体系”还需在区域内建立风湿病专科联盟，将各级医疗机构联系起来，为患者提供连续性慢病管理服务，使患者在基层医疗机构也能方便地得到上级专科门诊的指导；还需在医保允许的范围内，鼓励基层医疗机构购入类风湿关节炎患者长期服用的常见药物，为患者提供便利；开通远程会诊系统，与社区医院建立密切联系，让社区医院的类风湿关节炎患者无需往返奔波就可以通过线上平台的方式就诊于区域诊疗中心的专科医生，对于难治性类风湿关节炎及重症患者可以通过远程会诊平台及时获得诊治建议并转诊，由此基层医生也能掌握类风湿关节炎患者的一手资料，便于建立健康档案、了解患者病情及后续治疗方案，同时还可以获得完整的科研数据，帮助他们更好地开展科研工作。

因此，风湿免疫性疾病的长期综合管理是一场持续化的硬仗，需要科学的健康管理指导临床治疗，需要社会、医院、家庭等多方面的支持，更需要加大力度普及类风湿关节炎相关知识、达标治疗与长期管理的理念，不断加强患者教育，提高患者自我管理能力；同时通过“线上+线下”“以赛促学”等多种方式培养风湿免疫学科专科医生，定期开展培训、进修、下乡等活动提高风湿科医生的能力，尤其是基层医务工作者对于疾病的认识以及达标治疗的理念，加强各级医疗机构间的联系和沟通，促进风湿免疫病专科发展，建立适合我国国情的类风湿关节炎长期疾病管理模式。只有坚持长期、系统的综合治疗和管理，病情才能持续改善，切实提高患者生活质量和预后。

第三节 展 望

一、类风湿关节炎研究进展与趋势分析

类风湿关节炎是一种以慢性关节炎症为主要表型的全身性自身免疫性疾病。由于目前类风湿关节炎尚无根治方法，国内外研究者们从针对疾病的基因、分子与细胞层面的基础研究到对研究对象的理想与现实中的临床研究，不断探索类风湿关节炎的病因与发病机制，为类风湿关节炎治疗提供更多科学可靠的依据。

（一）基础医学研究进展与趋势

1.遗传学与表观遗传学研究进展

类风湿关节炎发病通常被认为是由多个因素共同作用的结果，其中遗传和环境因素较为明显。类风湿关节炎最重要的遗传风险等位基因位于Ⅱ类主要组织相容性（MHC）基因座中，主要集中在*MHC*Ⅱ类*HLA-DR4*等位基因上。此外，全基因组关联研究和宏基因组分析中发现许多单核苷酸多态性与类风湿关节炎发病相关，其中HLA-DR、PTPN22和TRAF1-C5 SNP组合会使患类风湿关节炎的风险增加40倍以上。TNF-α通过参与类风湿关节炎的滑膜炎症和骨破坏在类风湿关节炎中起关键作用。TNF-α rs361525 SNP与类风湿关节炎患者关节损伤增加和遗传易感相关。近年来，研究者们开始关注编码参与淋巴细胞通路调节分子或参与细胞调节网络的酶的相关基因。CD266基因在多种免疫细胞中表达，且其参与细胞间黏附、淋巴细胞信号传导，与类风湿关节炎的发病易感密切相关。国内研究者发现，具有调节细胞凋亡信号传导和致炎性细胞因子的半胱氨酸蛋白酶的5rs9651713多态性与中国人群的类风湿关节炎发病相关。除基因本身外，这种不改变基因序列只需通过基因可逆性修饰影响基因的表达，即表观遗传学，也与类风湿关节炎的发生和发展相关。目前表观遗传学研究包括DNA的甲基化和组蛋白的修饰（如乙酰化、甲基化、磷酸化等）。研究发现，类风湿关节炎患者滑膜成纤维细胞赖氨酸组蛋白甲基化异常与类风湿关节炎滑膜组织炎症过程的放大和持续有关。与骨关节炎（OA）的成纤维样滑膜细胞（FLS）相比，RA FLS中基质金属蛋白酶1启动子周围的H4乙酰化和IL-6启动子的H3乙酰化程度更高，此变化促进了这两种细胞因子的大量产生。此外，RA FLS的激活因子IL-1β和TNF-α，通过改变组蛋白乙酰化修饰，促进炎症因子的产生与分泌。在FLS中IL-1β通过介导环氧合酶2（COX2）启动子区域H3的乙酰化从而诱导COX2产生，而TNF刺激RA FLS提高了响应干扰素的CXCL10启动子H4高乙酰化从而促进CXCL10基因的表达。综上，类风湿关节炎的发病不单单与基因本身有关，还与基因的调节修饰相关。这为进一步探究疾病的发病机制提供了方向，也为更精准地治疗提供了依据。

2.环境因素研究进展

类风湿关节炎除了被认为是一种具有强烈遗传影响的免疫介导疾病外，研究者们发现其起病

与发展可能涉及外部环境与免疫系统之间的相互影响，尤其涉及与黏膜表面相关的肺、口腔黏膜和肠道。因此，研究者们发现吸烟、肥胖、肠道微生物和关节内微环境等环境因素与类风湿关节炎的发病和进展密切相关。吸烟是目前较为明确的类风湿关节炎发病危险因素。体内和体外实验结果表明，吸烟可以诱发关节炎并增加T细胞向Th17细胞分化。同时，吸入的有毒物质会导致肽精氨酸脱亚胺酶的表达增加，从而增加蛋白质瓜氨酸化。此外，吸烟会与MHC等位基因相互协同作用增加发展为类风湿关节炎的风险。肥胖与类风湿关节炎发病密不可分。一项研究分析发现，超重和肥胖是类风湿关节炎的危险因素。与正常体重类风湿关节炎患者相比，超重/肥胖类风湿关节炎患者的滤泡型滑膜炎及衬里下层炎性细胞（$CD68^+$、$CD21^+$和$CD20^+$）显著增加，且其在稳定的临床和缓解期滑膜亚衬里层$CD68^+$、$CD20^+$、$CD3^+$细胞的表达也较高。研究发现，类风湿关节炎患者血液中参与脂肪组织炎症介质的瘦素水平明显高于健康人群；且瘦素能通过可溶性IL-6刺激RA FLS促进Tfh细胞的生成，从而参与类风湿关节炎发病。全身微环境与类风湿关节炎的发病相关，特别是口腔和肠道中的微生物菌群。口腔黏膜炎症，尤其是牙周炎，与类风湿关节炎易感性增加有关，其主要机制是可能通过表达肽精氨酸脱亚胺酶促进ACPA的产生。此外，研究者们提出类风湿关节炎发病的新假设，即由于黏膜免疫系统和异常的局部微生物群的相互作用，疾病从黏膜部位开始，然后转移到滑膜关节。临床前研究和从已确诊类风湿关节炎患者肠道微生物菌群分析等研究中已证实肠道微生物失调与类风湿关节炎发生和发展相关。同时研究证实，肠道微生物群和/或肠道屏障功能的调节可能有助于预防或治疗 类风湿关节炎。近年来的研究结果表明，局部关节微环境在类风湿关节炎的发病中起重要作用。研究表明，成纤维样滑膜细胞可被在关节软骨局部微环境以及关节组织的局部浓度变化的葡萄糖、谷氨酰胺和氧等激活，诱发异常免疫反应发生，造成关节破坏。滑膜组织的血供失调造成的局部低氧环境和关节炎症造成的局部酸性环境，均会促进类风湿关节炎的免疫细胞激活。

3.免疫机制研究进展与趋势

固有免疫系统在类风湿关节炎发病作用机制中不可或缺。单核-巨噬细胞与类风湿关节炎患者的滑膜炎症和骨结构破坏密切相关。在类风湿关节炎中，单核细胞不仅作为促炎细胞发挥积极作用，而且其可被RANKL和M-CSF激活分化成破骨细胞前体细胞，使循环破骨细胞前体细胞增加，从而促进类风湿关节炎中的骨破坏。此外，研究发现在类风湿关节炎患者体内从骨髓迁移到滑膜的单核细胞被活化并分化为具有致炎表型的M1型巨噬细胞，且类风湿关节炎患者FLS表达的高水平趋化因子CXCL12和高迁移组蛋白HMGB1均能驱使单核细胞向滑膜聚集，从而被活化并分化为M1巨噬细胞。巨噬细胞在类风湿关节炎发病机理的不同过程中起着积极作用。巨噬细胞可通过分泌功能性肽精氨酸脱亚胺酶4促进级淋巴器官和滑膜异位淋巴样结构中的蛋白瓜氨酸化和ACPA生成。靶向巨噬细胞的肽精氨酸脱亚胺酶可能是未来下调ACPA产生的治疗手段。此外，中性粒细胞胞外诱捕网在类风湿关节炎的发病机制中起着重要作用。研究发现，中性粒细胞胞外诱捕网是类风湿关节炎中瓜氨酸蛋白的主要来源，且其可被RA FLS内化并呈递给抗原特异性T细胞，促进T细胞活化和B细胞免疫应答，导致抗瓜氨酸化蛋白抗体产生，从而促进炎症反应和软骨损伤。除了固有免疫，获得免疫系统在类风湿关节炎发病中起关键作用。Th1细胞有助于B细胞的激活，且较多的Th1细胞被募集到发炎的类风湿关节炎滑膜中促进炎症的进一步扩大。滤泡Th（Tfh）细胞具有促进B细胞分化和自身抗体产生的功能，最近研究者们逐渐关注其在类风湿关节炎中的作用。研究发现，类风湿关节炎中$CD4^+CXCR5^+PD1^{hi}$Tfh细胞数量增加，Tfh转录因子Bcl6上调、拮抗因子Blimp1下调，同时其与ESR、CRP和DAS28呈正相关。Treg细胞代表了一个特殊的T细胞亚群，其在维持外周耐受性和防止过度炎症反应方面发挥着核心作用。近来有研究显示，类风湿关节炎患者中存在Treg细胞调节异常，当Treg分化受抑制时伴随着IL-6、TNF-α、IL-37等炎性细胞因子水平升高。对CCP^+ RA患者的B细胞进行RNA-seq，发现AREG

（EGFR配体）高表达，而AREG诱导FLS增殖和侵袭性以及促进循环单核细胞分化破骨细胞。CD21（低）表征记忆B细胞，一种特殊的B细胞亚群，与女性ACPA⁺/RF⁺RA患者的关节破坏相关。CD21（低）表征记忆B细胞通过表达CXCR3和RANKL，促进破骨细胞活性，导致关节破坏。综上，目前的发病机制研究不仅单纯停留在细胞功能与相关细胞因子上，而是深入地探究与临床疾病活动度直接相关的机制研究，探索免疫应答细胞与治疗相关的机制也可能成为未来研究的趋势和方向。

（二）类风湿关节炎的临床研究

1.临床研究分类

通过对照研究对象的筛选标准，将临床研究分为理想世界研究与真实世界研究。理想世界研究纳入的研究对象属于“理想型”患者，因其对参与研究的患者有严格的入选与排除标准。理想世界研究中的随机对照试验是药物临床试验普遍采用的研究方法，其通过对纳入的研究对象进行随机化分组，所得的证据可靠性较高，是评价药物有效性的“金标准”。随机对照试验的缺点在于因其非常严格的筛选标准、数量有限的入选研究对象及较短的随访时间，导致不良反应的监测不足，因此在将实验结果外推到更广泛的目标人群时受到一定限制。此外，常规随机对照试验难以对某些缺乏有效治疗药物的罕见病和危及生命的重症疾病实施研究，可能需要较长的时间和/或较高的经济成本，或可能引发伦理问题。真实世界研究是对临床中的真实世界数据进行系统全面的收集并进行分析的研究，是对随机对照试验的重要补充。真实世界研究对研究对象的筛选标准没有严格限制，纳入的患者数量多，更贴近临床真实情况。2019年，国家药品监督管理局药品审评中心发布《真实世界证据支持药物研发的基本考虑（征求意见稿）》，使用真实世界证据以评估药品的有效性和安全性成了近年来最可能的一个研究方法和路径。真实世界证据以各种方法帮助药品研发，如上市前临床研究和上市后再评估等诸多环节，以及罕见疾病治疗用药、上市后药品的再评估、精确定位目标群体等。

对传统研究形式的二次研究，包括文献综述、系统评价或meta分析、专家共识与指南等，也成为临床研究的补充。类风湿关节炎的临床研究以随机对照试验最多见，多为新药上市前临床研究。近年来，类风湿关节炎治疗领域的随机对照试验在设计时重点关注临床上的主要问题，包括临床症状的缓解、药物对影像学的影响以及药物安全性。令人欣慰的是，一些随机对照试验后续会开放延长研究，以观察药物的长期安全性，使其更接近真实世界。

类风湿关节炎的真实世界研究对类风湿关节炎临床诊疗的影响较大，包括单一与多国参与的注册研究。最初为了收集生物制剂使用的安全性数据建立了类风湿关节炎的研究数据库，后续发现这些数据库产生了大量的真实世界数据，除了能够观察生物制剂在真实世界中的疗效与安全性外，还有助于我们深化理解类风湿关节炎的疾病本质、合并疾病与长期预后。

2.国际主要类风湿关节炎疾病登记研究

美国CORRONA注册登记研究始于2001年，目前已注册了5.1万例类风湿关节炎患者，其主要特点为充分纳入了不同疾病活动度的类风湿关节炎患者，完整体现真实世界类风湿关节炎患者的临床特点。其次是英国BSRBR注册登记研究，同样建于2001年，目前已注册0.5万例类风湿关节炎患者，主要目标为评估类风湿关节炎患者长期应用生物制剂的安全性。然后是澳大利亚OPAL注册登记研究，于2009年成立，目前已注册1.79万例类风湿关节炎患者，其特点是为每一位研究者提供自己独立的临床数据库。最后是日本IORRA注册登记研究，于2000年建库，其每年定期进行2次数据采集，来源涵盖医生+患者+辅助科室信息。2016年，我国在协和医院曾小峰教授团队的引领下开展了中国类风湿关节炎直报项目（CREDIT），其包含了国内300多家医院注册收集的5万多例类风湿关节炎患者的临床资料，为揭示中国类风湿关节炎患者的疾病全貌与特征提供了第一手数据。

3. 国际疾病登记研究发展趋势

近年来，关于疾病的达标治疗与并发症的监测和防治研究已不能满足研究者们对类风湿关节炎患者的临床转归和治疗预后判断，现在的研究新开展了患者报告的结局指标，这更符合“以患者为中心”的治疗目标。患者报告的结局指标包含了患者健康的多维度评估，更直观反映患者在治疗前后的生理、心理和社会活动变化。

（三）类风湿关节炎药物治疗的未来发展趋势

目前治疗类风湿关节炎的药物有很多，包括传统合成常用改善病情抗风湿药（csDMARDs）、生物制剂及JAK抑制剂等都表现出一定的治疗效果。虽然生物制剂的出现迎来了类风湿关节炎治疗的春天，但遗憾的是，类风湿关节炎目前仍无法成功治愈。

现在，对类风湿关节炎的治疗靶点研究主要集中于各类蛋白酶、受体及转录因子等。

1. 巨噬细胞移动抑制因子（macrophage mingration inhibitory factor，MIF）

MIF是一种多效性炎性细胞因子，在先天免疫和适应性免疫中具有上游调节作用。在类风湿关节炎小鼠模型中，遗传MIF缺乏会降低关节炎的严重程度。在类风湿关节炎中，MIF诱导FLS中磷脂酶A 2和环氧合酶2的表达，导致IL-1、IL-6、IL-8、前列腺素E2和MMP的表达增加，后者直接促进软骨破坏和骨侵蚀。MIF信号传导导致FLS细胞增殖并抑制细胞凋亡，导致滑膜增生和血管翳形成。抗MIF中和抗体治疗CIA小鼠，可降低或延迟疾病发生。全人抗MIF单克隆抗体Imalumab是唯一在临床试验中取得进展的候选药物，最初用于狼疮性肾炎患者，现广泛地用于癌症治疗。基于小鼠研究以及人类遗传和临床研究证明了MIF抑制对类风湿关节炎治疗潜力，未来靶向抑制MIF药物可能是类风湿关节炎精准医学的一部分。

2. 肽基精氨酸脱氨酶（peptidyl-arginine deiminase，PAD）

PAD通过调控瓜氨酸化蛋白的产生在类风湿关节炎的发病机制中发挥重要作用。PAD2和PAD4在类风湿关节炎患者的不同临床亚群中被自身抗体额外靶向，提示抗PAD抗体可能是类风湿关节炎诊断和预后的生物标志物。遗传学研究发现，PAD1基因座是类风湿关节炎的独立危险因素，缺失或抑制PAD2或PAD4可显著降低关节炎小鼠模型的疾病严重度。此外，在22%～45%的类风湿关节炎患者中发现了与ACPA阳性密切相关的抗PAD4抗体，这在类风湿关节炎中具有高度特异性。在炎性关节炎小鼠模型体内已证实PAD酶的治疗作用，敲除或抑制PAD酶可显著降低疾病的严重性，导致炎症、蛋白瓜氨酸化、自身抗体产生减少和辅助性T细胞亚群从辅助性T1（Th1）细胞、Th17细胞到Th2细胞倾斜。然而，已知PAD酶具有重要的生理功能，包括在基因调节、细胞分化和保护性免疫中的作用，需要更多的研究来了解PAD抑制的潜在不利影响。类风湿关节炎中PAD酶和瓜氨酸化蛋白自身免疫反应的免疫原性表位的精确研究可能是未来抗原特异性免疫疗法的发展方向，即下调甚至消除自身反应性T细胞和B细胞克隆，同时保持PAD酶的生理功能完整，这对未来开发新的PAD酶抑制剂至关重要。

3. 粒细胞巨噬细胞集落刺激因子（granulocyte-macrophage colony stimulating factor，GM-CSF）

GM-CSF可促进骨髓前体细胞向粒细胞和巨噬细胞分化和激活，因此，GM-CSF受体拮抗剂具有较强的抗炎作用。研究表明，类风湿关节炎中降低巨噬细胞活性可以抑制类风湿关节炎的整个炎症过程，使用抗人GM-CSF受体α链的单克隆抗体Mavrilimumab治疗24周可显著改善对DMARDs应答不佳的类风湿关节炎患者的ACR20/50/70和DAS28-CRP。

4. 树突细胞（dendritic ceus，DCs）疗法

DCs是专职抗原提呈细胞，未成熟DCs不能激活T细胞，使T细胞无能或低反应性，进而引起特异性的抗原耐受。同时，DCs能促进被活化的T细胞凋亡、诱导调节性T细胞产生并抑制反应性T细胞等，进而使机体产生免疫耐受，起到治疗类风湿关节炎的目的。I期临床研究发现，类风湿关节炎患者对DCs的治疗耐受性好，无重大不良反应；关节腔内注射DCs治疗也显示出较好的疗效。

综上，目前类风湿关节炎的治疗药物靶点主要集中在参与炎症的免疫细胞、细胞因子、炎性通路和调节免疫系统功能的细胞及细胞因子上。未来类风湿关节炎治疗靶向的目标应为调节机体免疫功能，使其恢复到正常状态，以达到控制病情的同时能够维持机体对外来微生物的免疫能力。通过一代又一代的科研学者对风湿免疫疾病发病机制的深入探索，期待未来能实现治愈类风湿关节炎的终极目标。

（四）人工智能在未来类风湿关节炎诊治中的作用初探

人工智能被定义为“机器模仿人类智能行为的能力”。研究人工智能的潜在应用，包括机器学习和深度学习技术，是医学和医疗保健领域呈指数级增长的领域。人工智能系统几乎可以使用所有可用数据：实验室结果、组学数据、医学图像、电子健康记录、来自传感器和可穿戴技术的数据、临床特征、人口统计数据等。分析以上数据得出的结果不但可以分析疾病的病理生理学和流行病学特征，而且可发现新的诊断方法和生物标志物，从而实现更快、更准确地诊断。目前，人工智能在类风湿关节炎诊疗领域的应用尚处于初步阶段，主要表现在诊断、监测和管理方面，现总结如下：

1.疾病发展风险评估

人工智能可协助探索未来类风湿关节炎发展的可靠预测指标。研究者通过设计出高准确度的以血清蛋白质组为输入的回归模型，其能较准确地识别确诊患者的一级亲属中最终可能发展为类风湿关节炎的患者。此外，已证实多项SNP与类风湿关节炎 发展风险相关，研究者使用随机森林模型确定了与类风湿关节炎密切相关的SNP。

2.诊断或早期诊断

人工智能分析组学辅助诊断：使用ML方法分析组学可以同时评估众多生物分子与类风湿关节炎 的关联，以促进疾病的早期诊断。在基因表达谱的一项研究中发现，$CD4^+$T细胞中的基因转录模式可以识别训练队列中的类风湿关节炎患者，并预测验证队列中未分化关节炎患者随后发展为 类风湿关节炎的可能性。另一项研究使用增强的决策树提出了几种蛋白质峰模式，其具有高灵敏度和特异性，可将类风湿关节炎患者与对照组和其他自身免疫性疾病患者相鉴别。此外，研究者们使用糖组学数据训练了基于ML的诊断模型，可以运用于辅助诊断血清阳性与血清阴性的类风湿关节炎患者；使用在滑膜样本中表达的16个基因谱建立ML算法可区分患有类风湿关节炎和OA的患者。还有研究使用随机森林算法发现了将类风湿关节炎与健康对照和其他自身免疫性疾病区分开来的肠道微生物组的特定特征。

人工智能运用影像学辅助诊断：应用机器学习模型评估类风湿关节炎患者指关节破坏的影像学诊断。研究团队通过收集类风湿关节炎患者的关节影像，并建立训练模型与验证模型。此模型可检测到近端指间关节、拇指的指间关节或掌指关节破坏，敏感度为95.3%，骨侵蚀的识别准确度达70.6%～74.1%。此外，研究者收集健康对照者和可疑类风湿关节炎的关节痛患者的大量腕、手和足部的磁共振成像数据，通过“深度学习”建立适合类风湿关节炎早期诊断的预测模式；同时，还可比较检测疾病自然进程或治疗前后的图像差异变化，为类风湿关节炎治疗的效果评估提供参考。研究还表明，通过基于图像机器学习的超声计算机辅助诊断系统能够对多种风湿性疾病进行有效的临床评估。

3.使用 EHR 进行表型识别

EHR 包含一个全面的数据池，可广泛用于临床和转化研究。然而，由于数据量大，人工审查和提取可能非常耗时且效率低下。基于人工智能使用EHR 能准确高效地识别疾病。研究者开发了支持向量机模型，该模型通过使用原始或精练数据能有效预测类风湿关节炎的疾病状态。另一研究者应用随机森林算法建立人工智能模型，使用初级和高级保健机构患者的大量数据较为准确地预测及诊断类风湿关节炎。ML 模型不仅可以促进疾病状态预测，还可以帮助医生对患者进行分层。如一种分类算法预测 MTX 诱导的肝毒性病例，研究者发现，结合时间性，即肝毒性事件的存在与接受 MTX 之间的时间关系，可以提高模型的性能。

4.疾病治疗效果预测

预测患者疾病的未来状况有助于医生做出恰当的治疗决策，积极改善患者预后。有研究者收集了约6000个患者的病史信息，包括人口学资料、实验室指标、疾病活动度、药物治疗史等信息。通过建立训练模型，预测类风湿关节炎患者下次就诊时的疾病活动性，例如机器学习算法使用类风湿关节炎患者既往病史和实验室测量值预测患者对 MTX 的反应，AUC 高达0.84。此外，有研究者在类风湿关节炎和脊柱关节炎患者的超声图像上，开发了一种基于滑膜炎、腱鞘炎和附着点炎严重程度的评分系统，以评估治疗反应。

5.监测疾病进程和预测预后

预测对初始治疗无反应的患者需要升级至托珠单抗治疗的风险是人工智能在监测类风湿关节炎病程中应用较好的一个例子。逻辑回归模型显示，当排除其他治疗作为变量时，较高的年龄和缓解期CDAI分别是托珠单抗单药治疗最重要的风险和保护因素。智能可穿戴设备为类风湿关节炎患者健康管理提供了新方向。目前已有多种智能可穿戴设备帮助类风湿关节炎患者进行管理日常生活，记录疾病相关数据，提高患者的自我管理效能。未来的智能可穿戴设备将实现医疗数据的大规模采集，为国家卫生部门的决策提供可靠的科学依据。

二、未来学科发展展望

未来，风湿病学、风湿免疫学的发展正在前所未有的领域取得突破，在发病机制、表现形式、疾病进展、共病影响等方面都取得了令人瞩目的进展。分子方法学可以对基因组进行更清晰的解剖，如表观组、转录组、代谢组和蛋白质组。计算科学在疾病研究实践中所起的作用是显而易见的，而且会日益显现出来。未来将越来越多地采用基于系统的发现方法，使大数据在路径和诊断的计算机建模方面占据优势地位，同时对临床应用也是有益的。这又会反过来提供新的发病机制，以及对最终风湿病发病提出见解。所以，在疾病进展初期，未来还会有更多的治疗手段。随着有效预防或防治措施的出现，这些疾病在我们的学科中已经成为一种新的“慢性病”，病灶将重新调整到难治性疾病领域。风湿病可以在分子层面上合理化，按照分子病理类型分类，而不能仅仅按照临床表型来分类。因此，风湿病将迎来精准医学领域的发展革命。从逻辑上讲，这将有助于寻找目前被认为是慢性疾病的防治方法，而且只能通过药物来进行。计算机科学还可能通过电子健康的革命影响我们的日常工作，比如对疾病活动的测量进行持续的电子评估和下载，从而促进半自动的实时临床决策。卫生系统也需要做出改变，以保证公平地获得治疗机会，并为患者和支付者提供可控制的费用。医疗保健专业人士、监督机构，如欧盟和政府之间的伙伴关系，将需要对人口老龄化不断变化的需求做出响应，这就对健康相关问题提出了越来越高的要求，不管是在个人层面，还是在政策的设计和实施上。作为关键部分的决策过程，患者会增加作用，目前EULAR 正在为这方面的教育项目提供支持。

随着科技的进步和风湿免疫病学的不断发展，对风湿的认识会越来越深入，人们治疗风湿的手段也会越来越先进有效，同时随着科学的健康管理指导临床治疗，加强患者教育，通过坚持长期系统的综合治疗，风湿免疫疾病患者的病情将得以改善，生活质量将得到明显提高！

我国为开展多中心多学科合作的临床研究，探索具有中国特色的专科联盟医疗发展模式，近年来，在国家医疗项目支持下，由北京协和医院牵头，先后成立了我国首个皮肤与免疫疾病临床医学研究中心、系统性红斑狼疮诊治研究协作组、国家风湿病数据中心和中国类风湿关节炎直报项目组，并创建了中国风湿病信息数据库、生物样本库、规范化培训等，推出了多项国内风湿免疫病学界的规范化诊疗指南，成立了覆盖国内各地的医联体联盟，建立了全球最大的风湿病数据库和样本库，并获得了大量显著的医学成果。国家临床医学研究中心的成立将有助于中国风湿病领域的高速发展，为改善我国的整体健康水平做出新贡献。但是，目前我国风湿免疫病的发展也面临着巨大的挑战。大量的风湿病患者与专科医师的短缺形成鲜明对比，且专科医师的专业知识参差不齐，这些均是当前迫切需要解决的问题。因此，通过开展针对各类风湿免疫疾病的流行病学研究，全面摸清我国风湿免疫性病发展的情况，进一步完善风湿病专业人才团队建设、加强人才培育体系，逐步形成跨学科的风湿免疫疾病诊疗中心；设立中国风湿免疫性疾病专项研究基金，通过资助并引导临床医师进行风湿病的发病机理及诊断治疗的研究；组建临床多学科研究联盟，通过合作共享，进一步扩大医学基础科研及临床研究的合作生态，为中国风湿免疫疾病的有效预防、诊断与治疗提供科学可靠的依据，这也是全面提升中国风湿免疫性疾病诊疗现状的重要途径。

当前流行病学数据显示，我国风湿免疫疾病的诊治仍然面临巨大挑战。为进一步推进我国的风湿免疫疾病的防治工作，未来的工作重点将是加强风湿免疫疾病的基础与临床研究，包括病因与发病机制研究、实现随机对照试验与真实世界研究的相互结合；同时充分利用研究成果，加快推动疾病诊疗水平的提高；加强推进风湿病的慢病防控；中西医携手并进，共同加快靶向治疗风湿病的药物研发；搭建风湿病的综合研究生态体系，建立和符合我国人群的风湿免疫疾病管理模式，最终达到对全人群风湿免疫疾病的有效防治，助力健康中国的建设！

（沈海丽、张燕）

参考文献

[1] PUNZI L, NEGRETE A P, MARSON P, et al. The Institute for the History of Rheumatology, an offspring of the Italian Society of Rheumatology, is born in Venice [J]. Reumatismo, 2021, 73(1): 1-4.

[2] TSOUCALAS G, SGANTZOS M. Primary Asthenic Gout by Augustin-Jacob Landre-Beauvais in 1800: Is this the first description of Rheumatoid Arthritis? [J]. Mediterranean Journal of Rheumatology, 2017, 28(4): 223-236.

[3] MESFIN A, EL DAFRAWY M H, JAIN A, et al. Surgical outcomes of long spinal fusions for scoliosis in adult patients with rheumatoid arthritis [J]. Journal of Neurosurgery-Spine, 2015, 22(4): 367-373.

[4] NOUR-ELDINE W, NOURELDINE H A, HAYDAR B A, et al. A glimpse into the history of description of the antiphospholipid syndrome [J]. Lupus, 2020, 29(12): 1493-1502.

[5] GEBEL H, NORIN A J, BRAY R A. From antigens to eplets: the evolution of HLA [J]. Human Immunology, 2022, 83(3): 197-198.

[6] FENG H, ZHANG Z Q, MENG Q T, et al. Rapid Response Fluorescence Probe Enabled In Vivo Diagnosis and Assessing Treatment Response of Hypochlorous Acid-Mediated Rheumatoid Arthritis [J]. Advanced Science, 2018, 5(8): 10.

[7] DHILLON S. Telitacicept: First Approval [J]. Drugs, 2021, 81(14): 1671-1675.

[8] SHRIVASTAVA A K, SINGH H V, RAIZADA A, et al. Inflammatory markers in patients with

rheumatoid arthritis [J]. Allergol immunopathol,2015,43(1):81-87.

[9] CURRAN A M, NAIK P, GILES J T, et al. PAD enzymes in rheumatoid arthritis: pathogenic effectors and autoimmune targets [J]. Nature Reviews Rheumatology,2020,16(6):301-315.

[10] SREMEC N T, KOZMAR A, SREMEC J, et al. Properties of Uncommon Indirect Immunofluorescence Staining Patterns Determined during Antinuclear Antibody Detection on HEp-2 Cells [J]. Journal of Clinical Medicine,2021,10(17):14.

[11] BEHLING R. X-ray sources: 125 years of developments of this intriguing technology [J]. Phys Medica,2020,79:162-187.

[12] BURMESTER G R, BIJLSMA J W J, CUTOLO M, et al. Managing rheumatic and musculoskeletal diseases-past, present and future [J]. Nature Reviews Rheumatology,2017,13(7):443-448.

[13] RIZZONI D, MENGOZZI A, MASI S, et al. New Noninvasive Methods to Evaluate Microvascular Structure and Function [J]. Hypertension,2022,79(5):874-886.

[14] ALETAHA D, SMOLEN J S. Diagnosis and Management of Rheumatoid Arthritis A Review [J]. Journal of American Medicine Association,2018,320(13):1360-1372.

[15] ISHCHENKO A, SCRIFFIGNANO S, COATES L. Women in rheumatology: major contributions and key discoveries of the twentieth century [J]. Rheumatology,2022,62(1):29-34.

[16] SMOLEN J S, ALETAHA D, MCINNES I B. Rheumatoid arthritis [J]. Lancet, 2016, 388 (10055):2023-2038.

[17] HARRINGTON R, AL NOKHATHA S A, CONWAY R. JAK Inhibitors in Rheumatoid Arthritis: An Evidence - Based Review on the Emerging Clinical Data [J]. Journal of Inflammatory Research,2020,13:519-531.

[18] DEANE K D, HOLERS V M. Rheumatoid Arthritis Pathogenesis, Prediction, and Prevention: An Emerging Paradigm Shift [J]. Arthritis & Rheumatology,2021,73(2):181-193.

[19] FRAENKEL L, BATHON J M, ENGLAND B R, et al. 2021 American College of Rheumatology Guideline for the Treatment of Rheumatoid Arthritis [J]. Arthritis & Rheumatology,2021,73(7):1108-1123.

[20] ZHU H Q, LI R, DA Z Y, et al. Remission assessment of rheumatoid arthritis in daily practice in China: a cross-sectional observational study [J]. Clinical Rheumatology,2018,37(3):597-605.

[21] CHEN S, GONG E, KAZI D S, et al. Development of a mobile phone - based intervention to improve adherence to secondary prevention of coronary heart disease in China [J]. Journal of medical engineering & technology,2016,40(7-8):372-382.

[22] AZEVEDO R, BERNARDES M, FONSECA J, et al. Smartphone application for rheumatoid arthritis self-management: cross - sectional study revealed the usefulness, willingness to use and patients' needs [J]. Rheumatology International,2015,35(10):1675-1685.

[23] FIRESTEIN G S, MCINNES I B. Immunopathogenesis of Rheumatoid Arthritis [J]. Immunity, 2017,46(2):183-196.

[24] RUI H, YAN T, HU Z Y, et al. The association between caspase - 5 gene polymorphisms and rheumatoid arthritis in a Chinese population [J]. Gene,2018,642:307-312.

[25] ANGIOLILLI C, BAETEN D L, RADSTAKE T R, et al. The acetyl code in rheumatoid arthritis and other rheumatic diseases [J]. Epigenomics,2017,9(4):447-461.

[26] GIANNINI D, ANTONUCCI M, PETRELLI F, et al. One year in review 2020: pathogenesis of

rheumatoid arthritis [J]. Clinical and Experimental Rheumatology, 2020, 38(3): 387–397.

[27] LIU X Y, TEDESCHI S K, LU B, et al. Long-Term Physical Activity and Subsequent Risk for Rheumatoid Arthritis Among Women: A Prospective Cohort Study [J]. Arthritis & Rheumatology, 2019, 71(9): 1460–1471.

[28] ZAISS M M, WU H J J, MAURO D, et al. The gut-joint axis in rheumatoid arthritis [J]. Nature Reviews Rheumatology, 2021, 17(4): 224–237.

[29] VEALE D J, ORR C, FEARON U. Cellular and molecular perspectives in rheumatoid arthritis [J]. Seminars in Immunopathology, 2017, 39(4): 343–354.

[30] WEYAND C M, GORONZY J J. Immunometabolism in early and late stages of rheumatoid arthritis [J]. Nature Reviews Rheumatology, 2017, 13(5): 1–11.

[31] TORRES-RUIZ J, CARRILLO-VáZQUEZ D A, TAPIA-RODRíGUEZ M, et al. The role of low density granulocytes and NETosis in the pathogenesis of adult-onset Still's disease [J]. Clinical and Experimental Rheumatology, 2019, 37(6): 74–82.

[32] BELL G M, ANDERSON A E, DIBOLL J, et al. Autologous tolerogenic dendritic cells for rheumatoid and inflammatory arthritis [J]. Annals of the Rheumatic Diseases, 2017, 76(1): 227–234.

附　录

缩略词简表

英文缩写	英文全称	中文全称
AZA	azathioprine	硫唑嘌呤
5-ASA	5-aminosalicylic acid	5-氨基水杨酸
AA	arachidonic acid	花生四烯酸
AA	adjuvant arthritis	佐剂性关节炎
ACD	anemia of chronic disease	慢性病贫血
ACPA	anti-cyclic citrullinated peptide antibody	抗环瓜氨酸肽抗体
ACR	American College of Rheumatology	美国风湿病学年会
ACT1	nuclear factor κb activator 1	核因子κB激活剂1
ADA	adalimumab	阿达木单抗
ADAMTS	a disintegrin-like and metalloproteinase with thrombospondin type-1 motifs	含Ⅰ型血小板结合蛋白基序的解聚蛋白样金属蛋白酶
ADP	adenosine diphosphate	二磷酸腺苷
AFA	anti-filaggrin autoantibodies	抗聚丝蛋白抗体
AICAR	amidoimidazolecarboxamidoribonucleotide	5-氨基咪唑-4-羧基酰胺核糖核苷酸
AIN	acute interstitial nephritis	急性间质性肾炎
AITD	autoimmune thyroid disease	自身免疫性甲状腺疾病
AKA	anti-keratin antibody	抗角蛋白抗体
AKI	acute kidney injury	急性肾损伤
AMP	adenosine monophosphate	磷酸化形成一磷酸腺苷
ACCP	anti-cyclic citrullinated peptide antibody	抗环瓜氨酸肽抗体
AP	activator protein	激活蛋白
APF	antiperinuclear factor	抗核周因子
APPRC	arthropathy progressive pseudorheumatoid of childhood	儿童进行性假类风湿性关节病
APRIL	a proliferation-inducing ligand	增殖诱导配体
ARN	acceleratedrheumatoidnodulosis	速发类风湿结节病
AS	ankylosing spondylitis	强直性脊柱炎

续表

英文缩写	英文全称	中文全称
ATP	adenosine triphosphate	三磷酸腺苷
AV	atrioventricular block	房室传导阻滞
AHDI	alternative healthy diet index	另类健康饮食指数
BAF	b-cell activation factor	B细胞激活因子
B-CLL	b-cell chronic lymphatic leukemia	慢性B型淋巴细胞性白血病
BCMA	B cell maturation antigen	B细胞成熟抗原
BD	behcet disease	白塞病
bDMARDs	biological disease modifying anti-rheumatic drugs	生物合成的改变病情抗风湿药
BLyS	B lymphocyte stimulator	B淋巴细胞刺激因子
BM	bone marrow	骨髓
BMI	body mass index	身体质量指数
BMP	bone morphogenetic protein	骨形态发生蛋白
BO	bronchiolitis obliterans	闭塞性细支气管炎
BRAF	v-raf murine sarcoma viral oncogene homolog B1	抗鼠类肉瘤滤过性毒菌致癌同源体B1
CAM	cell adhesion molecule	细胞黏附分子
CarP	carbamylated protein	抗氨甲酰化蛋白
CCL	CC chemokine ligand	CC趋化因子配体
CCP	cyclic citrullinated peptide antibody	抗环瓜氨酸肽
CCR	CC-chemokine receptor	CC趋化因子受体
CD73	ecto-5 nucleotidase	5'核苷酸酶
CDP	certolizumab	赛妥珠单抗
CDUS	color doppler ultrasound	彩色多普勒超声
CEP-1	anti-citrullinated alpha enolase polypeptide 1	抗瓜氨酸化α烯醇化酶多肽1抗体
CHF	congestive heart failure	充血性心力度衰竭
CIA	collagen induced arthritic	胶原诱导的关节炎
CIC	circulating immune complex	循环免疫复合物
CKD	chronic kidney disease	慢性肾脏病
CM	Chinese Medicine	中医
CMP	common myeloid progenitor	普通髓系祖细胞
CNTO-148	golimumab	戈利木单抗
COX	cyclooxygenase	环氧合酶
CRDC	Chinese Rheumatism Data Center	国家风湿病数据中心
CREDIT	Chinese Registry of Rheumatoid Arthritis	中国类风湿关节炎直报项目

续表

英文缩写	英文全称	中文全称
CRP	C-reactive protein	C-反应蛋白
CsA	cyclosporine A	环孢素
csDMARDs	conventional synthetic disease modifying anti-rheumatic drugs	传统合成的改变病情抗风湿药
CDM	chronic disease management	慢病管理
CCM	chronic care mode	慢病照护模式
CDSM	chronic disease self management	慢病自我管理模式
CTX	cyclophosphamide	环磷酰胺
CVD	cardiovascular disease	心血管疾病
CXCL	CX-chemokine ligand	CX趋化因子配体
CXCR	CX-chemokine receptor	CX趋化因子受体
Cyr61	Cysteine rich protein	富含半胱氨酸蛋白
DALYs	disability-adjusted life-years	残疾校正寿命年
DAS28	disease activity score in 28 joints	28个关节疾病活动度
DHODH	dihydroorotate dehydrogenase	二氢乳清脱氢酶
DIP	distal interphalangeal joints	指间关节
DMARDs	disease modifying antirheumatic drugs	改善病情抗风湿病药
EGFR	estimated glomerular filtration rate	肾小球滤过率
EGR1	recombinant early growth response protein 1	早期生长应答因子1
ENT	etanercept	依那西普
ENT1	extracellular nucleoside transporter1	细胞外核苷转运体
ESR	erythrocyte sedimentation rate	血沉
EULAR	European League Against Rheumatism	欧洲抗风湿病联盟
EDIP	empirical dietary inflammatory pattern	饮食炎症模式
FGF	fibroblast growth factors	成纤维细胞生长因子
FLS	fibroblast-like synoviocytes	滑膜成纤维细胞
FSS	fatigue severity scale	疲劳严重量表
GC	glucocorticoid	糖皮质激素
GIOP	glucocorticoid-induced osteoporosis	糖皮质激素诱导的骨质疏松
GM-CSF	granulocyte-macrophage colony stimulating factor	粒细胞-巨噬细胞集落刺激因子
GWASs	genome-wide association studies	全基因组关联分析
HAQ	health assessment questionnaire	健康评估问卷
HADS	hospital anxiety and depression scale	医院焦虑和抑郁量表
HAMD	Hamilton Depression Scale	汉密顿抑郁量表

续表

英文缩写	英文全称	中文全称
HCQ	hydroxychloroquine	羟氯喹
HIF	hypoxia inducible factor	缺氧诱导因子
HIF-1α	hypoxia induced factor-1α	缺氧诱导因子1α
HK	hexokinase	己糖激酶
HLA	human leukocyte antigen	人白细胞抗原
HSP	heat shock protein	热休克蛋白
IA	inflammatory arthritis	炎症性关节炎
IC	immune complex	免疫复合物
ICAM	intercellular adhesion molecule	细胞间黏附分子
ICR	International Committee on Rheumatism	国际风湿病委员会
IFN	interferon	干扰素
Ig	immunoglobulin	免疫球蛋白
IGU	iguratimod	艾拉莫德
IL	interleukin	白细胞介素
IL-10	interleukin-10	白细胞介素-10
IL-17	interleukin-17	白细胞介素-17
IL-1β	interleukin-1β	白细胞介素-1β
ILD	interstitial lung disease	间质性肺病
INF	infliximab	英夫利西单抗
IRAK	interleukin receptors associated kinase	白介素受体相关激酶
IRF	interferon regulatory factor	干扰素调节因子
JAK	janus kinase	酪氨酸蛋白激酶
JAK/STAT	Janus protein tyrosine kinase/signal transducer and activator of transcription	Janus 激活激酶信号转导/转录激活因子
JNK	Jun N-terminal kinase	Jun 氨基末端激酶
LEF	leflunomide	来氟米特
LIP	lymphoid interstitial pneumonitis	淋巴样间质性肺炎
lncRNA	long non-coding RNAs	长链非编码RNAs
LOX	lipoxygenase	脂氧合酶
LPS	lipopolysaccharide	细菌脂多糖
MAPK	mitogen-activated protein kinas	丝裂原活化蛋白激酶
MCP	monocyte chemotactic protein	单核细胞趋化蛋白
MCV	mutated citrullinated vimentin	抗突变型瓜氨酸波形蛋白
mDC	myeloid dendritic cell	髓样树突状细胞

续表

英文缩写	英文全称	中文全称
mHealth	mobile health	移动医疗
MDDs	major depressive disorder	重度抑郁障碍
MHC	major histocompatibility complex	主要组织相容性复合体
MHC Ⅱ	major histocompatibility complex class Ⅱ	主要组织相容性复合体 Ⅱ
MIF	macrophage migration inhibitor factor	巨噬细胞移动抑制因子
MIP	macrophage inflammatory protein	巨噬细胞炎性蛋白
ML	myocardial infarction	心肌梗死
MLS	macrophage-like synoviocytes	巨噬细胞样滑膜细胞
MMF	mycophenolate mofetil	吗替麦考酚酯
MMP	matrix metalloproteinase	基质金属蛋白酶
MRI	magneticresonanceimaging	磁共振成像
MSUS	musculoskeletalultrasound	肌肉骨骼超声
MTX	methotrexate	甲氨蝶呤
MUFA	monounsaturated fatty acid	单不饱和脂肪酸
NCRC-DID	Clinical Research Center for Dermatologic and Immunologic Diseases	皮肤与免疫疾病临床医学研究中心
NETs	neutrophil extracellular traps	中性粒细胞胞外诱捕网
NFAT	nuclear factor of activated T Cells	T细胞核因子
NF-κB	nuclear factor-kappa B	核转录因子-κB
NIH	National Institute of Health	国立卫生研究院
NSAIDs	non-steroidal anti-inflammatory drugs	非甾体抗炎药
NSIP	nonspecific interstitial pneumonia	非特异性间质性肺炎
OA	osteoarthris	骨性关节炎
OMERACT	the outcome measures in RA clinical trials	RA临床试验结果指标评分
OP	osteoporosis	骨质疏松症
OP	organizing pneumonia	机化性肺炎
OPG	osteoprotegerin	骨保护素
PC	psychological care	心理护理
PCMH	patient-centered medical home	以患者为中心的医疗之家
PAD	peptidyl-arginine deiminase	肽基精氨酸脱氨酶
PAD4	peptidyl-arginine deiminase 4	肽基精氨酸脱亚胺酶4
p-ANCA	myeloperoxidase-antineutrophil cytoplasmic antibody	髓过氧化物酶抗中性粒细胞胞质抗体
PAR	proteinase actived receptors	蛋白酶活化受体
pDC	plasmacytoid dendritic cell	浆细胞样树突状细胞

续表

英文缩写	英文全称	中文全称
PDUS	power doppler ultrasound	能量多普勒超声
PG	prostaglandin	前列腺素
PI3K	phosphatidylinositol 3-kinase	磷脂酰肌醇3-激酶
PIP	proximal interphalangeal joints	指掌关节
PPI	proton pump inhibitor	质子泵抑制剂
PPRD	progressive pseudorheumatoid dysplasia	进行性假性类风湿性发育不良
PsA	psoriasis arthritis	银屑病性关节炎
PTM	post-translational modification	翻译后修饰
PTPN	protein tyrosine phosphatase nonreceptor	蛋白酪氨酸磷酸酶非受体型
PD	periodontitis	牙周炎
RA	rheumatoid arthritis	类风湿关节炎
RA-ILD	rheumatoid arthritis-interstitial lung disease	类风湿关节炎相关性间质性肺疾病
RADAI	rheumatoid arthritis disease activity index	类风湿关节炎活动度指数
RAID	rheumatoid arthritis impact of disease	类风湿关节炎疾病影响指数
RANKL	receptor activator of nuclear factor kappa-B ligand	核因子-κB受体活化因子配体
ReA	reactive arthritis	反应性关节炎
RF	rheumatoid factor	类风湿因子
ROCK	Rho-associated kinase	Rho激酶
ROS	reactive oxygen species	活性氧
RV	rheumatoid vasculitis	类风湿血管炎
SAA	serum amyloid A	血清淀粉样蛋白
SARAH	strengthening and stretching for rheumatoid arthritis of the hand	手部强化伸展锻炼
SE	shared epitope	共享表位
SEDTPA	spondyloepiphyseal dysplasia tarda with progressive arthropathy	晚发型脊柱骨骺发育不良伴进行性骨关节病
SERPIN	serine protease inhibitor	丝氨酸蛋白酶抑制剂
Siglec	sialic acid-binding immunoglobulin-like lectin	唾液酸结合免疫球蛋白样凝集素
SIN	sinomenine	青藤碱
SIRT	silence information regulator	沉默信息调节因子
SLE	systemic lupus erythematosus	系统性红斑狼疮
SNP	single nucleotide polymorphism	单核苷酸多态性
SOD	superoxide dismutase	超氧化物歧化酶
SP	sulfapyridine	磺胺吡啶
SS	sjogren syndrome	干燥综合征

续表

英文缩写	英文全称	中文全称
SSZ	sulfasalazine	柳氮磺吡啶
SDAI	simplified disease activity index	简化疾病活动指数
CDAI	clinical disease activity index	临床疾病活动指数
T2T	treatment to target	目标治疗
TAC	tacrolimus	他克莫司
TAR	total ankle replacement	全踝关节置换术
TCM	transitional care mode	延续性护理模式
TCR	T cell receptor	T 细胞抗原受体
TENS	transcutaneous electrical nerve stimulation	经皮电刺激神经疗法
TGF-β	transforming growth factor β	转化生长因子-β
TGP	total glucosides of paeony	白芍总苷
Th	helper T cell	辅助性T细胞
THA	total hip arthroplasty	全髋关节置换术
TIMPs	tissue inhibitor of matrix metalloproteinases	金属蛋白酶组织抑制剂
TKA	total knee arthroplasty	全膝关节置换术
TLR4	Toll-like receptors 4	Toll样受体4
TLRs	Toll-like receptors	Toll样受体
TNF	tumor necrosis factor	肿瘤坏死因子
TRAP	tumor necrosis factor receptor associated protein	肿瘤坏死因子受体相关蛋白
Treg	regulatory T cell	调节性T细胞
TSA	total shoulder arthroplasty	全肩关节置换术
TWHF	tripterygium wilfordii hook F	雷公藤
UIP	usual interstitial pneumonia	普通型间质性肺炎
VAS100 mm	100 mm visual analog scale	100 mm疼痛视觉模拟标尺
VCAM	vascular cell adhesion molecule	血管细胞黏附分子
VEGF	vascular endothelial growth factor	血管内皮生长因子